科学出版社“十三五”普通高等教育本科规划教材

医用物理学

主　编　吉　强　王晨光
副主编　莫　华　石继飞
　　　　刘东华　闫　冰

科学出版社
北　京

内 容 简 介

本书内容严格按照教育部高等学校大学物理课程教学指导委员会第三次工作会议上通过的《医药类专业的物理课程教学基本要求》相应的知识点编写．全书结构与基本要求相对应，分为核心篇、扩展篇和现代医药科学与技术的物理基础专题篇三大部分．在保证医药类专业物理课程本身的系统性基础上，凸显新编教材的新颖性、实用性和适用性．全书共16章，基本覆盖了医学各专业所需要的物理学基本理论知识，并配有相应的例题、习题与思考题．

全书图文均采用双色排版印刷，各章节采用了二维码链接新技术，使纸质空间和数字空间相互交叉融为一体，将知识拓展、视频展示、实验过程、动画演示等过程变得更加直观方便，充分展示了新技术和新方法．

本书适合普通高等学校医药类各专业学生学习，也可供相关人员参考使用．

图书在版编目(CIP)数据

医用物理学/吉强，王晨光主编．—北京：科学出版社，2016.8

科学出版社“十三五”普通高等教育本科规划教材

ISBN 978-7-03-048078-1

Ⅰ. ①医…　Ⅱ. ①吉…　②王…　Ⅲ. ①医用物理学-高等学校-教材

Ⅳ. ①R312

中国版本图书馆 CIP 数据核字（2016）第 152830 号

责任编辑：昌　盛　罗　吉 / 责任校对：彭　涛

责任印制：吴兆东 / 封面设计：迷底书装

科学出版社 出版

北京东黄城根北街16号

邮政编码：100717

http://www.sciencep.com

天津市新科印刷有限公司印刷

科学出版社发行　各地新华书店经销

*

2016年8月第　一　版　开本：787×1092　1/16

2026年1月第十六次印刷　印张：24 1/4

字数：428 000

定价：69.00 元

（如有印装质量问题，我社负责调换）

《医用物理学》编委会

主　编： 吉　强（天津医科大学）

王晨光（哈尔滨医科大学）

副主编： 莫　华（广西医科大学）

石继飞（包头医学院）

刘东华（新乡医学院）

闫　冰（河北大学）

编　委：（按姓名拼音排序）

邓　玲（第三军医大学）

贺奇才（中山大学）

侯淑莲（华北理工大学）

孟燕军（河北医科大学）

仇　惠（牡丹江医学院）

童家明（青岛大学）

王卫国（武警后勤学院）

韦相忠（广西中医药大学）

许建梅（海南医学院）

杨文沛（右江民族医学院）

张　燕（广西医科大学）

赵　昕（泰山医学院）

前言

早在 1982 年卫生部颁布了医药院校五年制《医用物理学教学大纲》（试用稿）. 此后，多年没有再颁布新的医用物理学的教学大纲或教学基本要求，致使医药类专业物理课程教学逐渐走向无章可循格局，各院校医用物理学课程的学时数、教学内容及要求有很大差别，各自为政，处于无序状态. 2014 年 10 月在广西中医药大学召开的教育部高等学校大学物理课程教学指导委员会第三次工作会议上通过了《医药类专业的物理课程教学基本要求》. 从此，医学院校医用物理学教什么、学什么、学多少回归到了有章可循、有法可依的局面. 由于教指委讨论通过《医药类专业的物理课程教学基本要求》并上报教育部时间不长，到目前为止我国还没有一本从内容到体系完全对应《医药类专业的物理课程教学基本要求》的医用物理学教材.

本书以全国高等学校医学本科阶段教育培养目标为依据，以 2014 年 10 月在广西中医药大学召开的教育部高等学校大学物理课程教学指导委员会第三次工作会议上通过的《医药类专业的物理课程教学基本要求》知识点为参考细则，由全国 11 省市 17 所院校长期从事医用物理学教学的骨干教师（包括现任教育部高等学校大学物理课程教学指导委员会委员吉强、王晨光、邓玲、韦相忠，现任医药工作委员会委员莫华、刘东华、童家明、贺奇才等）结合多年的教学实践体会，历经一年多时间精心打造共同编写完成. 全书结构与基本要求相对应，分为核心篇、扩展篇和现代医药科学与技术的物理基础专题篇三大部分. 各院校任课教师可以根据本校的实际情况灵活选取、调整授课类型和内容.

现行的医用物理学纸质教材与数字化教材彼此脱节，没有一个很好的链接，而且必须配置专门的设备才可以阅读数字化教材，限制了其适用性. 本书在纸质教材中针对重要知识点引入相关数字化素材内容，建立方便的二维码链接形式，让学生使用手机即可方便迅速地、有的放矢地阅读数字化素材，尽可能地减小了使用数字化教材带来的负面影响.

本书由吉强编写绪论，王晨光编写第 1 章，刘东华编写第 2 章，贺奇才编写第 3 章，许建梅编写第 4 章，邓玲编写第 5 章，赵昕编写第 6 章，张燕编写第 7 章，王卫国编写第 8 章，童家明编写第 9 章，孟燕军编写第 10 章，仇惠编写第 11 章，闫冰编写第 12 章，莫华编写第 13 章，杨文沛编写第 14 章，石继飞编写第 15 章，侯淑莲、韦相忠编写第 16 章. 同时吉强负责全书的统稿，王晨光负责全书插图的绘制，刘东华负责二维码数字化资源整理和制作，天津医科大学储信炜负责文稿的规范化调整，王卫国担任全书的秘书工作.

本书适合高等医学院校五年制和 5+3 八年制临床、预防、口腔、麻醉、影像、药学、检验、全科医生等专业使用，也可供医药院校其他专业的师生和研究工作者使用．本书的编写工作得到了各位编者单位领导的关心和支持，同时科学出版社的昌盛分社长和罗吉编辑为组织教材的编写与出版做了大量工作，在此一并表示衷心的感谢．

由于我们水平和能力有限，书中难免还会有不妥之处，恳请使用本书的师生提出宝贵意见和建议，以便我们及时纠正．

吉　强

2016 年 4 月

目录

扩展篇

（B 类内容）

现代医药科学与技术的物理基础 专题篇

（自选内容）

绪　论

医学（medical）是处理人体健康定义中人的生理处于良好状态相关问题的一种科学，以治疗、预防生理疾病和提高人体生理机体健康为目的．狭义的医学只是疾病的治疗和机体有效功能的极限恢复，广义的医学还包括中国养生学和由此衍生的西方的营养学．

物理学（physics）是研究最普遍、最基本的物质运动形态的科学，是探索物质运动规律、物质结构及其相互作用的科学．在自然界和人类生活中最常见的机械运动、分子热运动、电磁变化、原子和原子核的运动变化等都属物理学的研究范畴．

医用物理学是物理学的重要分支，是物理学与医学相结合的交叉范畴，是将物理学的原理和方法应用于人类疾病预防、诊断、治疗和保健，通过科学或技术的手段处理人体的各种疾病．

所以，了解物理学在医学中的应用以及医用物理学课程内涵是非常重要的．

一、物理学在医学中的应用

物理现象和物理定律存在于一切自然现象和规律之中. 生命现象是物质世界中的高级运动形态，尽管生命活动非常复杂，但它仍遵循物理学的规律. 例如，人体代谢服从能量守恒和转换定律；生物电的电性质一定符合电磁学的规律等. 因而物理学是自然科学和工程技术的基础，也是医学的基础. 物理学与医学之间存在着悠久的、内在的、不可分割的联系.

物理学的奠基人伽利略是把物理学用于医学的一位先驱者，他根据摆的等时性制作了脉搏计；发明了温度计，使人们对发烧的概念有了准确的认识.

1797 年，法国医生泊肃叶为研究心脏力和血液循环的关系，得出著名的泊肃叶公式，至今仍是解释血液流动的基本理论.

意大利医生伽伐尼首次在蛙肌上发现了生物电，这给后来的人体电生理启迪了思路. 1889 年，沃勒提出心脏电偶极子模型，1903 年，荷兰生理学家爱因托芬提出了标准导联三角学说，1934 年，美国学者威尔逊提出中心电端的概念，这些工作为心电图（ECG）记录提供了坚实的理论基础.

光学显微镜的问世，为生物学和医学提供了有力工具，使医生观察到微小的细胞，发现了很多疾病的致病因子，从而控制住了许多危害人类健康的传染病和流行病. 1933 年，德国人鲁斯卡发明了电子显微镜，用它可以观察物质极为细微的形态结构. 这一技术设备已成为当代生物学、医学、高分子化学、微电子学等科研领域的有力工具. 没有这项发明，医生要观察到病毒体是不可能的.

1895 年，伦琴发现 X 射线，三个月后便被用于协助实施外科手术. 随着 20 世纪计算机技术的发展，出现了 X 射线计算机体层成像（X-CT）、数字减影血管造影（DSA）、数字 X 射线摄影、X 射线刀等技术，使 X 射线在医学诊断与治疗方面有了新的突破，现已成为医学诊断和治疗的重要手段之一.

在 X-CT 的基础上，人们研制成功磁共振成像（MRI）、单光子发射型计算机体层成像（SPECT）、正电子发射型计算机体层成像（PET），这些医疗器械的使用大大提高了医学诊断水平.

综上所述，物理学与医学的关系归结为两个主要方面：①物理学知识是了解生命现象所不可缺少的基础；②物理学所提供的方法和技术，为医学研究和医疗实践开辟了许多新的途径. 物理学和医学在发展过程中，相互促进，相互渗透. 物理学的理论和方法是学习和研究各医学分支学科的基础，它为现代医学提供了准确可靠的检测手段和先进的治疗方法，大大促进了医学的发展．物理学在医学方面的应用越来越广泛和深入，两者的关系也越来越密切．因此，开设医用物理学课程，既是为医学专业后续课程打基础，更是将来从事现代化医疗卫生和医学科学研究工作的需要．

二、医用物理学课程

学好医用物理学必须清晰了解该课程的内涵，应明确以下几个问题，做到有的放矢，事半功倍．

1．医用物理学课程的地位、作用和任务

以物理学基础为主干的医用物理学课程，是高等学校医药类各专业学生一门重要的通识性必修基础课．在该课程上所学习的物理基本概念、基本理论和基本方法是构成医学生科学素养的重要组成部分，是一个医药科学工作者所必备的。医用物理学具有其他课程不可替代的重要作用，肩负着为物理学理论、方法和技术在医学诊断、医学治疗和疾病预防等方面的应用提供基础理论依据的重要使命．

2．医用物理学课程的特点

1）医用物理学是注重能力培养的课程．

在医用物理学课程学习中，应注重以下几个方面的能力培养：

（1）独立获取知识的能力——通过学习医用物理学，逐步掌握科学的学习方法，阅读并理解相当于医用物理学水平的物理类教材、参考书和科技文献，不断地扩展知识面，增强独立思考的能力，更新知识结构．

（2）科学观察和思维的能力——学习运用物理学的基本理论和基本观点，通过观察、分析、演绎、归纳、科学抽象、类比联想等方法提高自己发现问题和提出问题的能力，逐步地深入理解所涉及的问题．

（3）分析问题和解决问题的能力——学会根据物理问题的特征、性质以及实际情况，抓住主要矛盾，进行合理的简化．学习如何建立相应的物理模型，并用物理语言和基本数学方法进行描述，运用所学的物理理论和研究方法进行分析、研究．

2）医用物理学是注重素质培养的课程．

在医用物理学课程学习中，应注重以下几个方面的素质培养：

（1）求实精神——通过医用物理学课程学习，培养追求真理的勇气、严谨求实的科学态度和刻苦钻研的作风．

（2）创新意识——通过学习医用物理学的研究方法、医用物理学的发展历史以及相关物理学家的成长经历，树立科学的世界观，激发求知热情、探索精神、创新欲望，以及敢于向旧观念挑战的精神．

（3）科学美感——通过认识医用物理学所具有的明快简洁、均衡对称、奇异相对、和谐统一等美学特征，培养科学审美观，学会用美学的观点欣赏和发掘科学的内在规律，逐步增强认识和掌握自然科学规律的自主能力．

3．医用物理学课程的内容

教育部高等学校大学物理课程教学指导委员会组织制订的《医药类专业的物理课程教学基本要求》规范了医用物理学课程内容，以物理学基础为主，适当涉及相关医学内容，由三大部分组成：第一部分（A 类内容）构成医用物理学课程内容的基本框架，是核心内容；第二部分（B 类内容）是理解现代科学技术进展的基础，这些内容可以对医用物理学的基本规律的理解更加深刻和充实，是扩展内容；最后一部分是现代医药科学与技术的物理基础专题，用以拓展物理知识面或介绍物理学在医药科学技术应用中的新理论、新知识、新技术．以便拓展视野，培养创新意识，夯实进一步发展的物理基础．

总之，物理学的基本概念、基本规律和基本研究方法，以及根据物理学原理设计制造出的各种医疗仪器设备，已经广泛地应用于所有医学领域的各个学科之中，推动了各学科领域和技术部门的飞速发展．医用物理学作为医学院校一门非常重要的基础课程，应使学生不仅能够掌握物理学研究方法，而且更能将这种研究思路应用到医学上．随着医学科学的发展，物理学和医学的关系必将更加密切．物理学的每一个新的发现和进步都将为医学研究和医疗实践提供更先进、更方便和更实用的技术和方法，具有充实的医用物理学基础知识是未来医务工作者必备的素质条件．

（天津医科大学　吉强）

核心篇

（A 类内容）

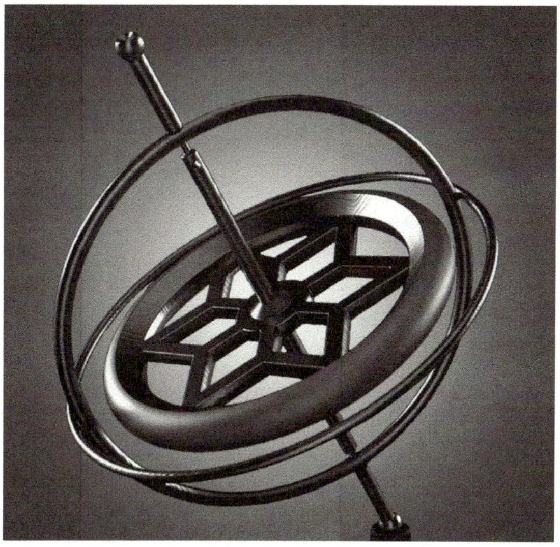

基于角动量守恒定律设计出来的陀螺仪是一种用来传感与维持方向的装置，可广泛应用于航空、航天、航海、兵器、汽车、手机以及生物医学等各个领域.

第1章 刚体

在力学研究中，为研究问题方便，作为力作用对象的物体往往被看成有这样两种理想模型：一种是忽略了物体大小和形状的质点（particle），另一种是有一定大小和形状但不会形变的刚体（rigid body）. 前者是力学中最简单的研究对象，质点力学定律也是力学研究的基础. 而对后者的研究则是在质点力学基本定律的基础上，着重研究其转动的规律. 本章主要内容旨在阐述刚体转动的运动学和动力学相关知识. 作为这部分内容的预备知识，首先以质点和质点系（particle system）为研究对象，进行力学基本定律的学习.

1.1　力学基本定律

1.1.1　位移　速度　加速度

任何物体都有一定的大小、形状、质量和内部结构. 但是，如果在我们所研究的问题中，物体的大小和形状不起作用，或者所起的作用并不显著而又可以忽略不计时，我们就可以近似地把这个物体看作是一个只有质量而没有大小和形状的理想物体，即称为质点. 例如，我们在研究地球和其他星体的引力作用或围绕太阳公转运动时，就可以把地球看作是质点. 而在研究地球本身自转运动时就不能将其看成质点. 通常是把物体的质心作为该物体的质点位置，把物体的质量看作是集中在这一点上.

研究质点的运动其实就是研究能够描述质点运动的物理量以及这些量之间的相互作用关系. 例如，为了描述质点的位置，可以引入参考系和位置矢量的概念. 为了描述质点在空间位置的变化以及变化的快慢，可以引入位移、速度和加速度的概念. 并且可以用微分的形式描述位移、速度和加速度之间的相互关系.

物体的机械运动就是指物体间相对位置的变化. 这时，总要选择另一个物体或保持相互静止的物体系作为参考. 这种被选作参考的物体或物体系称为**参考系（reference frame）**. 参考系的选择可以是任意的，主要根据研究问题的方便而定. 其中，做匀速直线运动的参考系称为惯性系，做变速运动的参考系称为非惯性系. 确定参考系后，要定量描述质点各时刻相对参考系的位置，还需要在参考系上建立合适的坐标系. 常用的坐标系是直角坐标系.

惯性系下，质点在某一时刻的位置可以用直角坐标系中质点位置的坐标值来表示，即标量表示. 也可用矢量的方式表示，称为**位置矢量**，简称**位矢**或**径矢（position vector）**.

图 1-1 中的曲线是一个质点运动轨迹，设该质点在 t 时刻位于 P_1 处，经 Δt 时间后，即 $t+\Delta t$ 时刻移动到 P_2 处. 如图选定坐标系. 其中点 P_1 的位置可以由（x_1，y_1，z_1）三个坐标值来确定，即标量表示. 也可以用从原点 O 到点 P_1 做一矢量 $\boldsymbol{r}(t)$ 来表示，矢量 $\boldsymbol{r}(t)$ 即为点 P_1 的位置矢量.

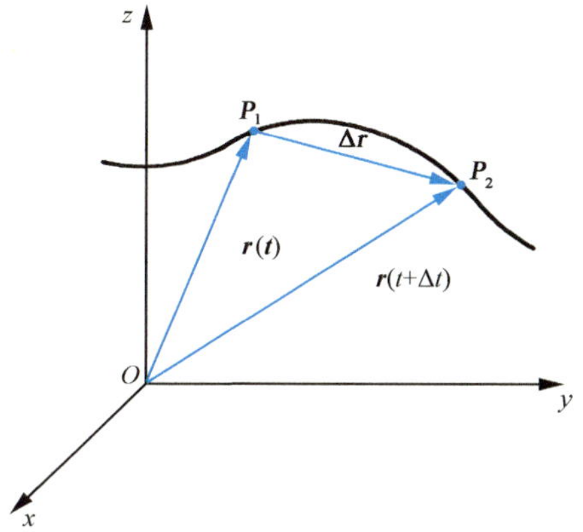

图 1-1　位置矢量与位移

在时间 Δt 内，质点的位置变化可用从点 P_1 到点 P_2 的有向线段 $\overrightarrow{P_1P_2}$ 来表示，即矢量 $\Delta\boldsymbol{r}$，$\Delta\boldsymbol{r}$ 称为该质点运动的位移矢量，简称位移（**displacement**）.

$$\Delta\boldsymbol{r}=\boldsymbol{r}(t+\Delta t)-\boldsymbol{r}(t) \tag{1-1}$$

位移和质点实际移动的路程是不同的概念. 位移是表示质点位置改变的矢量，而质点的路程是质点实际运动的距离，是标量. 例如，在图 1-1 中，位移是指矢量 $\Delta\boldsymbol{r}$，其大小为 P_1P_2 间线段的长度，方向是从 P_1 指向 P_2. 而路程则是曲线 P_1P_2 的长度. 只有当做曲线运动的质点位移无限小时，位移的大小才与质点的路程相等.

质点的位移 $\Delta\boldsymbol{r}$ 与相应的移动时间 Δt 的比值，称为质点在这段时间内的平均速度（**average velocity**），表示该质点从一个位置移动到另一个位置的快慢.

$$\bar{\boldsymbol{v}}=\frac{\Delta\boldsymbol{r}}{\Delta t} \tag{1-2}$$

平均速度是矢量，其方向与位移 $\Delta\boldsymbol{r}$ 的方向相同.

若要描述质点在某一位置附近位移变化的快慢，就要确定质点在某一时刻 t 的瞬时速度（**instantaneous velocity**），应该用时间 Δt 趋近于零时的平均速度来表示，即

$$\boldsymbol{v}=\lim_{\Delta t\to 0}\frac{\Delta\boldsymbol{r}}{\Delta t}=\frac{\mathrm{d}\boldsymbol{r}}{\mathrm{d}t} \tag{1-3}$$

其中，$\boldsymbol{v}$ 就是质点的瞬时速度，简称速度（**velocity**）. 瞬时速度是矢量，其方向是当 Δt 趋近于零时，位移 $\Delta\boldsymbol{r}$ 的极限方向，即轨道上质点所在位置沿着运动方向的切线方向. 显然，质点的平均速度只能表示质点位移在空间两位置间变化的平均快慢，而瞬时速度则能够表示出质点位移在某个位置或某一时刻变化的快慢.

如果要描述质点从一个位置移动到另一个位置时速度变化的快

慢就要引入加速度（acceleration）的概念. 注意，从速度矢量的角度看，这里的“速度变化”包括了速度的大小和方向的改变. 与描述质点的速度相同，加速度也有平均加速度（average acceleration）和瞬时加速度（instantaneous acceleration）之分.

如图 1-2 所示，设质点在 Δt 时间内从 P_1 运动到 P_2，对应的速度分别为 $\boldsymbol{v}(t)$ 和 $\boldsymbol{v}(t+\Delta t)$，则

$$\overline{\boldsymbol{a}}=\frac{\Delta \boldsymbol{v}}{\Delta t}=\frac{\boldsymbol{v}_2-\boldsymbol{v}_1}{\Delta t}=\frac{\boldsymbol{v}(t+\Delta t)-\boldsymbol{v}(t)}{\Delta t} \tag{1-4}$$

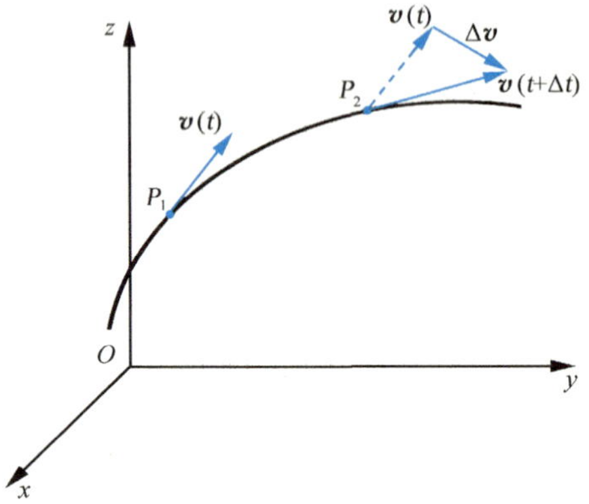

图 1-2 速度的增量

此式定义了 P_1、P_2 两点间质点运动的平均加速度，描述的是质点在 Δt 时间内速度的平均变化率. 其中 $\Delta \boldsymbol{v}$ 为质点在此运动过程中速度的增量（如图 1-2 所示）. 为了描述质点在某一时刻速度的变化率，还需引入瞬时加速度的概念.

瞬时加速度定义为

$$\boldsymbol{a}=\lim_{\Delta t\to 0}\frac{\Delta \boldsymbol{v}}{\Delta t}=\frac{\mathrm{d}\boldsymbol{v}}{\mathrm{d}t}=\frac{\mathrm{d}^2\boldsymbol{r}}{\mathrm{d}t^2} \tag{1-5}$$

当 $\Delta t\to 0$ 时，$\Delta \boldsymbol{v}$ 的方向即为瞬时加速度 $\boldsymbol{a}$ 的方向.

综上所述，描述质点位移、速度和加速度三者的关系可总结为

微分形式：$\boldsymbol{v}=\dfrac{\mathrm{d}\boldsymbol{r}}{\mathrm{d}t}$，$\boldsymbol{a}=\dfrac{\mathrm{d}\boldsymbol{v}}{\mathrm{d}t}=\dfrac{\mathrm{d}^2\boldsymbol{r}}{\mathrm{d}t^2}$ （1-6）

积分形式：$\boldsymbol{r}=\int \boldsymbol{v}\mathrm{d}t$，$\boldsymbol{v}=\int \boldsymbol{a}\mathrm{d}t$ （1-7）

利用上述关系可以处理质点任何运动形式的运动学问题.

1.1.2 动量 动量守恒定律

下面我们将要研究惯性系下质点的动力学规律.

首先回顾一下牛顿三个运动定律.

第一定律：任何物体都保持静止或匀速直线运动的状态，除非有外力作用其上迫使它改变这种状态. 说明力是改变物体运动状态的根

本原因，即是使物体产生加速度的原因，而并非是维持物体运动状态的原因．牛顿第一定律又被称为惯性定律．

第二定律：物体受到外力作用时，物体所获得的加速度大小与合外力的大小成正比，并与物体的质量成反比，加速度的方向与合外力的方向相同．确定了力 $\boldsymbol{F}$、质量 m 和加速度 $\boldsymbol{a}$ 之间的瞬时关系

$$\boldsymbol{F}=m\boldsymbol{a} \tag{1-8}$$

第三定律：作用在同一直线上的作用力和反作用力，大小相等，方向相反．即当物体 A 以力 $\boldsymbol{F}_1$ 作用在物体 B 上时，物体 B 也必定同时以力 $\boldsymbol{F}_2$ 作用在物体 A 上；$\boldsymbol{F}_1$ 和 $\boldsymbol{F}_2$ 在同一直线上，大小相等而方向相反．第三定律肯定了物体间的作用力具有相互作用的本质．

如上所述，牛顿第二定律属于一种瞬时规律，以此为基础还可以得出这样一种联系，即某段时间内力对时间的累积效果与质点的状态量之间的联系．

由牛顿第二定律

$$\boldsymbol{F}=m\boldsymbol{a}=m\frac{\mathrm{d}\boldsymbol{v}}{\mathrm{d}t}=\frac{\mathrm{d}(m\boldsymbol{v})}{\mathrm{d}t} \tag{1-9}$$

我们把质点的质量 m 和速度 $\boldsymbol{v}$ 的乘积 $m\boldsymbol{v}$，称为该质点的动量（**momentum**）．如果用 $\boldsymbol{p}$ 表示质点的动量，则

$$\boldsymbol{p}=m\boldsymbol{v} \tag{1-10}$$

动量 $\boldsymbol{p}$ 是个矢量，它的方向与速度的方向相同．它的单位由质量和速度的单位决定，在国际单位制中，动量的单位是 $\mathrm{kg\cdot m\cdot s^{-1}}$．

其实牛顿最初提出的第二运动定律是用动量的形式来描述的，即

$$\boldsymbol{F}=\frac{\mathrm{d}(m\boldsymbol{v})}{\mathrm{d}t}=\frac{\mathrm{d}\boldsymbol{p}}{\mathrm{d}t} \tag{1-11}$$

这就是说，在任一瞬时，质点动量的时间变化率，在数值上等于这一瞬时作用在该质点上的合外力，而动量的时间变化率的方向和合外力的方向相同．牛顿第二定律给出了质点的加速度与它所受合外力的瞬时关系．

式（1-11）也可改写成

$$\boldsymbol{F}\mathrm{d}t=\mathrm{d}\boldsymbol{p} \tag{1-12}$$

积分得

$$\int_{t_1}^{t_2}\boldsymbol{F}\mathrm{d}t=\int_{p_1}^{p_2}\mathrm{d}\boldsymbol{p}=\boldsymbol{p}_2-\boldsymbol{p}_1=m\boldsymbol{v}_2-m\boldsymbol{v}_1 \tag{1-13}$$

其中力 $\boldsymbol{F}$ 在 t_1 到 t_2 的一段时间内的积累量，称为力 $\boldsymbol{F}$ 的冲量（**impulse**），用 $\boldsymbol{I}$ 表示，即

$$\boldsymbol{I}=\int_{t_1}^{t_2}\boldsymbol{F}\mathrm{d}t=m\boldsymbol{v}_2-m\boldsymbol{v}_1 \tag{1-14}$$

冲量 $\boldsymbol{I}$ 是矢量，如果力的方向在这段时间内不变，则力的冲量方向与力的方向相同．冲量的单位由力和时间的单位决定．在国际单位

制中，冲量的单位是牛顿·秒（N·s），这与动量的单位是相同的.

式（1-14）说明，质点在运动过程中所受合外力的冲量，等于这个质点动量的增量．这一结论称为质点的**动量定理（momentum theorem）**.

动量定理说明了一个质点在所受外力的作用下动量变化的情况．如果质点不受外力作用，则其动量应保持恒定．理论证明，对于由一组质点组成的**质点系**，其内部质点之间相互作用力不会引起它的总动量的改变，质点系总动量的变化完全由外力的冲量决定．如果质点系不受外力或所受合外力为零，则其总动量保持不变．这就是**动量守恒定律（law of conservation of momentum）**，即在 $\sum \boldsymbol{F}_i = 0$ 时

$$\sum m_i \boldsymbol{v}_i = \text{常矢量} \tag{1-15}$$

动量守恒定律是物理学中最普遍的定律之一．利用它分析问题时，可只考虑质点系始末状态的动量，只要质点系不受外力作用，就可以直接计算质点间的动量转移．若质点系所受合外力不为零，但在某一方向上的合外力为零，则质点系的总动量在该方向上的分量也是守恒的．在某些情况下，如在极短的时间内，质点系内部相互作用的内力比所受外力大得多，即外力对质点系总动量的变化影响很小，如爆炸、碰撞等过程，也可以利用动量守恒定律近似解决.

例 1-1

光滑地面上放置一个质量为 m 的平板小车，车上左端站立一个质量也为 m 的人．当此人以相对小车的速度 $\boldsymbol{u}$ 向右运动时，求出人对小车和人对地面的速度关系.

解 人和小车组成的质点系水平方向上合外力为零，满足动量守恒条件．设右方向为正，人和小车对地面的速度矢量分别为 $\boldsymbol{v}_1$ 和 $\boldsymbol{v}_2$．依题意可知两速度方向相反，则有

$$m\boldsymbol{v}_1 = -m\boldsymbol{v}_2$$

又已知人相对小车的速度为 $\boldsymbol{u}$，则人对地面的速度

$$\boldsymbol{v}_1 = \boldsymbol{u} + \boldsymbol{v}_2$$

由以上两式求得

$$\boldsymbol{u} = 2\boldsymbol{v}_1$$

可见，在质点系的动量守恒表达式中，所有质点的速度都是针对同一参考系（此题为地面）而言的.

1.1.3 功和能 能量守恒定律

前面我们研究了力对时间的累积效果（冲量）与质点的状态量（动量）之间的关系．下面我们还是要从牛顿第二定律出发，得出作用在质点上的力对空间累积效果的相关规律.

如图 1-3 所示，质点在合外力 $\boldsymbol{F}$ 的作用下由 A 点移动到 B 点，为了表示力 $\boldsymbol{F}$ 在这个过程中对质点位移的累积效果，可用 $\boldsymbol{F}$ 与质点

无限小位移点乘，即 $\boldsymbol{F}\cdot\mathrm{d}\boldsymbol{r}$. 已知牛顿第二定律 $\boldsymbol{F}=\dfrac{\mathrm{d}(m\boldsymbol{v})}{\mathrm{d}t}$，可得

$$\boldsymbol{F}\cdot\mathrm{d}\boldsymbol{r}=\frac{\mathrm{d}(m\boldsymbol{v})}{\mathrm{d}t}\cdot\mathrm{d}\boldsymbol{r}=m\boldsymbol{v}\cdot\mathrm{d}\boldsymbol{v} \tag{1-16}$$

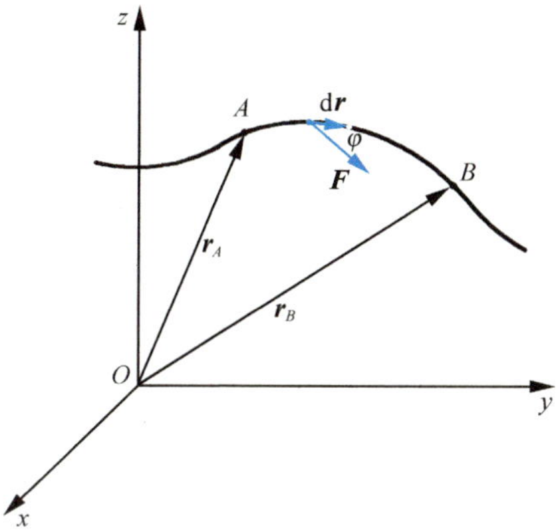

图 1-3 力的空间累积效果

积分以获得力的累计效果得

$$\int_{r_A}^{r_B}\boldsymbol{F}\cdot\mathrm{d}\boldsymbol{r}=m\int_{v_A}^{v_B}\boldsymbol{v}\cdot\mathrm{d}\boldsymbol{v} \tag{1-17}$$

又由微分公式 $\mathrm{d}(v^2)=2v\cdot\mathrm{d}v$，则 $v\cdot\mathrm{d}v=\dfrac{1}{2}\mathrm{d}(v^2)$，代入式（1-17）得

$$\int_{r_A}^{r_B}\boldsymbol{F}\cdot\mathrm{d}\boldsymbol{r}=\frac{1}{2}\int_{v_A}^{v_B}m\mathrm{d}v^2=\frac{1}{2}mv_B^2-\frac{1}{2}mv_A^2 \tag{1-18}$$

其中，$A=\int_{r_A}^{r_B}\boldsymbol{F}\cdot\mathrm{d}\boldsymbol{r}$，称质点从 A 点移动到 B 点，力 F 对其所做的功（**work**）. 又令 $E_\mathrm{k}=\dfrac{1}{2}mv^2$，称为质点的动能（**kinetic energy**）. 则有关系式

$$A=E_{\mathrm{k}B}-E_{\mathrm{k}A} \tag{1-19}$$

上式可描述为合外力对质点所做的功等于质点动能的增量，这一结论称为动能定理（**kinetic energy theorem**）.

这里的功是力在质点运动过程中对质点空间变化的累积效应. 功的定义是：力在位移方向的分量与位移大小的乘积. 设力 $\boldsymbol{F}$ 与位移 $\mathrm{d}\boldsymbol{r}$ 之间的夹角为 φ，则力 F 做的功 $\mathrm{d}A$ 为

$$\mathrm{d}A=\boldsymbol{F}\cdot\mathrm{d}\boldsymbol{r}=F\mathrm{d}r\cos\varphi \tag{1-20}$$

功只有大小没有方向，是个标量. 在国际单位制中，功的单位是焦耳（J），1 J=1 N·m . 单位时间内所做的功称为功率（**power**），其国际单位是瓦特（W），1 W=1 J·s^{-1} .

总的来说，质点的动量和动能都是描述质点的某种状态属性. 其中若改变动量属性需要的是力作用于质点在时间上的累积效果，而要改变质点的动能属性需要的是力作用于质点在空间上的累积效果.

质点在做机械运动过程中，其能量状态除了可以用动能描述外还可以用势能（potential energy）来描述．处在高处的重物具有能量，称为重力势能；处于弹性形变状态的物体也具有能量，称为弹性势能．总之，凡是质点能量的大小取决于各质点之间的相互作用或相对位置的，这种能量就称为势能．和动能一样，要改变势能的大小也要通过外力对质点做功来实现．但是，并非所有质点间的相互作用力都能改变势能．当质点在某种力 F 的作用下从初位置 A 沿任意路径移动到末位置 B 时，如果力 F 所做的功只与该质点的始末位置有关，而与质点所经过的路径无关，这种力称为保守力（conservative force），否则称非保守力．重力、弹性力、万有引力及静电场力都是保守力，而摩擦力属于非保守力．

设质点 m 在重力作用下从 A 点沿任一路径运动到 B 点，A 点和 B 点对地面的高度分别为 h_A 和 h_B（设 $h_A>h_B$）．选择地面为坐标原点，正方向竖直向上，则重力 $F=-mg$，F 对质点所做的功为

$$A=\int_{r_A}^{r_B}\boldsymbol{F}\cdot\mathrm{d}\boldsymbol{r}=\int_{h_A}^{h_B}(-mg)\ \mathrm{d}h=mgh_A-mgh_B \tag{1-21}$$

显然，此时重力做功为正值．如果当 $h_A<h_B$ 时，同样也可以得到上式的结果，此时重力对质点做功应为负值．

我们称式（1-21）中的 mgh 为重力势能，记做 E_{p}．一般地，令 $E_{\mathrm{p}A}$ 为质点在初位置 A 时的势能，$E_{\mathrm{p}B}$ 为质点在末位置 B 时的势能，那么重力对质点做功 A 可写成质点在始末位置的势能之差，即

$$A=E_{\mathrm{p}A}-E_{\mathrm{p}B} \tag{1-22}$$

从上式可以看出，重力对质点所做的功只与质点对地面的高度有关，与路径无关，因而重力是一种保守力．同样的方法，通过胡克定律也可以推导出弹性力对质点所做的功与弹性势能的关系，与重力做功具有同样的形式，证明了做功大小只与质点始末位置有关的弹性力也是保守力．因此可以得出结论，保守力做的功等于势能增量的负值．

势能是相对于质点系而言的，是通过质点间的力做功而改变的，因此势能必然属于质点系，对于单独质点来说不存在势能的说法．例如，没有地球和地面上的物体，就不存在重力做功；没有弹簧和固定一端的物体就没有弹性力做功．其中的重力和弹性力分别可以看作是各质点系的内力，而且是保守内力．显然，质点系内还存在非保守内力．可见质点系内力是质点系内各质点间的相互作用力，也就是说保守力和非保守力是针对一对内力而言的，单独说一个力是保守力还是非保守力是没有意义的．相对于质点系外其他质点对质点系内各质点的作用力统称为外力．

根据以上定义，在公式（1-19）所表示的动能定理中，合外力对质点做功可看成质点所受到的所有外力、保守内力和非保守内力做功

之和，即

$$A_{外} + A_{保内} + A_{非保内} = E_{kB} - E_{kA} \qquad (1\text{-}23)$$

这里的保守内力做功用质点系势能增量的负值来表示，即公式（1-22）可写成 $A_{保内} = E_{pA} - E_{pB}$，将其代入式（1-23）得

$$A_{外} + A_{非保内} = (E_{kB} + E_{pB}) - (E_{kA} + E_{pA}) \qquad (1\text{-}24)$$

动能和势能之和统称为质点系的机械能，用 E 来表示. 上式可写成

$$A_{外} + A_{非保内} = E_B - E_A \qquad (1\text{-}25)$$

式（1-25）说明了质点系从状态 A 变化到状态 B 时，外力和非保守内力做功之和等于质点系机械能的增量. 这一结论称为质点系的功能原理.

如果 $A_{外} + A_{非保内} = 0$，将其代入式（1-25），则有 $E_A = E_B$，即

$$E_{kA} + E_{pA} = E_{kB} + E_{pB} \qquad (1\text{-}26)$$

如当作用于质点系的外力和非保守内力都不做功时，质点系的总机械能保持不变. 这一结论称为机械能守恒定律.

动能定理、功能原理和机械能守恒定律的成立是有条件的. 利用上述功和能的关系来解决实际问题时，通常是先确定研究对象并对其进行受力分析. 如果没有保守力做功，可直接采用动能定理来解决问题；如果有保守力做功的问题，可将施力物体包含在质点系内，将保守力变成保守内力再应用功能原理；如果外力和非保守内力做功的代数和为零，可利用机械能守恒定律来解决问题.

例 1-2

质量为 m 的质点沿 x 轴正方向运动，它受到两个力的作用，一个力是指向原点，大小为 B 的常力. 另一个力沿 x 轴正方向，大小为 A/x^2，A、B 为常数. 求：

（1）试确定质点的平衡位置；

（2）求当质点从平衡位置运动到任意位置 x 处时两力各做的功，并判断两力是否为保守力；

（3）以平衡位置为势能零点，求质点在任意位置处质点系的势能.

解　（1）质点所受合力为 $F = \dfrac{A}{x^2} - B$，当质点处于平衡位置时 $F = 0$，因此

$$0 = \frac{A}{x_0^2} - B$$

$$x_0 = \sqrt{\frac{A}{B}}$$

（2）$A_1 = \int_{x_0}^{x} F_1 \mathrm{d}x = \int_{x_0}^{x} \dfrac{A}{x^2} \mathrm{d}x = A\left(\dfrac{1}{x_0} - \dfrac{1}{x}\right)$，

$$A_2 = \int_{x_0}^{x} F_2 \mathrm{d}x = \int_{x_0}^{x} -B \mathrm{d}x = B(x_0 - x)$$

可见，A_1、A_2 只与始末位置有关，即两力均为保守力.

（3）$E_p = \int_{x}^{x_0} F \mathrm{d}x = \int_{x}^{x_0} \left(\dfrac{A}{x^2} - B\right) \mathrm{d}x$

$$= A\left(\frac{1}{x} - \frac{1}{x_0}\right) + B(x - x_0) = \frac{A}{x} + Bx - 2\sqrt{AB}$$

1.2 刚体转动的运动学

1.2.1 角位移 角速度 角加速度

刚体的运动可分为平动和转动，它们是刚体最基本的运动形式．刚体任何复杂的运动都可以看成是这两种运动的合成．其中刚体的平动可以用上节所学质点力学的知识来处理．

正如本章开始所介绍的，刚体是固体的理想化模型，指的是在外力作用下，大小和形状均不会发生变化的物体．刚体也可看成是一个质点组，其中任何两个质点间的距离在运动过程中或受力情况下都不会发生变化．事实上，在外力作用下，物体的大小和形状都会发生一定程度的变化．如果这些变化对我们研究的问题影响很小，可忽略不计，这个物体就可看成是刚体．整个刚体的力学量就等于构成刚体所有质点力学量的叠加．

如果刚体中各质点在任一瞬间都绕同一直线做圆周运动，这一直线称为转轴（**rotation axis**）．在刚体的转动过程中如果转轴相对于参考系静止，则称这种转动为定轴转动（**fixed-axis rotation**）．

当刚体做定轴转动时，其上位于平行于转轴的同一直线上所有点的运动状态是完全相同的，因此完全可以用转动平面简化刚体转动过程的问题研究．现定义过刚体内任意一点 P 与转轴垂直的平面为转动平面（**plane of rotation**），如图 1-4 所示 xy 平面．转动平面与转轴 z 交于 O 点．$\boldsymbol{r}$ 为点 P 的位置矢量（或称径矢），方向由 O 指向 P．设在 Δt 时间内，一质点随刚体转动从点 P 运动到点 P'，$\Delta\boldsymbol{\theta}$ 为径矢转过角度，则 $\Delta\boldsymbol{\theta}$ 称为刚体在 Δt 时间内的角位移（**angular displacement**），单位为 rad（弧度）．角位移对时间的变化率称为角速度（**angular velocity**），用符号 $\boldsymbol{\omega}$ 表示，单位为 $\mathrm{rad \cdot s^{-1}}$ ，即

$$\boldsymbol{\omega}=\frac{\mathrm{d}\boldsymbol{\theta}}{\mathrm{d}t} \tag{1-27}$$

角位移和角速度都是矢量，它们的方向由右手螺旋法则判定．四指沿着刚体转动的方向弯曲，则伸直的拇指指向即为角位移和角速度正方向（如图 1-5 所示）．

角速度对时间的变化率称为角加速度（**angular acceleration**），它是描述刚体转动时角速度变化快慢的物理量，用符号 $\boldsymbol{\alpha}$ 表示，单位为 $\mathrm{rad \cdot s^{-2}}$，即

$$\boldsymbol{\alpha}=\frac{\mathrm{d}\boldsymbol{\omega}}{\mathrm{d}t}=\frac{\mathrm{d}^2\boldsymbol{\theta}}{\mathrm{d}t^2} \tag{1-28}$$

角加速度也是矢量．当角速度 $\boldsymbol{\omega}$ 增加时，角加速度 $\boldsymbol{\alpha}$ 与 $\boldsymbol{\omega}$ 方向相同；当角速度 $\boldsymbol{\omega}$ 减小时，$\boldsymbol{\alpha}$ 的方向为 $\boldsymbol{\omega}$ 的相反方向．

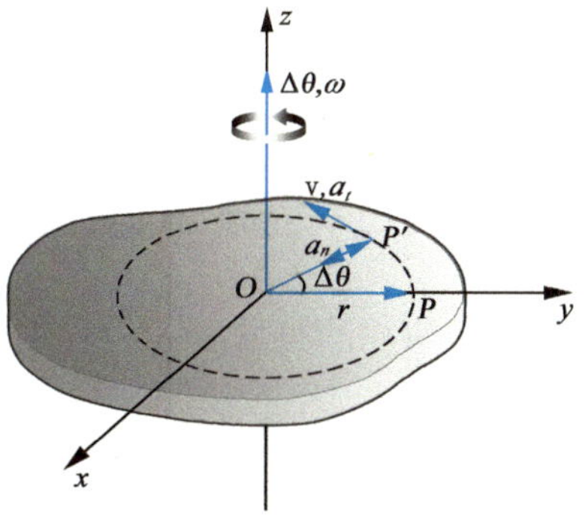

图 1-4　刚体的定轴转动

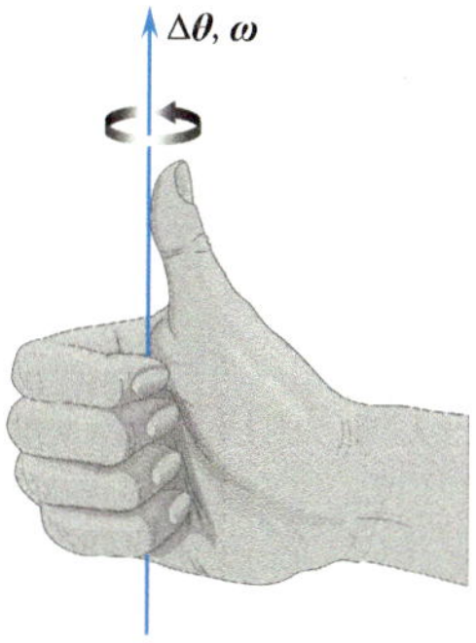

图 1-5　角速度的方向

1.2.2　角量与线量的关系

图 1-4 中，设质点从点 P 到达点 P' 所行进的路程，即在 Δt 时间内走过的弧长为 Δs，则 P 点的线速度大小可表示为

$$v=\lim_{\Delta t\to 0}\frac{\Delta s}{\Delta t}=\lim_{\Delta t\to 0}\frac{r\Delta\theta}{\Delta t}=r\frac{\mathrm{d}\theta}{\mathrm{d}t}=r\omega \tag{1-29}$$

式（1-29）表示出了刚体定轴转动时，线速度和角速度的关系．质点在 P 点线速度的方向为过点 P 的切线方向．

当线速度 $\boldsymbol{v}$ 的大小变化时，该点的加速度 $\boldsymbol{a}$ 可分解为切向加速度 $\boldsymbol{a}_{\mathrm{t}}$ 和法向加速度 $\boldsymbol{a}_{\mathrm{n}}$（如图 1-6 所示）．其中 $\boldsymbol{a}_{\mathrm{t}}$ 引起线速度 $\boldsymbol{v}$ 大小的改变，$\boldsymbol{a}_{\mathrm{n}}$ 即向心加速度，只引起 $\boldsymbol{v}$ 方向的改变．它们的大小分别可表示为

$$a_{\mathrm{t}}=\frac{\mathrm{d}v}{\mathrm{d}t}=\frac{\mathrm{d}r\omega}{\mathrm{d}t}=r\frac{\mathrm{d}\omega}{\mathrm{d}t}=r\alpha \tag{1-30}$$

$$a_{\mathrm{n}}=\frac{v^2}{r}=\frac{r^2\omega^2}{r}=r\omega^2 \tag{1-31}$$

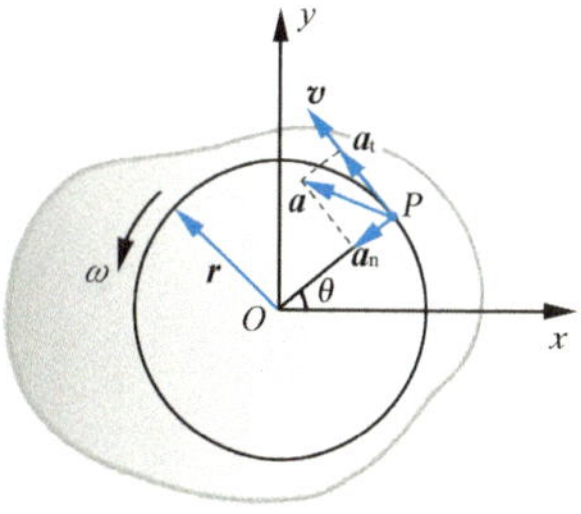

图 1-6　线量与角量

综上，刚体的角位移、角速度和角加速度是以角度为基础来衡量转动情况的物理量，统称为角量；相应刚体上某一点的位移、速度和加速度称为线量．

1.3　刚体转动的动力学

1.3.1　转动动能　转动惯量

如图 1-4，刚体绕固定轴 z 以恒定角速度 ω 转动，选 xy 平面为转动平面．我们可以将质量为 m 的刚体分解为 n 个小质元 Δm_i，每个

小质元可以看作是一个质点，整个刚体可视为由质量分别为 Δm_1，$\Delta m_2, \cdots, \Delta m_n$ 的各个质点所组成，它们到转轴的距离分别为 $r_1, r_2, \cdots, r_n$. 因而刚体的转动动能应为这 n 个质点的转动动能的总和，即

$$E_{\mathrm{k}} = \sum_{i=1}^{n} \frac{1}{2} \Delta m_i v_i^2 = \frac{1}{2} \left(\sum_{i=1}^{n} \Delta m_i r_i^2\right) \omega^2 \qquad (1\text{-}32)$$

我们将式（1-32）与质点运动动能表达式 $E_{\mathrm{k}} = \frac{1}{2} m v^2$ 加以比较，如果把 ω 与 v 相对应，则 $\sum_{i=1}^{n} \Delta m_i r_i^2$ 就可以与质点的质量 m 相对应，质量 m 只与质点本身的性质有关，是反映质点惯性大小的物理量；而 $\sum_{i=1}^{n} \Delta m_i r_i^2$ 描述的是刚体中质点的分布情况，也体现了刚体本身的性质，反映的是刚体转动惯性大小的物理量. 我们把这个可以反映刚体转动惯性大小的物理量称为刚体对转轴的**转动惯量**（**moment of inertia**），记为 J，即

$$J = \sum_{i=1}^{n} \Delta m_i r_i^2 \qquad (1\text{-}33)$$

将上式代入式（1-32），则刚体的转动动能可以表示为

$$E_{\mathrm{k}} = \frac{1}{2} J \omega^2 \qquad (1\text{-}34)$$

式（1-33）的转动惯量的表达式是把刚体看成一个分立的质点系，而实际上应把刚体当成一个由无数个质点紧密相连而形成的连续体，是一个连续的质点系. 可将转动惯量用积分的形式来表达，即

$$J = \int r^2 \mathrm{d}m = \int r^2 \rho \mathrm{d}V \qquad (1\text{-}35)$$

式中 $\mathrm{d}V$ 是质元 $\mathrm{d}m$ 的体积元的体积，ρ 为该体积元的密度，r 为该体积元到转轴的距离. 在国际单位制中，转动惯量的单位是 $\mathrm{kg \cdot m^2}$. 根据上式可得出距转轴距离为 r 单一质点的转动惯量为 mr^2.

例 1-3

计算质量为 m，长为 l 的细棒，绕通过其端点且与棒垂直轴的转动惯量.

解　如图 1-7 所示，以 O 点为端点延 x 轴放置细棒，z 轴为转轴. 在 x 处取单位长为 $\mathrm{d}x$，质量为 $\mathrm{d}m$. 则

$$\mathrm{d}m = \rho \cdot \mathrm{d}x = \frac{m}{l} \mathrm{d}x$$

由式（1-35）可知

$$J = \int_0^l x^2 \cdot \frac{m}{l} \mathrm{d}x = \frac{1}{3} \frac{m}{l} x^3 \Big|_0^l$$

求解得

$$J = \frac{1}{3} m l^2$$

即绕通过细棒端点且与其垂直轴的转动惯量为 $J = \frac{1}{3} m l^2$. 如果转轴改为通过细棒中点且与其垂直，请计算此时细棒的转动惯量是多少.

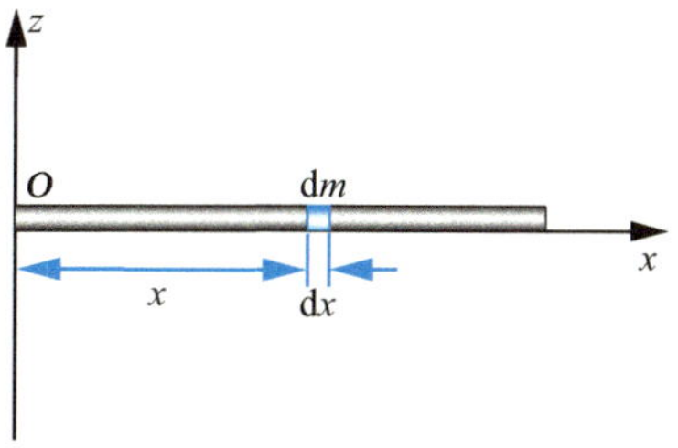

图 1-7 例 1-3 图

为了更好的理解转动惯量的物理意义还应注意：一是转动惯量对刚体转动所起的作用与质量对质点平动所起的作用相同，它是刚体转动惯性的量度；二是转动惯量大小取决于刚体相对于转轴的质量分布，同一刚体转轴不同，其转动惯量也不同.

对于形状具有对称性且有确定函数关系，密度分布均匀的刚体可以由式（1-35）用积分法求解其转动惯量，而对于形状复杂、密度分布函数关系不明确的刚体，最实用的办法还是通过实验来进行测定.

利用以下三个定理可以简化某些特殊情况转动惯量的计算.

平行轴定理：设质量为 m 的刚体对通过质心轴的转动惯量为 J_c，则刚体对任何与该轴平行的其他轴的转动惯量为

$$J = J_c + md^2 \tag{1-36}$$

式中 d 为两平行轴之间的距离.

在例 1-3 中，已求得细棒绕通过其端点且与其垂直轴的转动惯量为 $J = \frac{1}{3}ml^2$，根据平行轴定理可推导出细棒绕通过其质心且与其垂直转轴的转动惯量 J_c，其中 $d=l/2$，则

$$\frac{1}{3}ml^2 = J_c + \frac{1}{4}ml^2$$

$$J_c = \frac{1}{3}ml^2 - \frac{1}{4}ml^2 = \frac{1}{12}ml^2$$

利用上述结论也可求出绕过细棒任意一点并与其垂直轴的转动细棒的转动惯量.

正交轴定理（仅适用于薄刚体）：设定空间坐标系中薄刚体位于 xy 平面，刚体对 x、y、z 轴的转动惯量分别为 J_x、J_y、J_z，则有

$$J_z = J_x + J_y \tag{1-37}$$

组合轴定理：由几个刚体连接起来组成的新刚体，其对某一定轴的转动惯量等于各刚体对该轴的转动惯量之和.

$$J = J_1 + J_2 + J_3 \tag{1-38}$$

另外，表 1-1 给出几种常用刚体的绕定轴转动的转动惯量.

表 1-1 几种常用刚体的转动惯量

均匀几何体	转轴位置	图示	转动惯量
质量为 m、长度为 l 的长棒	与棒身垂直，通过棒端	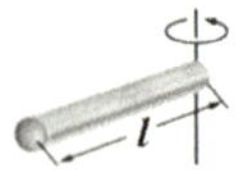	$\frac{1}{3}ml^2$
	与棒身垂直，通过棒的质心	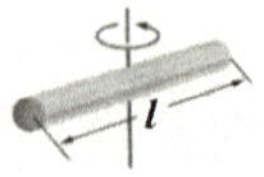	$\frac{1}{12}ml^2$
质量为 m、长度为 l、半径为 r 的圆柱体	沿几何轴	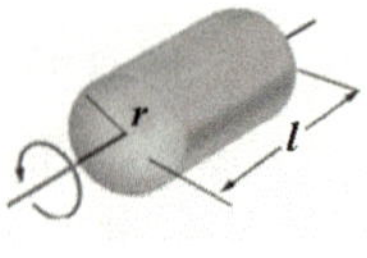	$\frac{1}{2}mr^2$
	通过质心与几何轴垂直	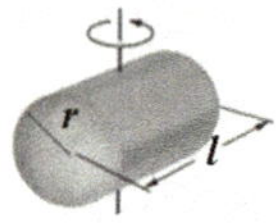	$\frac{1}{4}mr^2+\frac{1}{12}ml^2$
质量为 m、半径为 r 的球体	沿球体直径的轴	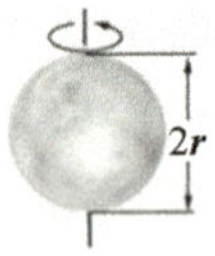	$\frac{2}{5}mr^2$
质量为 m、半径为 r 的球壳	沿球壳直径的轴	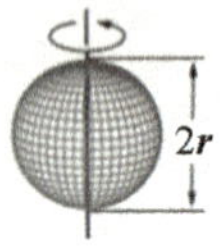	$\frac{2}{3}mr^2$
质量为 m、半径为 r 的薄壁窄圆环	沿直径	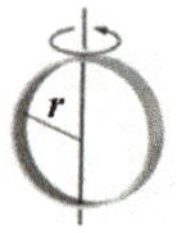	$\frac{1}{2}mr^2$
	通过中心与环面垂直	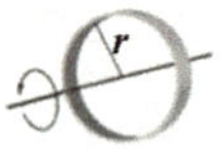	mr^2
质量为 m、外内壁半径分别为 r_1、r_2 的厚壁圆筒	沿几何轴	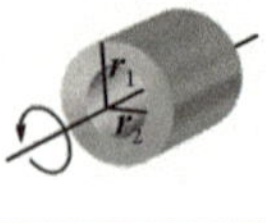	$\frac{1}{2}mr_1^2+r_2^2$

1.3.2 刚体定轴转动定律

我们知道，力是改变质点运动状态的原因．而要改变一个具有固定轴的刚体转动状态，不仅与外力的大小有关，而且还与力的作用点位置和力的方向有关系．这些力和力的作用条件我们可以用**力矩**（**moment**）这一概念加以描述．

在刚体的定轴转动中，对改变刚体转动状态起作用的力，只是该力沿垂直于转轴的分量，而平行于转轴的分力不会改变刚体转动状态．所以，在讨论刚体定轴转动时，首先将外力分解为与轴平行和垂直的两个分量，然后只考虑外力在转动平面内的分力对刚体的作用．

如图 1-8 所示的转动平面上，刚体所受的力为 $\boldsymbol{F}$，其作用点 P 相对于转动轴 O 点的位矢为 $\boldsymbol{r}$，那么力 $\boldsymbol{F}$ 对刚体转动的作用效果可用 $\boldsymbol{F}$ 对转轴的力矩 $\boldsymbol{M}$ 来表征，即

$$\boldsymbol{M}=\boldsymbol{r}\times\boldsymbol{F} \tag{1-39}$$

其大小为 $M=rF\sin\varphi$，φ 为位矢 $\boldsymbol{r}$ 与力 $\boldsymbol{F}$ 的夹角，$r\sin\varphi$ 称为力臂，即力的作用线与转轴的垂直距离．

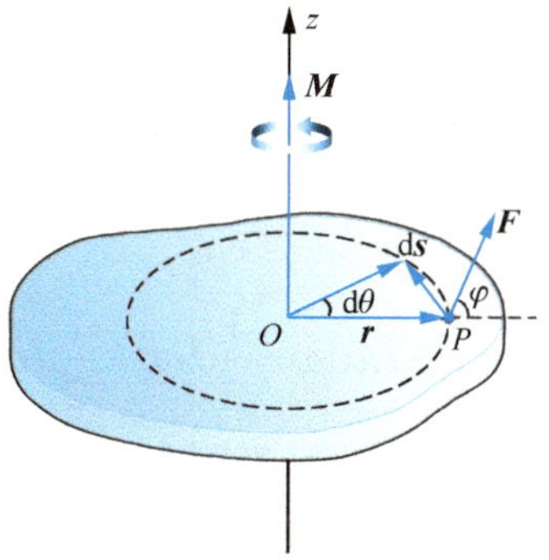

图 1-8 刚体的轴转动定律

在国际单位制中，力矩 $\boldsymbol{M}$ 的单位为牛顿·米（N·m），其方向由右手螺旋法则确定．因此，在定轴转动中，力矩 $\boldsymbol{M}$ 的方向总是沿转轴方向的．

如果有几个外力同时作用在刚体上，它们的合力矩就是各力的力矩矢量和．由于同一刚体中任何一对质点间相互作用的内力都是大小相等，方向在同一直线上且相反，这对内力的力臂相同，合力矩一定为零．

在刚体转过 $\mathrm{d}\theta$ 角的过程中，外力 $\boldsymbol{F}$ 对刚体所做功为

$$\mathrm{d}A=\boldsymbol{F}\cdot\mathrm{d}\boldsymbol{s}=F\mathrm{d}s\cos\left(\frac{\pi}{2}-\varphi\right)=F\mathrm{d}s\sin\varphi=rF\sin\varphi\mathrm{d}\theta$$

即

$$\mathrm{d}A=M\mathrm{d}\theta \tag{1-40}$$

可见，刚体在定轴转动过程中，外力矩对其所做的功等于外力对转轴的力矩 M 与角位移 $\mathrm{d}\theta$ 的乘积．如果刚体在外力矩 $\boldsymbol{M}$ 的作用下，由 θ_1 转到 θ_2，则外力矩做功为

$$A=\int\mathrm{d}A=\int_{\theta_1}^{\theta_2}M\mathrm{d}\theta \tag{1-41}$$

根据质点的动能定理，合外力对质点所做的功等于质点动能的增量．而对于定轴转动的刚体而言，由于内力的合力矩为零，因此合外力对质点所做的功，可表现为合外力矩对刚体所做的功．质点动能的

增量则表现为刚体内所有质点动能之和的增量，即刚体转动动能的增量．结合式（1-34）刚体的转动动能的表达式得

$$M\mathrm{d}\theta=\mathrm{d}E_{\mathrm{k}}=\mathrm{d}(\frac{1}{2}J\omega^2)=J\omega\mathrm{d}\omega \qquad (1\text{-}42)$$

上式两边分别除以 dt，得

$$M\frac{\mathrm{d}\theta}{\mathrm{d}t}=J\omega\frac{\mathrm{d}\omega}{\mathrm{d}t}$$

将 $\omega=\frac{\mathrm{d}\theta}{\mathrm{d}t}$，$\alpha=\frac{\mathrm{d}\omega}{\mathrm{d}t}$ 代入上式，有

$$M=J\alpha \qquad (1\text{-}43)$$

刚体做定轴转动的角加速度大小与作用于刚体的合外力矩大小成正比，与刚体对于该转轴的转动惯量成反比．这一规律称为刚体定轴转动的转动定律（**law of inertia**）．

定轴转动的刚体在外力矩 $\boldsymbol{M}$ 的作用下，其角速度由 ω_1 变为 ω_2，则外力矩对刚体做的功为

$$A=\int_{\omega_1}^{\omega_2}J\omega\mathrm{d}\omega=\frac{1}{2}J\omega_2^2-\frac{1}{2}J\omega_1^2 \qquad (1\text{-}44)$$

上式称刚体定轴转动的动能定理．表明合外力矩对刚体所做的功等于刚体的转动动能的增量，它反映了合外力矩对空间的累积效应．

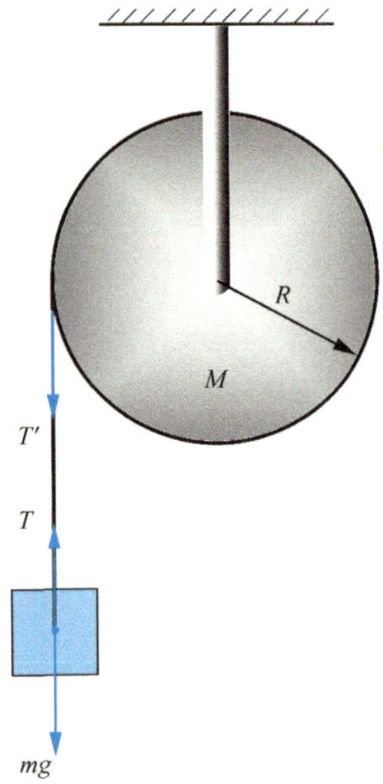

图 1-9 例 1-4 图

例 1-4

如图 1-9 所示，质量为 M，半径为 R 的实心滑轮，一根细绳绕在其上，绳端挂一质量为 m 的物体．求：

（1）由静止开始 t 时间后，物体下降的距离 h；

（2）绳子的张力 T．（已知滑轮的转动惯量为 $\frac{1}{2}MR^2$．）

解 （1）设滑轮在物体下降过程中，角加速度为 α，应用转动定律有

$$T'R=J\alpha=\frac{1}{2}MR^2\alpha$$

设物体下落的加速度为 a，则 $a=R\alpha$，整理得

$$T'=\frac{1}{2}Ma$$

对于质量为 m 的物体有 $mg-T=ma$．则

$$a=\frac{mg}{m+M/2}$$

因此

$$h=\frac{1}{2}at^2=\frac{mgt^2}{2m+M}$$

（2）$T=\frac{1}{2}Ma=\frac{Mmg}{2m+M}$

1.3.3 刚体转动的角动量守恒定律

如图 1-8 所示，设质量为 m 的刚体以角速度 ω 绕 z 轴做定轴转

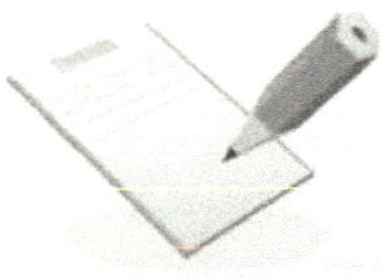

动．我们可以将刚体分解成无数个小质元Δm_i，每个小质元可看成一个质点，如果第 i 个质点（如 P 点位置）在其转动平面内对于 O 点的位置矢量为$\boldsymbol{r}_i$，在某一瞬时的角速度为$\boldsymbol{\omega}$，线速度为 $\boldsymbol{v}_i$，质点在该时刻的动量 $\boldsymbol{p}_i=\Delta m_i\boldsymbol{v}_i$，则该质点此时相对于参考点 O 的**角动量**（**angular momentum**）可定义为

$$\boldsymbol{L}_i=\boldsymbol{r}_i\times\boldsymbol{p}_i=\boldsymbol{r}_i\times\Delta m_i\boldsymbol{v}_i=\Delta m_i r_i^2\boldsymbol{\omega} \tag{1-45}$$

所有质点都在各自的转动平面内绕 z 轴做圆周运动．那么，整个质点系相对于 z 轴的角动量定义为

$$\boldsymbol{L}=\sum_i\boldsymbol{L}_i=\left(\sum_i\Delta m_i r_i^2\right)\boldsymbol{\omega}=J\boldsymbol{\omega} \tag{1-46}$$

上式表示，做定轴转动的刚体对转轴的角动量等于刚体对该转轴的转动惯量与角速度的乘积．刚体对转轴的角动量是一个矢量，它的方向与角速度的方向相同，即沿转轴方向．在国际单位制中，角动量的单位是$\mathrm{kg\cdot m^2\cdot s^{-1}}$．

根据式（1-43），刚体的转动定律也可以写成

$$\boldsymbol{M}=J\frac{\mathrm{d}\boldsymbol{\omega}}{\mathrm{d}t}=\frac{\mathrm{d}(J\boldsymbol{\omega})}{\mathrm{d}t}=\frac{\mathrm{d}\boldsymbol{L}}{\mathrm{d}t} \tag{1-47}$$

上式表示，做定轴转动的刚体对转轴角动量的时间变化率，等于刚体所受的对该转轴的合外力矩．这一结论是用角动量的变化率来表示刚体的转动定理．上式可改写为

$$\boldsymbol{M}\mathrm{d}t=\mathrm{d}\boldsymbol{L} \tag{1-48}$$

其中 $M\mathrm{d}t$ 称为合外力矩对刚体的**冲量矩**（**moment of impulse**），它等于力矩与力矩对刚体作用时间的乘积．在国际单位制中，冲量矩的单位是牛顿·米·秒（N·m·s）．上式表示，**定轴转动的刚体所受到的冲量矩等于刚体对该转轴角动量的增量**，称为**刚体对转轴的角动量定理**（**angular momentum theorem**）．如果刚体在从 t_1 到 t_2 的时间内，在力矩 M 的作用下绕定轴转动的角速度从 ω_1 变化到 ω_2，则有

$$\int_{t_1}^{t_2}\boldsymbol{M}\mathrm{d}t=\int_{L_1}^{L_2}\mathrm{d}\boldsymbol{L}=\boldsymbol{L}_2-\boldsymbol{L}_1 \tag{1-49}$$

上式是刚体对转轴的**角动量定理的积分形式**，它反映了合外力矩对时间的累积效应．

在定轴转动中，如果刚体所受外力对转轴的合力矩为零，即 $\boldsymbol{M}=0$，则由式（1-48）可得

$$\boldsymbol{L}=J\boldsymbol{\omega}=\text{恒矢量} \tag{1-50}$$

上式表示，**当定轴转动的刚体所受外力对转轴的合力矩为零时，刚体对该转轴的角动量保持不变**．这一结论称为刚体对转轴的**角动量守恒定律**．

角动量守恒定律

做定轴转动的刚体所受合力矩为零时，如果其转动惯量 J 恒定不

变，刚体则以恒定的角速度绕定轴转动．此时，即使转轴位置随着刚体的移动而发生改变，刚体绕该轴转动的角速度大小和方向都会保持不变．利用这一原理制成的回旋仪（也称陀螺仪，如图 1-10 及章首图所示）可用于飞机、轮船等导航定向．

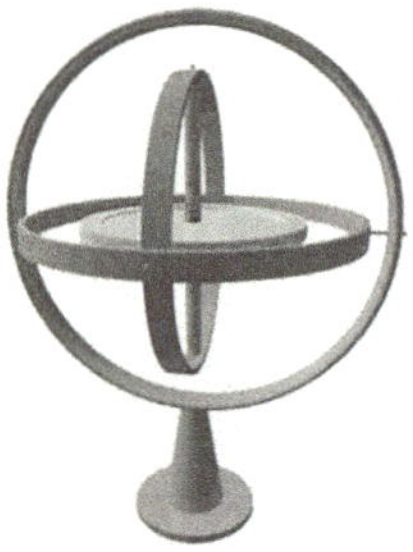

图 1-10 回旋仪

一个质点系做定轴旋转，如果其内部质点与转轴的距离发生变化，即整个质点系转动惯量 J 发生了改变．当质点系所受合外力矩为零（$M=0$）时，角动量守恒．例如，一人双手持哑铃坐在转椅上，开始将双臂平伸并使人和转椅以一定的角速度匀速转动．假定转动的摩擦力足够小．当此人把手臂收回使整个旋转系统转动惯量减小，则系统旋转的角速度一定会增加使系统角动量保持恒定．除此之外，花样滑冰（如图 1-11 所示）、跳水运动员和芭蕾舞演员等各种优美的旋转动作也都是角动量守恒定律的具体体现．

陀螺仪

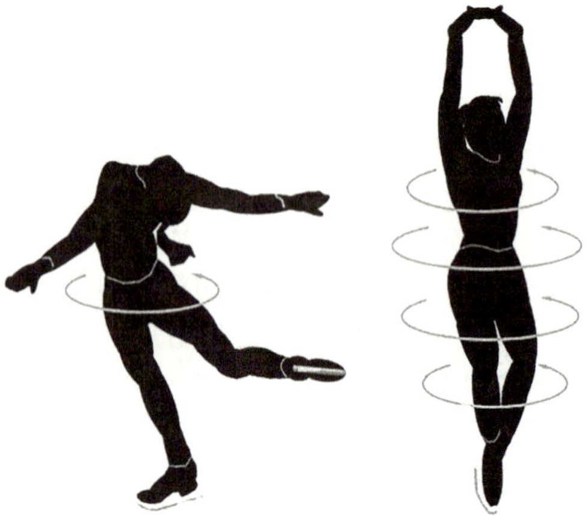

图 1-11 花样滑冰图

例 1-5

如图 1-12，一个半径为 8 m、质量为 500 kg 的圆盘以 $\omega_0=0.5\pi\ \mathrm{rad\cdot s^{-1}}$ 的角速度绕 z 轴匀速转动，设圆盘在旋转过程中不受外力矩的作用．此时，一个质量为 60 kg 的人站在圆盘的边缘随圆盘同步旋转．求当人走到圆盘中心 O 点时，圆盘的角速度是多少？

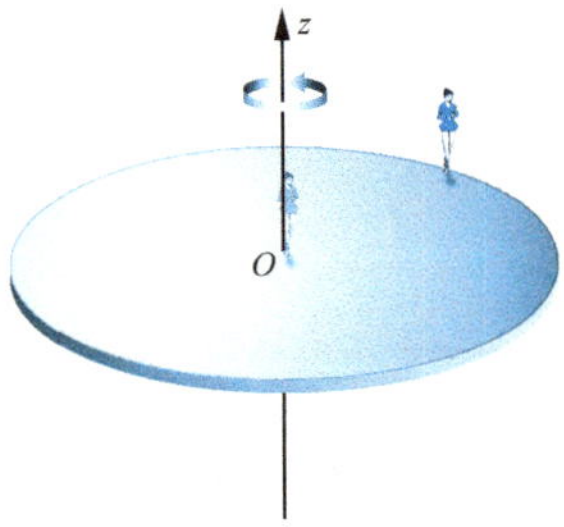

图 1-12 例 1-5 图

解 已知圆盘的转动惯量为

$$J_0=\frac{1}{2}m_0r^2=\frac{1}{2}\times500\times64=16000\ (\mathrm{kg\cdot m^2})$$

如果把人看成是绕 z 轴转动的质点，则人在初始位置的转动惯量为

$$J_1=m_1r^2=60\times64=3840\ (\mathrm{kg\cdot m^2})$$

根据组合轴定理得，人站在圆盘的边缘时整个系统的转动惯量为

$$J = J_1 + J_0 = 19840 \quad (\text{kg}\cdot\text{m}^2)$$

设人在圆盘中心时圆盘的角速度为 ω_1，由系统的角动量守恒定律可知

$$L = (J_1 + J_0)\omega_0 = J_0\omega_1$$

$$\omega_1 = \frac{19840}{16000}\times 0.5\pi = 0.62\pi \quad (\text{rad}\cdot\text{s}^{-1})$$

1.3.4 刚体的进动

前面讨论的是刚体的定轴转动规律，其中的转轴都是相对静止的．如果在重力场中，刚体绕轴转动时转轴与重力方向不重合，则刚体在绕轴转动的同时，其轴还要在重力矩的作用下绕另一条轴线转动，这种现象称为进动，或称旋进（precession）．陀螺的运动可以很直观地展示这一现象．

进动

在陀螺自转过程中，一种情况是其转轴方向与地面垂直，即与自身重力方向一致，此时可看成陀螺做定轴转动．另一种情况是陀螺转轴方向与重力方向存在一定的夹角，如图 1-13 所示．如果陀螺以角速度 $\boldsymbol{\omega}$ 绕陀螺转轴旋转，其自转角动量为 $\boldsymbol{L}$，$\boldsymbol{L}$ 的方向可用右手螺旋定则判定为图中所示方向．

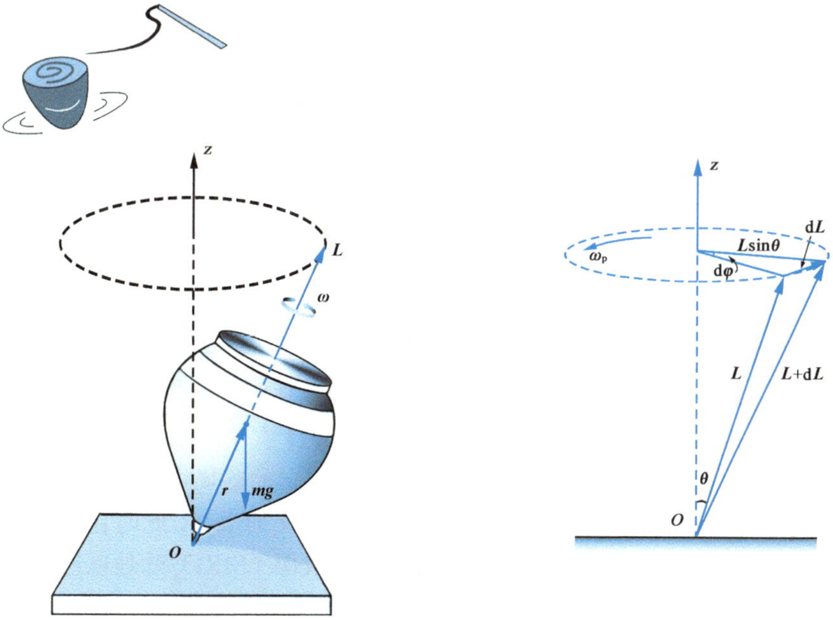

图 1-13 刚体的进动

当陀螺的自转角动量 $\boldsymbol{L}$ 与 z 轴的夹角 θ 不为零时，陀螺所受的重力 $m\boldsymbol{g}$ 不通过 O 点，因而陀螺要受到重力矩 $\boldsymbol{M}$ 的作用．设陀螺质心相对于 O 点的位置矢量为 $\boldsymbol{r}$，由式（1-39）可知

$$\boldsymbol{M}=\boldsymbol{r}\times m\boldsymbol{g}$$

重力矩的方向与矢量 $\boldsymbol{L}$ 和 z 轴所确定的平面垂直，具体可由右手螺旋定则判定（指向页面内）.

由角动量定理可知，经过 $\mathrm{d}t$ 时间，角动量的增量为 $\mathrm{d}\boldsymbol{L}=\boldsymbol{M}\mathrm{d}t$．矢量 $\mathrm{d}\boldsymbol{L}$ 的方向和力矩 $\boldsymbol{M}$ 的方向相同，和角动量 $\boldsymbol{L}$ 的方向垂直．$\boldsymbol{M}$ 的作用结果使 $\boldsymbol{L}$ 在 $\mathrm{d}t$ 时间内变为 $\boldsymbol{L}+\mathrm{d}\boldsymbol{L}$，而且只是使 $\boldsymbol{L}$ 的方向发生改变，其大小并不发生变化，即陀螺的自转轴在重力矩的作用下绕 z 轴转过 $\mathrm{d}\varphi$ 角，由于重力矩始终存在，因而使得陀螺的自转轴与 z 轴保持固定的夹角 θ 且绕 z 轴转动，于是便实现了陀螺的进动.

由图 1-13 可知，陀螺进动的角速度为

$$\omega_{\mathrm{P}}=\frac{\mathrm{d}\varphi}{\mathrm{d}t}$$

因为

$$\mathrm{d}L=L\sin\theta\mathrm{d}\varphi$$

由角动量定理 $\boldsymbol{M}\mathrm{d}t=\mathrm{d}\boldsymbol{L}$，有

$$M\mathrm{d}t=L\sin\theta\mathrm{d}\varphi$$

即

$$M=L\sin\theta\frac{\mathrm{d}\varphi}{\mathrm{d}t}$$

由此得到陀螺进动的角速度为

$$\omega_{\mathrm{P}}=\frac{\mathrm{d}\varphi}{\mathrm{d}t}=\frac{M}{L\sin\theta} \tag{1-51}$$

陀螺的进动是陀螺的自旋和陀螺所受的重力矩共同作用的结果．如果没有自旋，陀螺在重力矩的作用下必然倒下，如果没有重力矩，陀螺将只能自旋而不会发生进动.

进动是自然界物体一种常见的基本运动形式．例如，如果把自转的地球看成上述的陀螺，把太阳对地球的引力看成陀螺所受的重力，那么地球和陀螺的运动形式相同，即在绕太阳公转的同时，始终保持着自身进动的运动形式．正因如此，地球上才有了季节的更迭．如果把自旋的磁性原子核比作陀螺，使它置于固定的磁场中．这个自旋的磁性核受到的恒定磁场力也可以看成陀螺所受的重力，此时自旋核就会始终处于进动状态．医学诊断中磁共振成像（MRI）就是以这一现象为理论基础的.

习　题

1-1　如题图 1-1 所示，一质量为 m，速率为 v 的钢球以与钢板的法线呈 θ 角的方向撞上钢板，并以相同的速率和角度弹回．如果此碰撞时间为 Δt，求钢板在 Δt 时间内受到的平均冲力．

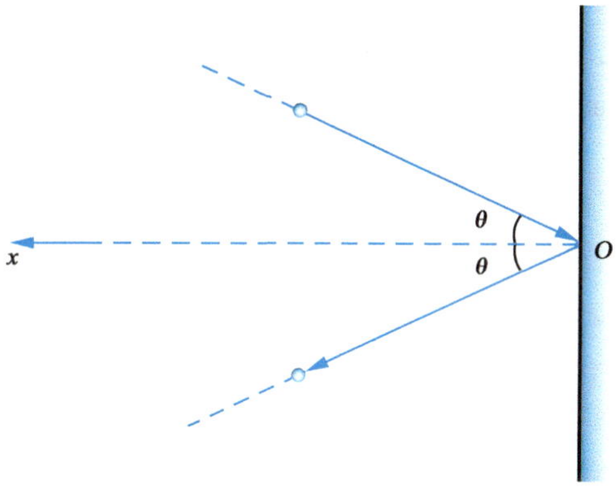

题图 1-1

1-2　如题图 1-2 所示，质量为 M 的 1/4 圆弧滑槽停在光滑的水平面上，一个质量为 m 的小物体自圆弧顶点由静止下滑．求当小物体滑到底时，圆弧滑槽在水平面上移动的距离．

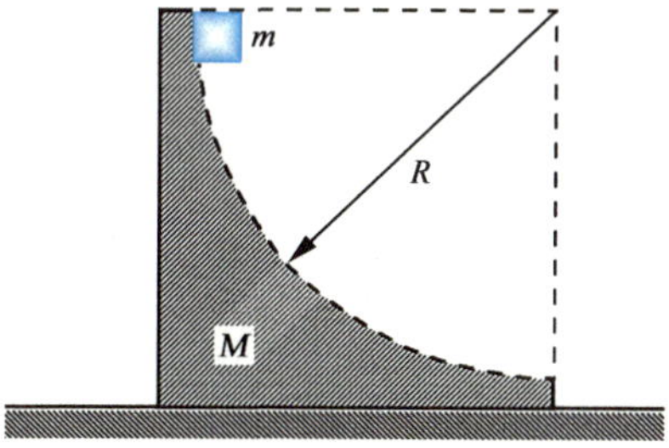

题图 1-2

1-3　质量为 m，半径为 R 的均匀薄圆环和圆形板，分别求出与圆环或圆形板平面垂直并且分别通过其圆心轴的各转动惯量．

1-4　一半径为 1.0 m、转速为 3000 $\text{rad}\cdot\text{min}^{-1}$ 的飞轮受制动后均匀减速，50 s 后停止转动．求：

（1）飞轮在 25 s 时刻的角速度；

（2）轮边一点的速度、切向和法向加速度．

1-5　一飞轮的转动惯量为 J，在 $t=0$ 时角速度为 ω_0，此后飞轮经历制动过程．阻力矩 M 的大小与角速度 ω 的平方成正比，比例系数 $K>0$．求：

（1）当 $\omega=\omega_0/3$ 时，飞轮的角加速度；

（2）从开始制动到 $\omega=\omega_0/3$ 所需要的时间.

1-6 匀质圆盘质量为 m、半径为 R，放在粗糙的水平桌面上，绕通过盘心的竖直轴转动，初始角速度为 ω_0，已知圆盘与桌面的摩擦系数为 μ，问经过多长时间后圆盘静止？

1-7 质量为 M、半径为 R 的水平转台，可绕过中心的竖直轴无摩擦地转动．质量为 m 的人站在距转台上距转轴 r 处，人和转台原来都静止．当人沿转台边缘走一周时，求人和转台相对地面转过的角度.

1-8 一个转动惯量为 $J=50\ \text{kg}\cdot\text{m}^2$ 的刚体做定轴转动，在 0.5 s 内由静止开始，最后达到 120 转/min 的转速．若在这一过程中角速度是均匀增加的，求刚体受到的合外力矩.

1-9 一质量为 M、半径为 R、密度均匀分布的圆盘状飞轮．在以角速度 ω 旋转过程中，有一质量为 m 的碎片从飞轮的边缘上脱离并飞出．假定碎片脱离飞轮时的速度恰好竖直向上，求：

（1）碎片的上升高度；

（2）飞轮剩余部分的角速度、角动量和转动动能.

1-10 设地球的质量为 m，半径为 R，自转周期为 T，太阳的质量为 M，地心与日心的距离为 r，地球与太阳之间的万有引力常数为 G．若将地球绕太阳的运动视为圆周运动，将地球视为密度均匀分布的球体，求地球的自转角动量和地球绕太阳运动的轨道角动量.

1-11 质量为 500 g，直径为 40 cm 的圆盘，绕通过盘心的垂直轴转动，转速为 1500 转/min．要使它在 20 s 内停止转动，假定这一过程中转速是均匀减小的，求圆盘原来的转动动能、制动力矩和该力矩对圆盘所做的功.

1-12 如题图 1-12 所示，质量均为 m 的两个小球 a 和 b 固定在长为 l 的刚性轻质细杆的两端，杆可在水平面上绕过 O 点（如图位置）的竖直轴自由转动，杆原来静止．现有一个质量也为 m 的小球 c，垂直于杆以水平速度 v_0 与 b 球碰撞，并粘在一起．求：

（1）碰撞前 c 球相对于 O 的角动量的大小和方向；

（2）碰撞后杆转动的角速度.

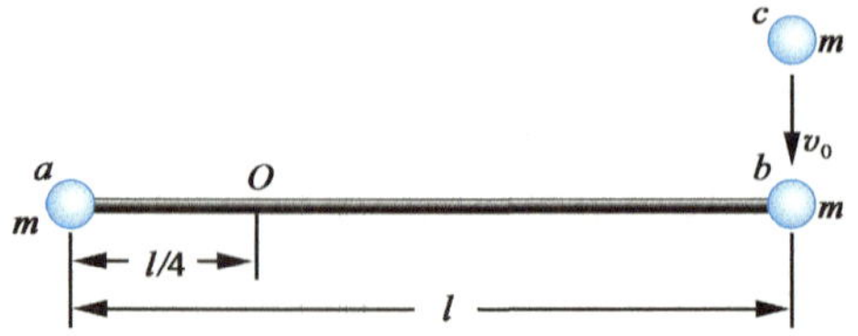

题图 1-12

（哈尔滨医科大学 王晨光）

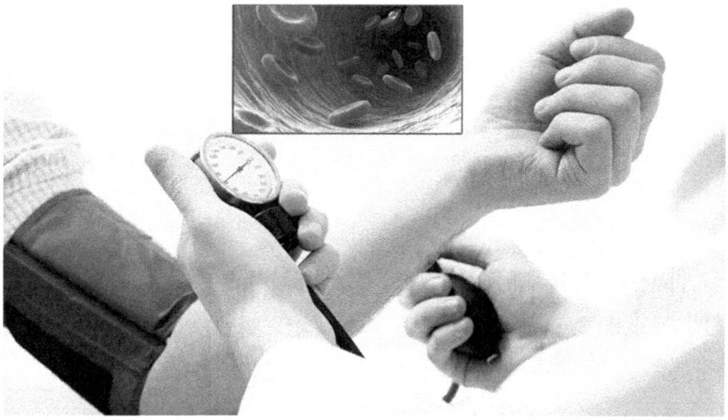

血压是指血液作用于血管壁单位面积上的压力.现在广泛使用的血压测量方法是根据层流无声、湍流有声原理，应用袖带来压迫血管的测压方法.将袖带紧贴缚在被测者上臂，袖带下缘应在肘弯上 2.5 cm，听诊器探头放在肘窝处肱动脉上.充气时，一旦袖带内压力超过动脉收缩压，血管被压闭，血流被阻断，血管的远端就听不到肱动脉的搏动音.放气后，当袖带内压力低于动脉收缩压时，血管开放，血流在肱动脉中做湍流，产生动脉搏动音，听到第一声动脉搏动音时袖带内的压力即为收缩压.继续放气，当袖带内压力低于舒张压时，血管完全通畅，血流在肱动脉中做层流，动脉的搏动音消失，此时袖带内的压力即为舒张压.血压的正常范围为 80～120 mmHg.

第2章 液　体

固体、液体和气体是物体存在的三种基本形态. 气体和液体没有一定的形状，各部分之间极易发生相对运动，具有流动性，因而被统称为**流体（fluid）**. 研究流体运动规律的学科称为**流体动力学（fluid dynamics）**，流体动力学是水力学、空气动力学、生物力学等学科的理论基础. 掌握流体运动规律对研究人体循环系统、呼吸过程以及相关医疗设备是十分必要的. 本章以液体为主，阐述流体动力学的一些基本规律，有关气体的运动将在第 3 章讨论.

液体的主要特征之一是其表面性质. 由于液体和气体接触处有一个表面层，液体和固体接触处存在一个附着层，因而将产生一系列的表面特性. 其中，表面张力以及由此产生的附加压强，对于认识和研究生命过程，有着极为重要的意义. 液体的表面性质也是本章阐述的主要内容之一.

2.1 理想流体

2.1.1 理想流体

实验表明，无论气体还是液体都有可压缩性(compressibility). 在 5.065×10^7 Pa 下，每增加 1.013×10^5 Pa，水的体积减少量接近原体积的两万分之一，水银的体积减少量接近原体积的百万分之四. 相比之下，因为压缩量是很小的，通常可以不考虑液体的可压缩性. 气体的可压缩性则非常明显，譬如不用太大的力推动活塞即可使气缸气体明显地压缩. 但在一定条件下，我们常常可以把流动着的气体看做是不可压缩的. 因为气体密度小，即使压力差不太大，也能够驱使密度较大处的气体迅速流向密度较小的地方，使密度趋于均匀；若流动气体中各处的密度不随时间发生明显的变化，气体的可压缩性就可以不必考虑.

在流体流动时，将明显表示出来黏性（viscosity），所谓黏性，就是当流体运动时，层与层之间有阻碍相对运动的内摩擦力. 有些液体黏性强，内摩擦力较大不可忽略，如甘油、油漆、血液之类的物质；有些液体如水、酒精等黏性很小，内摩擦力可忽略. 气体的黏性很小，内摩擦力可以忽略不用考虑.

如果在流体运动的问题中，可压缩性和黏性都处于极为次要的地位，就可以把它当作不可压缩又无黏性的流体，称为理想流体（ideal fluid）.

2.1.2 定常流动

流体运动时，流体质元的运动情况，一般是不相同的. 在流体运动过程中，任一瞬间，在流体占据空间的任一点都具有一定的速度，每一点都有一个流速矢量，通常将这些流速矢量构成的空间称为流速场，简称流场（flow field），如图 2-1 所示.

当流体做规则运动时，为了形象的描述流场，引入流线（stream line）的概念. 在流场中画许多曲线，使得任意一瞬间，曲线上的任意一点的切线方向与流过该点的流体质元的速度方向一致，这种曲线称为流线，如图 2-2 所示.

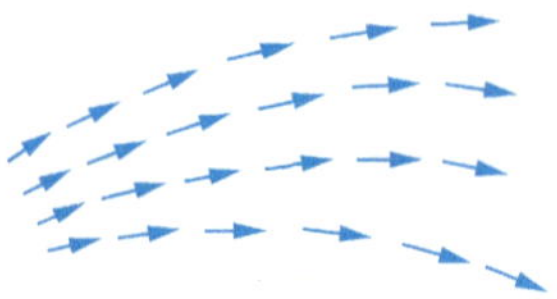

图 2-1 流场

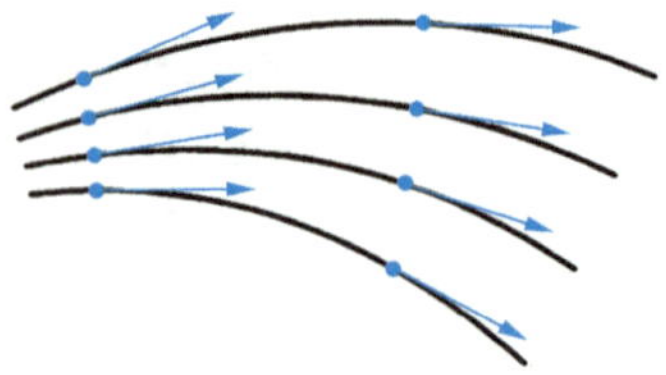

图 2-2 流线

在流体内部，由流线围成的细管称为流管（**stream tube**），如图 2-3 所示．在流体力学中，往往取一流管作为代表加以研究．图 2-4 显示了流体绕过不同障碍物时流场的变化．

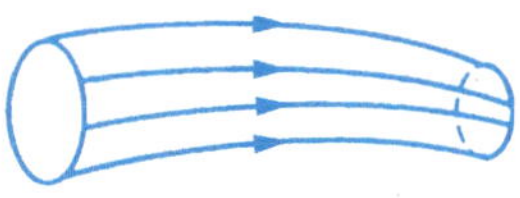

图 2-3 流管

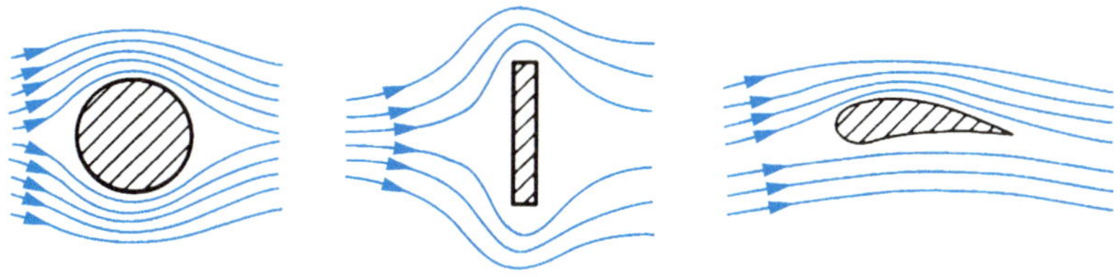

(a) (b) (c)

图 2-4 流体绕过不同障碍物时的流线

一般情况下，流场中各点的流速随位置和时间的变化而改变，即 $v = v(x,y,z,t)$，流场是空间和时间的函数，流线的形状亦随时间而变，这种流动称为非定常流动．如果流场中各点的流速不随时间变化，即 $v = v(x,y,z)$，流速是空间的函数，这种流动称为定常流动（**steady flow**）．对于定常流动，流线不随时间改变，任一时刻的流线不能相交．流管的形状也不随时间改变，流管内的流体不会流出到管外，流管外的流体不会流入到管内．

2.1.3 连续性方程

在定常流动的流场中，任取一细流管，在细流管中任意取两个面积分别为 S_1 和 S_2 的横截面，如图 2-5 所示，S_1 和 S_2 处的流速分别为 v_1 和 v_2，流体的密度分别为 ρ_1 和 ρ_2，由于流体做定常流动，流管内各点流体的密度不随时间改变，因此封闭曲面内流体的质量不会有变化，即在 Δt 时间内，流进 S_1 截面的流体质量必然等于流出 S_2 截面的质量，即 $\rho_1 S_1 v_1 \Delta t = \rho_2 S_2 v_2 \Delta t$，由此得

$$\rho_1 S_1 v_1 = \rho_2 S_2 v_2 \tag{2-1}$$

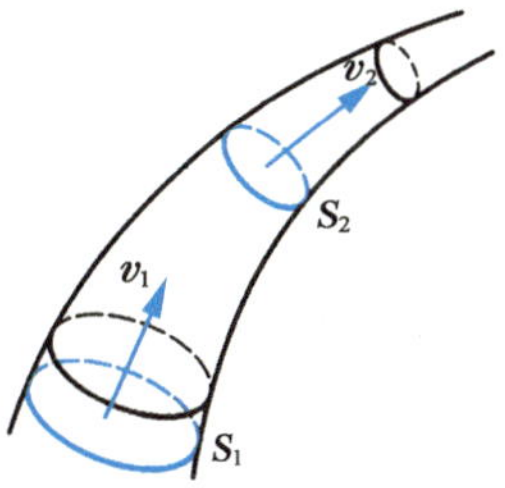

图 2-5 连续性方程

式（2-1）称为可压缩流体做定常流动的连续性方程（**continuity equation**）．流体在单位时间内流过某一截面 S 的质量 $\rho S v$ 称为质量流量（**mass flow rate**），所以定常流动的流体，其质量流量一定守恒，即 $\rho S v$=常量．当流体为不可压缩流体时，$\rho_1 = \rho_2$，则

$$S_1 v_1 = S_2 v_2 \tag{2-2}$$

式（2-2）称为不可压缩流体做定常流动时的连续性方程，它表明不可压缩流体在流管中作定常流动时，流体的流速与流管截面积成反比．

连续性方程

单位时间通过流管内某一截面 S 的流体体积 Sv，称为该截面的体积流量（**volume flow rate**），简称流量（**flow rate**），用 Q 表示，$Q=Sv$=常量，单位为 $m^3 \cdot s^{-1}$．

例 2-1

静止的正常人其主动脉横截面积 S_0 是 3 cm^2，通过它的血流速度 v_0 是 30 $cm \cdot s^{-1}$．典型的毛细血管的横截面积 S 是 3×10^{-7} cm^2，流速 v 是 0.05 $cm \cdot s^{-1}$，这样一个人有多少毛细血管？

解 通过毛细血管的全部血液都必定通过主动脉，因此通过主动脉的体积流量必等于通过毛细血管时的总体积流量．假定毛细血管都是一样的，具有相同的横截面 S 及流速 v，根据连续性方程

$$S_0 v_0 = nSv$$

n 就是毛细血管数

$$n = \frac{S_0 v_0}{Sv} = \frac{3\times 30}{3\times10^{-7}\times0.05} = 6\times10^9$$

这样一个人有 60 亿根毛细血管．

2.1.4 伯努利方程

伯努利方程

理想流体做定常流动时，流体运动的基本规律是伯努利（D.Bernoulli）于 1738 年首先导出的．下面用功能原理来推导这一方程．

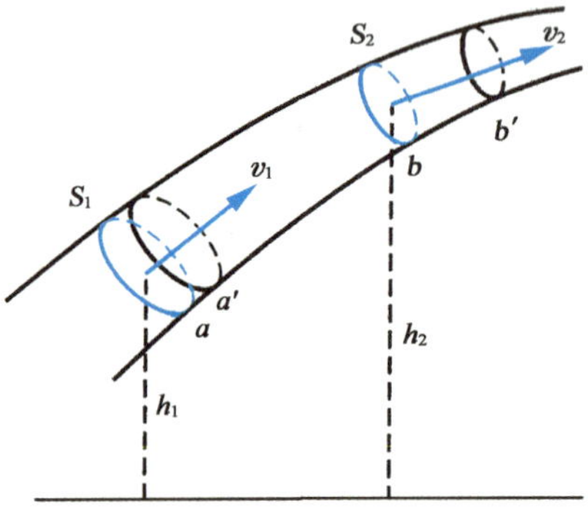

图 2-6 伯努利方程的推导

当理想流体在重力场中做定常流动时，我们以流速场的一细流管中任取的 ab 段流体为研究对象，分析其在很短时间 Δt 内由 ab 处流至 $a'b'$ 处过程中的功能关系．如图 2-6 所示，设 a 处的截面积为 S_1、压强 p_1、流速 v_1、相对参考面的平均高度为 h_1，由于 Δt 极短，可认为流体从 a 处流至 a' 处时各量均无变化．同理设 b 处各量分别为 S_2、p_2、v_2、h_2，且流体从 b 处流至 b' 处时各量也均无变化．由于流体做定常流动，故在此流动过程中流管的形状是固定不变的．

理想流体因无黏性而不存在内摩擦力，$A_{非保内}=0$．ab 段流体只受到周围流体的压力作用，由于流管外流体作用于流管壁的压力垂直于流体的运动方向而做功为零，故外力对 ab 段流体所做的总功应为施于 S_1 面的推力 $F_1 = p_1 S_1$ 与施于 S_2 面上的阻力 $F_2 = p_2 S_2$ 所做功的代数和

$$A_{外}=F_1 v_1 \Delta t - F_2 v_2 \Delta t = p_1 S_1 v_1 \Delta t - p_2 S_2 v_2 \Delta t$$

因流体不可压缩，所以 aa' 段与 bb' 段流体的体积相等，$S_1 v_1 \Delta t =$

$S_2v_2\Delta t = V$， aa' 段与 bb' 段流体的质量也相等，设为 m，由此可知

$$A_{外}=p_1V-p_2V$$

在Δt 时间内理想流体由 ab 处流至 $a'b'$ 处的定常流动过程中， $a'b$ 段流体的机械能始终不变，因此该过程中系统机械能的变化就等于 bb' 与 aa' 两段流体的机械能之差

$$\Delta E = E_2 - E_1 = \left(\frac{1}{2}mv_2^2 + mgh_2\right) - \left(\frac{1}{2}mv_1^2 + mgh_1\right)$$

根据功能原理： $A_{外} + A_{非保内} = \Delta E$，将上面所分析的各公式整理可得

$$p_1V - p_2V = \left(\frac{1}{2}mv_2^2 + mgh_2\right) - \left(\frac{1}{2}mv_1^2 + mgh_1\right)$$

等式两边除以 V，并考虑到流体密度 $\rho = \dfrac{m}{V}$，整理后上式变为

$$p_1 + \frac{1}{2}\rho v_1^2 + \rho gh_1 = p_2 + \frac{1}{2}\rho v_2^2 + \rho gh_2 \qquad (2\text{-}3)$$

因为 a 和 b 是流管上任意选取的两个截面，所以对同一流管的任一垂直截面来说，上式可表示为

$$p + \frac{1}{2}\rho v^2 + \rho gh = 常量 \qquad (2\text{-}4)$$

式(2-3)、(2-4)称为伯努利方程(**Bernoulli equation**). 该方程说明：理想流体做定常流动时，同一流管中各截面处流体单位体积内的动能、势能、以及该处的压强三者之和都相等，为一常量. 式(2-3)、(2-4)中 v，h，p 均为流管截面上各量的平均值，当截面积 S 趋于零时，流管变成流线，式中各量应理解为同一流线上任意两点处的数值. 因此伯努利方程严格成立的条件是：所选取的点应是理想流体的定常流动中同一流线上的点.

2.1.5 伯努利方程的应用

1. 小孔流速的测量

在宽大容器中，盛有理想流体，在侧壁开一小孔，设小孔距液面的高度是 h，如图 2-7 所示，求流体从小孔流出的速度.

选取液面和小孔截面为流管，在该流管内任取一流线，对选取流管的液面横截面和小孔横截面，应用连续性方程

$$S_Av_A = S_Bv_B$$

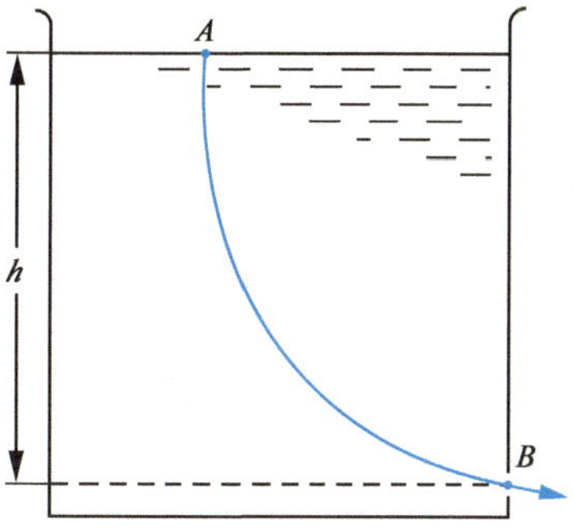

图 2-7 小孔流速

伯努利方程的应用

由于 $S_A \gg S_B$， $v_A \ll v_B$，即 $v_A = 0$；对选取流线的液面处和小孔处的

两点应用伯努利方程

$$p_A+\frac{1}{2}\rho v_A^2+\rho g h_A=p_B+\frac{1}{2}\rho v_B^2+\rho g h_B$$

由于 A 点和 B 点与大气相通，$p_A=p_B=p_0$；参考面选在小孔处，$h_A=h,h_B=0$；伯努利方程可写成

$$\rho g h=\frac{1}{2}\rho v_B^2$$

所以

$$v_B=\sqrt{2gh} \tag{2-5}$$

可见流体从液面下 h 处的小孔流出的速度与物体从 h 高度自由落下的速度相同，这一结果称为**托里拆利定理（Torricelli theorem）**.

2. 文丘里流量计

文丘里流量计（Venturi meter）是一个特制的管道系统，其两端较粗，中间较细，在较粗与较细的部位都有竖直细管，如图2-8所示.将文丘里流量计连接在液体管道中，就可以测定液体的流量. 测量时将文丘里流量计水平地连接在液体管道上，对于流线中等高的 A 点和 B 点，应用伯努利方程有

$$p_A+\frac{1}{2}\rho v_A^2=p_B+\frac{1}{2}\rho v_B^2$$

其中 p_A 和 p_B 分别为 A 点和 B 点的压强，v_A 和 v_B 分别为 A 点和 B 点的流速，ρ为液体的密度.

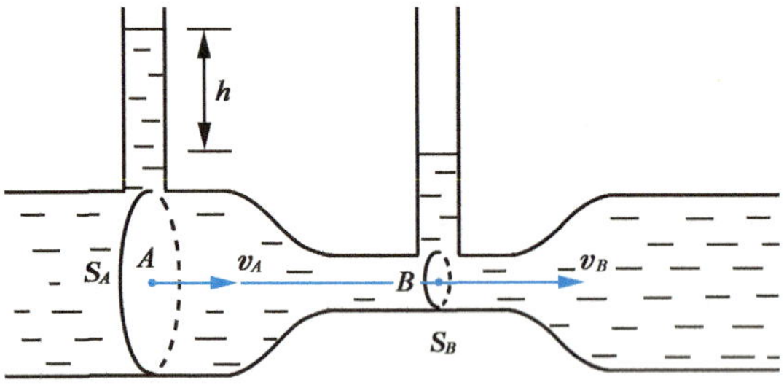

图2-8　文丘里流量计

在两个竖直细管中，左侧液面高出右侧，两细管中液面高度差为 h，可知 p_A 和 p_B 有如下关系：

$$p_A-p_B=\rho g h$$

将此关系式代入上式可得

$$v_B^2-v_A^2=2gh$$

考虑到连续性方程

$$S_A v_A=S_B v_B$$

可解出

$$v_B = S_A\sqrt{\frac{2gh}{S_A^2 - S_B^2}}$$

于是流量

$$Q = S_B v_B = S_A S_B\sqrt{\frac{2gh}{S_A^2 - S_B^2}} \tag{2-6}$$

截面小处流速大，因此压强小．当流管中流体的流速很大时，可以使狭窄处的压强远小于大气压 p_0，这时狭窄处可以吸入外界气体或液体，这种现象称为空吸作用（suction effect）．喷雾器、水流抽气机、射流吸引器就是利用空吸原理制成的，如图 2-9 所示．射流吸引器附设在麻醉机上，用以移出气道内的堵塞物，维持呼吸道畅通．

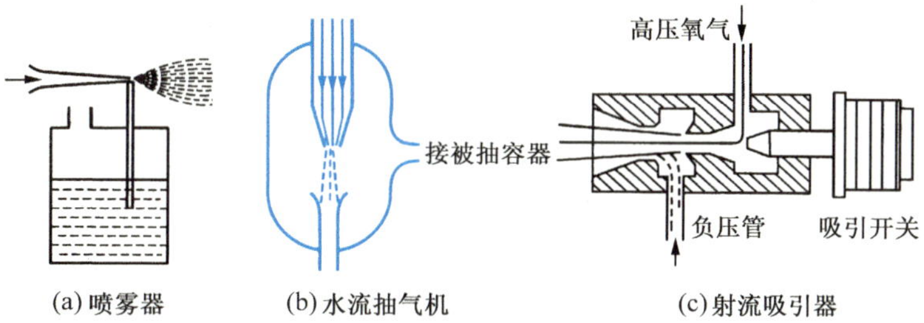

图 2-9　喷雾器、水流抽气机与射流吸引器

3．皮托管

测液体流速的皮托管（Pitot tube），如图 2-10 所示，a 是一直管，b 是一根直角弯管，直管下端的管口截面与流线平行，而弯管下端的管口截面与流线垂直，液体在 A 处受阻形成流速为零的“滞停区”．流线上流速等于零的点称为驻点，即 A 点为驻点．对流线 OA 应用伯努利方程得

$$p_A = p_O + \frac{1}{2}\rho v_O^2$$

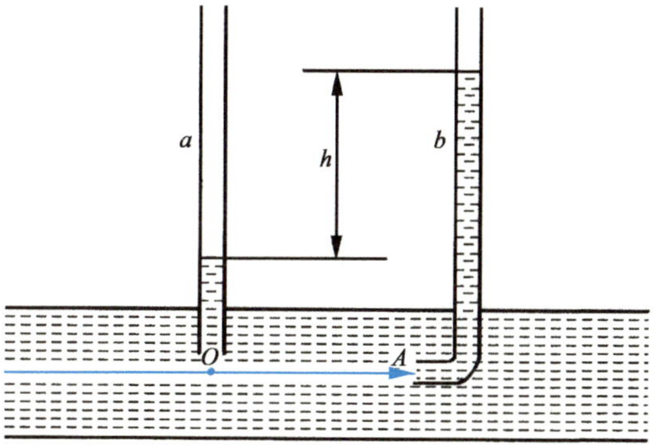

图 2-10　测液体流速的皮托管

由流体静力学知 $p_A - p_O = \rho gh$，代入上式可得

$$v_O = \sqrt{2gh} \tag{2-7}$$

只要知道两竖管中液面的高度差 h，就可测出液体的速率 v_O.

图 2-11 是测气体流速的皮托管，它是由两个同轴细管组成．内管的开口在正前方 A 处，外管的开口在管壁的 B 处．两管分别与 U 型管的两臂相连，在 U 型管中盛有工作液体，构成一个压强计．在测量气体流速时，将皮托管沿气流方向放置，并使 A 口与气流方向相对，形成"滞停区"，$v_A = 0$，而 B 处的速度即为气体的流速．在两条流线 OA、QB 上分别运用伯努利方程

$$p_O + \frac{1}{2}\rho v_O^2 + \rho g h_O = p_A + \rho g h_A$$

$$p_Q + \frac{1}{2}\rho v_Q^2 + \rho g h_Q = p_B + \frac{1}{2}\rho v_B^2 + \rho g h_B$$

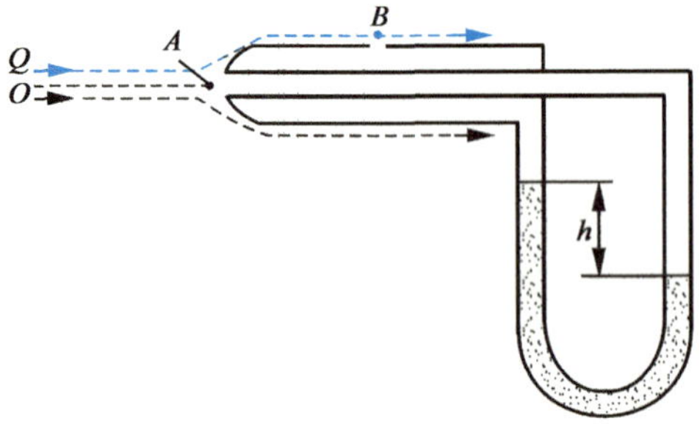

图 2-11 测气体流速的皮托管

因为点 O 与点 Q 非常接近，可以认为对应各量是相等的．又因为皮托管一般都很细，点 A 与点 B 的高度差很小，可以认为 $h_A = h_B$．考虑这些条件，由上两式求得

$$p_A = p_B + \frac{1}{2}\rho v_B^2$$

如果压强计中工作液体的密度为 ρ'，则

$$p_A - p_B = \rho' gh$$

比较上两式，可得

$$v_B = \sqrt{\frac{2\rho' gh}{\rho}} \tag{2-8}$$

这样，若已知气体密度ρ，工作液体密度 ρ'，就可由压强计的两液面高度差 h 计算出待测气体的气流速度.

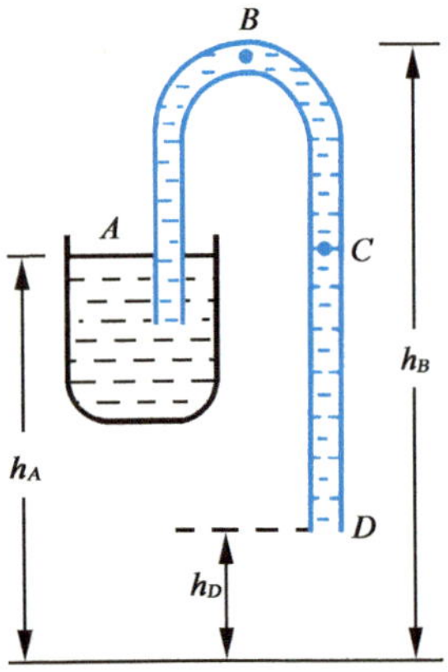

图 2-12 虹吸管

4. 虹吸管

虹吸管是用来从不能倾斜的容器中连续取出液体的装置，如图 2-12 所示，令虹吸管内充满液体，一端置于不能倾斜的容器内，

另一端置于容器外，这样液体将会从虹吸管内流出，这种现象称为虹吸现象（**siphonage phenomenon**）．设管内液体为理想流体，虹吸管粗细均匀，其截面积比容器截面小很多．在液面 A 处和管口 D 处建立伯努利方程，因为这两处的压强均为大气压 p_0，即 $p_A = p_D = p_0$，所以

$$\frac{1}{2}\rho v_A^2 + \rho g h_A = \frac{1}{2}\rho v_D^2 + \rho g h_D$$

因为容器的截面比虹吸管截面大很多，所以 $v_A \approx 0$，由此可知管口 D 处的流速为

$$v_D = \sqrt{2g(h_A - h_D)} \qquad (2\text{-}9)$$

式（2-9）表明要产生虹吸现象必须 $h_A > h_D$，即管子出口的位置要低于容器内的液面．

考虑到 $v_A = 0$，$p_A = p_0$，对 B、A 两点列出伯努利方程

$$p_B + \frac{1}{2}\rho v_B^2 + \rho g h_B = p_A + \rho g h_A$$

即

$$\frac{1}{2g} v_B^2 = \frac{1}{\rho g}(p_0 - p_B) - (h_B - h_A)$$
$$(h_B - h_A) \leqslant \frac{1}{\rho g}(p_0 - p_B) \qquad (2\text{-}10)$$

若 h_{BA} 取最大值，则 B 处的压强要取最小值，即 $p_B = 0$．此时 h_{BA} 最大值为 $\dfrac{p_0}{\rho g}$，这说明虹吸管能工作的界限是其最高处与出口之间的竖直距离不能超过 $\dfrac{p_0}{\rho g}$，对于水，$h_{BA} \approx 10\ \mathrm{m}$．

5．体位对血压测量的影响

血压（**blood pressure**）是指血管中流动的血液对血管壁的侧压，也是血液作用于血管壁单位面积上的压力．

如果流体在等截面的流管中流动，若流速不变，则伯努利方程可写为 $p + \rho g h =$ 常量，在这种情况下，高处的压强较小，而低处的压强则较大，可以解释体位变化对血压的影响．人体处于平卧位与直立位时，头部、心脏、脚部三处动脉和静脉的血压数值如图 2-13 所示．人体取平卧位时，头部与足部的动脉压大致相等，但比心脏的动脉压略低一些；头部与脚部的静脉压大致相等，但比心脏的静脉压略高一些．人体取平卧位时头部动脉压为 12.67 kPa，静脉压为 0.67 kPa，而当取直立位时头部动脉压变为 6.8 kPa，静脉压变为−5.2 kPa，减少的 5.87 kPa 是高度改变所造成的．同理对于足部来说，由平卧位改为直立位时，动脉压将由 12.67 kPa 变成 24.4 kPa，静脉压将由 0.67 kPa 变成 12.4 kPa，增加的 11.73 kPa 也是高度原因所致．因此，测量血压时一定要注意体位和所测量的部位．

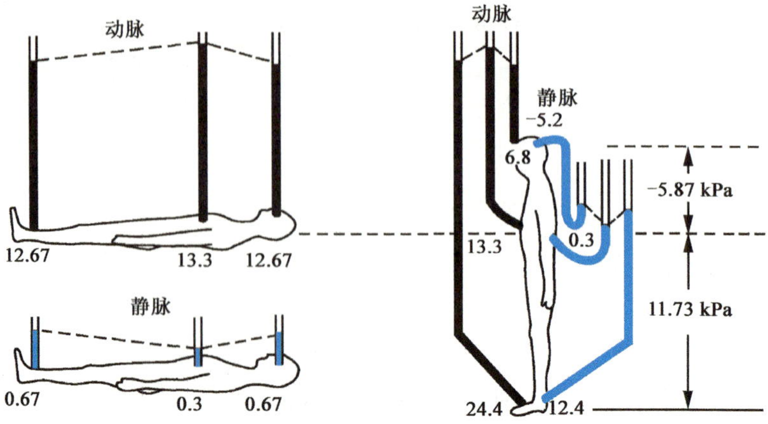

图 2-13 体位对血压的影响

2.2 黏性流体

2.2.1 层流

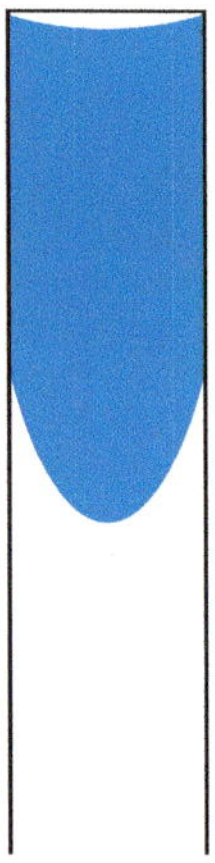

图 2-14 甘油在竖管中的流动

层流与湍流

如图 2-14 所示，在一根竖立的圆管中，先注入一段黏性较大的无色甘油，然后在上面再加一段有色甘油，其密度稍微大于下面的无色甘油．静止时，两者之间的分界面是水平的．当打开圆管下面的阀门时，甘油会向下流出，有色甘油的下部界面逐渐成舌形，这说明管中甘油在同一横截面上不同位置的流体质点的流速不同，甘油是分层流动的，靠近管轴处流速最大，离管轴越远，流速越小，贴近管壁处流速接近于零．可把甘油沿竖直方向分成许多平行于管轴的圆筒形薄层，见图 2-15 所示．黏性流体的这种分层流动称为层流(**laminar flow**)．

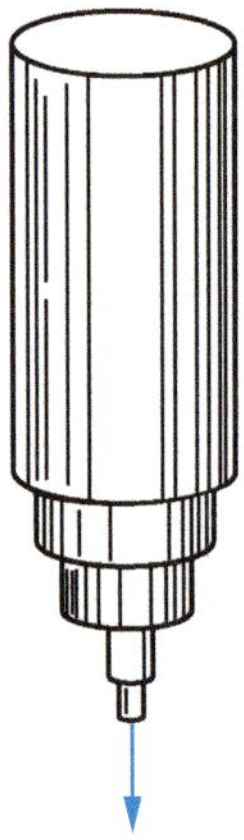

图 2-15 层流示意图

流体层流时，流动稳定，相邻各层以不同的速度做相对运动，彼此不相混合．流体做层流时，相邻流层做相对滑动，两层之间存在切向的相互作用力．流速快的流层对流速慢的流层的作用力方向与流速方向相同，使其加速；流速慢的流层对流速快的流层的作用力方向与流速方向相反，阻碍其流动，这对作用力即流体的内摩擦力，也称黏性力．

2.2.2 牛顿黏滞定律

黏性流体做层流时，各层的流速不同，如图 2-16 所示，设在半径 x 方向上相距为Δx 的两个流层，对应流速分别为 v 和 $v+\Delta v$，Δv 为两流层流速之差，v 对 x 的导数为

$$\lim_{\Delta x\to 0}\frac{\Delta v}{\Delta x}=\frac{\mathrm{d}v}{\mathrm{d}x} \qquad (2\text{-}11)$$

式（2-11）称为沿 x 方向上流层的速度梯度（**velocity gradient**），它是沿着与速度垂直的方向上速度随距离的变化率，单位为s^{-1}，其大

小反映了相邻两个流层之间速度变化剧烈程度，$\mathrm{d}v/\mathrm{d}x$ 越大，两层流速的差别越大.

实验表明，两流层之间黏性力 F 与两流层之间的接触面积 S 以及该处的速度梯度 $\mathrm{d}v/\mathrm{d}x$ 成正比，即

$$F=\eta S\frac{\mathrm{d}v}{\mathrm{d}x} \tag{2-12}$$

式（2-12）称为**牛顿黏滞定律（Newton law of viscosity）**，式中比例系数 η 称为流体的黏度（viscosity）或黏滞系数．在国际单位制中，黏度的单位为帕斯卡·秒（Pa·s 或 $\mathrm{N\cdot s\cdot m^{-2}}$）．黏度是一个反映流体黏性的物理量，其大小决定于流体的性质，还和温度有关，表 2-1 列出了一些流体的黏度.

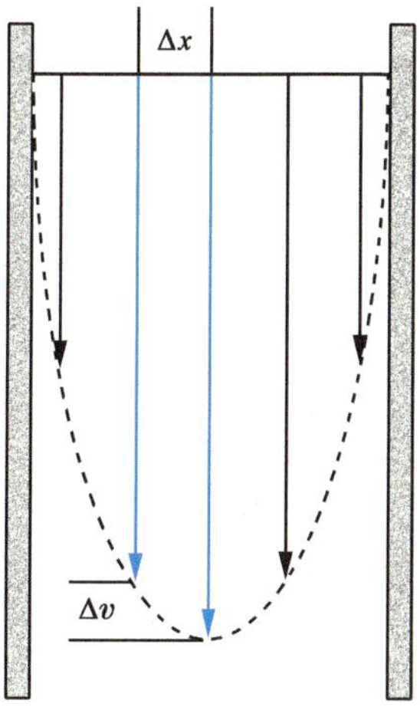

图 2-16 速度梯度

表 2-1 常见流体的黏度

流体	温度 t/℃	η/(mPa·s)	流体	温度 t/℃	η/(mPa·s)
水	0	1.794	酒精	20	1.20
水	37	0.69	甘油	20	830
水	100	0.284	蓖麻油	17.5	1225
血浆	37	1.0～1.4	空气	0	171×10^{-4}
血清	37	0.9～1.2	空气	20	181×10^{-4}
血液	37	2.0～4.0	空气	100	218×10^{-4}

通过证明，式（2-12）可写为

$$\tau=\eta\dot{\gamma} \tag{2-13}$$

式中 $\tau=F/S$ 为切应力，表示作用在流层单位面积上的内摩擦力，$\dot{\gamma}=\frac{\mathrm{d}\gamma}{\mathrm{d}t}=\frac{\mathrm{d}v}{\mathrm{d}x}$ 为切变率，即切应变 γ 对时间的变化率．在生物力学中，牛顿黏滞定律常用式（2-13）的形式.

遵循牛顿黏滞定律的流体称为**牛顿流体（Newtonian fluid）**，这种流体的黏度在一定温度下具有一定的数值，即切应力 τ 切变率 $\dot{\gamma}$ 成正比，水、血浆、乙醇、稀油等都属于牛顿流体．不遵守牛顿黏滞定律的流体称为非牛顿流体，如血液、悬浮液、原油等．非牛顿流体的黏度不是常量，即切应力与切变率不成正比关系.

2.2.3 湍流 雷诺数

1．湍流

英国实验流体力学家雷诺（O.Reynolds）用长管中的流动过程来研究流体的流动状态，图 2-17 所示是雷诺的实验简图．在图中，盛水的容器下方装有水平的玻璃管，管端装有阀门以控制水的流速．容器内另有一细管，内盛带颜色的液体，此液体可从下面的端口 A 处流

出．实验时，先让水平玻璃管中的水慢流，这时，从细管流出的有色液体呈一线状，各流层互不混合，此时为层流状态．随着阀门的开大，水的流速增大，这时出现了有色液体与水相互混杂的状况，这就是湍流状态．层流只有在流速较小时才能维持，当流速逐渐增大时，层流状态将会破坏，各流层会相互掺和，流体质元出现垂直于流动方向的分速度，整个流体做紊乱的无规则运动，这种流动状态称为**湍流（turbulent flow）**．

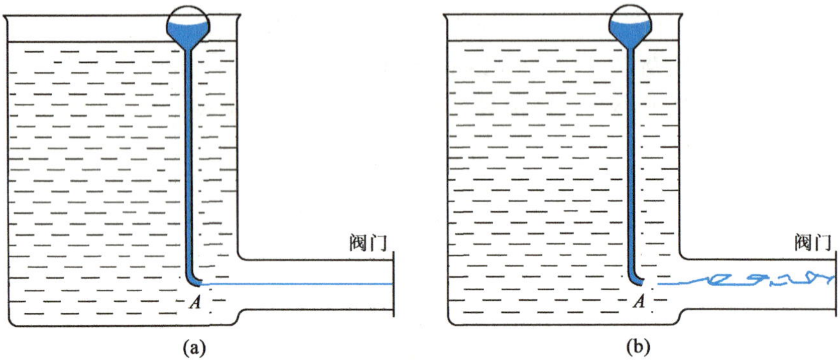

图 2-17　湍流

2．雷诺数

黏性流体的流动状态是层流还是湍流，不仅与流速 v 有关，还与流体的密度 ρ、黏度 η 及管道半径 r 有关．

雷诺提出了一个无量纲的数，作为决定层流向湍流转变的判据，即

$$Re=\frac{\rho v r}{\eta} \tag{2-14}$$

Re 称为**雷诺数（Reynolds number）**．实验结果表明：①当 $Re<1000$ 时，流体做层流；②当 $Re>1500$ 时，流体做湍流；③当 $1000<Re<1500$ 时，流动状态不稳定，流体可做层流也可做湍流，称为过渡流．

流体在做湍流时，能量消耗比层流多，湍流将一部分能量转换为声能，这在医学上具有实用价值．正是利用湍流的这一特性，医生才能利用听诊器辨别出血流的非正常情况，从而诊断某些心血管疾病；通过听取气管、支气管呼吸音的正常与否，诊断肺部疾病；测量血压时，在听诊器中能听到血液通过被压扁的血管时因产生湍流所发出的声音．

雷诺数不仅提供一个判断流动类型的标准，而且具有流体相似率．

如果两种流体的边界状况或边界条件相似，且具有相同的雷诺数，则流体具有相同的动力学特征．

流体的相似率具有重要的应用价值．在水利工程的研究中，可以制造尺寸远小于实物的模型，只要使其中流体流动的雷诺数与实际情况接近，模型中液体的流动就和实际的流动具有相似的特征，这使模

型研究成为可能．事实上，用雷诺数判断流动类型不仅对液体适用，对气体也是适用的，新设计的飞机要在风洞里进行模拟实验，依据就是流体相似率．

2.2.4 黏性流体的伯努利方程 心脏做功

1．黏性流体的伯努利方程

当不可压缩的黏性流体做定常流动时，流体必须克服黏性力做功而引起能量损耗．这时，需对理想流体的伯努利方程进行修正，得出黏性流体的伯努利方程

$$p_1+\frac{1}{2}\rho v_1^2+\rho g h_1=p_2+\frac{1}{2}\rho v_2^2+\rho g h_2+\Delta E_{12} \tag{2-15}$$

式中 ΔE_{12} 为单位体积的不可压缩黏性流体由“1”处流动到“2”处时，克服黏性力做功而损耗的能量．

当流管为均匀水平管时，$v_1=v_2$，$h_1=h_2$，则式（2-15）写成

$$p_1=p_2+\Delta E_{12} \tag{2-16}$$

这表明在均匀水平管两端必须维持一定的压强差才能使黏性流体在管中流动．

图 2-18 所示的装置可以演示均匀水平管中黏性流体的压强分布情况．在粗细均匀的水平圆管上，等距离地安装竖直支管，各支管中液体上升的高度可表示各处的压强．当用黏性流体作实验时，沿流体流动方向各支管中液体的高度依次降低，且各支管中液体下降的高度与各支管到容器的距离成正比，说明沿流体流动方向压强逐渐减小．

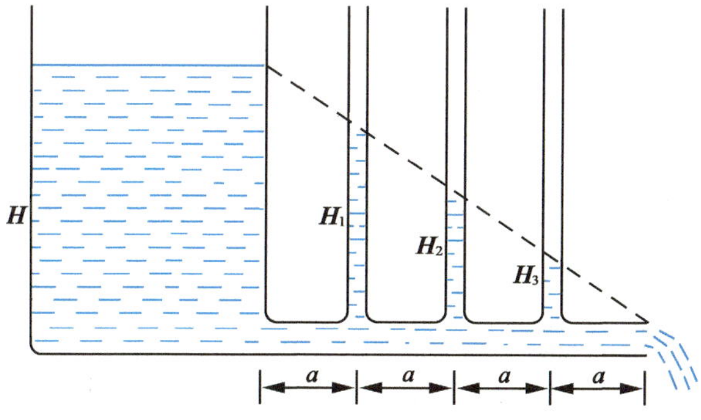

图 2-18 均匀水平管中黏性流体的压强分布

2．心脏做功

血液循环由心脏做功来维持．心脏有节律地收缩与舒张，不断对血液做功，补偿血液循环流动中的能量损失，维持循环的持续进行．血液从左心室射出经主动脉、小动脉、微动脉、毛细血管、上腔和下腔静脉回到右心房，这一过程称为体循环；血液从右心室射出经肺动脉、

黏性流体的伯努利方程

肺毛细血管、肺静脉回到左心房，这一过程称为肺循环．血液循环如图 2-19 所示．

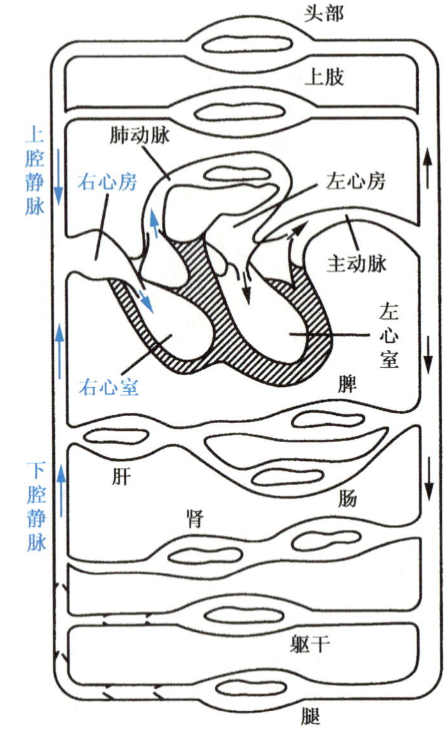

图 2-19　血液循环系统示意图

下面我们用黏性液体的伯努利方程来讨论心脏做功的问题．由于体循环和肺循环是同时进行的，所以心脏所做功应该是左心室和右心室射出单位体积血液所做功之和．

在体循环过程中，左心室射出单位体积血液流回到右心房所构成的通道中，下式成立：

$$p_L+\frac{1}{2}\rho v_L^2+\rho g h_L=p'_R+\frac{1}{2}\rho v_R'^2+\rho g h'_R+W_L \qquad (2\text{-}17)$$

式（2-17）中，p_L 表示左心室压强，p'_R 表示右心房压强，$p'_R\approx 0$；v_L 表示左心室射血速度，血液流回右心房的速度 $v'_R\approx 0$；h_L、h'_R 分别表示左心室和右心房距参考面的高度，它们之间的高度差可忽略不计；ρ 表示血液的密度；W_L 表示左心室射出单位体积血液所做功．式（2-17）可变换为

$$W_L=p_L+\frac{1}{2}\rho v_L^2 \qquad (2\text{-}18)$$

同样，在肺循环过程中，右心室射出单位体积血液流回到左心房所构成的通道中，下式成立：

$$p_R + \frac{1}{2}\rho v_R^2 + \rho g h_R = p'_L + \frac{1}{2}\rho v_L'^2 + \rho g h'_L + W_R \qquad (2\text{-}19)$$

式（2-19）中，右心室压强 $p_R = \frac{1}{6}p_L$，左心房压强 $p'_L \approx 0$；右心室射血速度与左心室射血速度相等 $v_R = v_L$，血液回到左心房时的速度 $v'_L \approx 0$；h_R、h'_L 分别表示右心室和左心房距参考面的高度，它们之间的高度差可以忽略不计；W_R 表示右心室射出单位体积血液所做功. 据此，式（2-19）可变换为

$$W_R = \frac{1}{6}p_L + \frac{1}{2}\rho v_L^2 \qquad (2\text{-}20)$$

由式（2-18）和式（2-20）可得，心脏射出单位体积血液所做功为

$$W = W_L + W_R = \frac{7}{6}p_L + \rho v_L^2 \qquad (2\text{-}21)$$

人在静息时，$v_L = 4.0\times10^{-1}\ \mathrm{m\cdot s^{-1}}$，$p_L = 100\ \mathrm{mmHg} = 1.33\times10^4\ \mathrm{Pa}$，血液的密度 $\rho = 1.05\times10^3\ \mathrm{kg\cdot m^{-3}}$，则心脏对单位体积血液所做的功为

$$W = \left[\frac{7}{6}\times1.33\times10^4 + 1.05\times10^3\times(4.0\times10^{-1})^2\right] = 1.6\times10^4\ (\mathrm{J\cdot m^{-3}})$$

根据测量，成人每个心室每秒输出血量为 $Q = 83\ \mathrm{mL}$，故心脏的机械功率为

$$P = 1.6\times10^4\times83\times10^{-6} = 1.3\ (\mathrm{W})$$

从式（2-21）可以看出，心脏的输出功率是随血压的升高而增加的，高血压的后果势必引起心脏负担加重. 心脏每搏动一次所做的功，称为每搏功；心脏每分钟所做的功称为心脏每分功.

2.2.5 斯托克斯定律

当物体在黏性流体中做匀速运动时，物体表面附着一层流体，此层流体随物体一起运动，因而与周围流层之间存在黏性力. 如果物体是球形的，且流体对于球体做层流运动，则球体所受阻力的大小为

$$F = 6\pi\eta vR \qquad (2\text{-}22)$$

式中 R 是球体的半径，v 是球体相对于流体的速度，η是液体黏度. 式（2-22）称为**斯托克斯定律（Stokes law）**.

设在黏性流体内有一半径为 R 的小球，它受重力作用而下沉. 小球所受合力大小为

$$F = \frac{4}{3}\pi R^3\rho g - \frac{4}{3}\pi R^3\rho' g - 6\pi\eta vR$$

其中ρ是球体密度，ρ' 是流体密度，$\frac{4}{3}\pi R^3\rho g$ 为小球受到向下的重力，

$\frac{4}{3}\pi R^3\rho' g$ 为向上浮力，$6\pi\eta v R$ 为向上的阻力.

在此合力作用下，小球以加速度下沉．但随着速度 v 的增加，阻力越来越大，最后当合力 F=0 时，它将匀速下降．此时有

$$\frac{4}{3}\pi R^3(\rho-\rho')g=6\pi\eta v R$$

所以

$$v=\frac{2}{9\eta}R^2(\rho-\rho')g \tag{2-23}$$

该速度称为**终极速度（terminal velocity）**或**沉降速度（sedimentation velocity）**.

式（2-23）常被用来测液体黏度，其方法是把一个已知 R 值和 ρ 值的小球放入待测液体中下沉，测出它的沉降速度 v 值，就可计算出液体的黏度 η.

例 2-2

测定患者的血沉，在医学上有助于医生对病情作出判断，设血液是由红细胞（RBC）和血浆组成的悬浮液，将此悬浮液放进竖直放置的血沉管内，RBC 就会在血浆中匀速下沉．某人的血沉速率的最大值是 18 $\text{mm}\cdot\text{h}^{-1}$，如果把 RBC 近似看作半径为 R 的小球，且认为它在血浆中下沉时所受的阻力服从 $f=6\pi R\eta v$，在室温下 $\eta=1.8\times10^{-3}$ Pa·s，已知血浆密度 $\rho_0=1.0\times10^3\ \text{kg}\cdot\text{m}^{-3}$，RBC 密度 $\rho=1.3\times10^3\ \text{kg}\cdot\text{m}^{-3}$，求 RBC 半径的大小（$g=10\ \text{m}\cdot\text{s}^{-2}$）.

解 红细胞匀速下降时，受力满足 $mg=F_{浮}+f$，即

$$\frac{4}{3}\pi R^3(\rho-\rho_0)g=6\pi R\eta v$$

$$R=\sqrt{\frac{9\eta v}{2g(\rho-\rho_0)}}=3.67\times10^{-6}\ \text{m}=3.67\ \mu\text{m}$$

红细胞半径为 3.67 μm.

2.2.6 泊肃叶定律

法国医学家泊肃叶（Poiseuille）研究了血管内血液的流动，并对在压强差 p_1-p_2 作用下，在长度为 L 的细玻璃管中流体的流动进行了研究，发现通过圆管的流量与管子的压强梯度 $\frac{p_1-p_2}{L}$ 成正比，与圆管半径 R 的四次方成正比，即

$$Q\propto\frac{p_1-p_2}{L}R^4$$

此结果于 1842 年发表，称为**泊肃叶定律（Poiseuille law）**．1852 年德国科学家维德曼（Wiedmann）首先从理论上推导这一公式，并得出

比例系数为$\dfrac{\pi}{8\eta}$，则泊肃叶定律写成

$$Q=\frac{\pi R^4}{8\eta L}(p_1-p_2) \tag{2-24}$$

下面我们来推导泊肃叶定律.

1．流速分布

设牛顿流体在半径为R的水平管内流动，在管中取半径为r，长度为L，与管共轴的圆柱形流体元，如图 2-20（a）所示．该流体元左端所受压力为$p_1\pi r^2$，右端所受压力为$p_2\pi r^2$，因此，它所受的压力差为

$$F=(p_1-p_2)\pi r^2$$

作用在流体元表面上的黏性阻力由牛顿黏滞定律给出，因该阻力的作用面积为$S=2\pi rL$，所以，黏性阻力$F'=-\eta 2\pi rL\dfrac{\mathrm{d}v}{\mathrm{d}r}$，式中负号表示$v$随$r$的增大而减小.

当管内流体做定常流动时，以上两力大小相等，即

$$(p_1-p_2)\pi r^2=-2\pi r\eta L\frac{\mathrm{d}v}{\mathrm{d}r}$$

整理后得

$$\mathrm{d}v=-\frac{(p_1-p_2)}{2\eta L}r\mathrm{d}r$$

对上式积分得到

$$v=-\frac{(p_1-p_2)}{4\eta L}r^2+C$$

根据$r=R$时，$v=0$的条件，求得$C=\dfrac{(p_1-p_2)}{4\eta L}R^2$，代入上式得

$$v=\frac{(p_1-p_2)}{4\eta L}(R^2-r^2) \tag{2-25}$$

式（2-25）给出了牛顿流体在水平圆管中流动时，流速随半径的变化关系．从此式可以看出，管轴（$r=0$）处，流速有最大值$\dfrac{(p_1-p_2)}{4\eta L}R^2$，流速$v$沿管径方向呈抛物线分布，图 2-20（b）为其速度分布的剖面图.

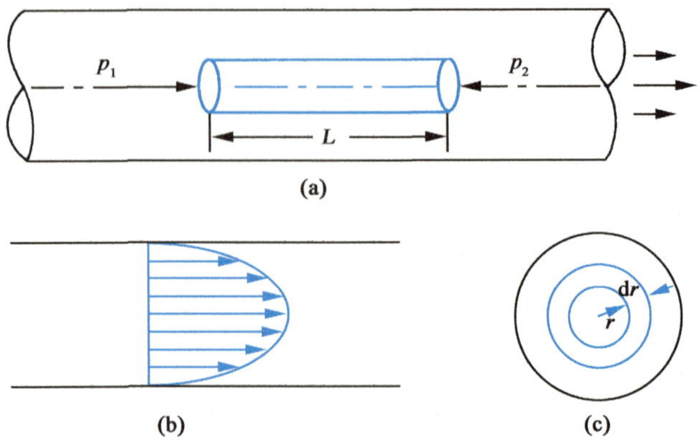

图 2-20 泊肃叶定律的推导

2．流量

在管中取一个与管共轴，半径为 r，厚度为 dr 的圆环形面积元，如图 2-20（c）所示．圆环的面积为 $2\pi r\mathrm{d}r$，通过此圆环的流量

$$\mathrm{d}Q = v\mathrm{d}S = \frac{(p_1 - p_2)}{4\eta L}(R^2 - r^2)2\pi r\mathrm{d}r$$

那么通过整个管截面的流量为

$$Q = \pi\frac{(p_1 - p_2)}{2\eta L}\int_0^R (R^2 - r^2)r\mathrm{d}r$$

积分后得

$$Q = \frac{\pi R^4}{8\eta L}(p_1 - p_2) \tag{2-26}$$

此式即为泊肃叶定律．泊肃叶定律还可以写成如下形式：

$$Q = \frac{\Delta p}{R_f} \tag{2-27}$$

其中

$$R_f = \frac{8\eta L}{\pi R^4} \tag{2-28}$$

式（2-27）与电学中的欧姆定律 $I = U/R$ 极为相似，式中 R_f 称为流阻（**flow resistance**）．如果流体流过几个“串联”的流管，则总流阻等于各个流管的流阻之和；如果几个流管“并联”连接，则总流阻的倒数等于各个流管的流阻倒数之和，这些关系式与电阻串并联计算相类似．

当导体的电阻为零时，这样的导体称为超导体（**superconductor**），此时，欧姆定律不再适用．当流体的流阻（黏度）为零时，这样的流体称为超流体（**superfluid**），泊肃叶定律不再适用，超导体材料和超流体材料广泛应用于现代医学影像设备——磁共振成像（MRI）中．

2.3 液体的表面现象

2.3.1 表面张力和表面能

1. 表面张力

在日常生活中，经常看到液体表面有收缩成表面积最小的性质．例如，荷叶上的小水珠、玻璃板上的小水银滴都收缩成球形，因为同样体积的液体以球形的表面积为最小．液体表面存在收缩趋势的这种性质，也可以通过一个简单的实验证实．将一系有棉线圈的铁丝环浸入肥皂液中，然后取出，铁丝环上便形成一层具有两个表面的液膜，棉线圈在液膜上保持着它原来的任意形状，如图 2-21（a）所示．当把棉线圈内的液膜刺破时，由于圈外液膜的收缩，立即把棉线圈拉成圆形，如图 2-21（b）所示．对于一定周长的一切几何图形，圆的面积为最大，故此时液膜的面积最小．图中小箭头表示圈外液膜所施加拉力的方向．由棉线圈成圆形可以说明，这种拉力均匀作用在圆周上．由此可知，当液膜未刺破时，棉线也受到同样的拉力作用，由于棉线两侧都有液膜，两侧的液膜对棉线各部分产生的拉力合力为零．我们把这种促进液体表面收缩的力，称为**表面张力（surface tension）**．

表面能与表面张力

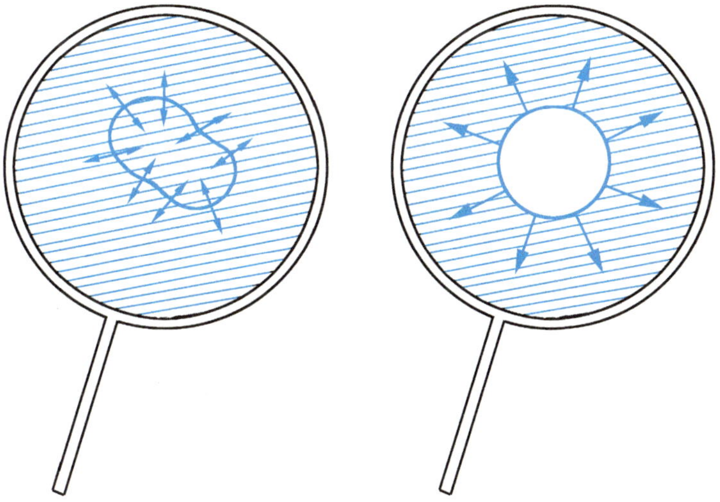

(a) (b)

图 2-21 表面张力演示实验

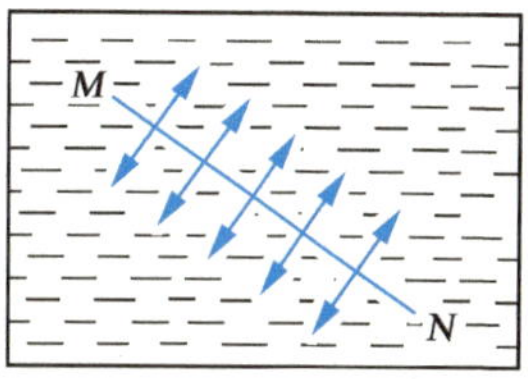

图 2-22 表面张力示意图

设想用任意分界线 MN 把液体表面分割成两部分，如图 2-22 所示．分界线两侧的液面相互以大小相等、方向相反的拉力作用于对方，这种相互拉力就是表面张力．实验表明，表面张力的方向与分界线垂直，并与液体表面相切. 如果液面是平面，表面张力就在平面内，如果液面是曲面，表面张力就在这个曲面的切面上. 其大小与被研究的液面分界线的长度 L 成正比. 用 F 表示作用在分界线 L 上的表面张力，则

$$F=\sigma L \tag{2-29}$$

式（2-29）中，比例系数 σ 叫作液体的表面张力系数，它是作用在单位长度分界线上的表面张力，其单位是 $N\cdot m^{-1}$.

表面张力系数的大小与液体种类、温度及纯度有关. 同一种液体温度越高，σ 值越小. 表 2-2 列出了几种液体的表面张力系数.

表 2-2 不同液体与空气接触时的表面张力系数

液体	温度/℃	σ/（$N\cdot m^{-1}$）	液体	温度/℃	σ/（$N\cdot m^{-1}$）
丙酮	20	0.0237	肥皂液	20	0.025
甲醇	20	0.0226	血液	37	0.058
乙醇	20	0.0227	血浆	37	0.073
苯	20	0.0228	水	0	0.0756
氯仿	20	0.0271	水	20	0.0728
甘油	20	0.0634	水	30	0.0712
水银	20	0.476	水	100	0.0589

表面张力的产生缘于分子力. 已知分子间的平衡距离 r_0 约为 10^{-10} m 数量级，当两分子间距离大于 r_0 而在 $10^{-10}\sim10^{-9}$ m 时，分子间作用力表现为引力，而当分子间的距离大于 10^{-9} m 时，引力很快趋于零，所以分子引力的有效作用距离 r 为 10^{-9} m. 以 10^{-9} m 为半径作一球面，则只有在这个球面内的分子才对位于球心的分子有作用力，分子引力作用的范围是半径为 10^{-9} m 的球面，称为分子作用球，分子作用球的半径称为分子作用半径.

图 2-23 所示的液面下厚度等于分子作用半径的液体薄层称为液体表面层. 在表面层中的分子（如分子 m）与液体内部分子（如分子 m'）受力情况不一样. 以分子 m 或 m' 为中心，画出分子作用球，可以看出在液体内部的分子所受周围分子的引力在各个方向大小相等而合力为零；在表面层的分子受下部周围分子对它的引力大于上部周围分子对它的引力，其合力（即 efg 部分分子对分子 m 的引力的合力）指向液体内部.

从图中可以看出，分子 m 越接近表面，合力就越大. 由此可见，处于液体表面层的分子都受到一个指向液体内部的力的作用，在这些力的作用下，液体表面层的分子都有向液体内部收缩的趋势，使液面处于一种绷紧的状态，在宏观上表现为表面张力.

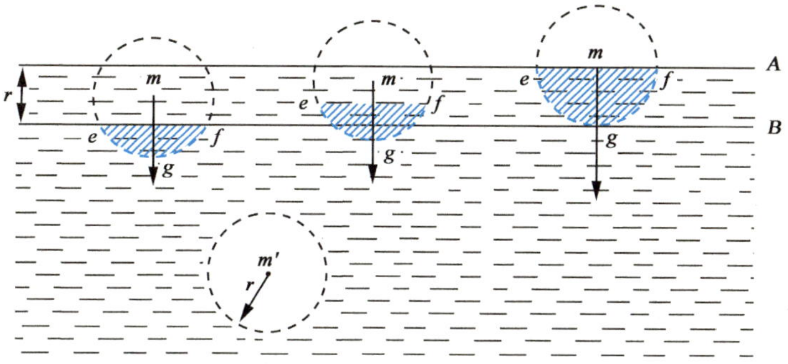

图 2-23 液体表面层分子所受的力

2. 表面能

由于所有位于表面层的液体分子，都受到垂直于液面并指向液体内部的分子引力的作用，这些引力分别被一些十分靠近的分子的斥力所平衡，使其能够停留在液体的表层. 如果要把液体内部的分子移到表面层，就必须反抗表面层下面的分子对它的引力而做功，从而增加这一分子的势能. 可见表面层的分子比液体内部的分子具有更多势能，表面层中所有分子高出液体内部分子的那部分势能的总和，称为液体的**表面能（surface energy）**.

显然要增大液体表面积，就要把液体内部的一些分子拉到液体的表面层，使液体的表面层的能量增大. 任何一个系统要处于稳定，必须使其势能减小到最小，因此，只要有可能，表面层的分子就要往液体内部迁移，使其表面缩到最小.

下面从外力做功的角度考察表面张力系数与液体表面能的关系. 图 2-24 为 U 形金属框 $ABCD$，上面有一层液体薄膜，金属框的一边 BC 长为 L，可自由滑动，由于表面张力的作用，薄膜要收缩，BC 边要向 AD 边移动. 要使 BC 边匀速向右移动，就必须施加一个与表面张力大小相等，方向相反的力 $\boldsymbol{F}$. BC 边在力 $\boldsymbol{F}$ 的作用下向右移动一段距离为Δx，达到图中 $B'C'$ 的位置，由于液膜有上、下两个表面，则增加液膜的表面积 $\Delta S = 2L \cdot \Delta x$，外力 $F = 2\sigma L$，这时外力所做的功为 $\Delta A = F \cdot \Delta x = 2\sigma L \Delta x = \sigma \Delta S$. 根据能量转换定律，在这一过程中外力 F 所做的功ΔA 应等于液体表面势能的增量，如用ΔE_p 表示表面能的增量，则

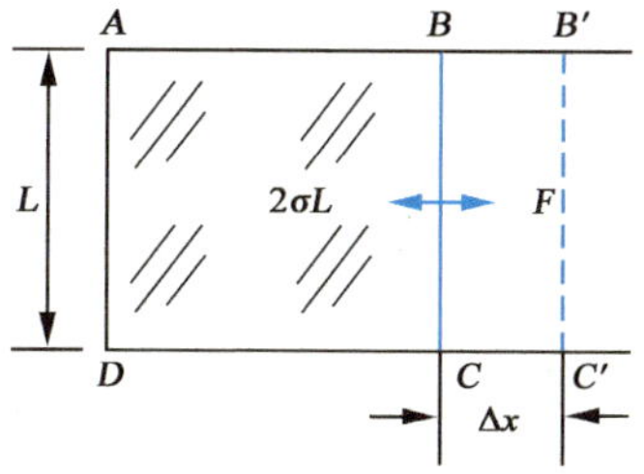

图 2-24 表面张力与表面能

$$\Delta E_p = \Delta A = \sigma \Delta S \tag{2-30}$$

这样表面张力系数的另一种定义式为

$$\sigma = \frac{\Delta A}{\Delta S} = \frac{\Delta E_p}{\Delta S} \tag{2-31}$$

由式（2-31）可知，表面张力系数在数值上等于增加单位表面积时外力所做的功．从能量角度看，表面张力系数的大小等于增加单位表面面积时所增加的表面能．表面张力系数的单位还可以用 $J \cdot m^{-2}$ 表示．

2.3.2 弯曲液面的附加压强

1．弯曲液面的附加压强

静止液体的表面可以呈平面或弯曲面，如图 2-25 所示．AB 为液面的任一小面积，在 3 个力的作用下保持平衡．它们是液面外气体压强 p_0 产生的压力，周围液面对 AB 液面作用的表面张力 $\boldsymbol{F}$，液面下液体压强 p 产生的压力．表面张力 $\boldsymbol{F}$ 作用于 AB 的整个周界，并垂直周界与液面相切，指向周界外侧．当液面水平时，图 2-25（a）所示，表面张力与液面平行，沿 AB 周界的表面张力恰互相平衡，表面张力不会产生垂直于液面的附加压力，此时 $p = p_0$．当液面为凸面时，图 2-25（b）所示，表面张力的合力 $\boldsymbol{F}$ 指向液体内部，从而产生指向液体内的压强Δp，使液面下的压强大于外部压强，平衡时 $p = p_0 + \Delta p$．当液面为凹面时，图 2-25（c）所示，表面张力的合力指向液体外部，从而产生指向液体外部的压强Δp，使液面下的压强小于外部压强，平衡时 $p = p_0 - \Delta p$．上述液面弯曲表面张力而产生的压强Δp 称为附加压强（**additional pressure**），其值等于弯曲液面两侧的压强差．

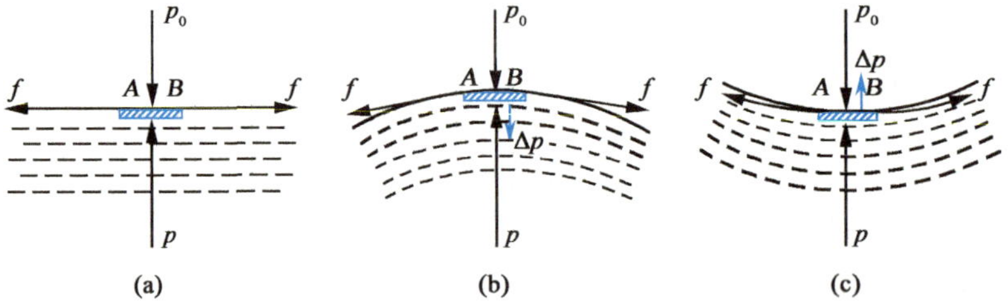

图 2-25　弯曲液面的附加压强

下面来研究球形液面附加压强的大小．如图 2-26 所示，在液面处隔离出一个球冠状的小液块，分析其受力情况，小液块受三部分力的作用．一部分是通过小液块的边界线作用在液块上的表面张力，处处与该边界线垂直，并与球面相切；第二部分是液体内外的压强差产生的作用于液块底面（即图中阴影部分）向上的压力；第三部分是小液块的重力，它比前两部分力要小得多，可以忽略不计．

设球形液面半径为 R，单位长度液体表面的张力为 T（大小即为液体的表面张力系数σ），T 的垂直向下分量为 $T\sin\theta$，则小液块边界

线上所具有的总张力向下分量为

$$2\pi R\sin\theta \times \sigma\sin\theta = \sigma \times 2\pi R\sin^2\theta$$

若液体内外的压强差用Δp表示，则小液块向上的压力为

$$\Delta p \times \pi R^2 \sin^2\theta$$

这两部分力方向相反，在平衡时它们的大小应该相等．所以

$$\sigma \times 2\pi R\sin^2\theta = \Delta p \times \pi R^2 \sin^2\theta$$

$$\Delta p = \frac{2\sigma}{R} \tag{2-32}$$

上式即为球形液面内外的压强差，即附加压强．

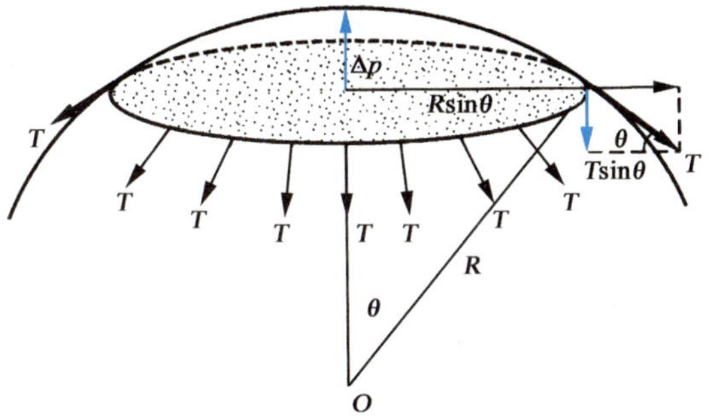

图 2-26　球形液面的压力和压强

式（2-32）对于凸凹的球形液面都是适用的，如果液面是凸的，Δp取正值，说明液面内的压强比液面外的压强大；如果液面是凹的，Δp取负值，说明液面内的压强小于液面外的压强．

2．球形液膜的内外压强差

图 2-27 是一个球形液膜（如肥皂泡）．液膜具有内外两个表面层，R_1和R_2分别是液膜内外半径．设球形液膜内 C 点的压强为p_C，液膜中 B 点的压强为p_B，膜外 A 点的压强为p_A．因液膜的外表面是一个凸面，由式（2-32）知

$$p_B - p_A = \frac{2\sigma}{R_2}$$

而液膜的内表面是一个凹面，附加压强是负值，所以

$$p_B - p_C = -\frac{2\sigma}{R_1}$$

因液膜很薄，可以认为$R_1=R_2=R$，从上述两式中消去p_B，则得

$$p_C - p_A = \frac{4\sigma}{R} \tag{2-33}$$

即球形液膜处于平衡时，膜内压强比膜外压强大$\dfrac{4\sigma}{R}$．这就是球形液膜产生的附加压强．

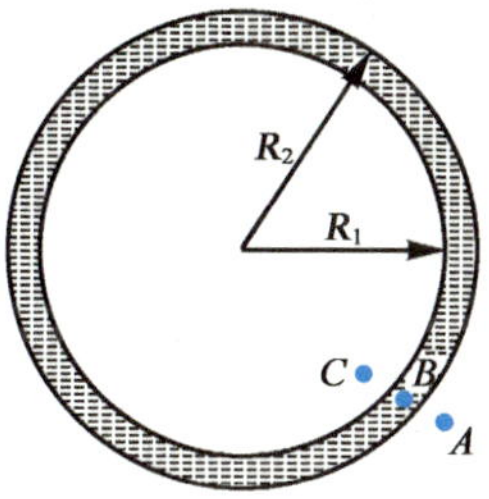

图 2-27　球形液膜的附加压强

附加压强演示实验

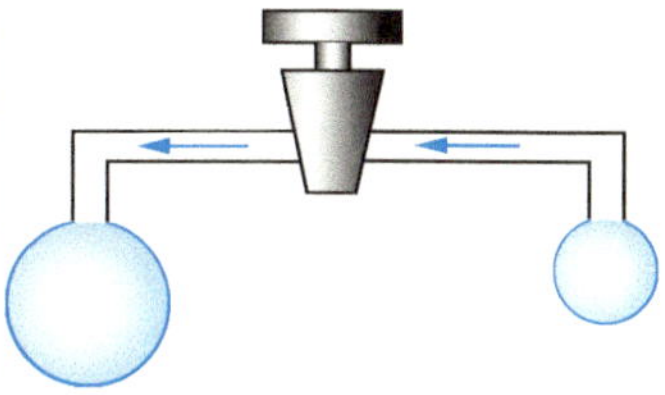

图 2-28　附加压强演示实验

图 2-28 是在一个管子的两端吹两个大小不等的肥皂泡．打开中间活塞，使两泡相通，我们会看到小泡不断变小，而大泡却不断变大．这是因为小泡中的空气压强比大泡中空气压强大的缘故．

2.3.3 毛细现象和气体栓塞

1．毛细现象

毛细现象

液体与固体接触处，常看到两种不同的现象．把水滴在干净的玻璃板上，水会沿板面展开，我们说水能润湿玻璃．把水银滴在玻璃板上，水银将收缩成球形，我们说水银不润湿玻璃．在液体和固体接触处，厚度等于分子作用半径的一薄层液体叫做附着层，图 2-29 所示．附着层内的分子作用球只有一部分在液体中，另一部分在固体中，因此处在附着层内的液体分子都受到两种吸引力的作用，一种是液体分子与固体分子之间的相互引力称为附着力（attraction），另一种是液体分子之间的引力称为内聚力（cohesion）．当附着力大于内聚力时，附着层内的液体分子将受到指向固体的力，这种力使附着层有扩展趋势，这就是液体能够润湿固体，图 2-29（a）所示．当附着力小于内聚力时，附着层内的液体分子将受到指向液体内部的引力，这种力使附着层有缩小的趋势，这就是液体不能润湿固体，如图 2-29（b）所示．

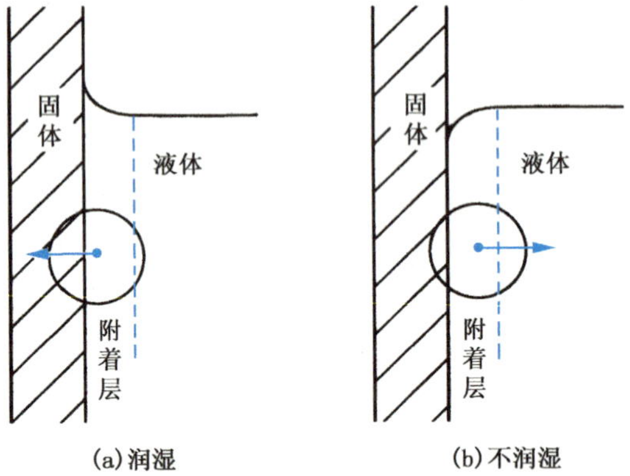

图 2-29 附着层中分子所受的力

在液体与固体的接触处，作液体表面的切线与固体表面的切线，这两切线在液体内部所成的角θ，称为接触角（contact angle），如图 2-30 所示．

通常用接触角的大小来判断润湿与不润湿．当θ为锐角时，液体润湿固体，若θ为零，液体完全润湿固体；当θ为钝角时，液体不润湿固体，若θ为 180°，液体完全不润湿固体．

内径很小的管子称为毛细管．将毛细管的一端插入液体中，液体润湿管壁时，管内液面上升，不润湿时则下降，这种现象称为毛细现象（capillarity）.

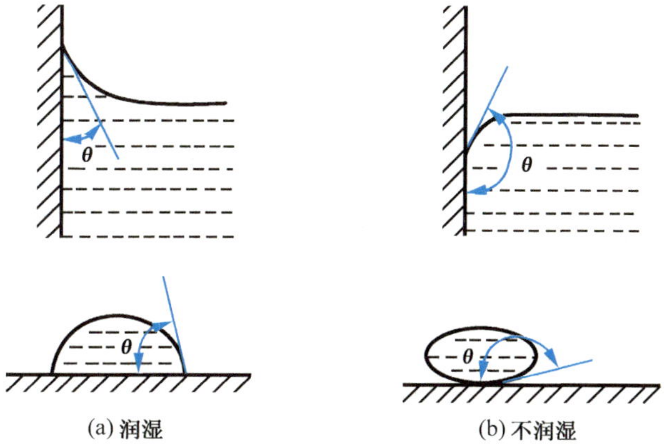

图 2-30 接触角

毛细现象由表面张力和接触角所决定的. 根据弯曲液面的附加压强和接触角，可计算出液体在毛细管中上升或下降的高度.

图 2-31 所示，将两端开口的毛细管插入液体中，管内稳定后液面与管壁的接触角为锐角θ，液面呈凹形，因此液面下的压强 p_A 低于液面外的大气压 p_0. 设液面的曲率半径为 R，毛细管内管径为 r，液体的密度为ρ. 由式（2-32）得

$$p_0 - p_A = \frac{2\sigma}{R}$$

管内 B 点的压强 p_B，应等于管外同一水平液面处的压强 p_0，所以有

$$p_B = p_A + \rho g h = p_0$$

整理两式，有

$$h = \frac{2\sigma}{\rho g R}$$

将 $r = R\cos\theta$ 代入得

$$h = \frac{2\sigma\cos\theta}{\rho g r} \qquad (2\text{-}34)$$

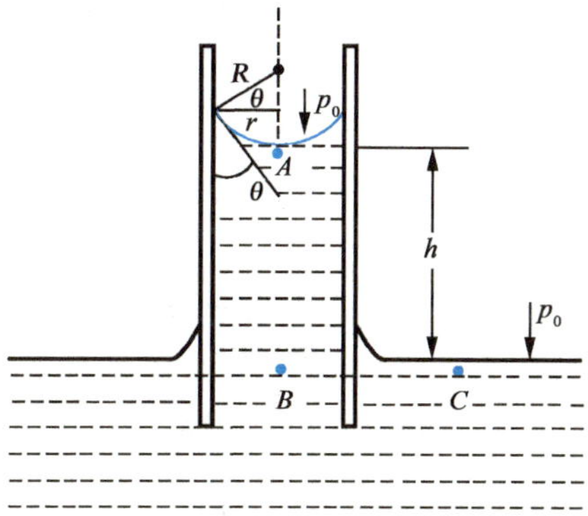

图 2-31 毛细现象

式(2-34)表明，接触角决定毛细管中的液面上升还是下降，当$\theta<90^\circ$时，液面上升；当$\theta>90^\circ$时，液面下降．液面上升（或下降）的高度与液体的表明张力系数成正比，与毛细管半径成反比．

毛细现象在日常生活及生命活动过程中都有重要意义．在植物对水分和营养的输运以及动物的血液在毛细管中的流动过程中，毛细现象都起着重要的作用．毛细现象在医疗事业中也有很多应用．生产药棉时，需将棉花进行脱脂处理，脱脂的目的就在于使它变成能为水所润湿，以便吸取药水或创面的污液．手术缝线事先要经过蜡处理，因为线中的缝隙在缝合伤口后会成为皮肤内外的通道，经蜡处理后，由于它变得不润湿而封闭了这些缝隙，因而可杜绝细菌的感染．在农业生产中，农民锄松地面的土壤，目的就是破坏土壤表层的毛细管，以减少水分的蒸发．

2．气体栓塞

液体在细管中流动时，如果管中有气泡，液体的流动将受到阻碍，气泡多时可发生阻塞，这种现象称为**气体栓塞（air embolism）**．

图 2-32（a）表示均匀毛细管中的一段润湿性液柱，中间有一个气泡，在左右两端的压强相等时，气泡两端的液面形成同样的凹弯月面，其曲率半径相等，因表面张力而出现的附加压强大小相等方向相反，所以液柱不流动．如果在毛细管左端增加压强Δp，这时气泡左边的曲率半径变大，右边的曲率半径变小，因而使左端弯曲液面所产生的附加压强$p_{左}$比右端弯曲液面所产生的附加压强$p_{右}$小．如果它们的差值正好等于Δp，即$\Delta p=p_{右}-p_{左}$，则系统仍处于平衡状态，液柱不会向右移动，如图 2-32（b）所示．只有当两端的压强差Δp超过某一临界值δ时，气泡才能移动．这个临界值δ与液体和管壁的性质以及管的半径有关．当管中有n个气泡时，则只有当$\Delta p\geqslant n\delta$时液体才能带着气泡移动，如图 2-32（c）所示．

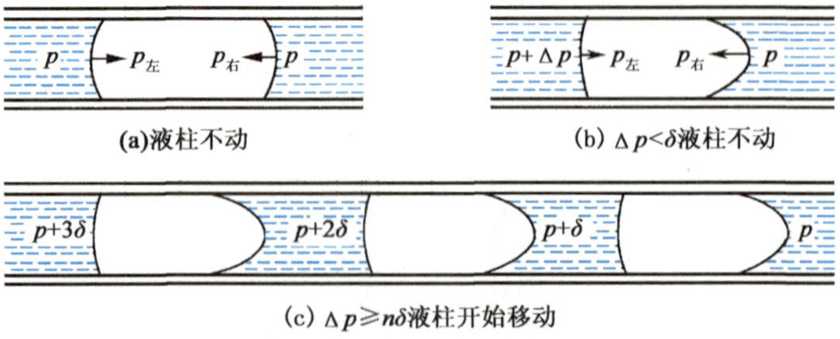

图 2-32 气体栓塞

人体血管中是不允许有气泡存在的．若气泡很小，则可通过液体循环由肺部排出．若气泡大于血管内径，就会影响血液流动，甚至造成血管栓塞．轻者会造成血液循环障碍，部分组织、细胞坏死，重者将危及生命．

人体血管中出现气泡的几种可能是：①静脉注射和输液时，空气可能随药液一起进入血管．所以注射、输液前一定要将注射器中少量空气和输液管中的气泡排除干净．②颈静脉处的血压低于大气压，一旦受伤，外界空气可自动进入静脉．出现这种情况，立即结扎静脉血管．③潜水员从深处上来或患者从高压氧舱出来，都要有适当的减压过程，否则在高压状态时溶于血液中的氧气、氮气，在常压状态下会迅速释放出来，导致微血管中血液析出的气泡过多，出现气体栓塞现象．

2.3.4 表面活性物质与表面吸附

1．表面活性物质

当液体中掺入杂质时，液体的表面张力系数会发生变化．有的溶质能使溶液的表面张力系数减小，有的反而使其增大．能使液体表面张力系数减小的物质称为该液体的**表面活性物质（surfactant）**．水的表面活性物质有肥皂、胆盐、有机酸、酚醛、蛋黄素等．溶于溶剂后使液体的表面张力系数增大的物质称为表面非活性物质，水的表面非活性物质有食盐、糖类、淀粉等．

表面活性物质溶于溶剂后，由于溶剂分子与溶质分子之间的吸引力小于溶剂分子之间的吸引力，所以位于表面层中的溶剂分子受到使它趋于液体内部的力大于表面层中溶质分子对它的吸引力，结果使溶剂分子尽可能地进入到液体的内部，表面层中溶质的浓度增大，只是由于扩散现象，溶质浓度的增大有一定限度．这样就减少了液体的表面能，增加了系统的稳定性．由于表面活性物质容易聚集与液体的表面层，所以少量的表面活性物质就可以在很大程度上影响液体的表面性质，显著降低表面张力．如果在溶剂中加入表面非活性物质，表面非活性物质将尽可能离开表面层进入液体内部，结果就使得表面非活性物质在液体内部的浓度大于表面层．

表面活性物质在肺的呼吸过程中起着重要的作用．肺位于胸腔内，支气管在肺内分成许多小支气管，小支气管则越分越细，末端膨胀成囊状气室，每个气室又分成许多小气囊，称为肺泡．人的肺泡总数约为 3 亿个，各个肺泡大小不一，而且有些肺泡是相连的．在充满空气的肺中，既有肺组织的弹性力，又有衬在肺泡表面液层组成气-液界面上的表面张力，而相对于肺充气来说，大部分压力是用来克服表面张力的. 若每个肺泡的表面张力系数相同，小肺泡内压强将大于大肺泡内的压强，小肺泡内的气体将流向大肺泡，使小肺泡趋于萎缩而大肺泡膨胀，但这种情况在肺内并没有出现，原因就是表面活性物质的作用. 肺泡的表面层中分布有一定量的、由饱和卵磷脂和脂蛋白组成的表面活性物质，起降低表面张力系数的作用. 吸气时，肺泡体积增大，而表面活性物质的量不变，故单位面积上的表面活性物质的量随体积增大而减小，结果增大了表面张力系数，从而限制了肺泡的继续膨胀；呼气时，肺泡的体积减小，单位面积上的表面活性物质的量随体积减小而增多，减小了表面张力系数，减少了表面张力，从而防止了肺泡的萎缩. 因此，大小不等的肺泡在表面活性物质的作用下，可以保持平衡状态. 肺泡上表面活性物质对表面张力系数的调控作用，保证了呼吸过程时正常进行.

在母体内的胎儿，肺泡是萎缩的，并为黏液所覆盖. 虽然临产时肺泡壁能分泌表面活性物质，降低黏液的表面压力系数，但新生儿仍须以大声啼哭的强烈动作进行第一次呼吸以克服肺泡的表面张力而获得新生. 某些新生儿尤其是早产儿，就由于发育不成熟缺乏肺表面活性物质，产生呼吸窘迫综合征，甚至死亡. 因此表面活性物质在肺的呼吸过程中起着重要作用.

2. 表面吸附

在某些情况下，表面层可以完全由溶质组成，表面活性物质在溶液的表面层聚集并伸展成薄膜的现象称为表面吸附（**surface adsorption**）. 水面上的油膜就是常见的表面吸附现象. 固体和液体一样，表面能有趋于最小的倾向. 因为固体的体积不能改变，所以不能通过缩小表面积来降低表面能，但固体可以像液体那样在其表面吸附一层表面活性物质来达到这个目的，这被称为固体吸附. 固体表面对被吸附物质的分子引力非常大，许多物质都能被固体表面吸附，例如，吸附在玻璃表面的水蒸气分子，要在 400 ℃的真空中才能除去. 单位体积固体的吸附能力与它的表面积成正比，吸附能力随温度升高而减弱，多孔和粉状物质的表面积大，吸附能力就强，多孔活性炭和粉状白陶土都是很好的吸附剂，医药上常用来吸附胃肠道中的细菌、毒素以及其他毒素等.

习　题

2-1　理想流体做定常流动时，流线为什么不会相交？

2-2　理想流体做定常流动时，为什么流管内的流体不会流出到管外，流管外的流体不会流入到管内？

2-3　水流过三通管 A 管后，经 B、C 两支管流出，已知三管横截面分别为 S_A=100 cm^2，S_B=40 cm^2，S_C=80 cm^2，A、B 两管中的流速分别为 v_A=40 cm·s^{-1}，v_B=30 cm·s^{-1}，求 C 管中的流速 v_C.

2-4　两艘轮船平行行进时，若靠的比较近，则极易发生碰撞，为什么？

2-5　试估算人倒立时，头部、脚部动脉血压为多少？

2-6　长江三峡水利枢纽工程简称“三峡工程”，是当今世界上最大的水利枢纽工程. 大坝为混凝土重力坝，大坝坝顶总长 3035 m，坝高 185 m，设计正常蓄水水位枯水期为 175 m（丰水期为 145 m），左、右岸厂房共安装 26 台水能发电机组，机组单机容量均为 70 万 kW，总装机容量 1820 万 kW，年平均发电量 846.8 亿度. 水位按 175 m，试估算泄洪深孔水流速度.

2-7　运行在我国铁路线上的高铁列车时速 254 km 即每秒行驶 56 m，列车经过时掀起的风速极值达 20 cm·s^{-1}，相当于 7 级到 8 级的大风. 平时试车时，铁路两旁 2 m 内严禁站人，否则很容易被吸进去，造成丧亡事故. 铁路两旁 2 m 内站人，为什么会被列车吸进去？

2-8　在微循环中，红细胞（RBC）会轴向集中，而在血管管壁处形成血浆层. 为什么会出现这种现象呢？

2-9　在足球场上，一个绝妙的“香蕉球”越过人墙，穿过守门员的防线，飞入球门. 这是在观看高水平足球赛时经常遇到的精彩场面. 根据题图 2-9，分析讨论“香蕉球”形成的原因.

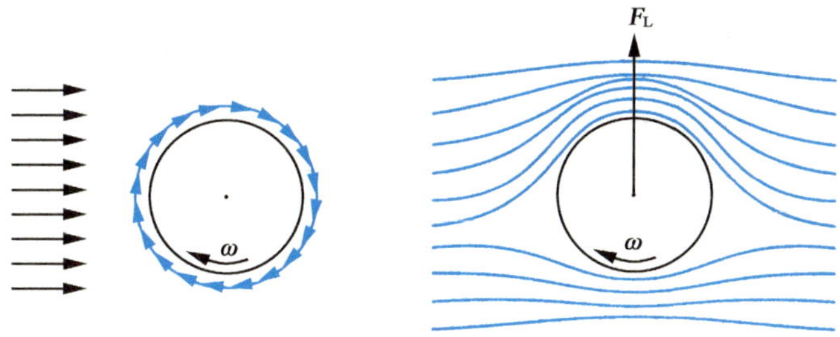

题图 2-9

2-10　液体在一水平管道中流动，A 处和 B 处的横截面积分别为 S_A 和 S_B. B 管口与大气相通，压强为 p_0. 若在 A 处用一细管与容器相通，如题图 2-10 所示，试证明，当 h 满足关系

$$h=\frac{Q^2}{2g}\left(\frac{1}{S_A^2}-\frac{1}{S_B^2}\right)$$

时，A 处的压强刚好能将比水平管低 h 处的同种液体吸上来，其中 Q 为体积流量.

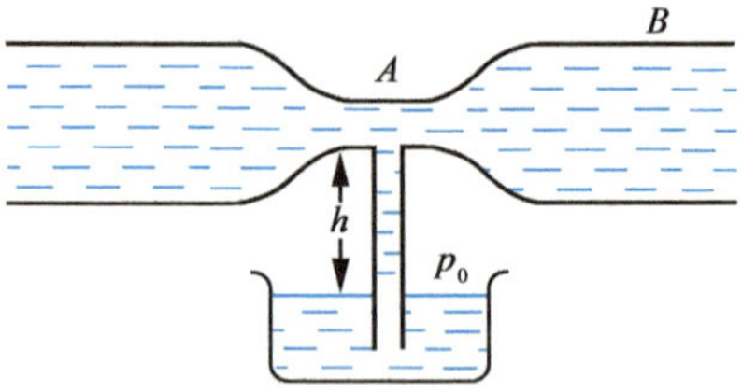

题图 2-10

2-11 如题图 2-11 所示，一水平管下装有 U 型管，U 型管内装有水银．已知水平管粗、细处的横截面积分别为：$S_A=5.0\times10^{-3}\ \text{m}^2$，$S_B=1.0\times10^{-3}\ \text{m}^2$．当水平管中有水流做定常流动时，测得 U 型管中水银面的高度差 $h=3.0\times10^{-2}\ \text{m}$．求水流在粗管处的流速 v．已知水和水银的密度分别为：$\rho=1.0\times10^3\ \text{kg}\cdot\text{m}^{-3}$，$\rho'=13.6\times10^3\ \text{kg}\cdot\text{m}^{-3}$．

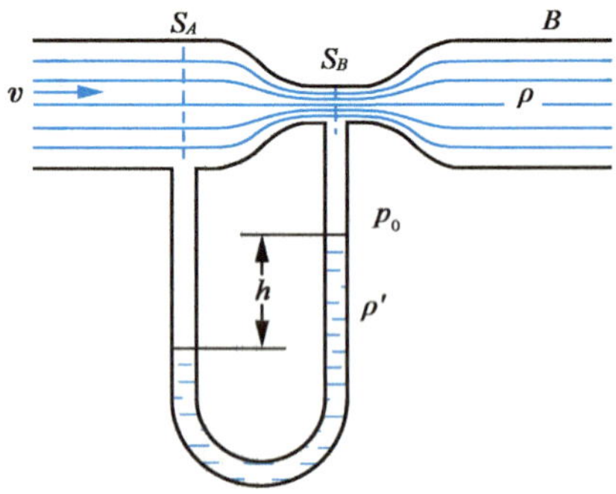

题图 2-11

2-12 如题图 2-12 所示的采气管，如果 U 型管压强计指示的水柱高度差为 2.0 cm，若某种气体的密度为 $\rho=2\ \text{kg}\cdot\text{m}^{-3}$，采气管的截面积 S 为 10 cm²，求 10 min 内可采集到多少该种气体.

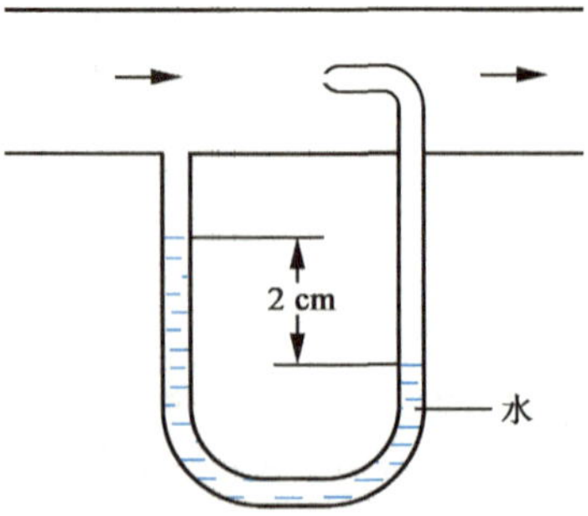

题图 2-12

2-13　如题图 2-13 所示，两个盛水的开口容器 B 和 F，容器 B 的底部接一水平流管，管 C 处的截面是 D 处 1/2，且 D 处的截面远小于容器 B 的截面，在 C 处开口引管 E 浸入容器 F 中，如果容器 B 中的水沿水平管做定常流动，且 D 处与 B 中液面高度差为 h，求 E 管内水上升的高度 H.

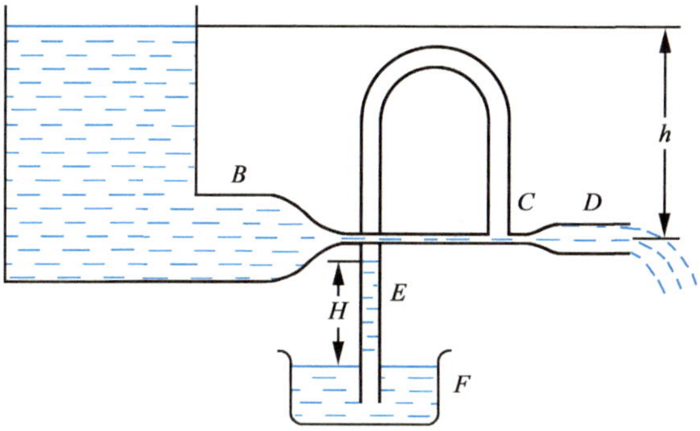

题图 2-13

2-14　为什么当大风吹过高架电线时，会有“嗡嗡”声响？

2-15　为什么有些物体从高空落下时最后达到一个稳定速度下落？结合跳伞运动员的下落予以说明.

2-16　根据泊肃叶定律，试分析可采用哪些方法来改善血液循环？

2-17　某人的心输出量为 $0.85\times10^{-4}\ \mathrm{m^3\cdot s^{-1}}$，体循环的总压强差为 11.8 kPa，此人的循环总流阻是多少？

2-18　吹成一个直径为 10 cm 的肥皂泡，试求吹此肥皂泡所做的功，以及泡内外的压强差．设肥皂液的表面张力系数为 $\sigma=40\times10^{-3}\ \mathrm{N\cdot m^{-1}}$.

2-19　半径为 $r=2.0\times10^{-6}$ m 的许多小水滴融成一个半径为 $R=2.0\times10^{-3}$ m 的大水滴时，释放出来的能量是多少？

2-20　沼气池中距液面 1 m 处产生半径为 2.0×10^{-3} m 的气泡，求气泡内的实际压强（$\sigma_{水}=0.0712\ \mathrm{N\cdot m^{-1}}$）.

2-21　一个 U 形玻璃管的两竖直管的直径分别为 1 mm 和 3 mm，试求两管内水面的高度差．水的表面张力系数 $\sigma=73\times10^{-3}\ \mathrm{N\cdot m^{-1}}$.

2-22　在半径 $r=0.30$ mm 的毛细管中注入水，在管的下端形成一半径 R=3.0 mm 的水滴，求管中水柱的高度.

2-23　表面张力系数为 $72.7\times10^{-3}\ \mathrm{N\cdot m^{-1}}$ 的水在一毛细管中上升 2.5 cm，丙酮（$\rho=792\ \mathrm{kg\cdot m^{-3}}$）在同样的毛细管中上升 1.4 cm．设两者均完全润湿毛细管，求丙酮的表面张力系数.

（新乡医学院　刘东华）

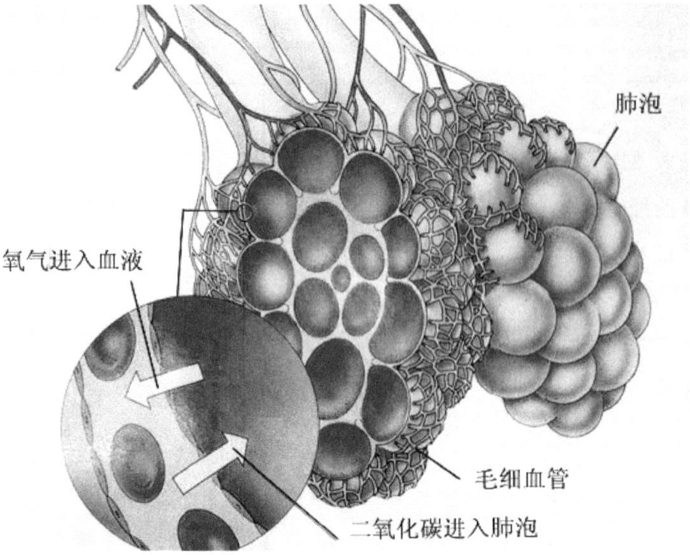

人体的肺是进行气体交换的重要器官，人体的呼吸包括吸入 O_2 和呼出 CO_2 两个相反的过程，O_2 由肺泡进入血液，再进入各组织，而 CO_2 由各组织进入血液，再进入肺泡．根据道尔顿分压定律，它们都分别是从自己的高分压处向低分压处流动．O_2 的流动方向由它自己的分压决定，与 CO_2 的分压无关；而 CO_2 的流动方向也是由它自己的分压决定，与 O_2 的分压无关．

第3章 气体

气体是物质存在的一种状态．气体与液体一样是流体：它可以流动、可变形，也可以被压缩．气态物质是由大量的原子或分子组成的，原子或分子相互之间可以自由运动，它们都是微观粒子．每一个微观粒子都有大小、质量、速度、能量等，这些用来表示单个微观粒子状态的物理量称为微观量．一般在实验室中测得的是表示大量分子集体特性的物理量，称为宏观量，例如，气体的温度、压强、热容等都是宏观量．单个粒子的运动具有很大的偶然性，因此粒子的微观量是很难精确测量的，但就大量微观粒子的集体表现来看，却存在一定的统计规律．本章从分子动理论出发，应用微观粒子运动的力学定律和统计方法，求出气体微观量的统计平均值，用以揭示气体宏观量与微观量之间的关系，为进一步解释物质宏观现象和宏观规律的本质打下基础．

生命过程中有很多现象与气体的状态和变化过程有关，分子动理论及其研究方法，对于解释这些现象具有重要的意义．本章的内容将为今后学习生命现象中涉及的热力学过程提供必要的基础．

3.1　理想气体的压强、温度和内能

3.1.1　物质微观结构

通常宏观物质的分子或原子都处在永不停息的、无规则的运动之中．分子的无规则运动与温度有关．温度越高，分子无规则运动的剧烈程度越高，所以分子的无规则运动也叫作分子的无规则热运动或直接叫作分子的热运动（thermal motion）．一切热现象都是物质内部大量分子热运动的集体表现．

分子之间存在力的作用．固体和液体的分子之所以会聚集在一起而不分开，是因为分子之间存在相互吸引力；而固体和液体又很难压缩，即使是气体也不能无限制地压缩，这又说明分子之间还存在强大的斥力．分子间的引力和斥力统称为分子力（molecular force）．根据实验和近代理论分析，物质内部分子间作用力 F 与分子间距离 r 的关系可用下式表示：

$$F=\frac{C_1}{r^m}-\frac{C_2}{r^n} \tag{3-1}$$

式中 C_1、C_2、m、n 都是正数，根据实验数据确定．式（3-1）第一项是正的，代表斥力；第二项是负的，代表引力．由于 m 和 n 都比较大，所以分子力随着分子间距离的增加而急剧减小，故称为短程力．短程力只作用于很短的距离，超过有效作用距离后，作用力实际上可以完全忽略．由于 $m>n$，所以斥力的有效作用距离比引力小．分子力 F 与分子间距离 r 的关系如图 3-1（a）所示．

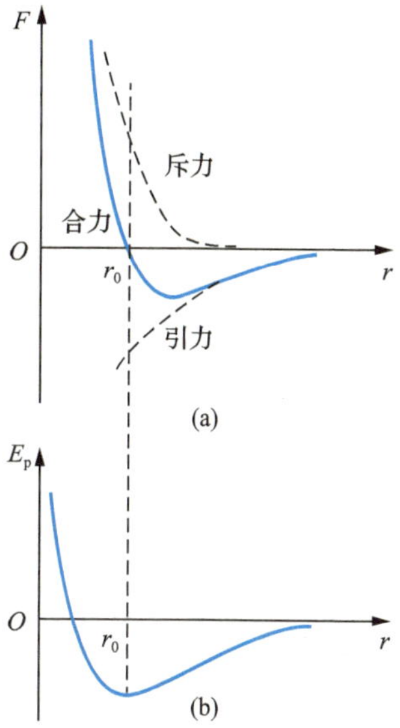

图 3-1　分子力、分子势能与分子间距离的关系

（1）当 $r=r_0$（r_0 的数量级约为 10^{-10} m）时，斥力等于引力，$F=0$，分子处于平衡状态．r_0 称为平衡位置．

（2）当 $r<r_0$ 时，斥力大于引力，分子力表现为斥力，且随 r 的减少而急剧增加．

（3）当 $r>r_0$ 时，斥力小于引力，分子力表现为引力，且随 r 的增大而先增大后减小；当 r 大于分子力的有效作用距离（亦称分子力的有效作用半径，约 10^{-9} m）时，引力很快趋于零，分子力可忽略不计．气体分子间的距离一般情况下是相当大的，因此，气体分子间的引力极其微小，可以忽略不计．

如果把两个分子拉开或靠拢，就必须相应地施加拉力或压力，以克服两分子间的引力或斥力．为改变分子间距离而施加的外力所做的功，转变为分子间相互作用的势能 E_p，它与分子间距离 r 的关系如图 3-1（b）所示．

（1）当 $r=r_0$ 时，即 $F=0$，势能 E_p 有最小值 E_{pmin}，分子处于稳定

状态.

（2）当 r 偏离 r_0 时，势能增大，$F\neq0$，分子力力图使分子回到势能最小的位置.

（3）分子热运动的能量中势能使分子趋于团聚，动能使分子趋于离散，两种趋势相互对立，其结果导致物质状态不同.

综上所述，一切物质都是由大量的分子组成；所有分子都处在不停的无规则的热运动之中；分子间存在力的相互作用，分子热运动是物质的基本属性. 这就是物质微观结构的基本概念.

3.1.2　理想气体模型

从气体动理论的观点来看，各种不同气体内部分子的微观运动状态和宏观物理性质各有不同. 人们在大量实验的基础上，提出了理想气体（**ideal gas**）分子模型的下列假设：

（1）同种气体分子的大小和质量完全相同.

（2）分子本身的大小比分子间的平均距离小得多，分子可视为质点（或单原子分子），它们遵从牛顿运动定律.

（3）分子与分子间或分子与器壁间的碰撞是完全弹性的.

（4）除碰撞瞬间外，分子间的相互作用力可忽略不计，重力的影响也可忽略不计. 因此在相邻两次碰撞之间，分子做匀速直线运动.

（5）平衡态时，在容器内气体分子的运动是完全紊乱的，气体各部分的密度均相同，且任一时刻沿任一方向运动的分子数相等.

（6）气体分子的动能，平均来说远比它们在重力场中的势能要大，所以分子的重力势能可以忽略不计.

总之，理想气体可看作是由大量的、自由的、不断做无规则运动的、大小可忽略不计的弹性小球所组成. 由以上假设所推得的结果在一定范围内可以解释实际气体（**real gas**）的基本性质.

个别分子的运动是无规则的，对大量分子的集体表现我们可以运用统计的方法，求出大量分子一些微观量的统计平均值，并以此解释实验中观测到的物质宏观量（如气体的温度、压强、热容等）.

3.1.3　理想气体的状态方程

一定质量的气体在一确定的容器中，只要它与外界没有能量的交换，内部也没有任何形式的能量交换（如化学变化或原子核反应），那么不论气体的原始状态如何，经过相当长的时间后，终将达到各部分具有相同的温度和压强的状态，并且长期维持这一状态不变. 在不受外界影响的条件下，一个系统的宏观性质不随时间改变的状态称为平衡态（**equilibrium state**）. 平衡态只是一种宏观上的寂静状态，在微观上，分于的热运动是永不停息的，系统的平衡态是一种动态平衡．原来处于非平衡态的气体，最终都会由于分子的热运动和分子间的相互碰撞达到平衡态．

处在平衡态的气体可用体积 V、压强 p、温度 T 三个物理量来描述它的状态，称为状态参量（或态参量）．实验表明，在通常温度和压强下，这三个状态参量之间存在着一定的关系式，称为气体的状态方程．在任何情况下，理想气体的状态参量均遵守如下关系：

$$pV = \frac{m}{M}RT \tag{3-2}$$

此式称为**理想气体的状态方程（the ideal gas state equation）**．式中，R=8.314 J·mol^{-1}·K^{-1} 称为摩尔气体常数，与气体的性质无关．m 为容器中气体的质量，M 是气体的摩尔质量．

理想气体实际上是不存在的，它只是真实气体的近似．一般气体，在压强不太大和温度不太低的情况下近似满足式（3-2）．

3.1.4 理想气体的压强

装于容器中的理想气体分子，在作无规则运动时，将不断地与容器壁碰撞，就任一分子来说，它碰在器壁的什么地方、给予器壁多大的冲量都是偶然的，碰撞也是断续的．但就整个容器内的气体而言，每一时刻都有大量的分子和器壁碰撞．可以认为，容器内的气体施于器壁的宏观压强就是大量分子碰撞器壁的结果．根据理想气体分子模型，气体分子可视为一个个极小的弹性质点，服从经典的力学规律．运用统计方法，对大量分子的微观量求平均值，可在数量上建立压强和分子运动之间的联系．

设某容器内有处于平衡态的 N 个质量为 m_0 的同种理想气体分子，分子数密度为 n（即单位体积内所含的分子数），如图 3-2 所示，该立方体容器边长为 l，容积为 $V=l^3$．先考虑一个分子与器壁的碰撞情况，设与 Oyz 平面平行的前壁面和后壁面分别为 A_1、A_2，该分子在碰撞器壁之前的速度为 v，沿三个坐标轴的分量分别为 v_x、v_y、v_z．由于分子与器壁是完全弹性碰撞，故该分子与 A_1 面碰撞时，它在 x 轴的速度分量由 v_x 变为 $-v_x$，若途中不与其他分子相碰，则与 A_2 面碰撞时再由 $-v_x$ 变为 v_x．因此质量为 m_0 的分子，与 A_1 面每碰撞一次，动量的改变量为 $-2m_0v_x$．根据动量定理和牛顿第三定律，分子作用于器壁的冲量就是 $2m_0v_x$．该分子与 A_1 面连续两次碰撞之间在 x 方向经过的距离为 $2l$，所需时间为 $\frac{2l}{v_x}$，在单位时间内分子与 A_1 面的碰撞次数为 $\frac{v_x}{2l}$．因此一个分子在单位时间内施于 A_1 面的冲量为

$$\frac{v_x}{2l} \times 2m_0 v_x = \frac{m_0 v_x^2}{l}$$

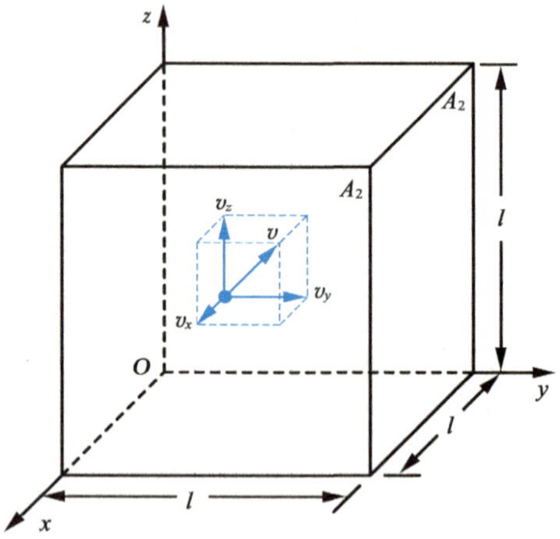

图 3-2 气体的压强

假定 N 个分子在 x 方向的速度分量分别为 v_{1x}，v_{2x}，…，v_{Nx}，则根据上式可得各分子在单位时间内施于 A_1 面的冲量分别为 $\frac{m_0 v_{1x}^2}{l}$，$\frac{m_0 v_{2x}^2}{l}$，…，$\frac{m_0 v_{Nx}^2}{l}$，所以在单位时间内 N 个分子施于 A_1 面的总冲量，亦即施于 A_1 面上的作用力 F 为

$$F = \frac{m_0 v_{1x}^2}{l} + \frac{m_0 v_{2x}^2}{l} + \cdots + \frac{m_0 v_{Nx}^2}{l} = \frac{m_0}{l}(v_{1x}^2 + v_{2x}^2 + \cdots + v_{Nx}^2)$$

由于 A_1 面的面积 $S=l^2$，故可得 A_1 面所受的压强 p 为

$$p = \frac{F}{S} = \frac{m_0}{l^3}(v_{1x}^2 + v_{2x}^2 + \cdots + v_{Nx}^2) = \frac{Nm_0}{l^3}\left(\frac{v_{1x}^2 + v_{2x}^2 + \cdots + v_{Nx}^2}{N}\right)$$

又因为立方体容积 $V=l^3$，容器内分子数密度 $n = \frac{N}{V} = \frac{N}{l^3}$，式中 $\frac{v_{1x}^2 + v_{2x}^2 + \cdots + v_{Nx}^2}{N}$ 为容器内 N 个分子沿 x 方向速度分量平方的平均值，用 $\overline{v_x^2}$ 表示，故上式可写成

$$p = nm_0 \overline{v_x^2}$$

对任一分子都有 $\overline{v^2} = \overline{v_x^2} + \overline{v_y^2} + \overline{v_z^2}$，而平衡状态下气体的性质与方向无关，因此分子速度在任一方向的分量的平均值相等，即 $\overline{v_x^2} = \overline{v_y^2} = \overline{v_z^2} = \frac{1}{3}\overline{v^2}$，代入上式得

$$p = \frac{1}{3}nm_0\overline{v^2} = \frac{2}{3}n\left(\frac{1}{2}m_0\overline{v^2}\right) \tag{3-3}$$

式中 $\overline{v^2}$ 为分子平动速度平方的平均值，$\bar{\varepsilon}=\dfrac{1}{2}m_0\overline{v^2}$ 表示分子的平均平动能．可见，气体的压强 p 与分子数密度 n 和分子的平均平动能 $\bar{\varepsilon}$ 成正比，n 或 $\bar{\varepsilon}$ 越大，压强也越大．式（3-3）称为**理想气体的压强公式（the pressure formula of ideal gas）**，它将宏观量的压强和微观量的分子平均平动能联系了起来．表明宏观压强是大量分子在足够长时间内对足够大面积的器壁碰撞产生的平均效果，压强是一个统计平均值，其大小等于单位面积器壁在单位时间内获得的分子平均冲量，所以离开了“大量分子”和“统计平均”来讨论压强就没有意义了．

3.1.5 理想气体的温度

由理想气体物态方程（3-2）和压强公式（3-3），消去压强 p 可得

$$\frac{1}{2}m_0\overline{v^2}=\frac{3}{2}\cdot\frac{1}{n}\cdot\frac{m}{M}\cdot\frac{RT}{V}$$

由于 $n=\dfrac{N}{V}$，$N=\dfrac{m}{M}N_A$，N_A 为阿伏伽德罗常量，代入上式得分子的平均平动能

$$\bar{\varepsilon}=\frac{1}{2}m_0\overline{v^2}=\frac{3}{2}\cdot\frac{R}{N_A}\cdot T=\frac{3}{2}kT \tag{3-4}$$

式中 $k=\dfrac{R}{N_A}$，称为玻尔兹曼常量，由于 $R=8.314\ \text{J}\cdot\text{mol}^{-1}\cdot\text{K}^{-1}$，$N_A=6.022\times10^{23}\ \text{mol}^{-1}$，故得 $k=1.381\times10^{-23}\ \text{J}\cdot\text{K}^{-1}$．由式（3-4）可见，理想气体的分子平均平动能只与热力学温度成正比，而与气体的性质无关，在相同温度下一切气体分子的平均平动能都相同．式（3-4）也称为理想气体的温度公式，它揭示了温度的微观本质，给出了理想气体的微观量分子平均平动能与宏观量温度之间的关系．温度是气体分子无规则热运动剧烈程度的量度，是大量分子热运动的统计平均结果，是分子平均平动能的统计平均值．和压强一样，离开了“大量分子”和“统计平均”来讨论温度就失去了意义．因此对个别分子说它有多高温度是没有意义的．

3.1.6 理想气体的内能

联立理想气体温度公式（3-4）和压强公式（3-3）得

$$p=\frac{2}{3}n\cdot\frac{3}{2}kT=nkT \tag{3-5}$$

可见，在相同的温度和压强下，各种气体的分子数密度相同．上式称为阿伏伽德罗定律．

式（3-4）表示气体的平均平动能 $\bar{\varepsilon}=\dfrac{3}{2}kT$，这是不是气体的全

部能量呢？人们通过比热容实验发现，在相同温度和相同摩尔数下的单原子分子和多原子分子气体的能量是不同的. 为此我们引入自由度的概念，决定一个物体的空间位置所需要的独立坐标数目，称为该物体的**自由度（degree of freedom）**. 显然单原子分子与多原子分子的自由度是不同的. 对于单原子分子，可将其看成是质点，用 3 个独立的坐标 x、y、z 可确定它在空间的位置，故有 3 个自由度. 因为 $\overline{v_x^2}=\overline{v_y^2}=\overline{v_z^2}=\dfrac{1}{3}\overline{v^2}$，将其代入式（3-4）可得每个自由度的平均平动能为

$$\frac{1}{2}m_0\overline{v_x^2}=\frac{1}{2}m_0\overline{v_y^2}=\frac{1}{2}m_0\overline{v_z^2}=\frac{1}{3}\cdot\frac{1}{2}m_0\overline{v^2}=\frac{1}{2}kT \tag{3-6}$$

可见，分子在每一个运动自由度上的平均平动能都是 $\dfrac{1}{2}kT$. 虽然这一结论针对的是分子平动的情况，但在平衡态下，气体分子的无规则运动使分子任何一种运动的可能性都不会比另一种运动的可能性更占优势，即机会是完全均等的. 所以平均而言，气体分子不论何种运动，其相应于每一个可能自由度的平均能量都是相等的，这个结论称为能量按自由度均分原理，简称**能量均分原理（principle of energy equipartition）**. 对于双原子或多原子分子气体，它们有更多的自由度. 如氮气和氧气，其分子可看作成一直线的刚性双原子分子，其质心位置的描述需要 3 个独立坐标，另外还需要 2 个坐标来确定直线的方位，所以共有 5 个自由度，这时每个气体分子的平均能量为

$$\bar{\varepsilon}=\frac{5}{2}kT$$

如果气体分子有 i 个自由度，则每个分子的平均能量为

$$\bar{\varepsilon}=\frac{i}{2}kT \tag{3-7}$$

分子除了无规则热运动动能外，分子间还存在相互作用势能，所有分子的动能和势能的总和称为系统的**内能（internal energy）**. 由于理想气体分子间的相互作用可以忽略，故其内能只是所有分子动能的总和. 对于质量为 m，摩尔质量为 M 的理想气体，其所包含的分子总数为 $N=\dfrac{m}{M}N_\mathrm{A}$，设分子有 i 个自由度，则系统的内能为

$$U=\frac{m}{M}N_\mathrm{A}\cdot\frac{i}{2}kT=\frac{m}{M}\cdot\frac{i}{2}RT \tag{3-8}$$

1 摩尔理想气体的内能为 $U_0=\dfrac{i}{2}RT$.

3.1.7 道尔顿分压定律

设有几种互不发生化学反应的气体混合储存在同一容器中，称为

混合气体．各种气体的分子数密度分别是 n_1，n_2，n_3，…，则总的分子数密度为 $n=n_1+n_2+n_3+\cdots$，由于温度相同，各种气体分子的平均平动能相等，由式（3-5）得

$$p=(n_1+n_2+n_3+\cdots)kT=n_1kT+n_2kT+n_3kT+\cdots$$

式中，$p_1=n_1kT$ 是指容器中只有第一种气体时的压强，称为第一种气体的分压强．同理 $p_2=n_2kT$，$p_3=n_3kT$，……分别是指第二种气体，第三种气体，……的分压强，故上式可写成

$$p=p_1+p_2+p_3+\cdots$$

它说明混合气体的压强等于各种组成气体的分压强之和，这一结论称为**道尔顿分压定律（Dalton law of partial pressure）**．而各组成气体的分压强是独立产生的，即分压强大小与其他气体的存在与否无关．

分压概念对理解混合气体中某组分气体的流动方向很重要．对某组分气体而言，其流动方向只取决于该气体分压强的大小，即它总是由分压大的地方向分压小的地方扩散．而总压强及其他气体的分压强只影响其扩散的速度，不改变该组分气体扩散的方向．

例如，人体的呼吸包括吸入 O_2 和呼出 CO_2 两个相反的过程，O_2 由肺泡进入血液，再进入各组织，而 CO_2 由各组织进入血液，再进入肺泡，它们都分别是从自己的高分压处向低分压处流动．O_2 的流动方向由它自己的分压决定，与 CO_2 的分压无关；而 CO_2 的流动方向也是由它自己的分压决定，与 O_2 的分压无关．见本章首页图．

3.2 气体分子的麦克斯韦速率分布律

热平衡态中的每个气体分子，其运动速度的大小和方向都是随机和偶然的．然而从宏观整体来看，大量分子组成的气体都具有一定的温度和压强，这说明大量这些随机偶然事件存在一定的分布规律，称为统计规律性，在数学上专门研究统计规律性的学科称为概率论．一定条件下在一系列可能发生事件的集合中，发生某一事件的可能性或机会称为发生该事件的概率．而这些可能发生的事件称为偶然事件．出现某一偶然事件的概率相对于统计平均值来说会有涨落，然而随着偶然事件数目的增加，涨落会逐渐减少．

对理想气体分子运动状态进行分析时，由于气体分子的量很大，需以 10^{23} 数量级来计，它们之间互相碰撞，各个分子的速度大小和方向都是随机变化和不可预知的，这体现了气体分子运动状态的随机性和偶然性，但气体分子出现各种运动状态的概率有完全确定的分布规律．麦克斯韦（J. C. Maxwell）在 1859 年首先从理论上用统计方法解决了气体分子运动速率的分布问题，该理论不久后即为实验所证实．

3.2.1 速率分布函数

系统中分子的热运动可用统计学的方法进行处理．所谓速率的统计分布，是指在总数为 N 的气体分子中，速率处于 v 到 $v+\mathrm{d}v$ 区间内的分子数 $\mathrm{d}N$ 有多少，或者每个分子的速率分布在该区间内的概率是多大，或者 $\mathrm{d}N$ 占总分子数 N 的百分比 $\frac{\mathrm{d}N}{N}$ 是多少，该百分比在各速率区间是不相同的，它是与速率 v 有关的函数，在速率区间足够小的条件下，该百分比还与区间的大小 $\mathrm{d}v$ 成正比，即有

$$\frac{\mathrm{d}N}{N}=f(v)\mathrm{d}v \tag{3-9}$$

式中的 $f(v)$ 称为速率分布函数，它表示速率处于 v 附近的单位速率区间内的分子占总分子数的百分比．其数值越大，说明分子处于 v 附近单位速率区间内的概率就越大．将上式对所有速率区间积分，可得所有速率区间的分子数占总分子数的百分比，这显然应等于 1，故有

$$\int_0^N \frac{\mathrm{d}N}{N}=\int_0^\infty f(v)\mathrm{d}v=1 \tag{3-10}$$

上式称为速率分布函数的归一化条件．

3.2.2 麦克斯韦速率分布律

设气体分子的质量为 m_0，在平衡状态下，当分子之间的相互作用忽略不计时，麦克斯韦首先从理论上导出了速率分布函数的数学表达式为

$$f(v)=4\pi\left(\frac{m_0}{2\pi kT}\right)^{\frac{3}{2}}\cdot \mathrm{e}^{-\frac{m_0v^2}{2kT}}\cdot v^2 \tag{3-11}$$

式中 k 为玻尔兹曼常量，T 为热力学温度．由上式确定的理想气体分子按速率分布的统计规律，称为麦克斯韦速率分布律．可见，对于给定的气体，速率分布函数只与温度有关．以 $f(v)$ 为纵坐标，速率 v 为横坐标，可绘出麦克斯韦速率分布曲线，如图 3-3 所示，它形象地描述了气体分子按速率分布的情况．

曲线从坐标原点出发，随着速率增大开始上升，经过一个极大值后开始下降，并且渐近于横坐标．这说明分子速率可取大于零的所有可能的有限值．

但在单位速率区间内，分子处在速率很小和速率很大的概率较小，处在中等速率的概率较大，而处在曲线极大值对应的速率 v_p 附近的概率最大，这个速率 v_p 称为**最概然速率**（**most probable speed**）．

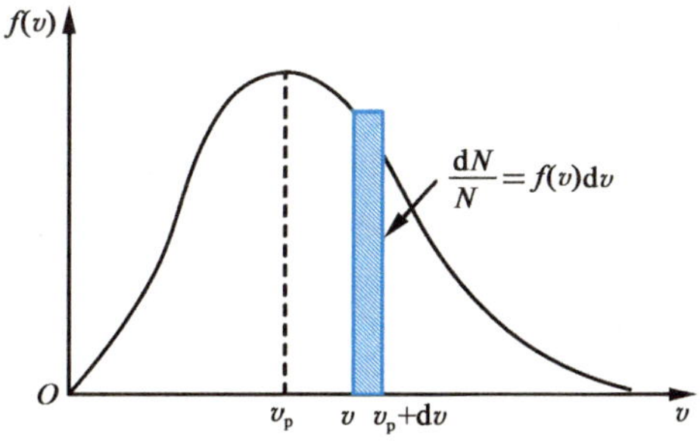

图 3-3 麦克斯韦速率分布曲线

图 3-3 中的小窄条面积表示速率处于 v 到 $v+\mathrm{d}v$ 区间内的分子数占总分子数的百分比，或表示每个分子速率处在该速率区间内的概率大小. 曲线下的总面积等于曲线下所有窄条矩形面积的总和，可通过下式积分求出：

$$\int_0^{\infty} f(v)\mathrm{d}v = 1$$

它表示处在所有速率区间内的分子数百分比的总和等于 1，即 $f(v)$满足归一化条件.

3.2.3 气体分子的三种统计速率

运用麦克斯韦速率分布函数，可以推导出反映分子运动状态的具有代表性的三种速率的统计平均值.

1. 最概然速率

在温度给定的平衡态下，在一定量的理想气体中，根据与 $f(v)$曲线极大值相对应的速率 v_p 即为最概然速率的定义，有 $\dfrac{\mathrm{d}f(v)}{\mathrm{d}v} = 0$，将式（3-11）代入由此可推得

$$v_\mathrm{p} = \sqrt{\frac{2kT}{m_0}} = \sqrt{\frac{2RT}{M}} \approx 1.41\sqrt{\frac{RT}{M}} \qquad (3\text{-}12)$$

当温度升高时，v_p 随之增大，曲线变得较为平坦，并向速度大的区域扩展，如图 3-4 所示，系统中速率较小的气体分子数减少，速率较大的分子数增加，即温度越高，分子运动越剧烈.

2. 平均速率

在平衡态下，对所有 N 个气体分子的速率求算术平均值，称为平均速率（**mean speed**），用 $\overline{v}$ 表示. 由于分子速率可在 0～∞之间取值，故 $\overline{v}$ 可由速率分布函数经积分运算求出

$$\overline{v} = \frac{\int_0^{\infty} v\mathrm{d}N}{N} = \frac{\int_0^{\infty} vNf(v)\mathrm{d}v}{N} = \int_0^{\infty} vf(v)\mathrm{d}v$$

将式（3-11）代入上式积分后可得

$$\bar{v}=\sqrt{\frac{8kT}{\pi m_0}}=\sqrt{\frac{8RT}{\pi M}}\approx 1.60\sqrt{\frac{RT}{M}} \tag{3-13}$$

3．方均根速率

所有气体分子速率平方平均值的平方根，称为**方均根速率**（**root-mean-square speed**），用$\sqrt{\overline{v^2}}$表示．首先求出分子速率平方的平均值为

$$\overline{v^2}=\frac{\int_0^\infty v^2 \mathrm{d}N}{N}$$

同理把式（3-11）代入上式积分后可得

$$\sqrt{\overline{v^2}}=\sqrt{\frac{3kT}{m_0}}=\sqrt{\frac{3RT}{M}}\approx 1.73\sqrt{\frac{RT}{M}} \tag{3-14}$$

气体分子的三种统计速率均反映了大量分子做热运动的统计规律，它们均与温度$\sqrt{T}$成正比，与分子质量$\sqrt{m_0}$成反比，其相对大小为$\sqrt{\overline{v^2}}>\bar{v}>v_p$，如图 3-4 虚线所示．三种统计速率分别应用于不同问题的研究中．由于最概然速率是速率分布曲线中的极大值相对应的速率，因此常被用于讨论分子速率分布的情况；平均速率常用于讨论分子的碰撞，如计算分子运动的平均碰撞次数、平均距离等；方均根速率常用于计算分子的平均平动能以及用于讨论气体压强和温度的统计规律．

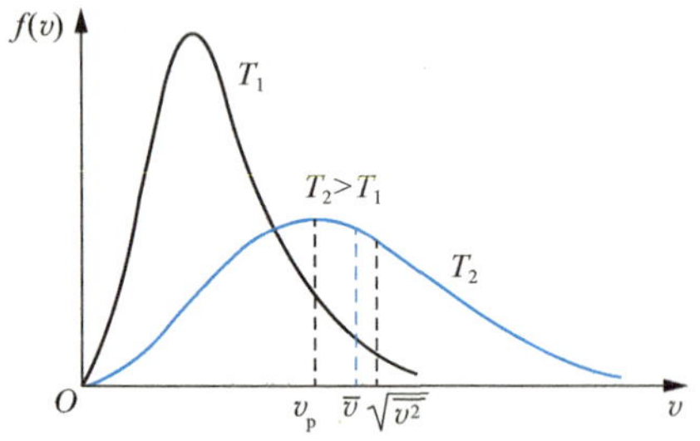

图 3-4 不同温度下的速率分布和麦克斯韦三种统计速率

3.2.4 玻尔兹曼能量分布律

在平衡态中，理想气体不受外力场作用下分子按速率分布的情况可用麦克斯韦速率分布律进行讨论．这时尽管各个分子的速率不同，但分子在空间分布是均匀的，空间各处的分子数密度是一样的．玻尔兹曼（L.Boltzmann）在此基础上，对气体处在保守力场如重力场中的分子在空间中的分布规律进行了研究．在外力场中，气体分子同时

受到两种互相对立的作用，无规则热运动要使分子均匀分布在它们能够到达的空间，而外力场则要使这些分子聚集到势能最低的地方．当这两种相互作用达到平衡时，分子的空间分布不再是均匀的，此时的分子数密度与分子的势能有关．

如果以 n_0 表示势能 $E_p=0$ 位置的分子数密度，则在势能 E_p 位置的分子数密度 n 为

$$n = n_0 e^{-\frac{E_p}{kT}} \tag{3-15}$$

上式称为分子按势能分布的玻尔兹曼分布定律，简称玻尔兹曼分布律．

对气体分子而言，玻尔兹曼分布律是成立的，不仅如此，它对所有的微观粒子，如固体、液体、气体的分子和原子，包括做热运动的任何微观粒子都是成立的，因此，玻尔兹曼分布律具有普遍意义，它的应用范围很广．

在重力场中，由式（3-15）可求出气体分子按高度分布的规律．此时式（3-15）的势能 E_p 为重力势能，取坐标 z 轴竖直向上，并设地面位置 $z=0$ 处的势能为零，n_0 即为 $z=0$ 处的分子数密度．又设重力场中大气分子的质量为 m_0，所处位置的海拔为 z，则它所具有的重力势能为 $E_p = m_0 gz$ ，代入式（3-15）可得分布在高度 z 处单位体积中的分子数为

$$n = n_0 e^{-\frac{m_0 gz}{kT}} \tag{3-16}$$

可见，在重力场中，气体的分子数密度 n 随着高度 z 的增大按指数规律减小；分子的质量 m_0 越大，气体的温度 T 越低，n 减小得越快．

温度一定时，理想气体的压强 $p = nkT = n_0 kT e^{-\frac{m_0 gz}{kT}}$ ，由于分子的质量 $m_0 = \dfrac{M}{N_A}$，M 是气体摩尔质量，N_A 是阿伏伽德罗常量，所以可得

$$p = p_0 e^{-\frac{Mgz}{RT}} \tag{3-17}$$

式中 $p_0=n_0 kT$ 为 $z=0$ 处的气体压强．上式称为等温气压公式，由该式知大气压强 p 随高度 z 的增加按指数规律减小．又因为大气温度是随高度而变化的，故只有在高度相差不大的情况下，式（3-17）的计算结果才会符合实际情形．

大气是由 N_2、O_2、H_2O 和 CO_2 等组成的一种混合气体，大气压强等于各组成气体的分压强之和，而各气体分压强与大气压强之比等于各气体容积与总容积之比（%），在海平面高度的大气中 O_2、N_2 的容积百分比分别约为 20.7%、78%．人体在高空中会出现呼吸困难四肢无力是由于氧分压降低而引起的乏氧症状．海拔越高，大气压越低，

其中的氧分压也越低．因此人在高空中感到呼吸困难，关键是要提高氧分压，而不是总气压．高压氧仓的设计就是这个原理，以此使病人做高压氧治疗达到缓解缺氧的目的．

高原的特点是空气稀薄，大气压低、氧分压低．海平面地方温度 0 ℃时，大气压为 101.2 kPa（760 mmHg），大气氧分压为 21.2 kPa（159 mmHg），正常人肺泡气氧分压为 14 kPa（105 mmHg），动脉血氧分压（PaO_2）为 13.3 kPa（100 mmHg），动脉血氧饱和度（SaO_2）可达到 95%～98%．海拔增加至 3000 m 时，大气压降至 77.3 kPa（526 mmHg），大气氧分压为 14.7 kPa（110 mmHg），肺泡氧分压为 8.26 kPa（62 mmHg），PaO_2 和 SaO_2 明显下降，人体产生缺氧现象．

习 题

3-1 气体的热平衡状态时有什么特征？平衡态时可用哪些态参量描述气体的宏观状态？

3-2 理想气体压强公式推导过程中，哪些地方用到了理想气体的微观模型？哪些地方用到了统计假设？压强的微观本质是什么？

3-3 气体分子的三种统计速率与气体分子本身的性质和气体的温度有什么关系？

3-4 单、双、多原子分子气体的内能有什么不同？

3-5 能量按自由度均分原理中的能量，指的是动能、势能还是机械能？

3-6 设盛有某种理想气体的容器漏气，结果使气体的压强、分子数密度均减为原来的一半，那么气体的内能及气体分子的平均动能是否改变？为什么？

3-7 设贮气筒容积为 20 L，内有 128 g 氧气，如果贮气筒的温度为 27 ℃，则筒内氧气的压强为多少个大气压？分子数密度又是多少？

3-8 设某一氧气瓶的容积为 35 L，瓶内氧气压强为 1.5×10^7 Pa，在给病人输氧气一段时间以后，瓶内氧气压强降为 1.2×10^7 Pa，假定温度为 20 ℃，试求这段时间内用掉的氧气质量是多少？

3-9 设某容器内贮有的气体压强为 1.33 Pa，温度为 27 ℃，试问容器内单位体积气体的分子数有多少？所有这些分子的总平均平动能是多少？

3-10 设 2 g 氢气装在 20 L 的容器内，若容器内氢气的压强为 3.996×10^3 Pa，问氢气分子的平均平动能是多少？

3-11 假设在 0 ℃和压强为 1.114×10^4 Pa 时，某一气体的密度为 $1.0\times10^{-5}\ \mathrm{g\cdot cm^{-3}}$，求此种气体的分子量，并判断它是什么气体？

3-12 试求氧气在 17 ℃时的最概然速率、平均速率和方均根速率．

3-13 在温度为 27 ℃时，试求 1 g 氢气、氮气的内能各为多少？

3-14 设某气体的温度为 27 ℃，压强为 1.5 atm，试求 2 L 该气体中有多少个分子？

3-15 试求在什么高度上的大气压强是地面的 75%？（设空气的温度为 0 ℃，M=28.9 $\mathrm{g\cdot mol^{-1}}$．）

3-16 设在某一高海拔处的温度为−10 ℃，氧分压为 5.3×10^3 Pa，试求该处的海拔是多少？（提示：先求标准状态下的氧分压．）

（中山大学 贺奇才）

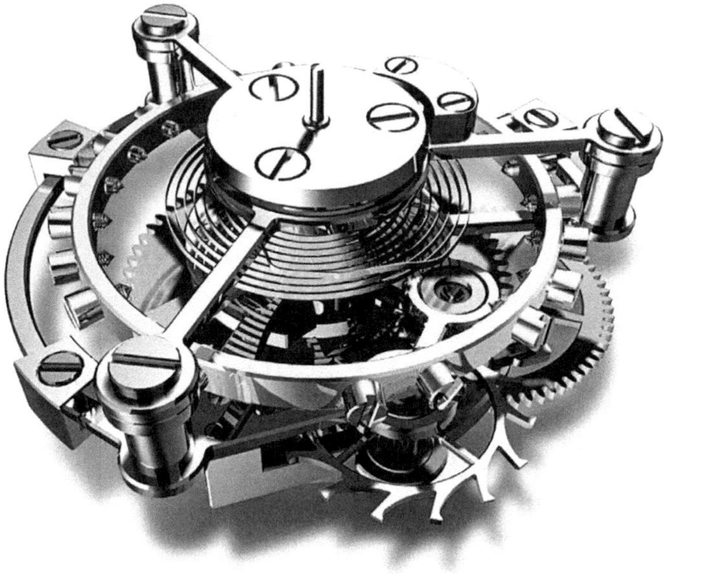

振动式钟表是利用振动来计时的. 摆轮游丝系统是机械钟表内部的振动系统，理想的摆轮游丝系统做简谐振动，其振动周期只取决于摆轮的转动惯量、游丝所用的材料、游丝的宽度、厚度及工作长度，与摆轮的振幅无关，振动具有等时性. 根据摆轮游丝系统的结构参数确定振动周期，通过测量振动次数，即可进行精确计时.

第4章 振动

振动（vibration）是自然界中普遍存在的一种现象. 任何一个物理量在某定值附近往复变化，都称为振动. 例如，钟摆摆动时位移、速度及加速度的变化，交流电路中电流、电压及电荷的变化，电磁波中电场强度和磁场强度的变化等.

物体在某一位置附近的往复运动，称为机械振动（mechanical vibration）. 琴弦被拨动后的运动、风吹树枝的摆动、发声时声带的微小颤动、心脏的跳动等都是机械振动. 机械波、电磁波及人体内心音肺音的产生都与振动息息相关，在物理学中对振动现象进行研究非常必要. 尽管各种振动产生的物理机制不同，但都遵循着一些共同的规律，具有相同的数学表述. 本章我们从研究机械振动入手，去了解振动遵循的一般规律.

4.1 简谐振动

4.1.1 简谐振动的动力学方程

任何物体都可以振动，一般情况下振动是复杂的．为了理解振动的基本特性，以理想模型弹簧振子作为研究对象，研究其振动过程．一个质量为 m 的物体，放在光滑的水平面上．劲度系数为 k、质量可忽略的轻弹簧的一端与物体相连，另一端固定在刚性墙上．该物体和弹簧构成的系统称为弹簧振子．当弹簧处在自由状态时，物体受到的合力为零，此时物体所在位置为平衡位置．将物体拉离平衡位置后释放，物体开始在平衡位置附近往复运动．以平衡位置为原点，沿物体运动方向建立 x 坐标轴，t 时刻物体离开平衡位置的位移为 x，如图 4-1 所示．

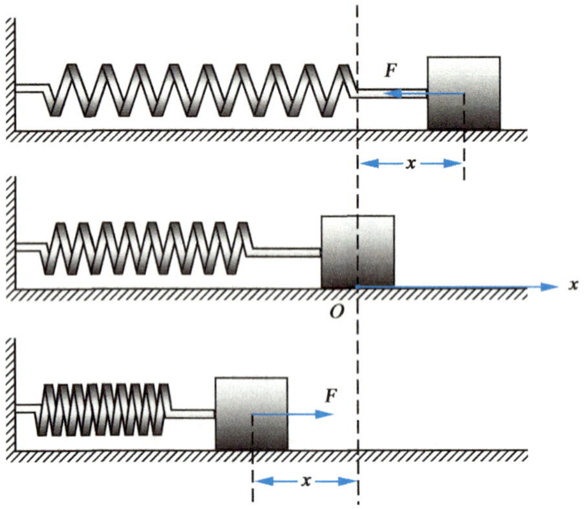

图 4-1　弹簧振子的振动

根据胡克定律，弹簧作用在物体上的弹力

$$F=-kx \tag{4-1}$$

弹力与物体离开平衡位置的位移成正比，负号表示弹力的方向与位移方向相反．弹力总是试图将离开平衡位置的物体拉回到平衡位置，具有这种性质的力称为回复力．而惯性又使物体不会停留在平衡位置，回复力和惯性是产生振动的两个基本原因．根据牛顿第二定律，得

$$m\frac{\mathrm{d}^2x}{\mathrm{d}t^2}=-kx$$

对给定的弹簧振子，m、k 为正值常量，令

$$\omega^2=\frac{k}{m} \tag{4-2}$$

将其代入上式，得到物体的动力学方程为

$$\frac{d^2x}{dt^2}+\omega^2x=0 \tag{4-3}$$

该微分方程的解为

$$x=A\cos(\omega t+\varphi) \tag{4-4}$$

式中，A、φ是两个积分常数，其大小由初始条件决定．弹簧振子振动时，物体离开平衡位置的位移随时间按余弦规律（或正弦规律）变化，这种振动称为**简谐振动（simple harmonic vibration）**．式（4-4）称为振动方程或振动表达式．当一个振动系统受到大小与离开平衡位置的位移成正比、方向相反的线性回复力作用时，系统的振动是简谐振动．广义上讲，一个物理量的变化规律遵循式（4-3）或式（4-4），该物理量做简谐振动．

根据速度、加速度的定义，物体做简谐振动时的速度、加速度分别为

$$v=\frac{dx}{dt}=-\omega A\sin(\omega t+\varphi) \tag{4-5}$$

$$a=\frac{d^2x}{dt^2}=-\omega^2x=-\omega^2A\cos(\omega t+\varphi) \tag{4-6}$$

物体做简谐振动时，不仅位移随时间做周期性变化，其速度和加速度也随时间做周期性变化，简谐振动的加速度与位移成正比，方向与位移方向相反．

弹簧振子的振动是一种理想情况，实际发生的振动大多较为复杂，但很多情况下的微振动可近似看作简谐振动．例如，长度为l的不可伸缩的细线上端固定，下端悬挂一个质量为m、可看作质点的物体，将物体拉离平衡位置后释放，物体开始来回摆动，该系统称为单摆，如图 4-2 所示．

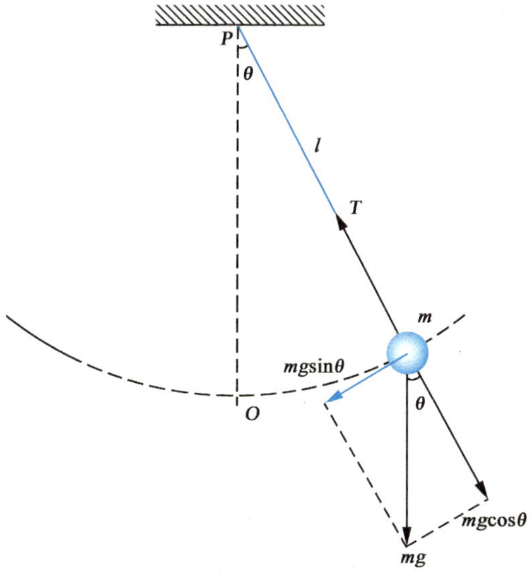

图 4-2　单摆

不计空气阻力，物体受到的回复力$F=-mg\sin\theta$，为非线性回复力，振动是非简谐振动. 当单摆在竖直平面内的摆动是小角度摆动时，即$\theta\leqslant 5^\circ$时，$F\approx -mg\theta$，据牛顿第二定律得

$$\frac{\mathrm{d}^2\theta}{\mathrm{d}t^2}+\omega^2\theta=0 \tag{4-7}$$

其中

$$\omega^2=\frac{g}{l} \tag{4-8}$$

将式（4-7）与式（4-3）比较，两式具有相同的形式，单摆的微振动也是简谐振动. 固体中的原子在其平衡位置附近做微振动时，振动也近似为简谐振动.

4.1.2 简谐振动的特征量

在简谐振动方程（4-4）中，A、ω及φ是描述振动特征的三个物理量.

1. 振幅

式(4-4)中，$|\cos(\omega t+\varphi)|\leqslant 1$，物体的运动范围在$A$到$-A$之间. A表示振动物体离开平衡位置的最大距离，称为振幅（**amplitude**）.

2. 周期和频率

运动具有周期性是振动的重要特征. 物体从某振动状态开始经过一段时间后又回到该状态，这个过程称为一次周期性振动. 定义完成一次周期性振动所用的时间为周期（**period**），用T表示. 每隔一个周期，物体的振动状态就重复一次，即

$$x=A\cos[\omega(t+T)+\varphi]=A\cos(\omega t+\varphi)$$
$$A\cos[(\omega t+\varphi)+\omega T]=A\cos(\omega t+\varphi)$$

T为满足上述方程的最小时间，$\omega T=2\pi$，即

$$T=\frac{2\pi}{\omega} \tag{4-9}$$

定义单位时间内完成周期性振动的次数为频率（**frequency**），用ν表示，单位是赫兹（Hz）. 频率与周期的关系为

$$T=\frac{1}{\nu}=\frac{2\pi}{\omega}$$

即

$$\omega=2\pi\nu \tag{4-10}$$

ω表示物体在2π秒的时间内完成周期性振动的次数，称为角频率（**angular frequency**），单位为弧度每秒（$\mathrm{rad\cdot s^{-1}}$）.

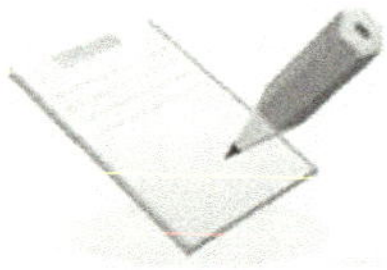

对弹簧振子，根据式（4-2），$\omega=\sqrt{\dfrac{k}{m}}$，弹簧振子的周期为

$$T=2\pi\sqrt{\frac{m}{k}} \tag{4-11}$$

对单摆，根据式（4-8），$\omega=\sqrt{\dfrac{g}{l}}$，单摆的周期为

$$T=2\pi\sqrt{\frac{l}{g}} \tag{4-12}$$

弹簧振子的质量m和劲度系数k、单摆的摆长l和重力加速度g，都是振动系统本身固有的性质，弹簧振子和单摆的振动周期、频率完全由振动系统本身的性质决定，称为固有周期和固有频率．简谐振动的振动周期和频率与振幅无关，具有等时性．

3．相位

当物体做振幅为A、角频率为ω的简谐振动时，根据式（4-4）、式（4-5）及式（4-6），物体的振动状态，即任意时刻物体离开平衡位置的位移、速度及加速度，完全由$(\omega t+\varphi)$决定．$(\omega t+\varphi)$是决定振动物体运动状态的物理量，称为相位（**phase**）．φ为$t=0$时的相位，称为初相（**initial phase**）．规定初相的取值范围为$0\leqslant\varphi<2\pi$（或$-\pi<\varphi\leqslant\pi$）．

设有两个同频率的简谐振动，其振动方程为

$$x_1=A_1\cos(\omega t+\varphi_1)$$
$$x_2=A_2\cos(\omega t+\varphi_2)$$

二者的相位差为

$$\Delta\varphi=(\omega t+\varphi_2)-(\omega t+\varphi_1)=\varphi_2-\varphi_1$$

用相位差可以比较两个同频率的简谐振动的振动步调．当$\Delta\varphi=\pm 2n\pi$，$n=0,1,2,\cdots$时，两个物体将同时到达各自同方向的位移最大值，同时通过各自的平衡位置并向同方向运动，两个物体的振动步调完全相同，称为同相．当$\Delta\varphi=\pm(2n+1)\pi$，$n=0,1,2,\cdots$时，一个物体到达正的最大位移值时，另一个物体到达负的最大位移值，它们同时通过各自的平衡位置但运动方向相反，两个物体的振动步调相反，称为反相，如图4-3所示．

根据初始条件确定振幅A和初相φ．设$t=0$时，位移$x=x_0$，速度$v=v_0$．在式（4-4）、（4-5）中令$t=0$，得

$$x_0=A\cos\varphi$$
$$v_0=-\omega A\sin\varphi$$

解上面的方程组，得

$$A=\sqrt{{x_0}^2+\frac{{v_0}^2}{\omega^2}} \tag{4-13}$$

$$\varphi=\arctan\frac{-v_0}{\omega x_0} \tag{4-14}$$

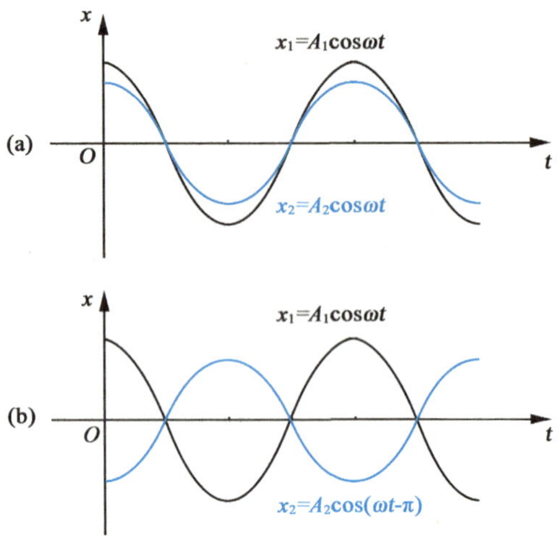

图 4-3 （a）同相振动（b）反相振动

例 4-1

一质点沿 x 轴做简谐振动．振幅为 2.0 cm、频率为 1.5 Hz，$t=0$ 时，质点通过原点向 x 轴的正方向运动．求：（1）质点的振动方程；（2）最大速度、最大加速度；（3）$t=1.0$ s 这段时间内质点运动的总路程．

解　（1）设简谐振动方程为

$$x=A\cos(\omega t+\varphi)$$

据题意，振幅 $A=2.0$ cm，频率 $\nu=1.5$ Hz．首先求出角频率 $\omega=2\pi\nu=3.0\pi\ \mathrm{rad\cdot s^{-1}}$．再利用初始条件求初相 φ．将 $t=0$ 时，$x=0$，$v>0$ 分别代入式（4-4）、式（4-5）中，得

$$A\cos\varphi=0，\quad -\omega A\sin\varphi>0$$

即 $\varphi=\frac{\pi}{2},\frac{3\pi}{2}$，且 $\sin\varphi<0$，因此只能取 $\varphi=\frac{3\pi}{2}$．振动方程为

$$x=2.0\cos\left(3.0\pi t+\frac{3\pi}{2}\right)\ \mathrm{cm}$$

（2）最大速度为

$$v_{\max}=\omega A=3.0\pi\times2.0=6.0\pi\approx19\ （\mathrm{cm\cdot s^{-1}}）$$

最大加速度为

$$a_{\max}=\omega^2A=(3.0\pi)^2\times2.0=18.0\pi^2\approx1.8\times10^2\ （\mathrm{cm\cdot s^{-2}}）．$$

（3）将 $t=1.0$ s 代入振动方程 $x=2.0\cos\left(3.0\pi t+\frac{3\pi}{2}\right)$ cm 中，得

$$x=2.0\cos\left(3.0\pi+\frac{3\pi}{2}\right)=0$$

物体振动的周期 $T=\frac{1}{\nu}=\frac{2}{3}$ s，四分之一周期为 $\frac{1}{6}$ s，物体运动的时间 1.0 s 是四分之一周期的 6 倍，运动的总路程为 $6\times2.0=12$（cm）．

4.1.3 简谐振动的旋转矢量表示法

为了更加直观地描述简谐振动，引入简谐振动的旋转矢量表示法．设点 M 以大小不变的角速度 ω，绕以 O 为圆心、半径为 A 的圆周逆时针运动．由 O 指向 M 的矢量 $\boldsymbol{A}$ 也以角速度 ω 逆时针旋转．以圆心为原点建立 x 坐标轴．当点 M 作圆周运动时，其在 x 轴上的投影点 P 在 O 点两侧往复运动．$\boldsymbol{A}$ 称为旋转矢量，该圆周称为简谐振动的参考圆．当 $t=0$ 时，旋转矢量 $\boldsymbol{A}$ 与 x 轴的夹角为 φ，经时间 t，$\boldsymbol{A}$ 转过的角度为 ωt，t 时刻 $\boldsymbol{A}$ 与 x 轴的夹角为 $(\omega t+\varphi)$，投影点 P 离开平衡位置的位移为 $x=A\cos(\omega t+\varphi)$，如图 4-4 所示．

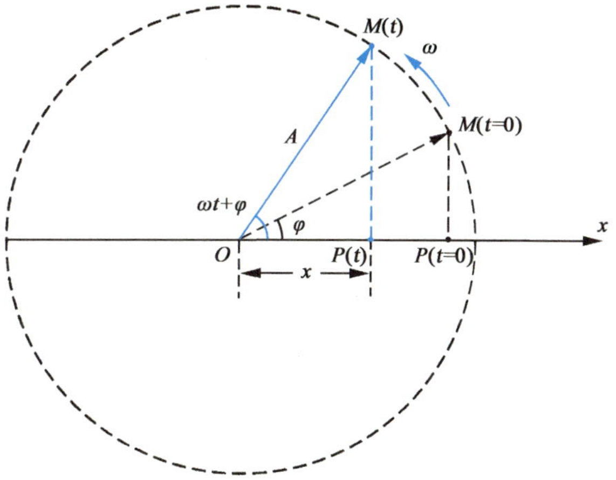

图 4-4　简谐振动的旋转矢量表示法

由此可见，当一个旋转矢量的末端沿参考圆做圆周运动时，其投影点在 x 轴上的运动是简谐振动．描述振动特征的物理量，振幅、角频率、周期、相位、初相及离开平衡位置的位移都可以在旋转矢量图上直观地表示出来．旋转矢量的长度表示振幅，旋转矢量转动的角速度表示振动的角频率，旋转矢量转一周所用时间表示振动周期，t 时刻旋转矢量与 x 轴的夹角表示相位，$t=0$ 时旋转矢量与 x 轴的夹角表示初相，t 时刻旋转矢量的末端在 x 轴上的投影点的坐标表示离开平衡位置的位移．

4.1.4 简谐振动的能量

现在仍以弹簧振子为例讨论简谐振动系统的能量．弹簧振子振动时，随着弹簧伸长量的变化，系统的弹性势能不断变化．不计轻质弹簧的质量，系统的动能由振动物体决定，并随速度的变化而变化．

在任意时刻，系统的动能为

$$E_{\mathrm{k}}=\frac{1}{2}mv^2=\frac{1}{2}m\omega^2A^2\sin^2(\omega t+\varphi) \tag{4-15}$$

系统的弹性势能为

$$E_p = \frac{1}{2}kx^2 = \frac{1}{2}kA^2\cos^2(\omega t + \varphi) \quad (4\text{-}16)$$

系统的总能量为

$$E = E_k + E_p = \frac{1}{2}m\omega^2A^2\sin^2(\omega t + \varphi) + \frac{1}{2}kA^2\cos^2(\omega t + \varphi)$$

因为$\omega^2 = k/m$，所以上式可化为

$$E = \frac{1}{2}mA^2\omega^2 = \frac{1}{2}kA^2 \quad (4\text{-}17)$$

尽管弹簧振子在振动过程中，系统的动能和势能都随时间作周期性变化，动能最大时势能最小，动能最小时势能最大，但系统的总能量是一个与时间无关、与振幅的平方成正比的常量．这是因为在振动过程中无外力对系统做功，系统内的动能和势能相互转换，但总的机械能守恒，如图 4-5 所示．该结论对任意简谐振动系统都适用．

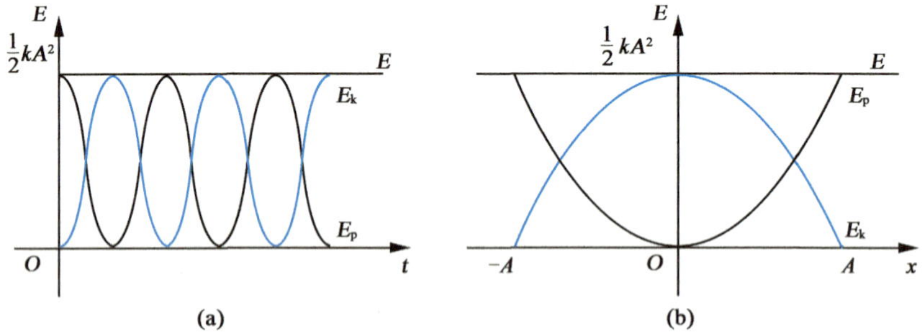

图 4-5 简谐振动动能、势能、总能量（a）随时间变化的曲线（b）随位移变化的曲线

对实际振动系统，由于各种阻力的存在，振动系统的机械能逐渐减少，振幅随之而减小，直至停止振动．这种振幅逐渐减小的振动称为阻尼振动（**damped vibration**）．为了维持系统的振动，可以通过施加一个对系统做正功的外力来补偿机械能的减少，称系统在周期性外力的持续作用下发生的振动为受迫振动（**forced vibration**）．在一个周期内，当周期性外力所做的功刚好补偿因阻力而消耗的系统能量时，系统将维持等幅振动，且振动的频率与周期性外力的频率相同，振动的振幅与周期性外力的频率有关．当周期性外力的频率接近振动系统的固有频率时，受迫振动的振幅最大，发生共振（**resonance**）．许多实际的振动都属于受迫振动，例如，声波引起耳膜的振动、马达转动时引起基座的振动、风力引起建筑物的振动等．

共振现象有其有利的一面，在很多领域中被应用．例如，收音机选台时，通过调节收音机的谐振频率，使谐振电路在接近所要收听电台的广播频率时发生共振，接收相应的广播信号．临床诊断常用的磁共振成像技术，是利用人体内的氢原子核在外加磁场中受到特定频率

的电磁波激发，发生核磁共振现象，产生携带人体内部信息的磁共振信号，接收处理磁共振信号最终形成图像．同时共振现象也有其有害的一面，必须加以控制．在对机械设备、桥梁及建筑物进行设计时，通常要考虑如何减轻由于机器转动、车辆通行、风力等自然或人为因素引起的受迫振动，避免共振造成的破坏．

例 4-2

质量 m 为 0.5 kg 的质点沿 x 轴做简谐振动，振幅为 0.1 m，周期为 2 s．$t=0$ 时，质点的位移 $x_0=-0.05$ m，且向 x 轴的负向运动．

（1）用旋转矢量法求初相及第一次通过平衡位置所用的时间；

（2）求振动系统的机械能．

解 （1）以振幅 A 为半径、O 为圆心画参考圆，过圆心作 x 轴．根据初始条件找到 $t=0$ 时振动质点的位置在 P 点，过 P 作 x 轴的垂线，垂线与参考圆相交 M_1、M_2 两点；根据初速度的方向，确定其中的 M_1 为旋转矢量末端的位置；画出 $t=0$ 时的旋转矢量 $\boldsymbol{A}$，$\boldsymbol{A}$ 与 x 轴的夹角为初相 φ，如图 4-6 所示．

根据图 4-6 所表示的几何关系，计算初相为

$$\varphi=\pi-\frac{\pi}{3}=\frac{2\pi}{3}$$

旋转矢量 A 由初始位置 OM_1 逆时针转动（$\frac{\pi}{3}+\frac{\pi}{2}=\frac{5\pi}{6}$）弧度到达 OM_1' 位置时，振动质点第一次通过平衡位置，所用的时间为 t，则

$$\omega t=\frac{5\pi}{6}$$

振动的角频率为

$$\omega=\frac{2\pi}{T}=\frac{2\pi}{2}=\pi\ (\mathrm{rad\cdot s^{-1}})$$

质点第一次通过平衡位置所用的时间为

$$t=\frac{5\pi}{6\pi}\approx 0.83\ (\mathrm{s})$$

（2）最大速度为

$$v_{\max}=\omega A=0.1\pi\ (\mathrm{m\cdot s^{-1}})$$

振动系统的机械能为

$$E=E_{\mathrm{k\,max}}=\frac{1}{2}mv_{\max}^2=\frac{1}{2}\times 0.5\times(0.1\pi)^2\approx 2.5\times 10^{-2}\ (\mathrm{J})$$

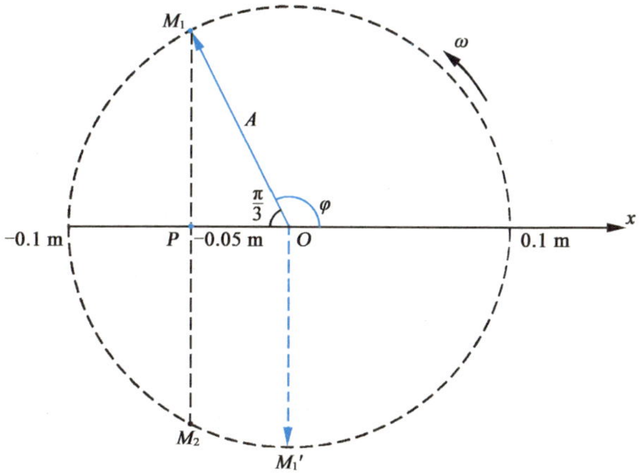

图 4-6 t=0 及第一次通过平衡位置时的旋转矢量

4.2 简谐振动的合成

4.2.1 同方向同频率的简谐振动的合成

同方向同频率简谐振动的合成

一个质点同时参与两个同方向同频率的简谐振动．以振动方向为 x 轴，质点的平衡位置为坐标原点，在 t 时刻这两个简谐振动的位移分别为

$$x_1 = A_1\cos(\omega t + \varphi_1)$$
$$x_2 = A_2\cos(\omega t + \varphi_2)$$

式中 A_1、A_2 和 φ_1、φ_2 分别表示两个简谐振动的振幅和初相．根据矢量叠加原理，质点在任意时刻的位移是两个简谐振动单独存在时引起位移的矢量和．由于位移 x_1、x_2 的方向在同一直线上，则合位移可表示为上述两个位移的代数和，即

$$x = x_1 + x_2 = A_1\cos(\omega t + \varphi_1) + A_2\cos(\omega t + \varphi_2)$$

用两种方法可以求出合成的结果．一种是应用三角函数关系，另一种是应用简谐振动的旋转矢量表示法．下面用旋转矢量表示法来讨论两个简谐振动合成的结果．

在旋转矢量表示法中，两个简谐振动对应的旋转矢量分别是 $\boldsymbol{A}_1$ 和 $\boldsymbol{A}_2$，两个旋转矢量以相同的角速度 ω 逆时针转动．t 时刻，$\boldsymbol{A}_1$ 和 $\boldsymbol{A}_2$ 与 x 轴的夹角分别为 $(\omega t + \varphi_1)$ 和 $(\omega t + \varphi_2)$，二者之间的夹角为 $(\varphi_2 - \varphi_1)$，不随时间改变．根据矢量合成法则，以 $\boldsymbol{A}_1$ 和 $\boldsymbol{A}_2$ 为邻边作一个平行四边形，该平行四边形的形状将保持不变，合矢量 $\boldsymbol{A}$ 的长度保持不变，合矢量 $\boldsymbol{A}$ 也以相同的角速度 ω 逆时针旋转．t 时刻的旋转矢量图如图 4-7 所示．

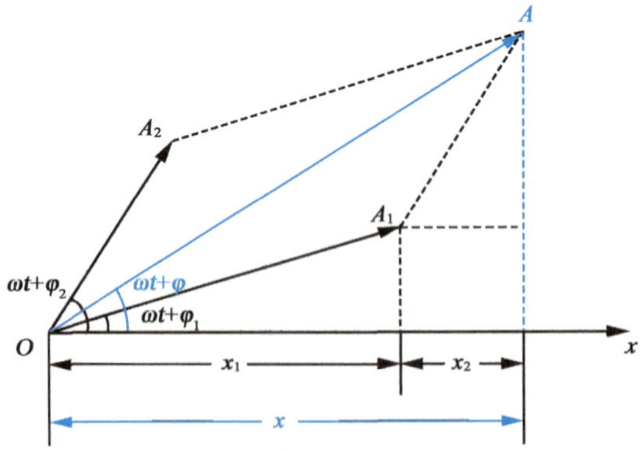

图 4-7　两个同方向同频率简谐振动合成的旋转矢量图

从图 4-7 可以看出，任意时刻合矢量 $\boldsymbol{A}$ 在 x 轴上的投影等于该时刻旋转矢量 $\boldsymbol{A}_1$ 和 $\boldsymbol{A}_2$ 在 x 轴上的投影 x_1 和 x_2 的代数和．合矢量 $\boldsymbol{A}$ 正好

表示合振动对应的旋转矢量，其与 x 轴的夹角表示 t 时刻合振动的相位，即

$$x = x_1 + x_2 = A\cos(\omega t + \varphi)$$

合振动仍为角频率为 ω 的简谐振动．根据图 4-7 所示的几何关系，可以求出合振动的振幅 A 为

$$A = \sqrt{A_1^2 + A_2^2 + 2A_1A_2\cos(\varphi_2 - \varphi_1)} \tag{4-18}$$

$t = 0$ 时，旋转矢量 $\boldsymbol{A}$ 与 x 轴的夹角为 φ，是合振动的初相，此时 $\boldsymbol{A}_1$ 和 $\boldsymbol{A}_2$ 与 x 轴的夹角分别为 φ_1 和 φ_2．根据几何关系，可求出合振动的初相 φ 为

$$\varphi = \arctan\frac{A_1\sin\varphi_1 + A_2\sin\varphi_2}{A_1\cos\varphi_1 + A_2\cos\varphi_2} \tag{4-19}$$

据式（4-18）、式（4-19）可知，合振动的振幅与分振动的振幅及相位差有关．通常合振动的振幅有下面三种情况．

（1）两振动同相，即相位差 $\varphi_2 - \varphi_1 = \pm 2n\pi,\quad n = 0,1,2,\cdots$ 时，$\cos(\varphi_2 - \varphi_1) = 1$，合振动的振幅为

$$A = \sqrt{A_1^2 + A_2^2 + 2A_1A_2} = A_1 + A_2$$

合振动的振幅最大，为两分振动振幅之和．

（2）两振动反相，即相位差 $\varphi_2 - \varphi_1 = \pm(2n+1)\pi,\quad n = 0,1,2,\cdots$ 时，$\cos(\varphi_2 - \varphi_1) = -1$，合振动的振幅为

$$A = \sqrt{A_1^2 + A_2^2 - 2A_1A_2} = |A_1 - A_2|$$

合振动的振幅最小，为两分振动振幅之差的绝对值．

（3）两振动既不同相又不反相时，合振动的振幅满足下面关系：

$$|A_1 - A_2| \leqslant A \leqslant A_1 + A_2$$

合振动的振幅介于最大值与最小值之间．

4.2.2 同方向不同频率的简谐振动的合成

两个同方向不同频率的简谐振动，振动的角频率分别为 ω_1 或 ω_2，t 时刻离开平衡位置的位移分别为

$$x_1 = A_1\cos(\omega_1 t + \varphi_1)$$

$$x_2 = A_2\cos(\omega_2 t + \varphi_2)$$

合振动的位移为

$$x = x_1 + x_2 = A_1\cos(\omega_1 t + \varphi_1) + A_2\cos(\omega_2 t + \varphi_2)$$

由于两个振动的频率不同，在旋转矢量表示法中，表示简谐振动的两个旋转矢量 $\boldsymbol{A}_1$ 和 $\boldsymbol{A}_2$ 以不同的角速度转动，二者之间的夹角 $[\varphi_2 - \varphi_1 + (\omega_2 - \omega_1)t]$ 将随时间改变，合矢量 $\boldsymbol{A}$ 的长度也将随时间而改变，t 时刻合振动的位移不能表示为式（4-4）的形式，合振动不再是

同方向不同频率
简谐振动的合成

简谐振动，而是 x 方向上的复杂振动.

为了突出频率不同对振动合成产生的影响，设两个同方向的简谐振动的振幅相同、初相相同，合振动的位移为

$$x = A[\cos(\omega_1 t+\varphi)+\cos(\omega_2 t+\varphi)]$$

$$x = 2A\cos\frac{(\omega_2-\omega_1)t}{2}\cos\left(\frac{\omega_2+\omega_1}{2}t+\varphi\right) \tag{4-20}$$

讨论两个振动频率较大且频率相差很小时合振动所表现出的特性. 此时满足 $|\omega_2-\omega_1| \ll \omega_2+\omega_1$，式（4-20）中的第一项因子 $2A\cos\frac{(\omega_2-\omega_1)t}{2}$ 随时间缓慢变化，第二项因子 $\cos(\frac{\omega_2+\omega_1}{2}t+\varphi)$ 的角频率接近 ω_1 或 ω_2. 式（4-20）可近似看作振幅为 $\left|2A\cos\frac{(\omega_2-\omega_1)t}{2}\right|$，角频率为 $\frac{\omega_2+\omega_1}{2}\approx\omega_1\approx\omega_2$ 的“简谐振动”，如图 4-8 所示.

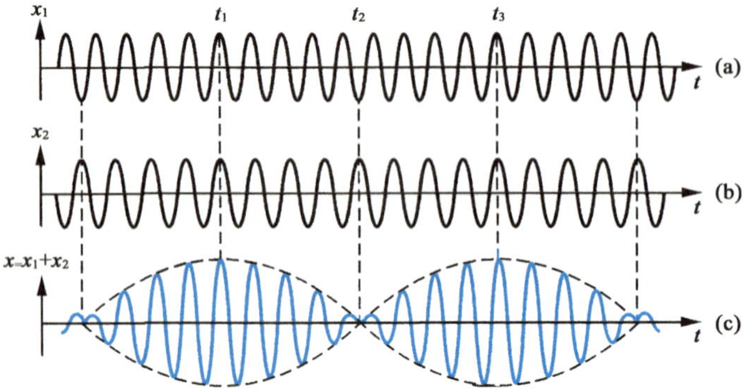

图 4-8　两个同方向、频率接近的简谐振动的合成

从图 4-8 可以看出，由两个方向相同、振动频率大且频率接近的简谐振动引起的合振动，其振幅随时间发生周期性变化，振幅时而增大、时而减小，合振动描述的是一个高频振动受到一个低频振动调制的运动，称这种振动时强时弱的现象为**拍（beat）**. 定义单位时间内合振动的振幅完成周期性变化的次数为**拍频（beat frequency）**，用 ν 表示. 设合振动的振幅完成一次周期性变化所用的时间为 T，则

$$\left|2A\cos\frac{(\omega_2-\omega_1)}{2}t\right| = \left|2A\cos\frac{(\omega_2-\omega_1)}{2}(t+T)\right|$$

$$\frac{|\omega_2-\omega_1|}{2}T=\pi$$

$$\nu=\frac{1}{T}=\frac{|\omega_2-\omega_1|}{2\pi}=|\nu_2-\nu_1| \tag{4-21}$$

拍频等于两个分振动频率之差.

拍现象在机械振动、电磁振动及波动中有着广泛的应用. 钢琴调

音师用标准音叉进行调音，当钢琴某根弦的频率与标准音叉的频率存在微小差别时，叠加后会产生拍音，调整弦直到拍音消失，就校准了钢琴的一个琴音. 临床上利用超声回波的多普勒频移可以探测人体内部的运动目标，如监测胎儿的心跳、测量血流速度等，利用拍现象可以很方便地测量多普勒频移.

4.2.3 互相垂直的简谐振动的合成

当一个质点同时参与两个振动方向垂直的简谐振动时，质点的位移是这两个振动单独存在时引起位移的矢量和. 一般情况下，质点将在由这两个垂直方向所确定的平面上作曲线运动. 下面讨论质点的运动轨迹.

设两个频率相同的简谐振动分别在相互垂直的 x、y 轴上进行，离开平衡位置的位移分别为

$$x = A_1\cos(\omega t + \varphi_1)$$

$$y = A_2\cos(\omega t + \varphi_2)$$

利用上面两式，消去时间参量 t，得到质点在直角坐标系中的轨迹方程为

$$\frac{x^2}{A_1^2} + \frac{y^2}{A_2^2} - 2\frac{xy}{A_1A_2}\cos(\varphi_2 - \varphi_1) = \sin^2(\varphi_2 - \varphi_1)$$

这是椭圆的一般方程. 两个振动方向垂直、频率相同的简谐振动合成后，合运动的轨迹是一个椭圆，椭圆的形状由两个分振动的振幅及相位差 $(\varphi_2 - \varphi_1)$ 决定. 相位差不同，对应的合运动轨迹不同，运动方向不同，如图 4-9 所示.

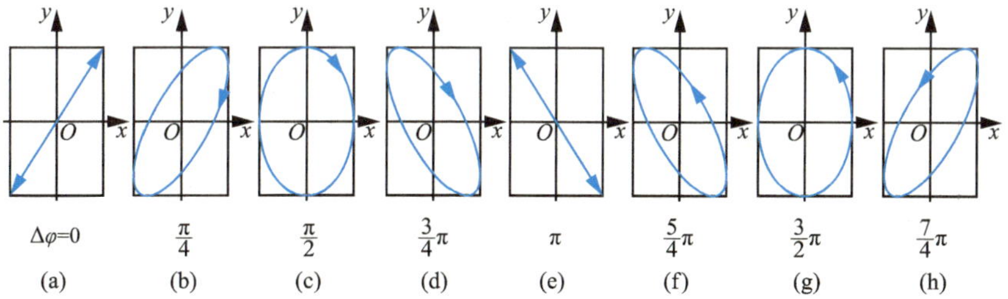

图 4-9 两个互相垂直、同频率的简谐振动的合成

当相位差 $\varphi_2 - \varphi_1 = \pm n\pi$，$n = 0,1,2,\cdots$ 时，运动轨迹退化为直线，合运动是沿该直线方向上的简谐振动. 一般情况下，合运动轨迹为椭圆.

当两个振动方向垂直的简谐振动的频率略有差异时，其相位差将随时间缓慢变化，合运动的轨迹和运动方向将不断按如图 4-9 所示的顺序发生周期性变化.

当两个振动方向垂直的简谐振动的频率不同时，合运动是复杂的，运动轨迹也不稳定. 但两分振动的频率比为简单的整数比时，合运动

的轨迹是闭合且稳定的曲线，称为李萨如图形.

4.2.4 频谱分析

两个同方向的简谐振动合成后可能是简谐振动，也可能是复杂振动，即一个复杂振动可以分解为两个不同频率的简谐振动. 实际存在的任何一个复杂振动是否都可以分解为一系列不同振幅、不同频率、不同相位的简谐振动呢？傅里叶分析理论给出了肯定的回答. 确定一个复杂振动所包含的各种简谐振动的频率及振幅的数学方法称为频谱分析. 用傅里叶级数和傅里叶变换的方法可实现对复杂周期性振动和非周期性振动的频谱分析.

通常用频谱图来表示一个实际振动所包含的各种简谐振动的振幅与频率之间的关系. 任意周期性振动都可以分解成许多个频率为原周期性振动频率的整数倍的简谐振动，原周期性振动的频率称为基频，其他频率称为谐频. 周期性振动的频谱是分立的，如图 4-10 所示. 而非周期性振动的频谱是连续的，如图 4-11 所示.

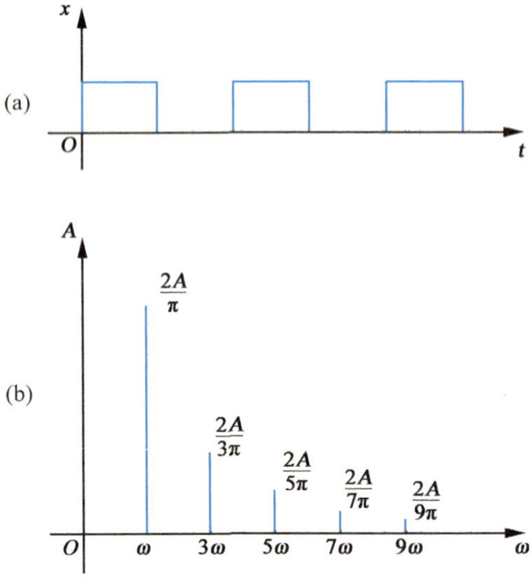

图 4-10　方波及其频谱

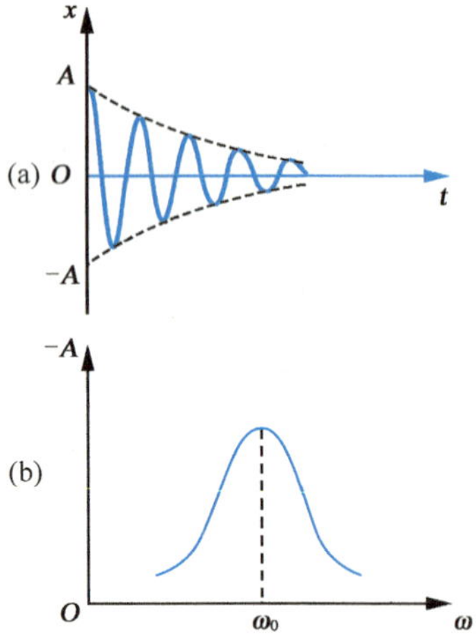

图 4-11　阻尼振动及其频谱

对复杂振动进行频谱分析是研究复杂振动的一种重要方法. 在医学上，对声音、心电及脑电信号进行频谱分析，绘制频谱图，可为各种疾病的诊断提供依据. 对人体内某些生化物质所产生的磁共振信号进行频谱分析，可检测人体组织的代谢变化，对疾病做出早期诊断.

习　题

4-1　汽缸中活塞的运动是简谐振动，其振动方程为 $x=5.0\cos(2.0t+\frac{\pi}{6})$ cm，式中 t 的单位是 s．求：

（1）振幅、周期、频率及初相；

（2）速度及加速度的最大值；

（3）$t=\frac{\pi}{2}$ s 时振动的相位及活塞的位置．

4-2　一物体沿 x 轴做简谐振动，振幅为 0.12 m，周期为 2.0 s，在 $t=0$ 时物体位于 0.06 m 处且向正 x 轴方向运动．求：

（1）初相；

（2）简谐振动方程；

（3）$t=0.5$ s 时，物体离开平衡位置的位移、速度及加速度．

4-3　一质点沿 x 方向做振幅为 A、周期为 2 s 的简谐振动，振动方程用余弦函数表示，试用旋转矢量法确定下述情况下的初相及第一次通过平衡位置所用的时间．$t=0$ 时，质点的运动情况分别为：

（1）过平衡位置，向 x 轴的正方向运动；

（2）过 $x=A/\sqrt{2}$ 的位置，向 x 轴的负方向运动；

（3）过 $x=-A$ 位置．

4-4　一质量为 0.5 kg、劲度系数为 $2.0\ \mathrm{N\cdot m^{-1}}$ 的弹簧振子做振幅为 3.0 cm 的简谐振动，求：

（1）系统的总能量；

（2）振子运动的最大速度；

（3）当位移 $x=2.0$ cm 时，系统的动能及弹性势能．

4-5　两个同方向的简谐振动，它们的振动方程分别为

$$x_1=0.03\cos(10t+\frac{3\pi}{4}),\quad x_2=0.04\cos(10t+\frac{\pi}{4})$$

式中 x 的单位为 m，t 的单位为 s．求它们的合振动的振幅和初相．

4-6　已知某音叉与频率为 511 Hz 的音叉产生了拍现象，拍频为 1 Hz，而与另一频率为 512 Hz 的音叉产生的拍频为 2 Hz，求此音叉的频率．

（海南医学院　许建梅）

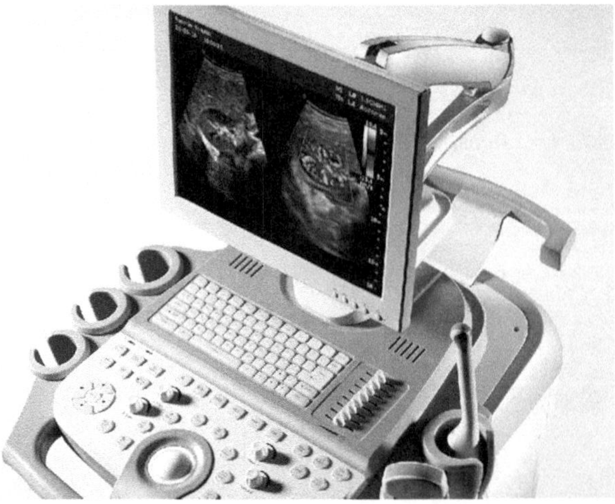

医学诊断用的超声波是一种特定频率（频率为 1～5MHz）的机械波，它具有方向性好，穿透能力强，易于获得较集中的声能等特点. 图示 B 型超声诊断仪可将这种超声波发射到人体内，当其在体内遇到各种形态与结构的组织界面时会发生反射及折射，医生们可通过仪器接收这些信息并通过信息特征来辨别各种组织形态，以达到诊断的目的.

第 5 章

波　动

振动状态以一定的速度在空间传播的现象称为波或**波动**（**wave notion**）. 波有多种类型，机械振动在弹性介质中的传播形成**机械波**（**mechanical wave**）；电磁振动在空间的传播形成电磁波(electromagnetic wave). 所有的波都遵循一些共同的规律，如折射定律、反射定律、干涉原理和衍射原理等. 本章在学习机械波的基本规律基础上，进一步学习声波和超声波的一些物理性质、规律及其在医学中的应用.

5.1 机 械 波

5.1.1 机械波的产生和传播

由弹性力联系着的微粒(质点)所组成的介质,叫弹性介质(elastic medium). 当弹性介质中某个质点因外界扰动而引起振动时,由于弹性力的作用,邻近的质点便会在平衡位置附近振动. 这样在质点间弹性回复力的依次带动下,振动便由近及远地传播出去,形成波动. 由此可见,波是所有质点共同参与的一种集体运动. 这一因外界作用而产生振动的质点称为振源(或波源). 因此,弹性介质和振源就是产生机械波的两个必要条件.

5.1.2 机械波的几何描述

为了形象地描述波在空间的传播,把任一时刻振动相位相同的点所连成的面称为波阵面或波面(wave surface). 在某时刻,最前面的波面称为波前(wave front). 波面的形状取决于波源的类型和介质的性质,在各向同性的均匀介质中,波动在各个方向上的传播速度相同,点波源产生的波面是一个不断扩大的球面,这种波称为球面波(spherical wave). 平面波源产生的波面是一簇与波源平行的平面,故称为平面波(plane wave).

描述波的传播方向的有向曲线称为波射线,简称波线(wave ray). 在各向同性的均匀介质中,波线为直线且与波面总是相互垂直,并指向振动相位降落的方向. 所以,平面波的波线是垂直于波面的平行直线,球面波的波线是以波源为中心沿半径方向的直线. 球面波和平面波的几何描述如图 5-1 所示.

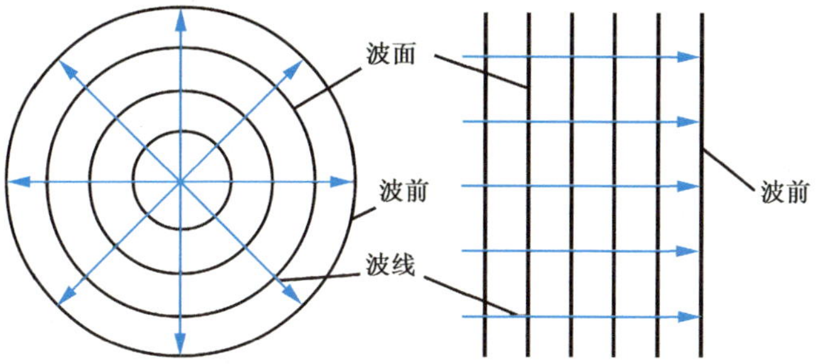

图 5-1 球面波与平面波的几何描述

依波的振动方向与传播方向的关系可把机械波分为横波和纵波两种基本形式. 振动方向与波的传播方向相互垂直的波叫横波(transverse wave). 振动方向与波的传播方向平行的波叫纵波(longitudinal wave).

仔细观察树叶在水波中的运动，发现水波由近及远传播时，树叶只在自身平衡位置附近振动，并未随波传播．这一实例表现了波传播的实质：无论是横波还是纵波，还是它们的组合，波动都只是振动状态（即振动相位）的传播．也就是说在波动过程中，弹性介质中各质点只在各自的平衡位置附近重复波源的振动，并不随波前进．

5.1.3 描述波的基本特征物理量

在波的传播过程中，通常引入波速、波长和周期（或频率）来定量描述波动的特征．

波速（wave speed）是指单位时间内任意振动状态（或相位）传播的距离，用 v 表示．它是描述振动相位在介质中传播快慢的物理量，其大小取决于介质的性质（如密度、温度及黏弹性等）．

波长（wavelength）是指同一波线上相邻同相位点之间的距离，用 λ 表示．

周期（period）是指传播一个波长所需的时间，用 T 表示．

频率（frequency）是指单位时间内通过波线上某点的完整波的数目，用 ν 表示．根据上述定义，波速、波长、周期、频率之间满足如下关系：

$$\nu=\frac{1}{T},\quad v=\frac{\lambda}{T}=\lambda\nu \tag{5-1}$$

在上述物理量中，周期（或频率）由波源决定，不随介质而变，但同一波在不同介质中的传播波速不同，所以波长会随介质而变化．

5.2 平面简谐波

简谐振动在弹性介质中传播所形成的波称为**简谐波（simple harmonic wave）**，当简谐振动沿特定方向传播时形成的波为**平面简谐波（plane simple harmonic wave）**．平面简谐波是最简单、最基本的波，任何复杂的波都可看作是多个不同频率简谐波的合成．

5.2.1 平面简谐波的波函数

设一平面简谐波以波速 v 在均匀介质中沿 x 轴正方向无衰减地传播，纵坐标表示波线 Ox 上各质点的位移，如图 5-2 所示．设原点 O 处的质点在 t 时刻的振动方程为

$$y=A\cos(\omega t+\varphi_0)$$

式中 A 为振幅，ω 为角频率，x 轴上任取一点 P，设该点距原点的距离为 x，因为 P 点的振动是 O 点的振动经过 x/v 时间传播过来的，即

P 点在时刻 t 的振动状态（相位）与 O 点在 $t-x/v$ 时刻的振动状态（相位）相同，对于无衰减的平面波来说，振幅是不变的，因此，只要将 O 点的振动方程 $y=A\cos(\omega t+\varphi_0)$ 中的 t 换成 $t-x/v$，就是 P 点在 t 时刻的振动表达式，即

$$y=A\cos\left[\omega\left(t-\frac{x}{v}\right)+\varphi_0\right] \tag{5-2}$$

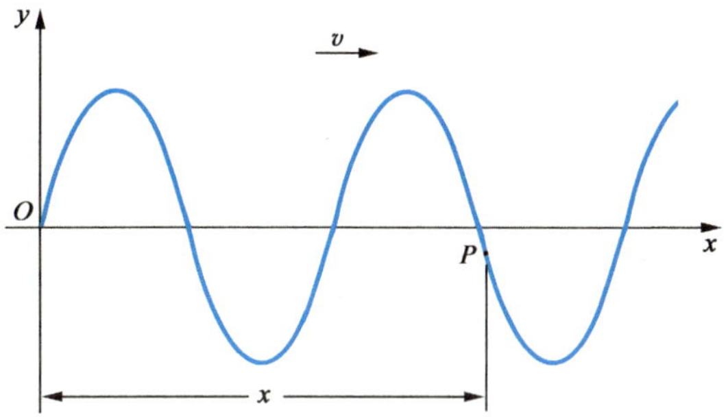

图 5-2 平面简谐波

由于式中 x 和 t 都是任意的，所以式（5-2）表示介质中任一质点在任意时刻的振动情况．此函数叫作沿 x 轴正方向传播的平面简谐波的**波函数（wave function）**．如果平面简谐波沿 x 轴负方向传播，则 P 点的振动比 O 点的振动超前，超前的时间还是 x/v，这时 P 点在时刻 t 的振动状态（相位）与 O 点在 $t+x/v$ 时刻的振动状态（相位）相同，所以，沿 x 轴负向传播的平面简谐波波函数为

$$y=A\cos\left[\omega\left(t+\frac{x}{v}\right)+\varphi_0\right] \tag{5-3}$$

若考虑波源在任意 x_0 处，平面简谐波的一般形式可写为

$$y=A\cos\left[\omega\left(t\mp\frac{x-x_0}{v}\right)+\varphi_0\right]$$

式中 x_0 是波源处坐标，φ_0 是波源振动的初相位．而“$\mp$”具体为正或负取决于波的传播方向，波沿 x 轴正向传播取“$-$”，波沿 x 轴负向传播取“$+$”．

利用关系式 $\omega=2\pi/T=2\pi\nu$，可得平面简谐波波函数的两种等价形式

$$y=A\cos\left[2\pi\left(\frac{t}{T}\mp\frac{x}{\lambda}\right)+\varphi_0\right] \tag{5-4}$$

$$y=A\cos\left[2\pi\left(\nu t\mp\frac{x}{\lambda}\right)+\varphi_0\right] \tag{5-5}$$

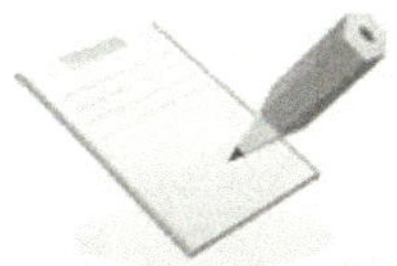

5.2.2 波函数的物理意义

与简谐振动的振动方程比较，振动方程中只有时间 t 一个自变量，而波函数中有 t 和 x 两个自变量．由平面简谐波的周期性分析可知，平面简谐波在时间上和空间上都具有周期性，即

$$y(x,t+T)=y(x,t)$$
$$y(x+\lambda,t)=y(x,t)$$

上两式表明，波的周期 T 和波长 λ 分别是表征波的时间周期性和空间周期性的物理量．

若要确定介质中某点 P 的振动情况，可将该点的坐标 x_P 代入波函数表达式，即当 $x=x_P$ 时，式（5-2）（为使表达式简洁，设 $\varphi_0=0$）变为

$$y=A\cos\omega(t-\frac{x_P}{v})=A\cos(\omega t-\frac{2\pi x_P}{\lambda})$$

显然 $\varphi=\dfrac{2\pi x_P}{\lambda}$ 为一定值．上式表明，y 只是时间 t 的函数，这时波函数变成给定点的振动方程．$2\pi x_P/\lambda$ 是该处质点与 O 处质点的相差，x_P 越大，相位落后越多．所以沿波线上任意两点 x_1 和 x_2 处质点的振动相位差为

$$\Delta\varphi=\varphi_1-\varphi_2=\left(\omega t-\frac{2\pi x_1}{\lambda}\right)-\left(\omega t-\frac{2\pi x_2}{\lambda}\right)=\frac{2\pi}{\lambda}(x_2-x_1)$$

若要确定某时刻介质中各质点的位移情况，可令波函数表达式中 $t=t_0$，波函数变为

$$y=A\cos(\omega t_0-\frac{2\pi x}{\lambda})$$

式中，ωt_0 为定值，y 只是 x 的函数．这时波函数表示在给定时刻波线上各个不同质点的位移，即它表示了给定时刻的波形．

更一般的情况是当 x、t 都取任意值时，波函数则表示波线上在任一位置 x 处的质点在任意时刻 t 的位移 y，这就是波函数的物理意义．

例 5-1

一平面简谐波沿 x 轴正方向传播，已知振幅 $A=1.0\,\text{m}$，波长 $\lambda=2.0\,\text{m}$，周期 $T=2.0\,\text{s}$．在 $t=0$ 时坐标原点处的质点位于平衡位置，且沿 y 轴正方向运动．求：

（1）波函数；

（2）$t=1.0\,\text{s}$ 的波形图；

（3）$x=0.5\,\text{m}$ 处质点的振动规律并作图．

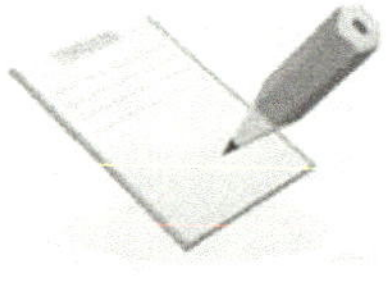

解 (1)由波函数表达式

$$y = A\cos[2\pi(\frac{t}{T}-\frac{x}{\lambda})+\varphi_0]$$

由题知，当 $t=0, x=0$ 时， $y=0$ 处质点的振动速度

$$v=\frac{dy}{dt}>0$$

所以， $\varphi_0=-\frac{\pi}{2}$.

$$y=1.0\times\cos[2\pi(\frac{t}{2.0}-\frac{x}{2.0})-\frac{\pi}{2}]$$

$$=\cos[2\pi(\frac{t}{2.0}-\frac{x}{2.0})-\frac{\pi}{2}]\ (\mathrm{m})$$

(2)由于

$$y=\cos[2\pi(\frac{t}{2.0}-\frac{x}{2.0})-\frac{\pi}{2}]$$

所以 t=1.0 s 时的波函数为

$$y=\cos(\frac{\pi}{2}-\pi x)$$

$$=\sin\pi x\ (\mathrm{m})$$

故 $t=1.0$ s 的波形图如图 5-3 所示.

(3)由 $y=\cos[2\pi(\frac{t}{2.0}-\frac{x}{2.0})-\frac{\pi}{2}]$，得 x=0.5 m 处质点的振动方程

$$y=\cos(\pi t-\pi)\ (\mathrm{m})$$

其振动曲线如图 5-4 所示.

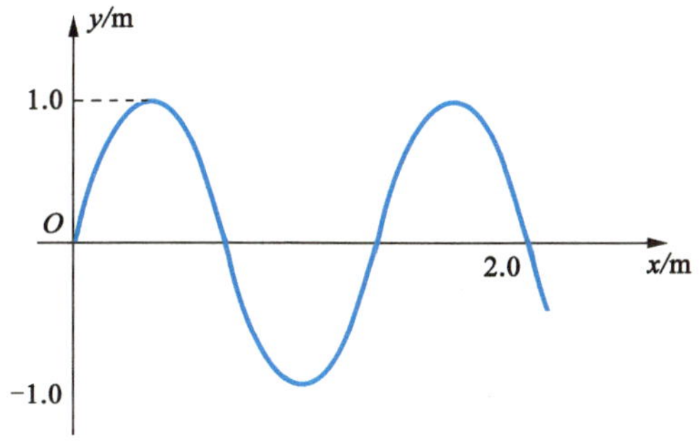

图 5-3 $t=1.0$ s 的波形图

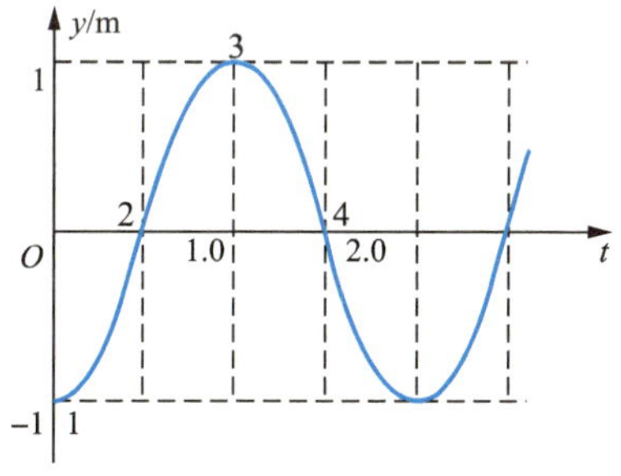

图 5-4 x=0.5 m 处质点的振动曲线

5.3 波的能量与强度

当振动在弹性介质中传播时，介质中原本不动的质点开始振动，因而有了动能；同时介质发生形变，又具有了弹性势能．因此，波的传播过程本质上是能量的传播过程.

5.3.1 波的能量

为了研究方便，暂不考虑介质分子对能量的吸收，若在密度为ρ的介质中，传播着一束平面简谐波，其波函数为$y = A\cos\omega(t - \frac{x}{v})$. 可以证明，任意坐标$x$处的体积元$\Delta V$，在$t$时刻的动能$E_k$和势能$E_p$相等且为

$$E_k = E_p = \frac{1}{2}\rho\Delta V A^2\omega^2\sin^2\omega(t - \frac{x}{v})$$

即在波传播过程中，任意时刻任意体积元的动能、势能总保持相等，并步调一致地在零与最大值$\frac{1}{2}\rho\Delta V A^2\omega^2$之间作周期性的变化. 当然，体积元$\Delta V$内的总机械能也将同步地按同一规律变化，即

$$E_{总} = E_k + E_p = \rho\Delta V A^2\omega^2\sin^2\omega(t - \frac{x}{v}) \tag{5-6}$$

式（5-6）说明任意时刻每个体积元的机械能并不守恒，而是不断地从近波源方介质吸收能量，又向远波源方介质传出能量，如此反复，不断地把波源的能量由近及远地传播出去，这就是波动传播能量的机制.

5.3.2 波的能量密度

为了更好地表征机械波的能量特征，定义介质中单位体积的能量为能量密度

$$w = \frac{E_{总}}{\Delta V} = \rho A^2\omega^2\sin^2\omega(t - \frac{x}{v}) \tag{5-7}$$

显然各质点的能量密度是时间和空间的周期函数，且能量密度的周期是波函数周期的一半. 即

时间周期

$$T' = \frac{1}{2}T$$

空间周期

$$\lambda' = \frac{1}{2}\lambda$$

式（5-7）的物理意义如图 5-5 所示，它更加精确地揭示了机械波能量在时间和空间上的传播特性.

通常取一周期内的平均值，叫作平均能量密度$\overline{w}$

$$\overline{w}_T = \frac{\int_0^{\frac{T}{2}}\rho A^2\omega^2\sin^2\omega(t - \frac{x}{v})\mathrm{d}t}{\frac{1}{2}T} = \frac{1}{2}\rho A^2\omega^2 \tag{5-8}$$

$$\overline{w}_\lambda = \frac{\int_0^{\frac{\lambda}{2}}\rho A^2\omega^2\sin^2\omega(t - \frac{x}{v})\mathrm{d}x}{\frac{1}{2}\lambda} = \frac{1}{2}\rho A^2\omega^2$$

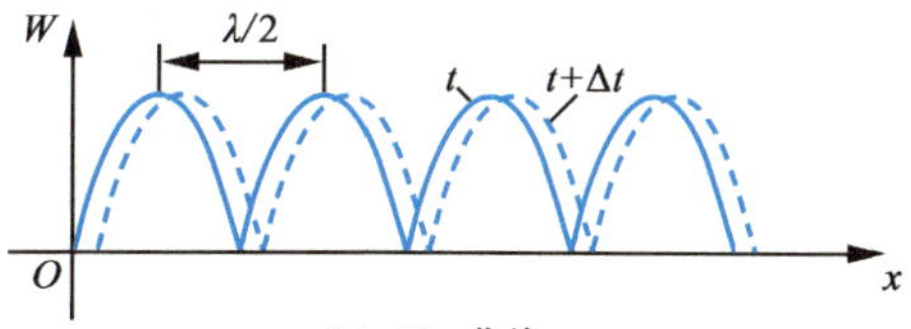

(a) W-x曲线

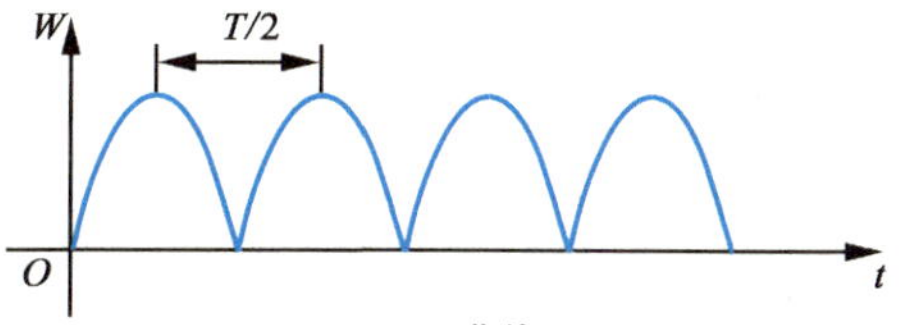

(b) W-t曲线

图 5-5 能量密度的周期性

显然，无论是从空间角度还是从时间角度来看，其平均能量密度都是相同的．所以我们通常将二者统称为平均能量密度．即

$$\bar{w}=\bar{w}_T=\bar{w}_\lambda=\frac{1}{2}\rho A^2\omega^2 \tag{5-9}$$

波的平均能量密度与振幅的平方、频率的平方及介质的密度成正比．以上结论对横波、纵波均正确．

5.3.3 波的强度

为描述能量随波动在介质中的传播，把单位时间内通过垂直波动传播方向的单位面积的平均能量叫作能流密度或**波的强度（intensity of wave）**，用 I 表示．如图 5-6 所示，为方便计算，在介质中取一截面积为 S 的长方体，其平面垂直于波传播方向，一周期内通过 S 面的平均能量等于该长方体中的能量，那么，单位时间内通过垂直于波的传播方向的单位面积的平均能量，即波的强度为

$$I=\frac{\bar{w}SvT}{ST}=\bar{w}v=\frac{1}{2}\rho vA^2\omega^2 \tag{5-10}$$

单位为 $\mathrm{W\cdot m^{-2}}$．上式表明，波的强度与振幅的平方、频率的平方、介质的密度及波的传播速度成正比．显然，在同一介质中传播的机械波，提高波源的振动频率可以显著提高波的强度．

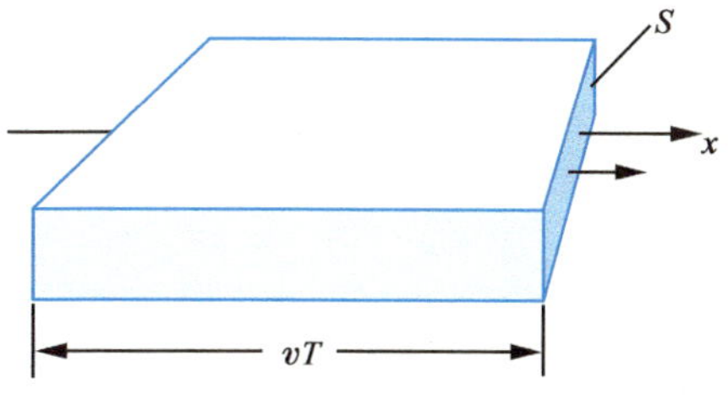

图 5-6 波的强度

5.3.4 波在传播过程中的衰减

机械波在介质中传播时，随着传播距离的增加，质点的振幅将逐渐减小，波的强度也随之减弱，这种现象称为波的衰减．引起波衰减主要有三大因素，一方面是由于波面的扩大造成通过单位截面积的波能量减少，称为扩散衰减；另一方面是由于散射使沿波传播方向上波的强度减弱，称为散射衰减；再一方面是由于介质的黏性（内摩擦）等因素，使波的能量随传播距离的增加而减小，称为吸收衰减．以下主要讨论吸收衰减的规律．

设一束单色平面波在各向同性介质中沿 x 轴正方向传播，在坐标原点 $x=0$ 处入射波的强度为 I_0，波传播至 x 处其强度衰减为 I，再传播一薄层厚度为 $\mathrm{d}x$ 的介质时，由于介质的吸收，波的强度减弱了 $-\mathrm{d}I$，如图 5-7 所示．实验表明，波的强度减弱量 $-\mathrm{d}I$ 与入射波的强度 I 和所通过的介质层厚度 $\mathrm{d}x$ 成正比，即

$$-\mathrm{d}I = \mu I \mathrm{d}x$$

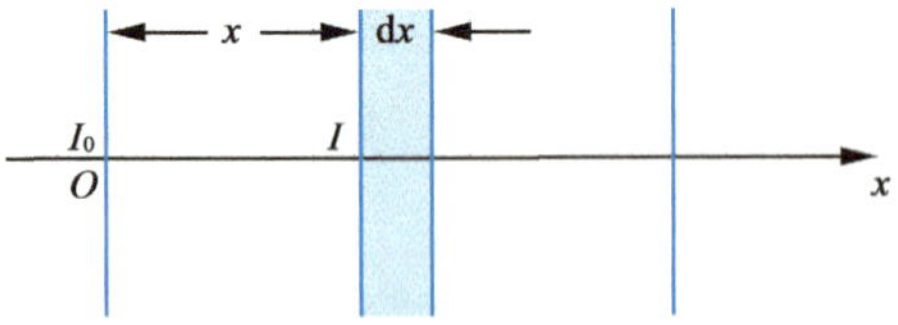

图 5-7 平面波的衰减

比例系数 μ 与介质的性质和波的频率有关，称为介质的吸收系数（**absorption coefficient**）．解这一微分方程，并利用边界条件：$x=0$ 时，$I=I_0$，可得

$$I = I_0 \mathrm{e}^{-\mu x} \tag{5-11}$$

此式为比尔-朗伯定律（**Beer-Lambert law**）．上式表明平面波在传播过程中，波的强度随传播距离的增加按指数规律衰减．由于波的强度 I 与振幅 A 的平方成正比，所以

$$A = A_0 \mathrm{e}^{-\frac{\mu x}{2}}$$

因此，考虑介质吸收后平面简谐波的波函数为

$$y = A_0 \mathrm{e}^{-\frac{\mu x}{2}} \cos\left[\omega\left(t - \frac{x}{v}\right) + \varphi_0\right] \tag{5-12}$$

5.4 波的衍射和干涉

5.4.1 惠更斯原理 波的衍射

由波的产生和传播机制可知，波源的振动能引起邻近质点的振动，

同理波动到达的每一个质点都可引起相邻质点的振动，也就是说，在介质中任何质点都可看成一个新的波源. 基于这一观点，惠更斯在观察和总结这一现象的基础上，于 1950 年首先提出了如下原理：介质中波动到达的每一点都可以看作是新的波源，向各个方向发射子波，在其后任意时刻，这些子波的包迹就是该时刻的波阵面，这称为**惠更斯原理（Huygens principle）**.

利用惠更斯原理，用几何作图的方法，由一个已知的波阵面可以求出下一时刻的波前，定性地解决了波的传播方向问题. 如一球面波从波源 O 以速度 v 向四周传播，如图 5-8（a）所示，已知 t 时刻的波前是半径为 R_1 的球面 S_1，先以 S_1 上各质点为中心(即作为子波波源)，以 $v\cdot\Delta t$ 为半径，画出许多半球形子波波面，再作这些子波面的包迹. 即为 $t+\Delta t$ 时刻的波前 S_2，并由此可确定波的传播方向. 用同种方法可求出平面波的波阵面，如图 5-8（b）所示.

利用惠更斯原理同样可以解决在不同界面处波的反射和折射的传播方向问题. 图 5-8（c）是平面波垂直入射到有狭缝 AB 的障碍物上时，狭缝处波阵面上各质点可看作子波源，向前发出子波，应用惠更斯原理求出下一时刻的波阵面，与图 5-8（b）比较，除中央部分仍为平面波外，靠近狭缝边缘部分，波阵面发生弯曲. 而在各向同性的介质中，波线与波阵面垂直，所以边缘的波线改变了原来波的传播方向. 说明波动能绕过障碍物传播，这种现象叫**衍射（diffraction）**.

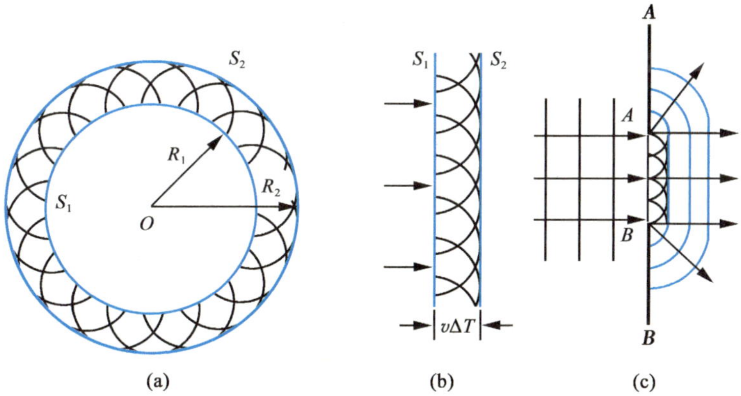

图 5-8 利用惠更斯原理作新的波阵面

惠更斯原理是波动现象所遵循的普遍原理，不仅适用于机械波，也适用于电磁波；既可用于各向同性介质，也可用于各向异性介质. 于是我们说惠更斯原理很好地解决了波的传播方向问题.

5.4.2 波的叠加原理

日常生活中经常会发生两列甚至多列波在同一介质中相互交叠的情况. 例如，将两石子投入水中，会激起两列水波，仔细观察发现，两波交叠处某些地方水面有较强烈的起伏，说明振幅较大；而一旦离开交叠区，两波将各自按照自己原有的特征并保持原来的传播方向，独立传播，互不干扰.

类似的例子说明：两个或多个波源产生的波在同一介质中传播时，无论相遇与否，都保持自己原有的特征（频率、波长、振动方向等），并按照自己原来的传播方向独立地传播，不受其他波的影响. 在几列波的相遇区域，各质点的振动是各列波单独存在时的振动的合成，这就是波的**叠加原理（superposition principle）**. 波的叠加原理由大量的自然现象和实验事实总结而来，适用于一切波动. 如多人同时讲话，声波传到人耳中，听者仍能分辨而不混淆. 交叉方向发射的两列光波，在空中相遇后仍按各自原有的方向向前传播等.

5.4.3 波的干涉

一般来说，任意几列波在某一区域叠加时，情况是很复杂的，下面我们讨论一种最简单、也是最重要的情况，即由两相干波源发出的波的叠加. 所谓**相干波源（coherent source）**是指频率相同，振动方向相同，相位差恒定的波源. 由相干波源发出的波称为**相干波（coherent wave）**，满足相干波源的三个条件称为相干条件.

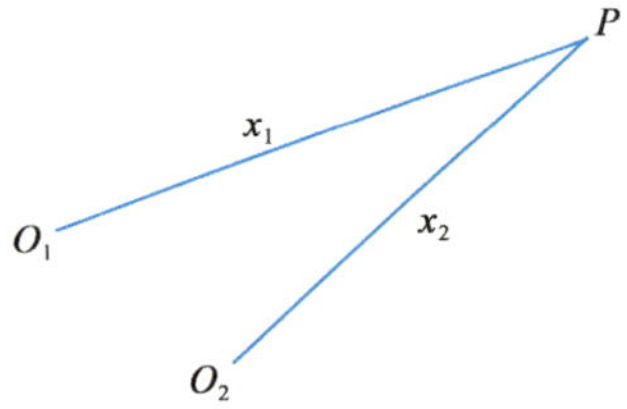

图 5-9 两相干波源的相位差

设在各向同性的介质中，有两相干波源 O_1 和 O_2，如图 5-9 所示，其振动方程分别为

$$y_{O_1} = A_1\cos(\omega t + \varphi_1)$$
$$y_{O_2} = A_2\cos(\omega t + \varphi_2)$$

若这两列波在同一介质中任一点 P 处相遇，设 P 点到两波源的距离分别为 x_1 和 x_2，则两波源在 P 点引起的振动分别为

$$y_1 = A_1\cos\left(\omega t + \varphi_1 - \frac{2\pi}{\lambda}x_1\right)$$
$$y_2 = A_2\cos\left(\omega t + \varphi_2 - \frac{2\pi}{\lambda}x_2\right)$$

由波的叠加原理可知，P 点的振动是这两振动的合成，两振动在 P 点的相位差为

$$\Delta\varphi = \varphi_2 - \varphi_1 + \frac{2\pi}{\lambda}(x_1 - x_2) \tag{5-13}$$

可见两振动在 P 点的相位差 $\Delta\varphi$ 是一恒量，因此，合振幅 A 也是恒量.

由振动合成的讨论可知，凡满足

$$\Delta\varphi = \varphi_2 - \varphi_1 + \frac{2\pi}{\lambda}(x_1 - x_2) = \pm 2k\pi \quad (k=0,1,2,\cdots) \tag{5-14}$$

图中各点的干涉加强，合振动的振幅最大，其值为 $A=A_1+A_2$.

凡满足

$$\Delta\varphi = \varphi_2 - \varphi_1 + \frac{2\pi}{\lambda}(x_1 - x_2) = \pm(2k+1)\pi \qquad (k=0,1,2,\cdots) \quad (5\text{-}15)$$

图中各点的干涉减弱，合振动的振幅最小，其值为 $A = |A_1 - A_2|$.

$\Delta\varphi$ 为其他值时，合振幅介于最大值与最小值之间.

若 $\varphi_2 = \varphi_1$，则两波源作同相振动，上两式分别简化为

$$\delta = x_1 - x_2 = \pm k\lambda \qquad \text{干涉加强}$$

$$\delta = x_1 - x_2 = \pm(2k+1)\cdot\frac{\lambda}{2} \qquad \text{干涉减弱}$$

δ 表示从波源 O_1 和 O_2 发出的两列波到达 P 点时所经过的路程之差，也叫作**波程差（wave path difference）**. 这就是说，两列频率相同，振动方向相同，且同相位的波源所发出的波，在介质中相遇时，波程差等于零或波长的整数倍的各点振动始终加强，振幅最大；在波程差等于半波长的奇数倍的各点，振动始终减弱，振幅最小. 这种在空间某些地方振动始终加强，而在另一些地方振动始终减弱的现象叫**波的干涉（interference of waves）**.

由以上讨论可知，干涉现象一定是由相干波源发出的波而产生. 干涉现象是波动形式所独有的重要特征之一，它在光学和声学中都有广泛而重要的应用. 其中驻波是干涉的一个特例.

5.4.4 驻波

作为干涉的特例，驻波是研究两个同频率、同振幅、彼此相向行进的波列的叠加.

设有两列振幅相同、频率相同的平面简谐波，分别沿 x 正方向和负方向传播，在原点处，它们的相位相同，其波动方程为

$$y_1 = A\cos 2\pi(\frac{t}{T} - \frac{x}{\lambda})$$

$$y_2 = A\cos 2\pi(\frac{t}{T} + \frac{x}{\lambda})$$

在两波相遇点的合成波为

$$y = y_1 + y_2 = A\cos 2\pi(\frac{t}{T} - \frac{x}{\lambda}) + A\cos 2\pi(\frac{t}{T} + \frac{x}{\lambda})$$

利用三角函数和差化积公式，可得

$$y = (2A\cos 2\pi\frac{x}{\lambda})\cos 2\pi\frac{t}{T} \qquad (5\text{-}16)$$

式（5-16）即为驻波方程式. 上式表明，各质点随时间做简谐振动，它是一个简谐振动方程，但振动的振幅 $2A\cos 2\pi\frac{x}{\lambda}$ 与质点所在的位置 x 有关，即两个同频率、同振幅、彼此相向行进的波，相干叠加后，空间各质点做同频率，不同振幅的简谐振动，有些位置的振幅始终最

大，有些位置的振幅始终为零，这种波看起来并不像平面简谐波那样向前传播，好像各质点只在上下方向振动，有驻定而不动之特点，具有这种波形特征的波称为驻波（standing wave）．而前面我们讨论的 $y = A\cos 2\pi(\frac{t}{T} - \frac{x}{\lambda})$ 波称为行波．

驻波中振幅最大的各点称为波腹（loop），振幅为零的各点称为波节（node）．根据振幅函数 $2A\cos 2\pi\frac{x}{\lambda}$ 的周期性，得

（1）波腹位置满足 $2\pi\frac{x}{\lambda} = k\pi$，即

$$x = k\frac{\lambda}{2},\quad k=0,\pm 1,\pm 2,\pm 3,\cdots \tag{5-17}$$

（2）波节位置满足 $2\pi\frac{x}{\lambda} = (2k+1)\frac{\pi}{2}$，即

$$x = (2k+1)\frac{\lambda}{4},\quad k=0,\pm 1,\pm 2,\pm 3,\cdots \tag{5-18}$$

由式（5-17）和式（5-18）可知，相邻两波腹或相邻两波节之间的距离都等于半波长，波节与相邻波腹之间的距离等于四分之一波长．

当驻波形成时，各质点的振动相位与 $\cos 2\pi\frac{x}{\lambda}$ 的正负有关，相邻两波节中各质点的振动相位同相，而任一波节两侧各质点的振动相位反相．

驻波通常是由一系列波和它的反射波相互叠加而产生．如在一根绷紧的弦上传播到端点的波被反射回来，在弦上就会出现驻波，如图 5-10 所示．利用驻波理论，在实验中只要测出波节或波腹之间的距离，就可以测量出波长．

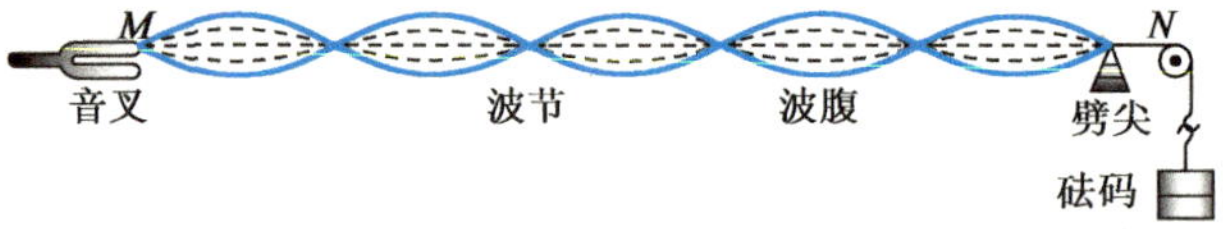

图 5-10　驻波干涉图

5.5　声　　波

声波是与人类活动密切相关的一类特殊的机械波．声波不仅是人们进行信息交流的重要载体，也广泛应用于现代医学和工业无损检测．

5.5.1　声波的分类

机械波的频率范围很广，其性质和应用很大程度上取决于频率，因此我们通常根据频率的高低将声波分为可听声波、超声波和次声波

三大类．能够在听觉器官引起声音感觉的声波称为可听声波（**sound wave**）．正常人耳能感觉振动频率在 20～20000 Hz 范围内的机械波．频率在 20000～5×10^8 Hz 范围的机械波叫超声波（**ultrasonic wave**），频率在 10^{-4}～20 Hz 范围的机械波叫次声波（**infrasonic wave**）．超声波和次声波都不能引起人的听觉．一般情况下，声波、超声波和次声波都是在流体中传播，通常都是纵波．

声音按振源的周期性又可分为纯音、乐音和噪音三大类．振源以单一频率做简谐振动所发出的声音为纯音，如音叉振动．由乐器发出的振动都是由一个基频和若干个谐频合成的周期性声波称为乐音．交响乐是由不同的乐器来演奏同一首曲子，听起来和谐悦耳，韵味无穷，是因为在同一基频的基础上，叠加了丰富的谐频．另一类振源作杂乱无章的非周期性振动，所产生的声音称为噪音，噪音对人体有害，如果人长时间受到强噪声的刺激，可引起人的精神紧张，呼吸和心率加快，血压波动等不适．因此人们须提高环境保护意识，减少不必要的噪声，远离噪声源．

5.5.2 声速　声压　声阻

声波在气体、液体、固体内都可以传播，但传播速度差异很大，通常声波在气体中传播速度最小，在固体中传播速度最大．在同一种介质中，声波传播速度还与温度有关，如在标准状态下的空气中，声速为 331 $m\cdot s^{-1}$，但温度每升高（或降低）1 ℃，声速约增加（或减少）0.6 $m\cdot s^{-1}$．

声波在介质中传播时，每一体积元的密度随质点的振动做周期性变化，在介质中就会产生一些交替变化的疏密区域，从而引起介质中压强做周期性变化．以空气为例，若声波未到达时其压强称为静压强，在稀疏区域，压强较静压强小，在稠密区域压强大于静压强．在介质中，有声波传播时的压强与无声波传播时的静压强的差值叫作声压（**sonic pressure**），以 P 表示．显然，声压也是时间和空间的函数．

如果一平面简谐声波，在密度为 ρ 的均匀流体中，以速度 v 无衰减地沿 x 轴正方向传播，由波函数 $y=A\cos\omega(t-\frac{x}{v})$ 可得出介质中某点的声压 P 为

$$P=\rho v\omega A\cos[\omega(t-\frac{x}{v})+\frac{\pi}{2}] \tag{5-19}$$

或

$$P=\rho vv' \tag{5-20}$$

上式中 v' 为质点的振动速度，式（5-19）说明声压也是时间和位置的函数．介质中某处声压超前该处质点的振动位移 $\frac{\pi}{2}$，与振动速度同相，令

$$P_m = \rho v\omega A = \rho v v'_m \tag{5-21}$$

P_m叫作声压幅值，简称声幅，$v'_m = A\omega$为挂点振动的速度幅值．通常所说的声压大多指的是声压的有效值，即有效声压P_e

$$P_e = \frac{P_m}{\sqrt{2}} \tag{5-22}$$

声压的单位为Pa（帕）．1 Pa=1 $N \cdot m^{-2}$．

声学研究发现，声压与介质质点振动速度之比是一个由介质固有性质决定的常量，即

$$Z = \frac{P}{v'} = \frac{P_m}{v'_m} = \rho v \tag{5-23}$$

Z称为**声阻抗（acoustic impedance）**，声阻抗等于介质密度与声速的乘积，单位为$kg \cdot m^{-2} \cdot s^{-1}$．

声阻抗是表征介质声学性质的一个重要物理量，表5-1 给出了几种常用介质的声速、密度和声阻抗值．

表5-1 人体正常组织的密度、声速和声阻抗值

介质	密度/（$kg \cdot s^{-3}$）	声速/（$m \cdot s^{-1}$）	声阻抗/（$kg \cdot m^{-2} \cdot s^{-1}$）
水（20 ℃）	0.988×10^3	1480	1.462×10^6
空气（20 ℃）	1.21	344	4.160×10^2
血液	1.055×10^3	1570	1.656×10^6
大脑	1.038×10^3	1540	1.598×10^6
小脑	1.030×10^3	1470	1.514×10^6
脂肪	0.955×10^3	1476	1.410×10^6
软组织	1.016×10^3	1500	1.524×10^6
肌肉	1.040×10^3	1568	1.631×10^6
肝脏	1.050×10^3	1570	1.649×10^6
胎体	1.23×10^3	1505	1.851×10^6
羊水	1.013×10^3	1474	1.493×10^6
水晶体	1.136×10^3	1650	1.874×10^6

5.5.3 声强和声强级

声强（intensity of sound）是声波的强度，定义为单位时间内通过垂直于声波传播方向的单位面积上的能量．

$$I = \frac{1}{2}\rho v\omega^2 A^2 = \frac{1}{2} Z v'^2_m = \frac{1}{2}\frac{P_m^2}{Z} \tag{5-24}$$

式（5-24）表明声强与声幅的平方成正比，与声阻抗成反比．

研究表明，人耳对声波的听觉反应，不仅取决于频率，还与声波的强度有关．频率反映了声调的高低，而声强决定了声音的响度．声波只有在可听声频率范围内，同时强度也在一定范围，人耳才能有声音反映．我们把声波频率处于20～20000 Hz范围内能引起听觉的最

小声强，叫作最低可闻声强或听阈（**auditory threshold**）. 当声强增大到一定值时，人耳不但听不到声音，还会产生疼痛的感觉. 所以我们把可听声频率范围内人耳能忍受的最大声强，叫痛阈（**pain threshold**）. 由此可知，只有在听阈曲线、痛阈曲线、及频率 20 Hz 线与 20000 Hz 线所包围的范围之内的声波才能引起人耳的听觉，这个区域叫听觉区域（**auditory sensation region**）. 声强是声音的主要客观指标，在安静的实验室我们可以检测人耳的听阈值和痛阈值. 图 5-11 中最下面一条蓝色曲线画出了正常人耳听阈值依频率变化的曲线，叫听阈曲线；最上面一条蓝色曲线画出了正常人耳痛阈值依频率变化的曲线，叫痛阈曲线；从曲线中可以看出，不同频率所对应的听阈值有很大差异.

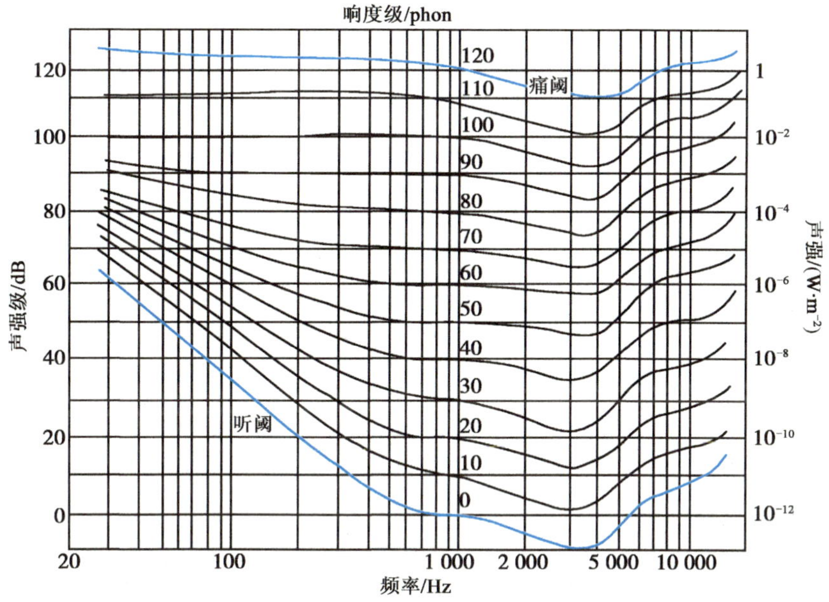

图 5-11　纯音的听觉域和等响曲线

由图 5-11 可以看到，频率为 1000 Hz 声波的痛阈声强是听阈的 10^{12} 倍. 事实上，人耳不能把听阈声强范围内的声音由弱到强地分辨出 10^{12} 个等级来. 听觉生理实验研究结果表明，人耳对同频率不同声强的声音所产生的响度感觉，近似地与声强的对数成正比. 因此，在声学中使用对数标尺来表示声强的等级，称为声强级（**intensity level**）. 通常取 1000 Hz 声音的听阈值 $I_0=10^{-12}\ \text{W}\cdot\text{m}^{-2}$ 作为测定声音的基准声强. 任一声波的强度与 I_0 比值的常用对数，即为该声波的声强级 L，则

$$L=\lg\frac{I}{I_0}\ \text{（B）}$$

或

$$L=10\lg\frac{I}{I_0}\ (\text{dB})\tag{5-25}$$

贝尔（B）、分贝（dB）为声强级的单位．表 5-2 列出几种熟悉声音的声强和声强级．

表 5-2 几种声音的声强和声强级

声音	声强/（$W\cdot m^{-2}$）	声强级/ dB
闻阈	10^{-12}	0
正常呼吸	10^{-11}	10
悄悄话	10^{-10}	20
室内正常谈话	3×10^{-6}	65
大声喊叫	10^{-4}	80
重型卡车	10^{-3}	90
电动切草机	10^{-2}	100
摇滚乐	0.3	115
痛阈	1	120

5.5.4 响度和响度级

声强、声强级是根据声波的能量来确定的，是客观物理量．响度是人耳对声音强弱的主观感受，不仅取决于声强，也与声音的频率有关．图 5-11 中每一条曲线表示不同频率的声音产生同等响度时对应的强度，称为等响曲线（loudness contour）．由图看出，引起人耳同等响度时，不同频率所对应的声强级差异很大，说明人耳对不同频率声波的灵敏度不同．例如，频率为 100 Hz，声强级为 60 dB 的声音与频率为 1000 Hz，声强级为 40 dB 的声音产生的响度是一样的，我们称为具有同等响度，即等响．进一步分析发现，每一条曲线频率在 1000～5000 Hz 之间所对应的声强级相对较低，说明正常人耳对 1000～5000 Hz 之间的频率最敏感；同一频率下，随着声强级增加，人耳感到的响度就增加．

为方便比较声音响度的大小，提出了响度级（loudness level）的概念．我们利用 1000 Hz 的声音，以它的响度为标准，将其他频率声音的响度与此比较，只要它们响度相同，那么就具有与此声强级相同的响度级．即定义频率为 1000 Hz 的纯音，其响度级在数值上就等于它的声强级的分贝值．响度级的单位是方（phon）．把频率不同，响度级相同的各点连成一条线，就构成了等响曲线，如图 5-11，听阈曲线是响度级为 0 方的等响曲线，痛阈曲线是响度级为 120 方的等响曲线．

需要指出的是，图 5-11 是根据大量听觉正常的人统计出来的结果，实际上，不同个体的等响曲线还是有差异的，随着年龄的增加，人耳首先衰退的是对高频成分声音的敏感度. 临床医生常采用听力计来测定病人对各种频率的听阈值，借以判断其听力是否正常.

例 5-2

某病房内有 3 个人，若每一个人说话的声强为 10^{-7} W·m^{-2}，试问 3 个人同时说话时的声强和声强级各是多少？

解 据题知，一个人说话的声强为

$$I_1 = 10^{-7}\ \mathrm{W \cdot m^{-2}}$$

那么一个人说话的声强级为

$$L_1 = 10\lg\frac{I_1}{I_0} = 10\lg\frac{10^{-7}}{10^{-12}} = 50\ \text{(dB)}$$

3 个人同时说话的声强为

$$I_2 = 3I_1 = 3\times10^{-7}\ \mathrm{W \cdot m^{-2}}$$

3 个人同时说话的声强级为

$$L_2 = 10\lg\frac{I_2}{I_0} = 10\lg\frac{3\times10^{-7}}{10^{-12}} = 10\lg3 + 10\lg\frac{10^{-7}}{10^{-12}} = 54.8\ \text{(dB)}$$

由此可见，多个声源同时发出声音时，总的声强为各声强之和，但总的声强级不是各声强级之和.

5.6 多普勒效应

当飞机从我们头顶飞过时，我们由声音可以判断飞机是向我们飞来，还是远离我们而去. 其原因除了音量有变化之外，更重要的是飞机发动机轰鸣声的音调有变化，飞近的时候音调变高，远离的时候音调变低. 1842 年奥地利物理学家多普勒首先发现并总结了这一现象，他在一篇文章中指出，当发声体或发光体与观测者相对运动时，发声体的音调或发光体的颜色会发生变化. 如高速列车鸣笛从身边开过，我们会感到汽笛的音调突然由高转低. 这种由声源与观测者间相对运动，而使听测到的声音频率发生变化的现象，叫**多普勒效应（Doppler effect）**.

多普勒效应

客观上，音调的高低由频率的大小决定，所以音调的变化反映了频率的变化. 当声源相对观测者静止时，观测者接收到的声波频率就是波源的频率. 为简单起见，我们假设波源 S 与观测者同在一条直线上运动，波源和观测者相对介质的速度分别为 v_s 和 v_o，且都小于波的传播速度 v；波源的振动频率和观测者接收到的频率分别为 ν 和 ν'. 下面我们对几种情况分别进行讨论：

1. 波源静止，观测者以速度 v_o 相对波源运动（即 $v_s=0$，$v_o\neq0$）

若波源静止，观测者以速度 v_o 向着波源运动，这时波相对观测

者来说，以速率 $v+v_o$ 向着观测者运动，而波长未发生变化．观测者所接收到的频率为

$$\nu'=\frac{v+v_o}{\lambda}=\frac{v+v_o}{v/\nu}=\left(1+\frac{v_o}{v}\right)\nu \tag{5-26}$$

可见，观测者向着波源运动时，接收到的频率大于波源的频率．

若观测者离开波源运动，则声波相对观测者前进的速率为 $v-v_o$，观测者接收到的频率为

$$\nu'=\frac{v-v_o}{\lambda}=\left(1-\frac{v_o}{v}\right)\nu \tag{5-27}$$

此时观测者接收到的频率小于波源频率．

2．观测者静止，波源以速率 v_s 相对观测者运动（即 $v_s\neq0$，$v_o=0$）

若波源以速率 v_s 靠近观测者运动，波源在 A 点发出一个波，经过一个周期 T，波源向观测者移动了距离 v_sT，达到 B 处，同时，发出的波前也向前传播了 vT 的距离到达 C 处．由图 5-12 可见，此时的波长被压缩了，而波速没有改变．即

$$\lambda'=vT-v_sT=(v-v_s)T$$

$$\nu'=\frac{v}{\lambda'}=\frac{v}{v-v_s}\nu \tag{5-28}$$

上式表明，观测者所接收到的频率大于波源频率．若波源远离观测者运动，则

$$\nu'=\frac{v}{\lambda'}=\frac{v}{v+v_s}\nu \tag{5-29}$$

观测者所接收的频率小于波源频率．

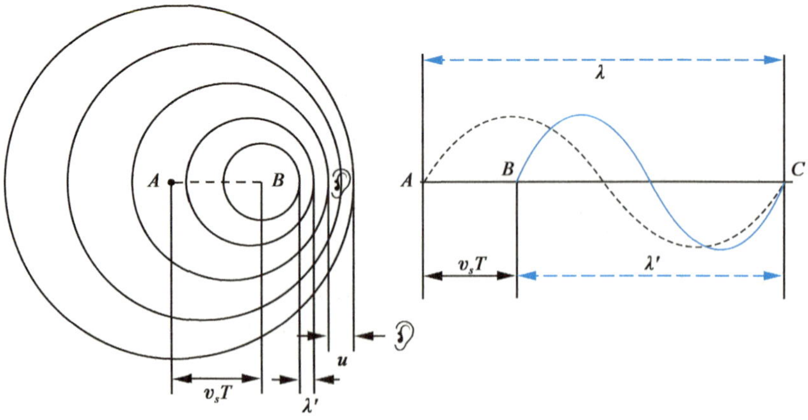

图 5-12　多普勒效应

3. 波源与观测者同时运动（即 $v_s \neq 0$，$v_o \neq 0$）

波源与观测者同时运动时，对观测者来说，波长和波速都将发生变化，综合以上分析可以证明，当两者都运动时

$$\nu' = \frac{v}{\lambda'} = \frac{v \pm v_o}{v \mp v_s}\nu \tag{5-30}$$

式（5-30）中，波源向着观测者运动时，v_s 为负，波源背离观测者运动时，v_s 为正；观测者向着波源运动时，v_o 为正，观测者背离波源运动时，v_o 为负.

多普勒效应具有方向性特征. 波源与观测者有相对运动，观测频率与波源发射频率就有改变，但变化的多少不仅与运动速率大小有关，还与运动方向有关. 进一步研究表明，当波源与观测者在连线方向上有相对运动时，观测者接收频率与波源发射频率相差最大，并遵循式（5-30），若波源（或观测者）在垂直于二者连线方向上运动，观测者接收频率与波源发射频率完全一致，说明在垂直于二者连线方向上的运动不产生多普勒效应. 也就是说，如果波源与观测者的运动不在其连线上，只需将其中波源和观测者相对于介质的运动速度沿二者连线方向投影，用其平行二者连线方向的分量代入公式（5-30）计算就可以了. 由上可知，无论是波源运动，还是观测者运动，或是两者同时运动，定性地说，只要两者相互接近，接收到的频率就高于波源振动频率；两者相互远离运动，接收到的频率就低于波源振动频率.

多普勒效应是所有波动现象所遵循的共同规律，不仅机械波，电磁波也产生多普勒效应. 由于电磁波传播速度为光速，所以只在运动速度较高情况下才可能产生明显的频率变化，因此要运用相对论来处理这个问题，且观测者接收频率的公式将与式（5-30）不同. 但是，波源与观测者相互接近时，频率变大；相互远离时，频率变小的结论，仍然是相同的.

多普勒效应在医学诊断、交通管理、天气预报、工程技术等领域具有广泛的应用. 在临床上被用于检查心脏、血管内血液流动的速度，诊断心血管疾病. 测速雷达通过向行进中的车辆发射频率已知的超声波或电磁波，再测量其反射波频率的变化，即测量出车辆的行进速度，这便是测速监控的原理.

例 5-3

在一次红方和蓝方的军事演习中，一艘红方潜艇和一艘蓝方潜艇在静水中相向行驶. 蓝方潜艇的速率是 $50.0\,\mathrm{km \cdot h^{-1}}$，红方潜艇的速率是 $70.0\,\mathrm{km \cdot h^{-1}}$. 蓝方潜艇发出一频率为 1000 Hz 的声纳信号（水中的声波）. 声纳波以速率 $5470\,\mathrm{km \cdot h^{-1}}$ 在水中传播. 问：

（1）红方潜艇测出的蓝方潜艇信号频率是多少？

（2）蓝方潜艇测到的从红方潜艇反射的信号频率是多少？

解 根据多普勒效应原理 $\nu'=\dfrac{v+v_o}{v-v_s}\nu$

（1）蓝方潜艇为波源，红方潜艇为观测者，二者相向而行，由题意知

$$v_s=50.0\ \mathrm{km\cdot h^{-1}},\ v_o=70.0\ \mathrm{km\cdot h^{-1}},$$

$$\nu=1000\ \mathrm{Hz}$$

故红方潜艇测出的信号频率为

$$\nu'=\frac{v+v_o}{v-v_s}\nu=\frac{5470+70}{5470-50}\times1000$$

$$=1022.14(\mathrm{Hz})$$

（2）对蓝方潜艇所测的回波信号来说，观测者是蓝方潜艇，波源为红方潜艇，由题意有

$$v_o=50.0\ \mathrm{km\cdot h^{-1}},\quad v_s=70.0\ \mathrm{km\cdot h^{-1}},$$

$$\nu'=1022.14\ \mathrm{Hz}$$

故蓝方潜艇测到的从红方潜艇反射的信号频率为

$$\nu''=\frac{v+v_o}{v-v_s}\nu'=\frac{5470+50}{5470-70}\times1022.14$$

$$=1044.85(\mathrm{Hz})$$

5.7 超声波及医学应用

超声波是频率大于 20000 Hz，不能引起人耳听觉的机械波．超声波因频率高波长短而具有一些独特的性质，所以它在物理、化工、生物、医学等各个领域有广泛的应用．下面将简要介绍超声波的性质、作用、产生及其在医学中的应用．

5.7.1 超声波的特性

超声波的强度大．由于声强与频率的平方成正比，所以同样振幅的超声波比可听声波的强度（功率）更大．如 1000 kHz 的超声波与同样振幅 1 kHz 的声波比，超声波强度是普通声波强度的 100 万倍．

超声波的方向性好．因为波长越短，方向性越好，而超声波波长极短，与声波有相同的传播速度，所以具有类似光波的直线传播性质，并易于聚焦，可用作定向发射．

超声波在介质中传播衰减特性．超声波在介质中传播时，部分能量被介质吸收变为热能而损失，其强度将随传播距离增大而减小，遵守指数衰减规律 $I=I_0\mathrm{e}^{-\mu x}$．介质对超声波能量的吸收强弱与许多因素有关，一般来说，固体和液体对超声波的吸收较少，所以超声波对固体和液体具有很强的贯穿本领；而气体对超声波的吸收较大，因此超声波在气体中传播，强度很快被减弱．另一方面，衰减系数随频率的增加而增加，所以随着超声波频率增加，探测物体深度有所降低．由表 5-3 可知，超声波容易穿透 μ 值较小的水、脂肪和软组织，而不容易穿透 μ 值较大的空气、骨骼和肺组织．介质对超声波的吸收强弱，决定了超声波透入介质的深度．

表 5-3 几种典型介质的吸收系数

介质	频率/10^6 Hz	衰减系数/cm^{-1}
水（20℃）	1.0	2.5×10^{-4}
大脑（鸟类）	1.0	0.11
脂肪	0.8	0.05
肌肉	1.0	0.13
颅骨	0.8	0.90
—	1.2	1.70
—	1.6	3.20

超声波的反射特性. 在超声波的传播过程中，当遇到两种不同介质的界面时，要发生反射、折射，超声波的入射波、反射波和折射波同光波一样，遵守反射、折射定律. 反射波强度与入射波强度之比，叫强度反射系数，用α_{ir}表示. 折射波强度与入射波强度之比，叫强度折射系数或透射系数，用α_{it}表示. 强度反射系数和折射系数的大小由入射角及两介质声阻抗的大小决定. 理论证明，对于垂直入射，其强度反射系数和透射系数分别为

$$\alpha_{ir}=\frac{I_r}{I_i}=\left(\frac{Z_2-Z_1}{Z_2+Z_1}\right)^2,\qquad \alpha_{it}=\frac{I_t}{I_i}=\frac{4Z_1Z_2}{(Z_2+Z_1)^2} \tag{5-31}$$

可见，两种介质声阻抗差值越大，反射越强，透射越弱；声阻抗相近时，透射强，反射弱. 由于空气与液体、固体的声阻抗相差很大，超声波很难从空气直接进入液体或固体，所以在做超声检查时，要在探头与体表之间涂抹油类物质或液体（如液状石蜡油）等耦合剂，以防止探头与体表间产生空气层，使超声波尽量透射进入人体内.

另一方面，人体不同组织之间、脏器和脏器之间、正常组织与病理组织之间因声阻抗不同，导致超声波入射到各组织界面反射时的反射量不同，检测反射波的强度和时间，判断界面情况，这正是超声波用于医学诊断的物理基础.

此外，超声波对密度差别不大的软组织，其分辨力超过 X 射线，但它对肺部及骨骼系统等的探测却存在着很大的局限性.

5.7.2 超声波的作用

超声波在物质中传播时，对物质有许多特殊作用，这里主要介绍以下三个作用：机械作用、空化作用和热作用.

1. 机械作用（mechanical action）

高频超声波在介质中传播时，介质中质点作高频振动. 如此激烈的机械振动，能使物质的力学结构被破坏，把物体打成极为细小的颗粒，典型的应用是对互不润湿的几种液体（或有一种固体）经超声处理后将

一种液体（或固体）击成极细的颗粒，悬浮在另一种液体中造成乳化状态，使不溶于水的药物变成水剂，增加了给药的途径，有利于提高疗效．

超声波在生物组织中传播时，强超声波产生的剪切力可致细胞断裂或粉碎，超声手术刀和超声碎石正是利用了强超声波的机械作用．

2. 空化作用（**cavitation action**）

当强烈的超声波在液体中传播时，液体分子将按超声波频率呈疏密变化，稀疏区受拉，稠密区受压．在稀疏区含有杂质和气泡处，液体会被拉裂出现许多微小的空腔，当受压时，空腔迅速闭合．由于超声波频率很高，所以受拉和受压转换很快，空腔存在的时间很短暂，在空腔被压缩直至崩溃的一瞬间，会产生巨大的瞬时压力，致使人体组织产生局部的高压（达几千至几万个大气压）、高温及放电现象，这种作用称为空化作用．空化作用被应用于清洗、雾化、乳化及促进化学反应等方面．

3. 热作用（**warm action**）

超声波在生物体中传播时，一部分能量被介质吸收而转化为热能，导致介质温度升高，称为热作用，热作用效果一方面取决于超声波的性质（频率、强度和作用时间等），另一方面取决于生物组织对超声波的吸收本领．超声波的频率越高、强度越大、作用时间越长，热作用越明显．生物组织对超声波的吸收系数大，且热传导性较差，所以高强度高频率超声波长时间作用，极易导致生物组织细胞损伤，甚至使人体组织分子结构改变．

超声波的热效应在临床上主要用于理疗，它可增加血液循环，加速代谢，改善局部组织营养，增强酶活力．

此外，超声波还有化学作用、生物作用等，被广泛用于各个领域．

5.7.3 超声波的产生与接收

产生超声波的方法很多，常用的超声波发生器主要由高频脉冲发生器和换能器两部分组成．高频脉冲发生器的作用是产生超高频电振荡，而换能器的作用是将电磁能转换成机械能，一般可以用压电晶体来实现．如图 5-13 所示．

在医学上常用的超声波换能器为压电式换能器，它是利用某些晶体（如石英、钛酸钡、酒石酸钾钠等）的压电效应制成的．在压电晶体片相对的两个表面上施以压力或张力，使之发生机械形变时，两表面上将分别出现等量正、负电荷，若晶片两表面受到的作用力性质相反，则表面上电荷极性也相反，这种将压力（或张力）转化为电压的现象称为正压电效应或压电效应（**piezoelectric effect**）．反之，在晶体片两表面接入交替变化的电压，晶体片将依据电压方向发生伸长或缩短，这叫电致伸缩或逆压电效应（**converse piezoelectric effect**）．在这种压电晶体片两表面上镀一层很薄的金属作电极，就构成一个简单的超声波探头，将此电极连接到高频脉冲发生器上，在高频交变电场的作用下，由于逆压电效应，晶体片的厚度会随着电场的频率产生增厚或变薄的快速变化，形成超声频的机械振动，成为超声波源发射超声波．如果把压电晶体放入超声场中，由于正压电效应，晶体两极会产生与超声波频率相同的交变电压，将此两极接入信号处理系统，就可实现对超声波信号的接收和检测．所以超声波探头是一个既可发射超声波，也能接收超声波的电声换能器．

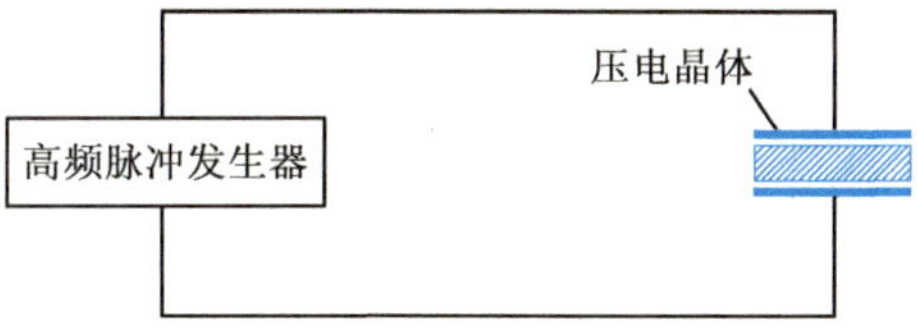

图 5-13　超声波发生器示意图

5.7.4 超声波在医学上的应用

超声波在现代医学中应用十分广泛，已经覆盖了超声诊断、超声治疗和生物组织超声特性研究等方面．其中，超声诊断发展最快，技术最成熟，目前临床应用最多的超声诊断技术主要有超声影像技术和超声多普勒检测技术．

大多数超声诊断仪所用超声波为脉冲式，即探头发射的超声波不是连续的而是断续的脉冲波，根据信号接收的特点，超声诊断仪又有反射式和透射式之分，但脉冲反射式超声诊断仪是临床医学应用最为广泛的一种．

超声影像技术的物理原理是基于声波直线传播性和人体内同一组织声速均匀一致性两大特性．脉冲反射式超声诊断仪的信号采集原理是基于反射回波法，即人体内不同组织之间、脏器与脏器之间、正常组织与病理组织之间声阻抗不同，超声波在界面上形成不同的反射波，称为回波（echo）．脏器发生形变或组织成分有异常变化时，会产生形状、位置和声阻抗的变化，回波的位置和强弱也发生相应改变．临床上就根据回波影像图进行诊断．超声诊断仪类型很多，这里我们仅简要介绍医学上常用超声诊断仪的物理原理．

1．A 型超声诊断仪

它是以回波幅度调制显示（amplitude modulation display）为基础，由此而得名，即在显示器上，以脉冲波表示反射回波，以脉冲幅度（坐标纵轴）代表反射回波的强度，脉冲的位置或脉冲之间的距离（坐标横轴）正比于反射界面的位置或界面之间的距离．因此可由超声波探头定点发射超声波并接收回波，依据回波脉冲幅度和位置信息，诊断人体脏器的厚度、病灶在人体组织中的深度以及病灶的大小等信息.

A 型超声诊断仪原理清晰，设备简单，价格低廉，但它提供的仅是一维信息，不能显示整个器官的形态，目前在临床上只起定位作用，其应用范围十分受限.

2. B 型超声诊断仪

它是在 A 型超声基础上发展起来的一种辉度调制显示（**brightness modulated display，BMD**）成像仪，是目前超声图像诊断应用最广泛的机型，它得到的是脏器或病变的二维断层图像，也可用来对运动脏器进行实时动态观察.

原理基本与 A 型相同，不同之处有两点，一是改幅度调制为辉度调制. 探头接收的回波信号加在电子枪阴极或控制栅极上，不同深度的回波以一个个光点显示，光点的亮度由回波幅度线性控制，回波信号越强，显示的光点越亮，这种显示方法叫辉度调制. 同时将深度扫描的时基电压加于垂直偏转板上，回波信号变成亮度不同的光点自上而下按时间先后显示在荧光屏上. 二是改一维位置图像为二维断层图像. 采用多元探头，即把多个晶片按一定顺序排列，利用电子控制技术使其轮流工作. 在各晶片先后工作的同时，探头还与扫描线同步移动，如图 5-14 所示.

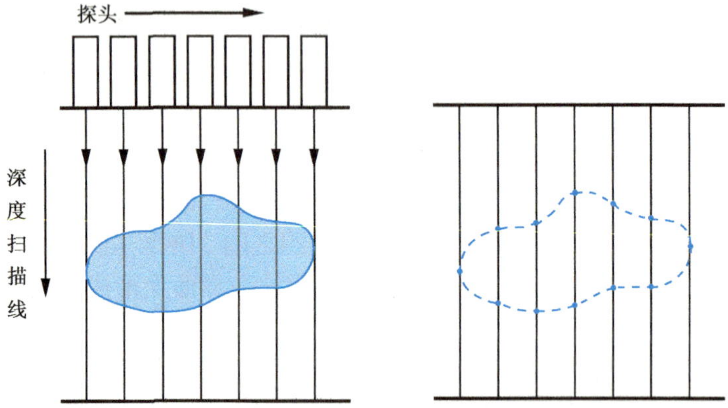

图 5-14 B 型超声诊断原理图

由于各晶片工作顺序是用电子学方法控制，进行得非常迅速，每秒钟可得到几十幅的画面. 因此，显示在荧光屏上的是一个二维超声断层图像，常称这种仪器为超声断层显像仪.

B 型超声诊断仪是将人体反射回来的回波信号以光点形式组成截面图像，它与人体的解剖结构极其相似，所以能直观显示人体内部脏器的大小、形态、内部结构等信息，分辨率很高，可准确区分实质性、液性和含气性组织.

3．M 型超声诊断仪

它既有 A 型的特点又有 B 型的特点，它的显示原理类似于 B 型，也属于辉度调制型．与 B 型不同之处在于单探头固定不动与 A 型相同，回波用光点显示与 B 型相同，不同处是将扫描电压加在垂直偏转板上．所以，从不同深度界面反射回来的光点在垂直方向上展开．其工作过程是当探头固定对着心脏的某部位，由于心脏有规律的跳动，各层组织与探头间的距离也随之变化，屏上就呈现出随心脏跳动而上下移动的一系列光点．扫描线从左向右移动时，这些光点便横向展开，显示出心动周期中心脏各层组织结构的活动曲线．也就是我们常说的**超声心动图（ultrasonic cardiogram，UCG）**，特别适用于心功能检查，原理如图 5-15 所示．

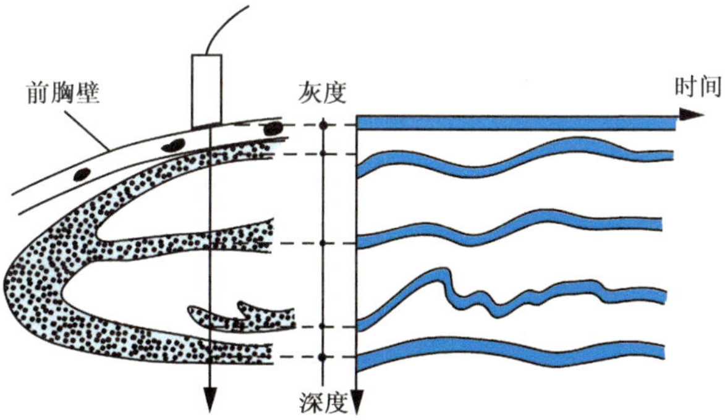

图 5-15　M 型超声诊断原理图

4．超声多普勒血流仪

超声多普勒血流仪（又简称 D 型超声），它是利用超声波的强贯穿性和多普勒效应关于检测回波频率与物体运动速度有关的理论，可以实现人体心脏运动、血流速度和胎儿心率等动态指标的无损检测．

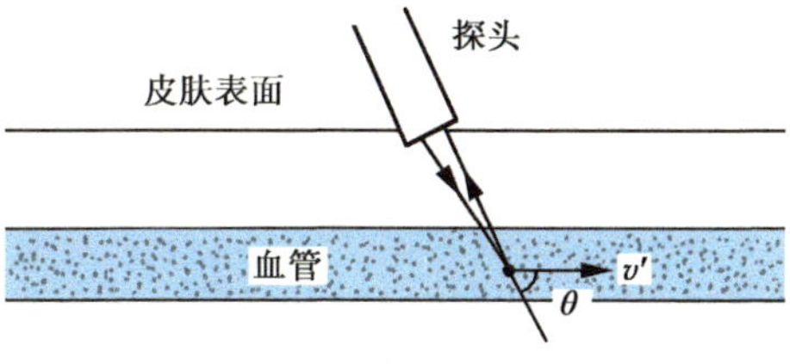

图 5-16　多普勒血流仪原理图

如图 5-16 是多普勒血流仪原理示意图．图中 v'代表红细胞的血流速度，θ 是超声波传播方向与红细胞运动方向之间的夹角，探头由发射和接收超声波的两块晶片组成．假如作为静止声源的探头发射超声波的频率为 ν，超声波在人体内的传播速度为 v，血管中随血流以速率 v'运动着的红细胞接收到的频率为 ν_1，注意到这时红细胞运动方向与超声波发射方向有一夹角 θ，所以声源与红细胞连线方向上的分速率为 $v'\cos\theta$，且远离声源运动．故

$$\nu_1=\frac{v-v'\cos\theta}{v}\nu \tag{5-32}$$

红细胞接收到超声波后又会因为散射而被静止超声波探头所接收，这时红细胞可视为运动的波源，它仍然是以 $v'\cos\theta$ 的分速率远离接收器（探头）而运动，所以这时探头接收到的频率 ν_2 为

$$\nu_2=\frac{v}{v+v'\cos\theta}\nu_1 \tag{5-33}$$

联立解式（5-32）和式（5-33），得

$$\nu_2=\frac{v-v'\cos\theta}{v+v'\cos\theta}\nu$$

探头发射的超声波频率与接收的回波频率之差，即多普勒频移（又称拍）为

$$\Delta\nu=\nu-\nu_2=\frac{2v'\cos\theta}{v+v'\cos\theta}\nu \tag{5-34}$$

由于 $v\gg v'\cos\theta$，式（5-34）可近似为

$$\Delta\nu=\frac{2v'\cos\theta}{v}\nu \tag{5-35}$$

血液流速为

$$v'=\frac{v}{2\nu\cos\theta}\Delta\nu \tag{5-36}$$

根据仪器测出多普勒频移 $\Delta\nu$，已知超声波发生器发射的频率 ν 和超声波在人体内的传播速度 v，理论上便可以计算出血流速度 v'，但实际情况并不如此简单．因为血液是黏性流体，大量红细胞的运动速率并不完全一致，所以测得的频率是各种频率散射回波信号的叠加信号，所以还得综合利用频谱分析、运动目标跟踪等相关技术，才能显示出可用的血流速率和血流量等信息，更进一步的理论查看相关资料．

习　题

5-1　一平面简谐波表达式为 $y=-0.05\sin\pi(t-2x)$（SI），求该波的频率 ν，波速 v 及振幅 A．

5-2　一简谐波沿 x 轴负方向传播，角频率为 ω，波速为 v．设 $t=\dfrac{T}{4}$ 时刻的波形如题图 5-2 所示，求该波的波函数．

5-3　一平面简谐波以 2.0 $\mathrm{m\cdot s^{-1}}$ 的速度沿 x 轴负方向传播，若波源的位置在 $x=0$ 处，设在 $x=-0.5$ m 处质点的振动方程为 $y=0.10\cos\left(\pi t+\dfrac{\pi}{12}\right)$（m），求：

（1）波长；

（2）波源的振动方程；

（3）波函数．

5-4　某人配戴了一个能使声强级增加 30 dB 的助听器，问该助听器使声强增大为原来的多少倍？

5-5　两个音叉在空气中产生同振幅的声波．一个频率是 256 Hz，另一个频率是 512 Hz，求两声波的声幅比和声强比．

5-6　20℃时空气和肌肉的声阻抗分别为 $4.28\times10^{2}\ \mathrm{kg\cdot m^{-2}\cdot s^{-1}}$ 和 $1.63\times10^{6}\ \mathrm{kg\cdot m^{-2}\cdot s^{-1}}$．计算声波由空气垂直入射于肌肉时的反射系数和透射系数．

5-7　五个人的小合唱，若每人发出 60 dB 的声音，试求发出的总声强和总声强级．

5-8　利用多普勒效应监测汽车行驶的速度．一固定波源发出频率为 100 kHz 的超声波，当汽车迎着波源驶来时，与波源安装在一起的接收器接收到从汽车反射回来的超声波的频率为 110 kHz．已知空气中声速为 $300\ \mathrm{m\cdot s^{-1}}$，求汽车行驶的速度．

5-9　一波源 S 的振动频率为 $\nu=2040\ \mathrm{Hz}$，以速率 v 向一堵墙壁接近，如图所示，在同一线上 A 点有一观测者测得拍频为 $\Delta\nu=3\ \mathrm{Hz}$，设声速为 $340\ \mathrm{m\cdot s^{-1}}$，求：

（1）波源运动的速度；

（2）如波源没有运动，而以一可以运动的反射面来代替墙壁，此反射面以速度 $v_c=20\ \mathrm{cm\cdot s^{-1}}$ 向观测者运动，观测者测得拍频为 4 Hz，求波源的频率．

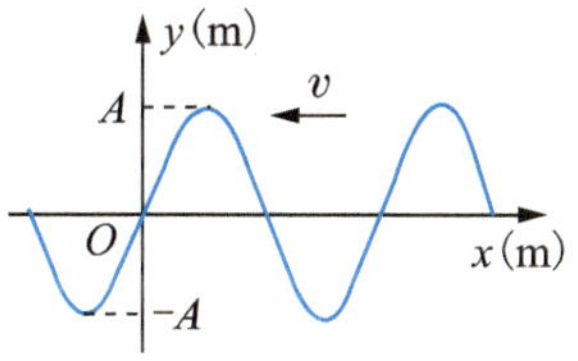

题图 5-2

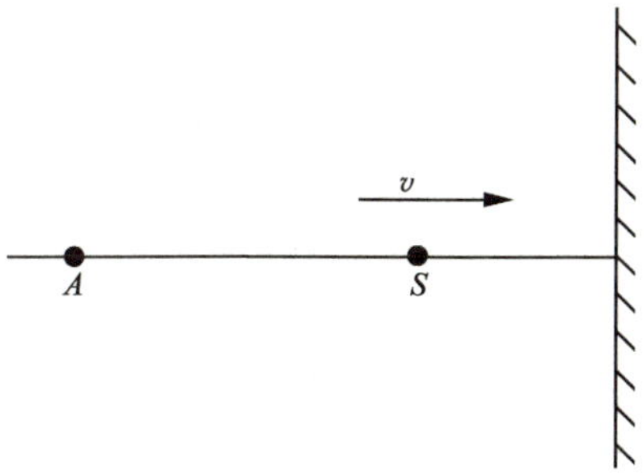

题图 5-9

（第三军医大学　邓玲）

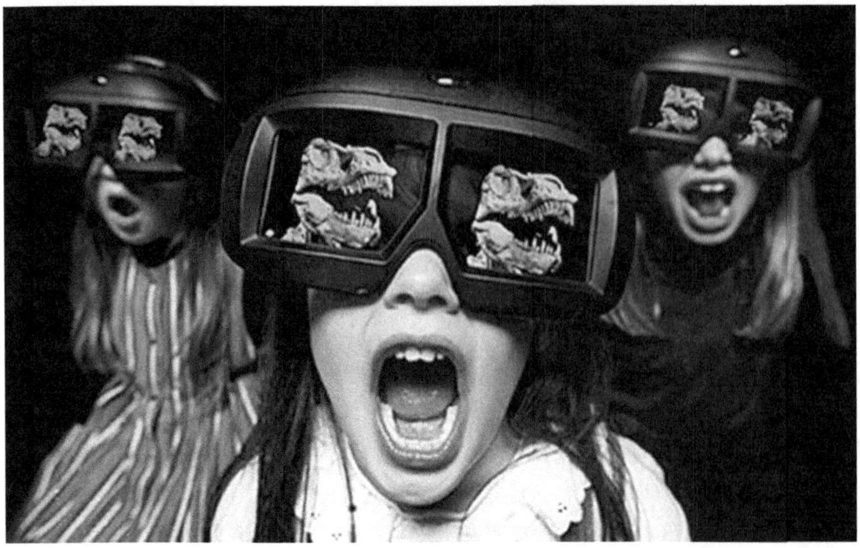

观看 3D 电影时，我们必须佩戴由偏振片制成的 3D 眼镜才能看到立体的影像. 这对偏振片可以分别选择透过屏幕发出的一对振动方向相互垂直的偏振光，使双眼以不同画面，即不同角度看到同一场景，从而产生还原立体场景的视觉效果.

第 6 章 波动光学

光的本质是电磁波. 在整个电磁波谱中，波长在 400 ~ 760 nm 之间的电磁波是人眼所能感知的，我们称之为可见光波. 本章主要讨论光在传播过程中的干涉、衍射、偏振现象，运用波动理论来阐明光的波动性及这些现象在现代科技中的应用.

6.1 光的干涉

两列或几列光波在空间相遇、相互叠加，出现了明暗相间的稳定的光强分布，这就是光的干涉（interference of light）现象．干涉现象是波动独有的现象，光的干涉现象为光的波动理论的建立提供了强有力的证据．

6.1.1 相干光

在讨论机械波的干涉时已指出，两列波相遇发生干涉现象的条件是：频率相同、振动方向相同、初相位相同或相位差恒定，满足这三个相干条件的光称之为相干光（coherent light）．实验表明，任意两个独立的普通光源发出的光都不能产生干涉现象，所以普通光源发出的光不是相干光．

普通光源的发光机制是以自发辐射为主，即光源中的原子吸收外界能量处于激发态，激发态中的原子不稳定，电子在激发态只能停留很短的时间，就自发跃迁到较低能级态，跃迁过程中发出一列光波．光源中含有大量的原子（或分子），它们各自独立发光，每个原子发光又是间歇式的，发光的持续时间很短，约为10^{-8} s，发出一列有限长的波列后，间歇一段时间，再发出另一波列．因此，普通光源发出的光束是由大量并不连续的波列组成，这些波列在频率、振动方向、相位上各自独立、随机分布，如图 6-1 所示．太阳、白炽灯、日光灯都是常见的普通光源．两个普通光源发出的光是不相干的，即使是同一光源的不同部分发出的光波也是不相干的．激光光源是目前最好的相干光源，这是由于激光的发光原理不同于普通光源，两束光波的干涉实验多是通过激光来实现的，激光的详细内容参见第 13 章．因而，要想从普通光源中获得相干光，只能将普通光源中的同一点（或很小部分）发出的光分成两部分，使其经过不同路径之后再相遇，这样得到的两列光波能够形成稳定的干涉条纹，是相干光．实现将普通光源发出的光波变成相干光的方法主要有两种：一种是分波阵面法，如杨氏双缝干涉实验；另一种是分振幅法，如薄膜干涉．

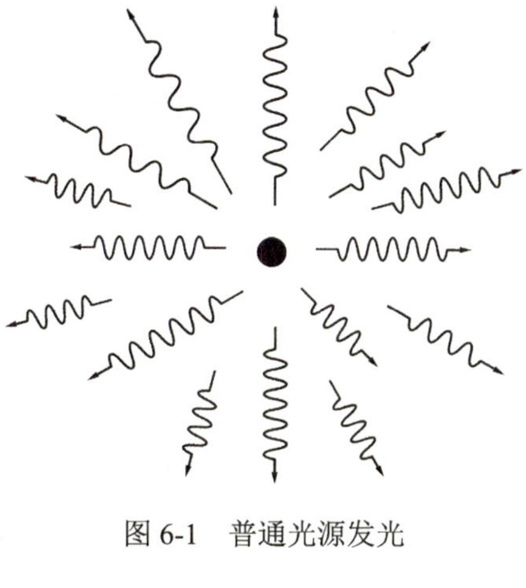

图 6-1　普通光源发光

6.1.2 杨氏双缝干涉实验

杨氏双缝干涉实验

1801 年，英国物理学家托马斯·杨（Thomas Young）最先用实验的方法观察到了光的干涉现象，为光的波动理论提供了重要的实验依据．杨氏双缝干涉实验装置如图 6-2 所示，将单色平行光照射到开了狭缝 S 的遮光板上，S 后放置另一遮光板，板上相对于 S 的对称位置处各开设两条与 S 平行且等间距的狭缝 S_1、S_2．根据惠更斯原理可知，S_1、S_2 可以看为新的次波波源，他们都来源于同一波源 S 发出同一个波振面上，所以满足相干条件，在观察屏 L 上形成了稳定的明暗相间的条纹．

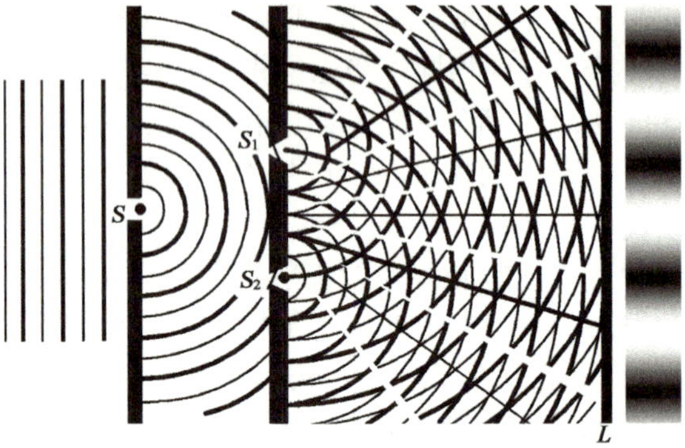

图 6-2　杨氏双缝干涉实验

下面分析双缝在观察屏 L 上产生明暗条纹的条件．如图 6-3 所示，杨氏双缝干涉实验中，双缝 S_1、S_2 间距为 d，双缝到观察屏 L 的垂直距离为 D，AO 为 S_1S_2 的中垂线．沿观察屏 L 建立坐标轴 x，在 x 轴上任取一点 P，P 到 S_1 和 S_2 的距离分别为 r_1 和 r_2，则 S_1、S_2 发出的两列光波的波程差 Δr 为

$$\Delta r = r_2 - r_1$$

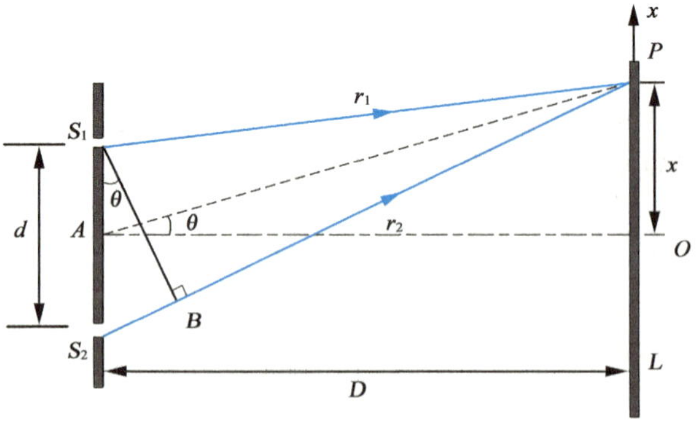

图 6-3　杨氏双缝干涉条纹推导

在杨氏双缝干涉实验中，通常$d \ll D$、$x \ll D$，过S_1向r_2引垂线，垂足为B，则S_1S_2与S_1B之间的夹角θ很小，因此$\sin\theta \approx \tan\theta \approx \dfrac{x}{D}$，所以

$$\Delta r = r_2 - r_1 \approx d\sin\theta \approx \frac{d}{D}x \tag{6-1}$$

根据波动理论可知，若入射光波波长为λ，当$\Delta r = \pm 2k\dfrac{\lambda}{2}$时，两光束在$P$点干涉加强，$P$点为明纹，则各级明纹中心的位置为

$$x_{明} = \pm 2k\frac{D}{d}\frac{\lambda}{2} \quad (k = 0,1,2,\cdots) \tag{6-2}$$

其中k为条纹级数．当$k=0$时，$x=0$，所以杨氏双缝干涉观察屏的中点为明纹，称为中央明纹或零级明纹；当$k=1,2,3,\cdots$时，对应的明条纹分别称为第一级，第二级，第三级，……明条纹．式中的正负号代表各级明条纹在中央明纹两侧对称分布．

当$\Delta r = \pm(2k+1)\dfrac{\lambda}{2}$时，两光束在$P$点干涉相消，$P$点为暗纹，则各级暗纹中心的位置为

$$x_{暗} = \pm(2k+1)\frac{D}{d}\frac{\lambda}{2} \quad (k = 0,1,2,\cdots) \tag{6-3}$$

由式（6-2）和式（6-3）可知，任意两级相邻的明纹和暗纹的间距均为

$$\Delta x = x_{k+1} - x_k = \frac{D}{d}\lambda \tag{6-4}$$

根据式（6-2）、式（6-3）和式（6-4）可知，杨氏双缝干涉的条纹具有以下特点：

（1）杨氏双缝干涉条纹是一系列与双缝相平行的明暗相间的条纹．观察屏的中央为零级明纹，两侧对称分布其他各级条纹，干涉级数越高，条纹离中央越远．

（2）干涉条纹等间距分布，条纹间距Δx与D、λ成正比，与d成反比．由于可见光波的λ很小，要想清楚的观察到干涉条纹，就必须$d \ll D$，否则条纹太密集，肉眼无法进行分辨．

（3）用单色光照射杨氏双缝时，由于Δx、D、d均为直观可测的物理量，所以根据条纹间距Δx可以测出入射光波波长λ．杨氏双缝干涉实验在历史上第一次为我们提供了测量可见光波波长的方法．

（4）用白光照射杨氏双缝时，除观察屏的中央仍是白色以外，其余各级明纹均带有颜色，同一级明纹由外向内分布由红到紫的彩带．当条纹级数较高时，由于不同级数不同颜色，明纹位置出现重叠而使颜色也开始重叠．

例 6-1

杨氏双缝实验中，观察屏到双缝的间距 D=1 m，用 λ=600 nm 的单色光照射双缝，求：

（1）设双缝间距 d=2 mm 和 d=10 mm 两种情况下，相邻明纹间距各为多大？

（2）如肉眼仅能分辨的两条纹间距为 0.15 mm，现用肉眼观察干涉条纹，则双缝的最大间距是多少？

解 （1）由条纹间距 $\Delta x=\dfrac{D}{d}\lambda$ 可知

当 d=2 mm 时

$$\Delta x=\frac{1\times 600\times 10^{-9}}{2\times 10^{-3}}=3\times 10^{-4}\ (\mathrm{m})=0.3\ (\mathrm{mm})$$

当 d=10 mm 时

$$\Delta x=\frac{1\times 600\times 10^{-9}}{10\times 10^{-3}}=6\times 10^{-5}\ (\mathrm{m})=0.06\ (\mathrm{mm})$$

（2）若 $\Delta x=0.15\ \mathrm{mm}$，则

$$d=\frac{D\lambda}{\Delta x}=\frac{1\times 600\times 10^{-9}}{0.15\times 10^{-3}}=4\times 10^{-3}\ (\mathrm{m})=4\ (\mathrm{mm})$$

所以，在这种条件下，双缝间距必须小于 4 mm，肉眼才可分辨出干涉条纹.

例 6-2

用单色光照射杨氏双缝，观察屏到双缝的间距 D=2 m，双缝间距 d=0.1 mm，第一级明纹到同侧的第十级明纹之间的间距为 9 cm，则入射光波波长是多少？

解 $x_{10}-x_1=9\Delta x=9\ \mathrm{cm}$

$$\Delta x=\frac{D}{d}\lambda=1\ \mathrm{cm}$$

$$\lambda=\frac{\Delta x\cdot d}{D}=\frac{1\times 10^{-2}\times 0.1\times 10^{-3}}{2}=5\times 10^{-7}(\mathrm{m})=500\ (\mathrm{nm})$$

所以，入射光波波长是 500 nm.

6.1.3 光程差

在前面讨论的干涉中，两束相干光始终都在同一介质中传播；如果光在传播中遇到了不同的介质，为了方便进行相位分析特引入光程的概念.

光在真空中的传播速度为光速 c，当光进入折射率为 n 的介质中，传播速度变为 $u=\dfrac{c}{n}$，如图 6-4 所示，经过相同的时间 t，光波在不同的介质中所走的路程必然不同.

光在真空中所走的路程为 S，在折射率为 n 的介质中所走的路程为 L，则

$$S=ct=nut=nL \tag{6-5}$$

真空中的波长为 λ 、频率为 ν 的单色光在折射率为 n 的介质中波长

变为

$$\lambda' = \frac{u}{\nu} = \frac{c}{n\nu} = \frac{\lambda}{n} \tag{6-6}$$

可见，同一频率的单色光在不同介质中波长会发生变化．光波每传播一个完整的波，相位改变2π．在图 6-4 中，单色光在真空中传播 S 的几何路程，相位改变为

$$\Delta\varphi = 2\pi\frac{S}{\lambda}$$

同一频率的单色光在折射率为 n 的介质中传播 L 的几何路程，相位改变为

$$\Delta\varphi' = 2\pi\frac{L}{\lambda'}$$

由式（6-5）、式（6-6）可知：$\Delta\varphi' = \Delta\varphi$．可见，相同的时间内，同一频率的单色光在不同介质中传播的几何路程虽然不同，却带来了相同的相位变化，这说明了光在介质中传播 L 的几何路程等价于光在真空中传播 nL 的几何路程．

综上所述，我们将光波在介质中传播的几何路程 L 与该介质的折射率 n 的乘积 nL，称为光程（**optical path**）．两束光的光程之差称为光程差（**optical path difference**），常用 δ 表示．有了光程概念之后，相当于把光在介质中的传播都折算为光在真空中的传播，决定相位变化的不是几何路程，而是光程和光程差．相位差和光程差的关系为

$$\Delta\varphi = \frac{2\pi}{\lambda}\delta \tag{6-7}$$

式中 λ 为真空中的波长．

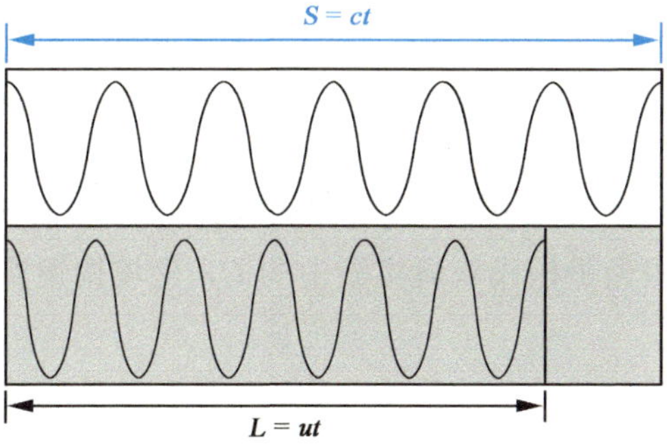

图 6-4 光程

例 6-3

如图 6-5 所示，在杨氏双缝实验中，用 λ=600 nm 的单色光照射双缝．若以折射率 n=1.3，厚度 l=0.01 mm 的透明介质遮住其中一条缝，两束光到达观察屏的中点 O 的相位差是多少？ O 点为第几条明纹？

解 （1）两光束在 O 点的光程差为

$$\delta=\left[nl+\left(r-l\right)\right]-r=\left(n-1\right)l$$

相位差为

$$\Delta\varphi=\frac{2\pi}{\lambda}\delta=\frac{2\pi}{\lambda}\left(n-1\right)l=\frac{2\pi\times\left(1.3-1\right)\times0.01\times10^{-3}}{600\times10^{-9}}$$

$$=10\pi$$

（2）根据波的干涉理论，干涉加强取得明条纹的条件为

$$\Delta\varphi=\pm2k\pi$$

$$\Delta\varphi=10\pi$$

$$k=5$$

观察屏的中点 O 为第五级明纹.

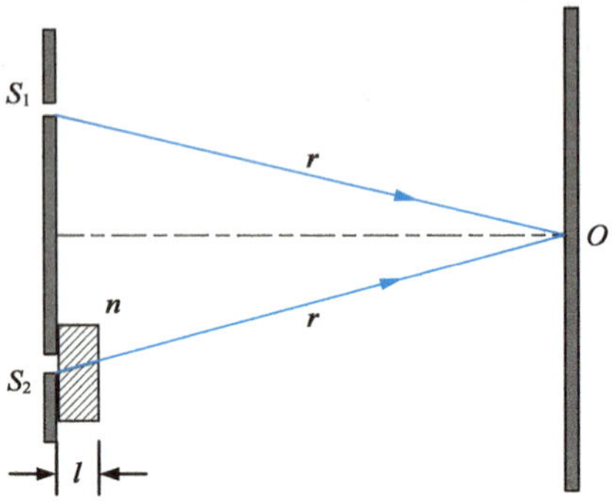

图 6-5　例 6-3 图

6.1.4　劳埃德镜实验

1834 年，劳埃德（H. Lloyd）提出了一种更简单的观察干涉现象的实验，称为**劳埃德镜（Lloyd mirror）**实验. 如图 6-6 所示，劳埃德镜 MN 是一块背面涂黑的平板玻璃，由 S_1 发出的光一部分直接照射到观察屏 L 的 AB 区域上，一部分经 MN 反射到达 L 的 ab 区域，这两部分相干光在屏上的 ab 区域形成明暗相间的条纹. 经 MN 反射的光等效于从其虚像 S_2 发出的光，劳埃德镜实验可以看成是分别由狭缝 S_1、S_2 发出的两束相干光之间的干涉. 这与杨氏双缝干涉实验非常类似，S_1 S_2 之间的距离相当于杨氏双缝实验中双缝间距 d，S_1 S_2 到 L 的垂直距离相当于杨氏双缝实验中的 D，劳埃德镜实验观察屏上的条纹间距也为

劳埃德镜实验

$$\Delta x=\frac{D}{d}\lambda$$

如果将图 6-6 中的观察屏 L 移动到 L' 的位置与劳埃德镜的 N 点相接触，此时 S_1、S_2 到 N 点的光程差为零，相位差也为零，N 点应该出现明条纹，然而实验结果显示 N 点为暗条纹，其他明暗条纹也都互换了位置. 这一实验表明，直射到观察屏的光波和从镜面反射到观察屏的光波之间的相位相反，即相位差为 π . 由于直射的光波不可能出现相位的改变，所以只能是反射光出现了 π 的相位突变.

进一步实验表明，光只有从光疏介质射向光密介质的界面时，反射光才会发生 π 的相位突变；π 的相位突变相当于反射光多走（或少走）了半个波长的距离，因而这种现象称为半波损失（**half-wave loss**）.

半波损失

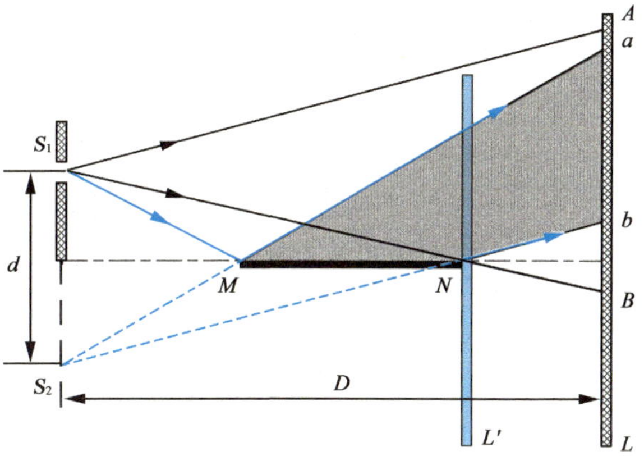

图 6-6　劳埃德镜实验

6.1.5　薄膜干涉

双缝干涉必须借助实验装置才能观察到干涉条纹. 而在日常生活中，我们经常可以看见阳光下，肥皂泡表面出现彩色的图案，蜻蜓翅膀上呈现美丽的花纹等，这些都是薄膜干涉现象，薄膜干涉是光波通过薄膜两个表面反射后相互叠加所形成的干涉现象. 薄膜干涉的详细分析比较复杂，下面只对薄膜厚度均匀的等倾干涉和薄膜厚度不均匀的等厚干涉进行讨论.

1. 等倾干涉

如图 6-7 所示，厚度为 e、折射率为 n_2 的薄膜，其上下两侧介质的折射率分别为 n_1、n_3. 单色光 1 以 i 的角度入射到薄膜上，一部分从薄膜的上表面 A 点直接反射形成反射光 2；一部分从 A 点折射进入薄膜，在薄膜的下表面 B 点反射，再经 C 点折射穿出形成反射光 3. 反射光 2、3 均来自同一束入射光 1，只是经历了不同的路径而有恒定的相位差，所以 2、3 是相干光，经薄透镜 L 汇聚于观察屏上发生干涉. 此外还有经薄膜三次反射，五次反射，……再折回薄膜上方的反射光 4，5，…但其强度迅速下降，所以只需考虑 2、3 两束光线间的干涉.

观察屏上 P 点的明暗取决于反射光 2、3 的光程差. 反射光 2、3 经过薄透镜 L 是否会产生额外的光程差呢？实验表明，使用透镜只能改变光波的传播方向，但对物、像间的各光线均不会产生附加的光程差，这称之为薄透镜的等光程性. 所以，反射光 2、3 由传播路程产

生的光程差为

$$\delta=n_2(AB+BC)-n_1AD \tag{6-8a}$$

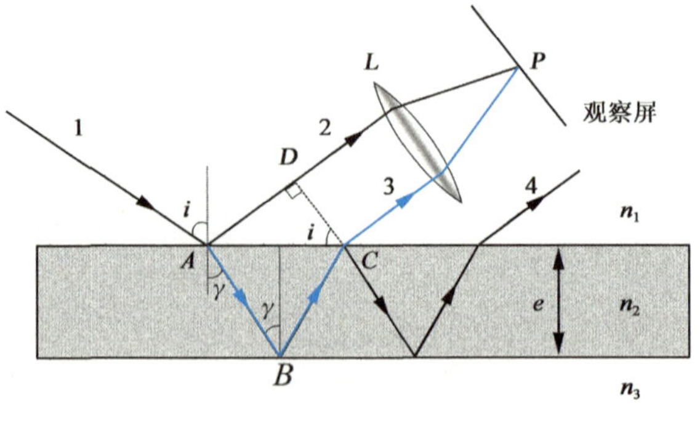

图 6-7 等倾干涉

有时，由于半波损失现象会产生额外附加光程差$\frac{\lambda}{2}$，则光程差为

$$\delta=n_2(AB+BC)-n_1AD+\frac{\lambda}{2} \tag{6-8b}$$

是否存在附加光程差取决于介质的折射率：①$n_1<n_2<n_3$；②$n_1>n_2>n_3$；③$n_1<n_2>n_3$；④$n_1>n_2<n_3$．以上四种情况中，①和②适用于公式（6-8a），③和④适用于公式（6-8b）．

$$AB=BC=\frac{e}{\cos\gamma},\quad AD=AC\cdot\sin i=2e\tan\gamma\cdot\sin i$$

根据折射定律$n_1\sin i=n_2\sin\gamma$及上式，式（6-8a）和式（6-8b）可写为

$$\delta=2e\sqrt{n_2^2-n_1^2\sin^2 i}+\begin{cases}0\\ \dfrac{\lambda}{2}\end{cases} \tag{6-9}$$

观察屏上取得明、暗条纹的条件为

$$\delta=\begin{cases}2k\dfrac{\lambda}{2},\quad k=1,2,3,\cdots & \text{干涉加强，明条纹}\\ (2k+1)\dfrac{\lambda}{2},\quad k=0,1,2,\cdots & \text{干涉削弱，暗条纹}\end{cases} \tag{6-10}$$

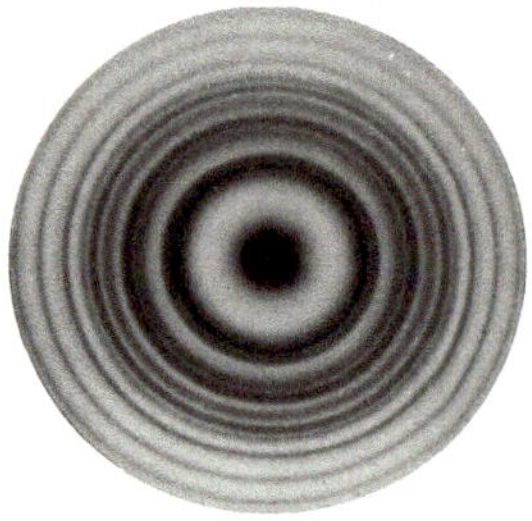

图 6-8 等倾干涉条纹

由式（6-9）和式（6-10）可看出，光程差随着入射角i的改变而改变；以相同倾角入射的光，经薄膜上下两个表面反射后产生的相干光都有相同的光程差，从而对应干涉图样中的同一级条纹，因而这种干涉称为等倾干涉（**equal inclination interference**）．等倾干涉条纹图样如图 6-8 所示．

2．增透膜和增反膜

在比较复杂的光学系统中光能的反射损失很严重，对于一个由六

到七个透镜组成的光学系统，反射会损失掉将近一半的光能．现代一些复杂的光学系统，如变焦物镜包括十几个透镜，光能的损失更为严重，严重影响光学系统的成像质量．为了减少这种由反射带来的光能损失，很多光学元件（如照相机的镜头以及测距仪、潜望镜上的光学元件）的表面都镀上了一层透明的薄膜，常用的介质是氟化镁（MgF_2，折射率为 1.38）．在镜片表面镀上一层适当厚度的氟化镁后，可以使反射损失由原来的 4%下降到 0.078%．这种可以减少反射、增强透射的薄膜称为**增透膜**．

例 6-4

如图 6-9 所示，在照相机镜头（n_3=1.52）表面镀上一层厚度均匀的氟化镁（MgF_2，n_2=1.38）薄膜以增加透光率．当白光近似垂直入射（i=0°）到照相机镜头上时，要使人眼最敏感的黄绿光（$\lambda=550$ nm）反射最少，薄膜的最小厚度为多少？

解　光垂直入射 i=0° 时，由于折射率满足 $n_1<n_2<n_3$，因此没有由半波损失带来的附加光程差．对于一定的入射光能来说，当反射相互减弱时，透射必然相互加强．所以，增透膜的光程差满足干涉相消的条件

$$\delta=2n_2e=(2k+1)\frac{\lambda}{2}$$

当 k=0 时，薄膜取得最小厚度

$$e_{\min}=\frac{\lambda}{4n_2}=\frac{550}{4\times1.38}=99.6\ (\text{nm})$$

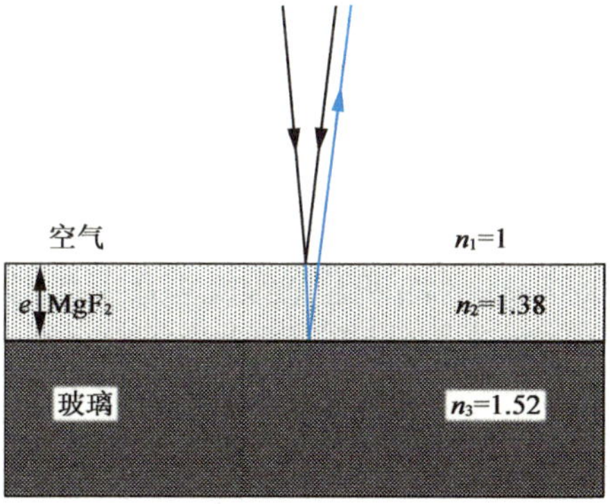

图 6-9　例 6-4 图

显然，一定厚度的薄膜只能对某个单一波长的光波有最好的增透效果；对于相近波长的光有不同程度的增透，但效果较差．对于一般的照相机镜头，常选取人眼最敏感的黄绿光波长（$\lambda=550$ nm）作为“控制波长”，增透膜是按 550 nm 的波长计算的，所以当白光照射下观看此薄膜的反射光，人眼看不到黄绿色光反射（增透），而能看到远离 550 nm 的红色、紫色的反射光，故照相机镜头呈现红紫色．

有些光学器件却需要减少透射光能，增加反射光能，如墨镜、反

射镜、激光谐振腔中的全反射镜等，在其光学元件表面镀上适当厚度的薄膜，使反射光相互加强，透射光相互减弱．例如，氦-氖激光器谐振腔的全反射镜镀上15～19层硫化锌（ZnS，折射率为2.40）可以使其反射率高达99.6%．我们常把这类增加反射、减少透射的薄膜称为增反膜．

3．等厚干涉

平行光垂直照射（i=0°）到厚度不均匀的透明薄膜上时，从薄膜上下两个表面反射的光发生干涉，此时两束反射光的光程差只跟薄膜的厚度有关．厚度相同的地方，干涉条纹级数相同，这种干涉称为等厚干涉（**equal thickness interference**）．下面介绍两种常见的等厚干涉：劈尖干涉和牛顿环．

（1）劈尖干涉．

如图6-10所示，将两块平板玻璃A、B一端接触，另一端夹上一张薄纸片，AB间形成顶角为θ（θ极小）的空气劈尖．平行光1垂直入射到玻璃板A上，分别从A板的下表面C点反射形成反射光2，B板的上表面D点反射形成反射光3，反射光2、3满足相干条件发生干涉．

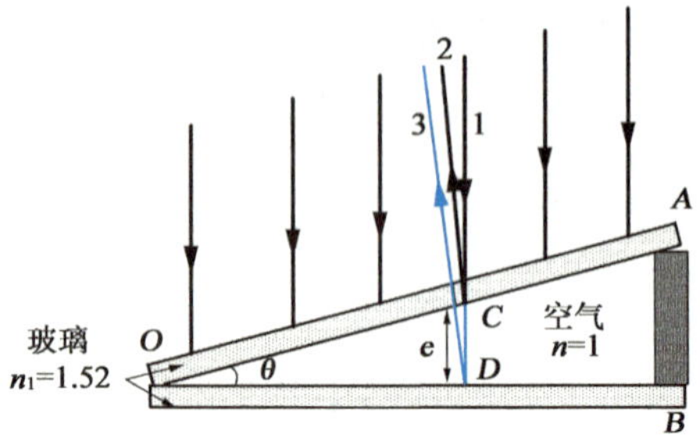

图6-10 劈尖干涉

由于θ极小，反射光2、3均可近似看成垂直于玻璃板，其光程差为

$$\delta = 2e + \frac{\lambda}{2}$$

式中$\frac{\lambda}{2}$是由半波损失现象引起的附加光程差．因为劈尖各点的空气厚度e不同，出现明暗条纹的条件为

$$\delta = 2e + \frac{\lambda}{2} = \begin{cases} 2k\dfrac{\lambda}{2}, & k = 1,2,3,\cdots \quad \text{干涉加强，明条纹} \\ (2k+1)\dfrac{\lambda}{2}, & k = 0,1,2,\cdots \quad \text{干涉削弱，暗条纹} \end{cases} \tag{6-11}$$

由上式可知，劈尖干涉条纹是一系列平行于棱的明暗相间的直条纹，如图6-11所示．棱边厚度e=0，由于半波损失现象，相干光干涉削弱，形成暗条纹．相邻的两条明纹中心或暗纹

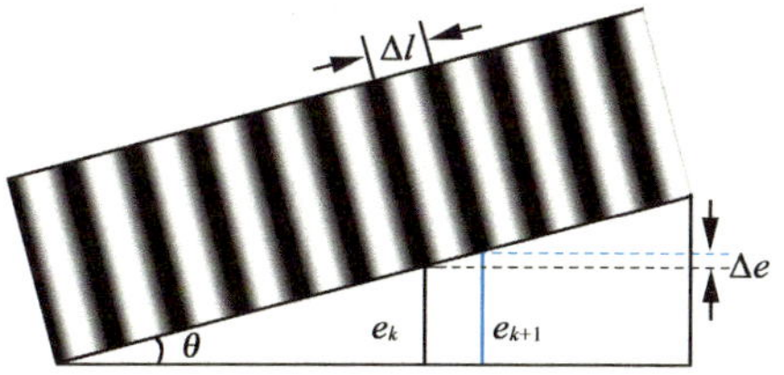

图 6-11 劈尖干涉条纹

中心的间距为

$$\Delta l = \frac{\Delta e}{\sin\theta} = \frac{e_{k+1} - e_k}{\sin\theta} = \frac{\lambda}{2\sin\theta} \tag{6-12}$$

上式表明，劈尖干涉形成的条纹是等间距的．由于条纹间距 Δl 与劈尖的顶角 θ 有关，θ 越大，条纹间距越密；当 θ 增大到一定程度时，条纹就密集得无法区分．所以，劈尖干涉的顶角必须很小时才能观察到干涉条纹．

从劈尖干涉的条纹特点可以看出，如果构成劈尖的两块玻璃板的表面不平整，中间的空气膜 e 发生了变化，条纹就会发生如图 6-12 所示这样的变化．工业上，常利用这一现象来检查工件的平整度．这种方法非常精密，可检查出约 $\frac{\lambda}{4}$ 的凹凸缺陷，即精密度可高达 0.1 μm.

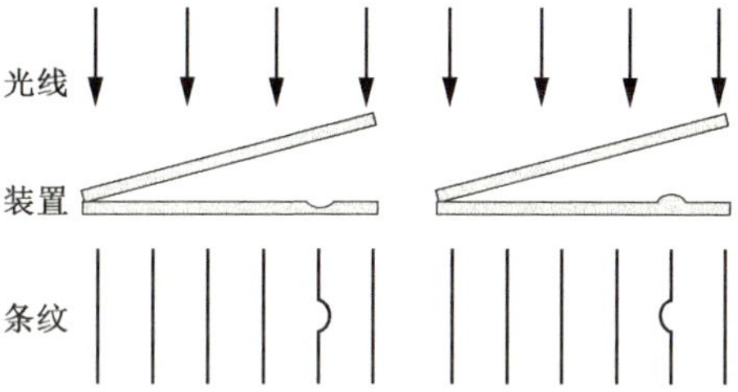

图 6-12 检验平面质量

（2）牛顿环．

在一块平板玻璃 B 上放一块曲率半径很大的平凸玻璃 A，如图 6-13（a）所示，A、B 间形成空气薄层．当用单色光垂直照射时，从上往下会看到以接触点 O 为圆心，内疏外密的明暗相间的同心圆环，称为**牛顿环（Newton ring）**，如图 6-13（b）所示．

牛顿环是由 A 的下表面反射的光和 B 的上表面反射的光发生干涉而形成的；以 O 为圆心的任一半径为 r 的圆环上对应同一厚度的空气层，所以牛顿环是等厚干涉的一种．两束反射光的光程差及出现明暗条纹的条件为

$$\delta = 2e + \frac{\lambda}{2} = \begin{cases} 2k\dfrac{\lambda}{2}, & k = 1,2,3,\cdots \quad \text{干涉加强，明条纹} \\ (2k+1)\dfrac{\lambda}{2}, & k = 0,1,2,\cdots \quad \text{干涉削弱，暗条纹} \end{cases} \tag{6-13}$$

式中$\frac{\lambda}{2}$是由半波损失现象引起的附加光程差，e为空气层的厚度．在中心 O 点，e=0，由于半波损失，光程差$\delta=\frac{\lambda}{2}$满足公式（6-13）中的暗纹条件，所以牛顿环的中心为暗斑．

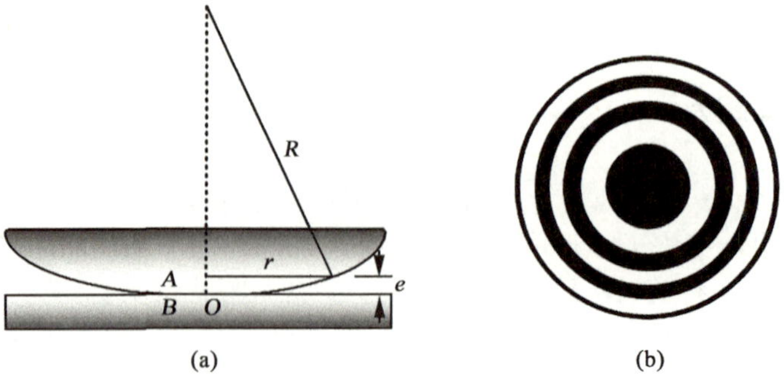

图 6-13 牛顿环

若半径为r的环形条纹下面的空气层厚度为e，如图 6-13（a）所示，则

$$r^2=R^2-(R-e)^2=2Re-e^2$$

因为$R\gg e$，上式中的e^2这一项可忽略不计，则

$$e=\frac{r^2}{2R}$$

由公式（6-13）可知，明条纹条件为

$$2\cdot\frac{r^2}{2R}+\frac{\lambda}{2}=2k\frac{\lambda}{2},\quad k=1,2,3,\cdots$$

暗条纹条件为

$$2\cdot\frac{r^2}{2R}+\frac{\lambda}{2}=(2k+1)\frac{\lambda}{2},\quad k=0,1,2,\cdots$$

所以，明暗条纹的半径分别为

$$\begin{cases} r_{明}=\sqrt{R\cdot(2k-1)\frac{\lambda}{2}}, & k=1,2,3,\cdots \\ r_{暗}=\sqrt{R\cdot 2k\frac{\lambda}{2}}, & k=0,1,2,\cdots \end{cases} \tag{6-14}$$

由上式可见，牛顿环暗条纹半径r与条纹级数的平方根成正比；所以，条纹从圆心向外，条纹逐渐变得更加密集．

6.2 光的衍射

光的直线传播定律是几何光学的基本定律，通常情况下，光表现出直线传播的性质．如图 6-14（a）所示，当光通过比较大的圆孔 a 时，在光屏上呈现清晰的圆斑，正是光的直线传播现象．将圆孔的尺寸缩小到跟光波的波长相近时，如图 6-14（b）所示中的圆孔 b，此时光会绕过障碍物的边缘前进，偏离了直线传播，并且会在屏上呈现明暗相间的圆环，这种现象就称为光的衍射现象（**diffraction of light**）．

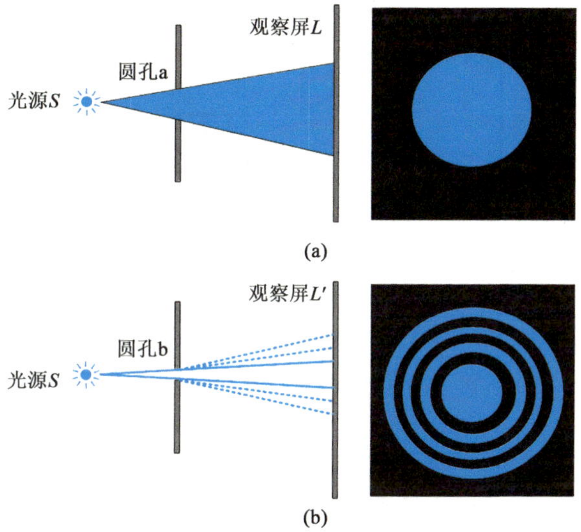

图 6-14 光的直线传播和衍射现象

衍射现象和干涉现象一样都是波动所共有的特征．水波可以绕过闸口，声波可以绕过墙壁，无线电波可以绕过高山，这些都是衍射现象．但是由于光波的波长非常短，只有遇到非常小尺寸的障碍物才能观察到明显的衍射现象，如图 6-14（b）所示．

通常按光源、障碍物和观察屏三者之间的距离不同将衍射分为两类：一类是光源和观察屏（或二者之一）与障碍物的距离为有限远，这类衍射称为菲涅耳衍射（**Fresnel diffraction**），又称为近场衍射；另一类是光源和观察屏与障碍物的距离均为无限远，这类衍射称为夫琅禾费衍射（**Fraunhofer diffraction**），也称为远场衍射．本节只对夫琅禾费衍射进行讨论．实验中的夫琅禾费衍射是借助两个凸透镜来实现的；把点光源放在一个凸透镜的焦点处，出射光就变为平行光；另一个凸透镜放在障碍物之后，使经过障碍物后的衍射光聚焦在透镜的焦平面上成像．

6.2.1 单缝衍射

单缝衍射实验装置如图 6-15（a）所示．光源 S 置于凸透镜 L_1 的焦点处，L_1 把 S 发出的光变为平行光，凸透镜 L_2 是把经狭缝衍射后的平行光会聚于观察屏 E 上，E 位于 L_2 的焦平面上，这样在观察屏

单缝衍射

上就可以观察到单缝衍射的图样．对于单色光来说，其衍射图样是一组平行于狭缝的明暗相间的条纹；中央明纹最亮最宽，其他明纹亮度迅速变暗、宽度也只有中央明纹宽度的一半，如图 6-15（b）所示．

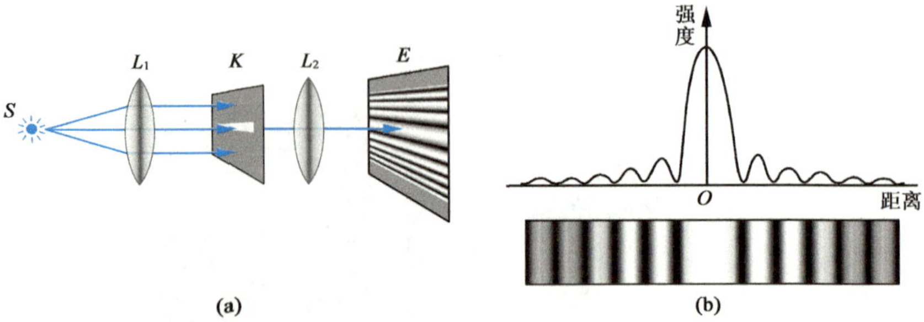

图 6-15　单缝衍射

下面分析单缝衍射观察屏上的条纹分布．将图 6-15（a）中的狭缝垂直于纸面放置，放大后如图 6-16 所示，狭缝 AB 间的宽度为 a，平行光垂直入射到狭缝 AB 上．根据惠更斯原理可知，位于狭缝平面 AB 上的每一个点都可以看成新的子波波源，向各个方向发出球面子波，这些子波与狭缝平面法线的夹角称为**衍射角 θ（diffraction angle）**；同一衍射角 θ 的平行子光束经凸透镜 L_2 会聚在焦平面上的同一点 P，会聚点 P 的明暗取决于衍射角为 θ 的这组子光束的光程差．由薄透镜的等光程性可知，入射到狭缝平面 AB 之前的光束光程差为零．因此下面分析时，我们只需考虑从狭缝平面 AB 上各点到会聚点的光程差．

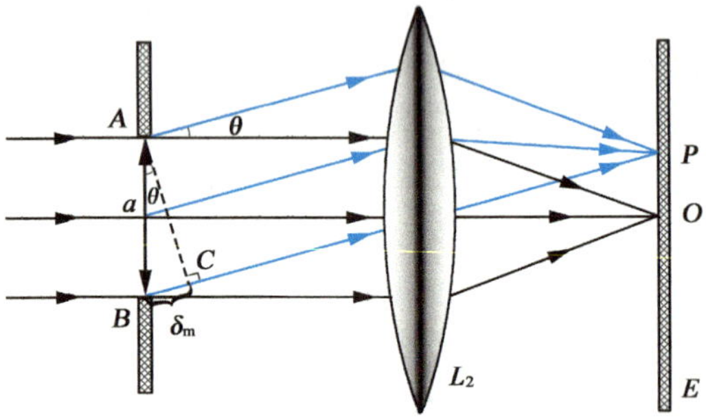

图 6-16　单缝衍射条纹推导

当衍射角 $\theta=0°$ 时，由凸透镜等光程的性质可知，AB 面上任意一点到 O 的光程均相等，各子波到 O 的光程差为零，干涉加强，因而在 O 处出现亮纹．由图 6-16 可以看出，这一亮纹正对狭缝的中央，称为中央明纹．

当衍射角 $\theta\neq0°$ 时，在这些平行子光束中，从 AB 面上不同点发出的子波到会聚点的光程不同．如图 6-16 所示作与平行光束垂直的面 AC，由凸透镜的性质可知，AC 面上各点到会聚点 P 的光程相等；从狭缝面 AB 各点到 AC 面的光程不同，其中最大光程差为 BC

$$\delta_m = BC = a\sin\theta$$

随着衍射角的增大，最大光程差 δ_m 也随之增大．当 $\delta_m = \lambda$ 时，如图 6-17（a）所示，A_1 点是 AB 的中点，这时可以把波阵面 AB 划分为两个大小相等的波阵面 AA_1 和 A_1B，这两个波阵面边缘两点间 A、A_1 到 P 点和 A_1、B 到 P 点的光程差均为 $\dfrac{\lambda}{2}$，所以称为**半波带（half-wave zone）**．

半波带 AA_1 中的任意一点都可以在 A_1B 中找到一个对应的点，所对应的两点发出的衍射角为 θ 的子光束传播到会聚点 P 的光程差均为 $\dfrac{\lambda}{2}$，相位差均为 π，干涉相消．因此，从半波带 AA_1 和 A_1B 发出的一切衍射角为 θ 的光，会聚于屏上 P 点后都完全抵消了，P 点光强为零，为暗条纹．同理，当 $\delta_m = \dfrac{3}{2}\lambda$ 时，如图 6-17（b）所示，我们可以把波阵面 AB 划分为三个半波带 AA_1、A_1A_2 和 A_2B．半波带 AA_1 和 A_1A_2 相互抵消，而半波带 A_2B 发出的光束未被抵消，因此 P 点为明条纹．

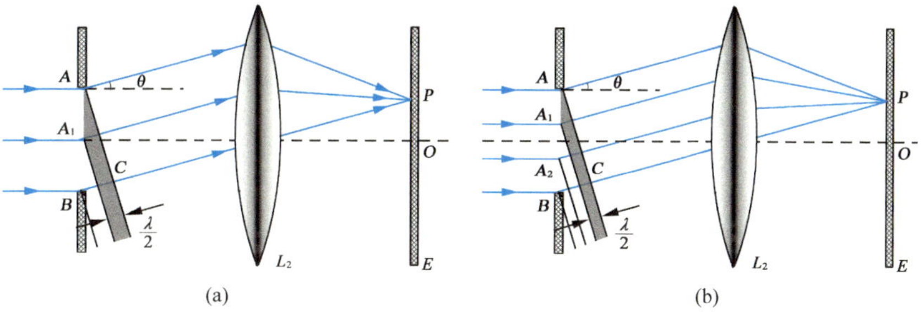

图 6-17　半波带法

以此类推，当最大光程差 δ_m 为半波长的偶数倍时，可以把波阵面划分出偶数个半波带，每两个相邻的半波带两两抵消出现暗纹．当最大光程差 δ_m 为半波长的奇数倍时，可以把波阵面划分出奇数个半波带，每两个相邻的半波带两两抵消，最终会剩下一个半波带未被抵消，因此出现明条纹．所以单缝衍射屏上出现明暗条纹的条件为

$$a\sin\theta = \begin{cases} 0 & \text{中央明纹} \\ \pm 2k\dfrac{\lambda}{2}, \quad k = 1,2,3,\cdots & \text{干涉削弱，暗条纹} \\ \pm(2k+1)\dfrac{\lambda}{2}, \quad k = 1,2,3,\cdots & \text{干涉加强，明条纹} \end{cases} \qquad (6\text{-}15)$$

式中，k 为衍射级数，$k = 1,2,3,\cdots$ 分别对应第一级，第二级，第三级，……暗纹或者明纹，正负号代表各级条纹在中央明纹两侧对称分布．

一般 θ 很小，$\sin\theta \approx \theta \approx \tan\theta$，由公式（6-15）可知，各级暗纹

中心所在的角位置满足

$$\theta_k = \pm k\frac{\lambda}{a}, \qquad k = 1,2,3,\cdots$$

如图 6-18（b）所示，所以一级暗纹对应的衍射角 θ_1 即为**中央明纹的半角宽度**

$$\Delta\theta = \frac{\lambda}{a}$$

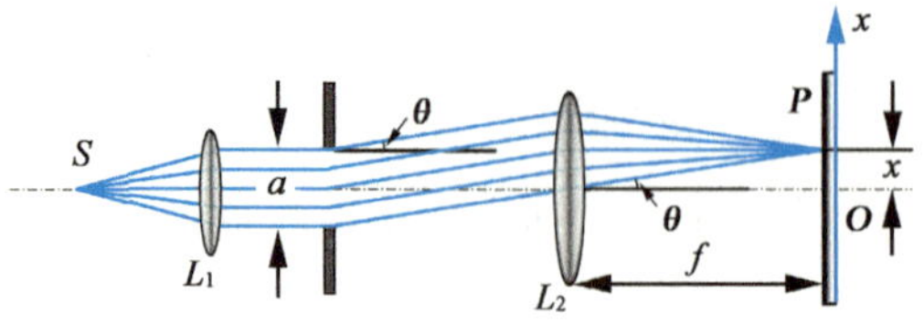

(a)

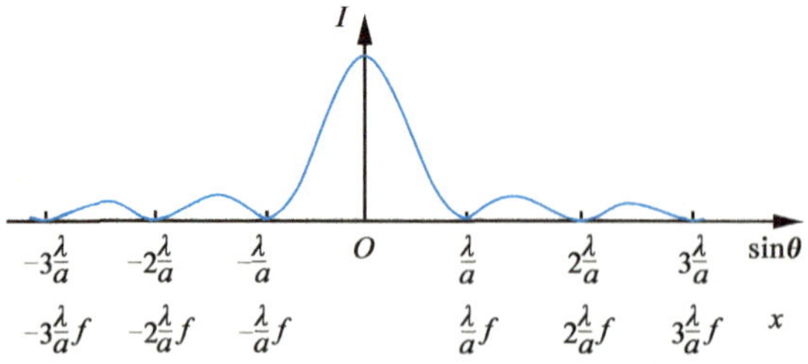

(b)

图 6-18 单缝衍射条纹的宽度

由图 6-18（a）可知，在观察屏上建立 x 轴，则各级暗纹中心对应的 x 坐标和衍射角满足

$$x = \theta f$$

式中 f 为透镜 L_2 的焦距. 两个对称的一级暗纹中心间的距离即为**中央明纹的宽度**

$$\Delta x = x_1 - x_{-1} = 2\frac{\lambda}{a}f \tag{6-16}$$

相邻的两级暗纹中心的距离为

$$\Delta x' = x_{k+1} - x_k = \frac{\lambda}{a}f \tag{6-17}$$

如果把相邻两级暗纹中心之间的距离定义为一条明纹的宽度，那么中央明纹的宽度就是其他各级明纹宽度的两倍.

由式（6-16）和式（6-17）可知，单缝衍射的中央明纹宽度和其他各级条纹宽度均与光波波长 λ 成正比，与缝宽度 a 成反比. 缝越窄，条纹宽度越大，衍射现象越明显. 当缝宽增大到 $a \gg \lambda$ 时，条纹间距 $\Delta x \approx 0$，条纹密集到无法分辨，只能观察到一条明条纹，是单缝通过镜 L_2 成的像. 所以，光的直线传播现象是衍射现象不明显的情形. 由此可见，几何光学是波动光学在$\frac{\lambda}{a}\to 0$时的极限情况.

若用白光照射单缝，则像双缝干涉一样，中央明纹呈现白色，其余各级明纹均带有颜色，同一级明纹由外向内分布由红到紫的彩带. 当条纹级数较高时，由于不同级数不同颜色，明纹位置出现重叠而使颜色也开始重叠.

例 6-5

如图 6-18（a）所示，在空气中，用波长为 600 nm 单色光垂直地照射到宽为 0.02 mm 的单缝上，在其后用焦距为 0.5 m 的凸透镜将衍射光会聚于处于透镜焦平面的光屏上. 试求：

（1）屏上第一级暗纹与观察屏中心 O 点的距离为多少？

（2）屏上中央亮纹的宽度为多少？

解 （1）$\theta \approx \sin\theta = \frac{\lambda}{a} = \frac{600\times10^{-9}}{2\times10^{-5}}$

$= 3\times10^{-2}$ (rad)

$x_1 = f\tan\theta \approx f\theta = 0.5\times3\times10^{-2} = 1.5\times10^{-2}$ (m)

（2）由中央亮条纹的宽度的定义可知，其宽度为

$\Delta x = 2\times1.5\times10^{-2} = 3\times10^{-2}$ (m)

6.2.2 圆孔衍射

单缝衍射装置中的狭缝换成直径为 D 圆孔时，如图 6-19（a）所示，由于衍射作用，光绕过圆孔在屏上呈现明暗相间的同心圆环，圆环的中央是一个集中了约 84%衍射光能的亮斑，称之为**艾里斑（Airy disk）**.

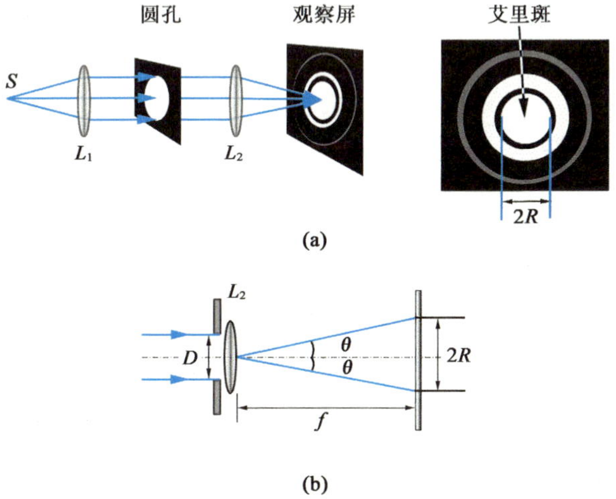

图 6-19 圆孔衍射

在图 6-19（b）中，艾里斑的半角宽度为

$$\theta \approx \sin\theta = 1.22\frac{\lambda}{D} \tag{6-18}$$

艾里斑的半径为

$$R \approx f\theta = 1.22 f\frac{\lambda}{D} \tag{6-19}$$

式中 f 为透镜 L_2 的焦距．入射光波波长 λ 越大，圆孔的直径 D 越小，圆孔衍射现象越明显．当圆孔直径 $D \gg \lambda$ 时，$\frac{\lambda}{D} \to 0$，条纹密集到无法分辨，衍射现象可忽略．

圆孔衍射是许多光学仪器中不可避免的现象，影响了光学仪器的成像质量．对于光学仪器分辨本领的详细讨论参见几何光学章节中显微镜的分辨本领．

6.2.3 光栅衍射

光栅衍射

单缝衍射中障碍物上只有一条狭小的缝，如果大量等宽、等间距的狭缝密集排列所组成的装置就构成了光栅（grating）．光栅广泛应用于各种光谱的研究，是一种应用价值很大的光学器件，如光谱分析仪、分光光度计等．在玻璃上刻出许多平行、等宽、等间隔的刻痕，每一条刻痕相当于毛玻璃而不易透光；当光照射到上面时，只有在两刻痕之间的光滑部分才能透光，因此这些光滑部分相当于光栅的狭缝．光栅的种类还有很多，如透射光栅、反射光栅、平面光栅、凹面光栅、正弦光栅、黑白光栅等，各种光栅有各自的优缺点．实用的透射光栅一般是每毫米内有几十乃至上千条狭缝．下面我们主要讨论透射光栅的衍射规律．

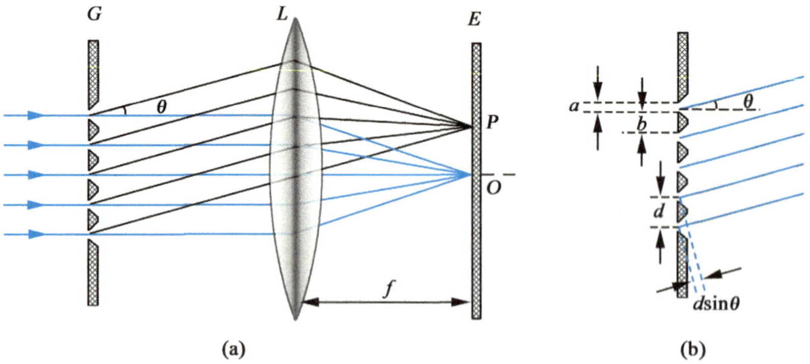

图 6-20 光栅

图 6-20（a）是光栅衍射的光路图，平行光垂直入射到垂直于纸面放置的光栅 G 上，观察屏 E 放在透镜 L 的焦平面上．光栅 G 的狭缝放大后如图 6-20（b）所示，每一条狭缝的宽度为 a，光栅上相邻两条狭缝之间不透明部分的宽度为 b，则相邻两狭缝对应点之间的距

离为 d，由图 6-20（b）可知

$$d=a+b$$

距离 d 常称为光栅常数（**grating constant**）.

光栅上的每一条缝都会按照单缝衍射规律对入射光发生衍射，但缝与缝之间的光束又满足相干光的条件，会发生干涉，所以光栅衍射是单缝衍射和多缝干涉的共同效果. 平行光经光栅上每一条缝的衍射后，发出不同衍射角的光；相同衍射角 θ 的光，经透镜 L 都会聚在屏上同一点，因此屏上各点的光强是相同衍射角 θ 的光束干涉的结果. 由图 6-20（b）可知，衍射角 θ 的方向上，任意两条相邻的狭缝对应点发出的光到达屏上 P 点的光程差均为 $d\sin\theta$，因此光栅衍射明条纹的条件为

$$d\sin\theta=\pm k\lambda,\quad k=0,1,2,\cdots \tag{6-20}$$

此式称为光栅方程（**grating equation**），式中 k 表示明条纹级数. 当 $k=0$ 时，对应观察屏的中点 O，称为中央明纹；当 $k=1,2,3,\cdots$ 时，分别对应第一级，第二级，第三级，……明条纹. 正负号代表各级条纹在中央明纹两侧对称分布.

由光栅方程可以看出，当光栅常数越小，各级明纹中心对应的衍射角就越大，各级明条纹就分的越开. 对给定长度的光栅，缝的总条数越多，光栅常数就会越小，所以如图 6-21 所示，随着光栅缝数的增加，明条纹间距也随之增大.

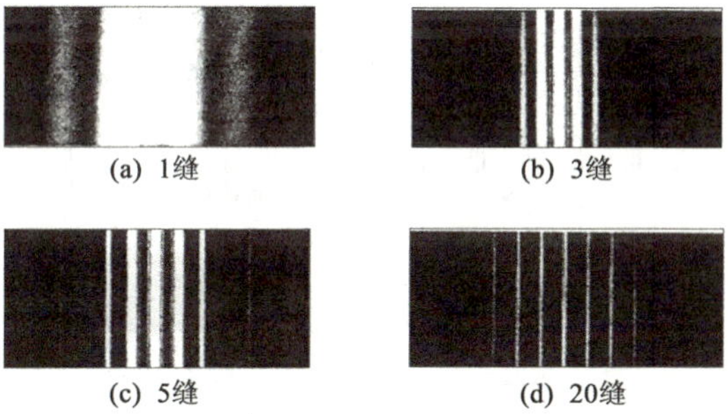

图 6-21 光栅缝数对条纹的影响

理论上，杨氏双缝干涉和单缝衍射的条纹都可以用来测量光波波长；但是在实际应用中，这两个实验产生的亮条纹和暗条纹均有较大的宽度，测量误差较大. 拥有大量缝数的光栅能够有效减小由于条纹宽度带来的测量误差，所以在实际应用中，测量光波波长的最常用方法是利用光栅衍射来进行测量. 如果是白光入射，像杨氏双缝干涉和单缝衍射一样，光栅衍射在观察屏的中央同样会出现白色的中央明纹，而在中央明纹两侧，由远到近对称分布着由红到紫的各级明纹，形成光栅光谱（**grating spectrum**），从第二级光谱开始颜色发生重叠. 每种物质都有自己对应的独特的光谱，测量其光谱中各谱线波长和光强

分布就可以了解该物质的内部结构及其构成元素，因此利用光栅衍射进行光谱分析，使人们对物质的微观结构有了更进一步的认识.

上面我们只讨论了各缝间光束的干涉，而没有考虑每条缝的衍射对条纹的影响. 在光栅衍射中，有些特殊的衍射角 θ 若同时满足光栅方程和单缝衍射的暗纹条件时

$$d\sin\theta = \pm k\lambda, \quad k = 0,1,2,\cdots$$
$$a\sin\theta = \pm k'\lambda, \quad k' = 1,2,3,\cdots$$

每一条缝由于单缝衍射现象光强削弱为零，此时虽然缝与缝之间满足干涉加强的条件，但本身光强已经为零的光线两两之间再干涉加强也只能为零，所以本应出现明条纹的位置将缺失该级明纹，这一现象称为光栅的缺级现象（missing order）. 缺级的级数 k 满足

$$\sin\theta = \frac{k\lambda}{d} = \frac{k'\lambda}{a}$$

所以

$$k = \frac{d}{a}k', \quad k' = 1,2,3,\cdots \tag{6-21}$$

例如，当 $\frac{d}{a} = 3$ 时，缺级的级数为 $\pm3, \pm6, \pm9, \cdots$，如图 6-22 所示. 由此可见，光栅衍射是单缝衍射和多缝干涉的综合结果.

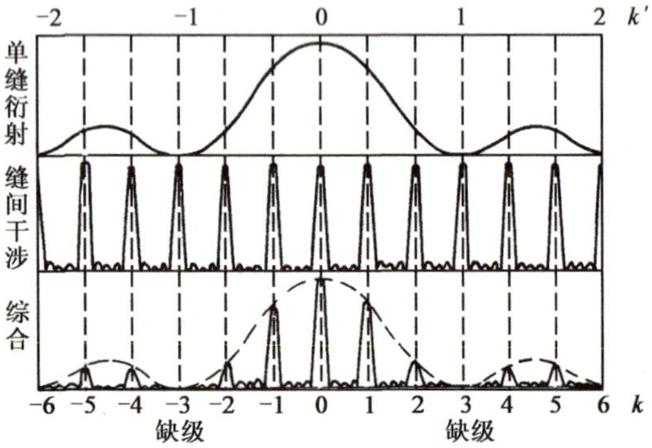

图 6-22 光栅缺级

6.3 光的偏振

光的干涉和衍射现象证明了光的波动性，但还不能由此确定光是横波还是纵波，光的偏振现象进一步表明了光的横波性.

光的电磁波理论指出，光是电磁波，电磁波是电场强度 $\boldsymbol{E}$ 和磁场强度 $\boldsymbol{H}$ 的矢量波. 如图 6-23 所示，电场强度 $\boldsymbol{E}$ 和磁场强度 $\boldsymbol{H}$ 相互垂直并且都垂直于光的传播方向，因此电磁波是横波. 可见光波的一个主要特点是能够对人的眼睛引起视觉. 实验表明，在光波中真正能够

引起人眼的感光作用和生理作用的主要是电场强度 $\boldsymbol{E}$ 矢量，所以一般把 $\boldsymbol{E}$ 矢量称为光矢量（**light vector**），把 $\boldsymbol{E}$ 矢量的振动称之为光振动.

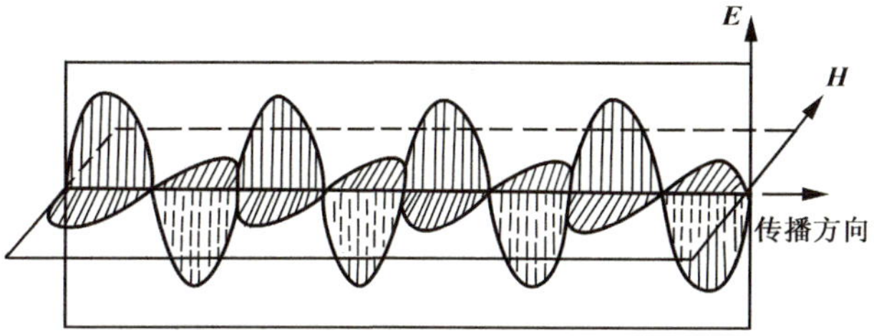

图 6-23　电磁波

6.3.1 偏振光和自然光

光矢量 $\boldsymbol{E}$ 只限于某个单一方向振动的光称为线偏振光（**linearly polarized light**），简称线偏光，是一种完全偏振光. 光的传播方向和振动方向构成的平面称为振动面. 如图 6-24（a）所示. 为了方便描绘，我们用图 6-24（b）、（c）中的图示法来分别表示光振动方向平行、垂直于纸面的线偏光.

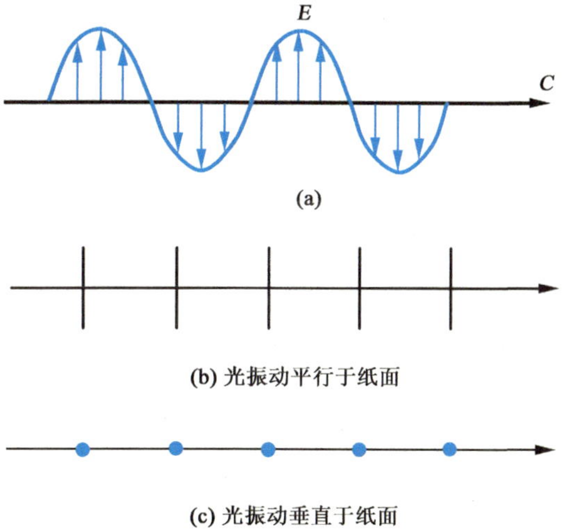

(a)

(b) 光振动平行于纸面

(c) 光振动垂直于纸面

图 6-24　线偏光图示法

普通光源发光是自发辐射，是由大量原子、分子发出的持续时间很短的光波列组成，这些光波列的振动方向和相位是无规律的、随机变化的. 所以在垂直于光传播方向的平面内，几乎各个方向都有大小不等、前后参差不齐且变化很快的光振动. 按统计平均来说，无论哪个方向的振动都不比其他方向更占优势，即光振动在各方向上的分布是对称的，振幅也可看作完全相等，如图 6-25（a），这种光是自然光（**natural light**），它是非偏振光. 自然光中任何一个方向的光振动，都可以分解成两个相互垂直的振动，如图 6-25（b）所示；但这两个分量各自独立，没有固定的相位关系，不能合成为一个线偏光. 综上所述，自然光可以用两个相互垂直、各自独立、振幅相等的独立的线偏光来表示，这两个线偏光的能量各占总能量的一半，如图 6-25（c）所示.

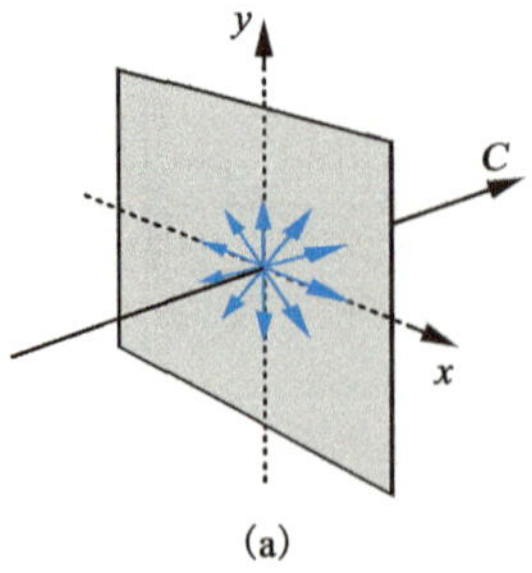

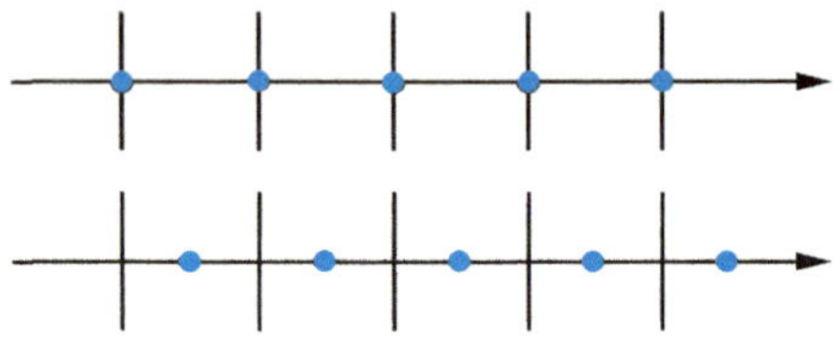

(c)

图 6-25　自然光图示法

如果光矢量 $\boldsymbol{E}$ 的振动在某一特定方向上占优势，也就是不同方向光振动的振幅各不相同，这样的光称为部分偏振光（**partially polarized light**），如图 6-26 所示. 部分偏振光是一种介于自然光（非偏振光）和线偏光（完全偏振光）之间的一种偏振状态，也可以看作是自然光和线偏光的混合. 在不需要详细表明偏振性时，线偏光和部分偏振光都可以简称偏振光（**polarized light**）.

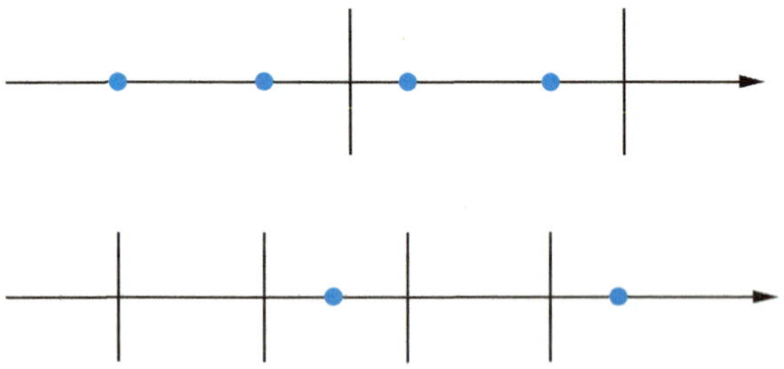

图 6-26　部分偏振光图示法

6.3.2　起偏和检偏　马吕斯定律

从自然光获得线偏光的过程叫作起偏，产生起偏作用的光学元件称为起偏器（**polarizer**）. 偏振片是一种常用的起偏器，它能对某个方向的光振动强烈吸收，而对与该方向相垂直的光振动吸收极少，偏振片允许光振动透过的方向称为偏振片的偏振化方向（或透射轴）. 这种选择吸收某个方向光振动的特性，使得入射到偏振片上的自然光，

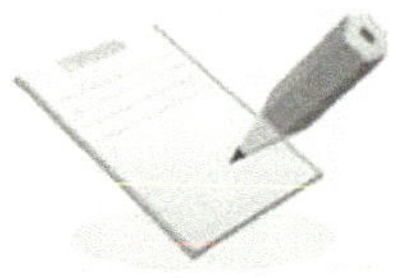

出射后只剩下了与偏振化方向一致的唯一一个光振动的方向，即变成了线偏光，强度减少为原自然光强度的一半，如图 6-27 所示.

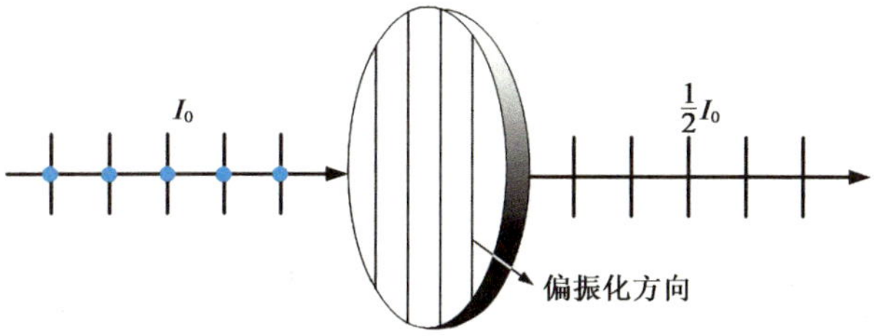

图 6-27　起偏

人眼无法分辨光波的振动方向，也无法分辨偏振光和自然光. 用来检验光波的偏振性及其振动方向的光学元件就是检偏器，偏振片同样可以用作检偏器. 如图 6-28 所示，偏振片 A 为起偏器，偏振片 B 为检偏器. 旋转检偏器 B，迎着光线观察两偏振片的重叠区域，当 B 的偏振化方向与 A 平行时，重叠区域透光最强；当 B 的偏振化方向与 A 垂直时，重叠区域完全变暗，这种现象称为消光现象.

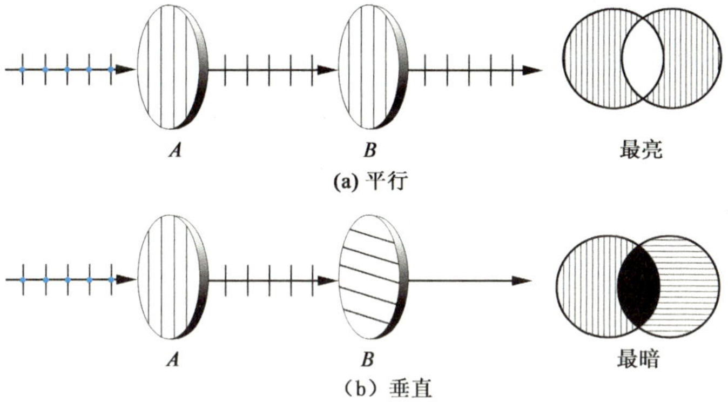

图 6-28　检偏

若图 6-28 中起偏器 A 和检偏器 B 的偏振化方向既不平行也不垂直，而是成 θ 夹角，如图 6-29 中所示.

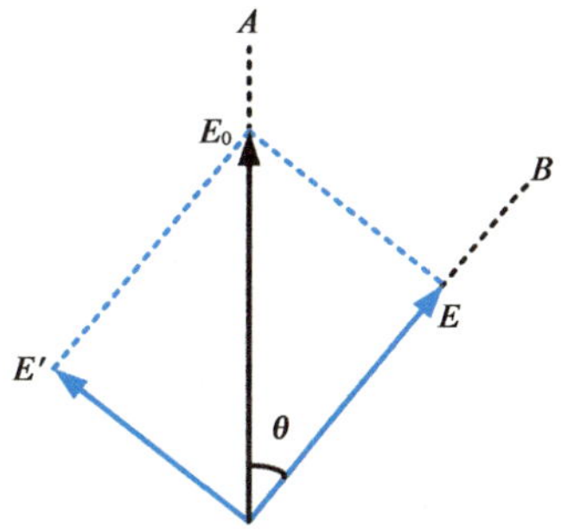

图 6-29　马吕斯定律

自然光从起偏器 A 出射后变成沿着偏振片 A 的偏振化方向振动的线偏光 $\boldsymbol{E}_0$；$\boldsymbol{E}_0$ 通过检偏器 B 时分解成沿着 B 的偏振化方向振动的光矢量 $\boldsymbol{E}$ 和垂直于 B 方向振动的光矢量 $\boldsymbol{E}'$，$\boldsymbol{E}'$ 被 B 完全吸收，只有 $\boldsymbol{E}$ 能通过，所以出射的线偏光的振幅为

$$E = E_0 \cos\theta$$

因为光的强度与其振幅的平方成正比，入射到检偏器 B 之前的线偏光的光强为 I_0，从 B 出射的线偏光的光强为 I，则

$$\frac{I}{I_0} = \frac{E^2}{E_0^2} = \cos^2\theta$$

$$I = I_0 \cos^2\theta \tag{6-22}$$

此公式称为**马吕斯定律（Malus law）**．由式（6-22）可知，当 $\theta = 0°$ 或$180°$时，$I = I_0$，透射光强最大，如图 6-28（a）所示；当 $\theta = 90°$ 或$270°$时，$I = 0$，透射光强最暗，如图 6-28（b）所示，此时没有光透出．

偏振片在日常生活中有很多的应用，其中立体电影就是常见的一种．立体电影是用双镜头摄影机同时把视角不同的稍有差别的图像记录在同一个胶片上，放映时也用双镜头放映机．两个放映机的镜头前分别放有偏振化方向相互垂直的偏振片，观众佩戴的眼镜上也有相应方向的偏振片，这样，每只眼睛就只能看到一个镜头所投影的图像，因为两个图像稍有差别，再由人眼的双眼融合效应合成为一个立体的图像，如图 6-30 所示．

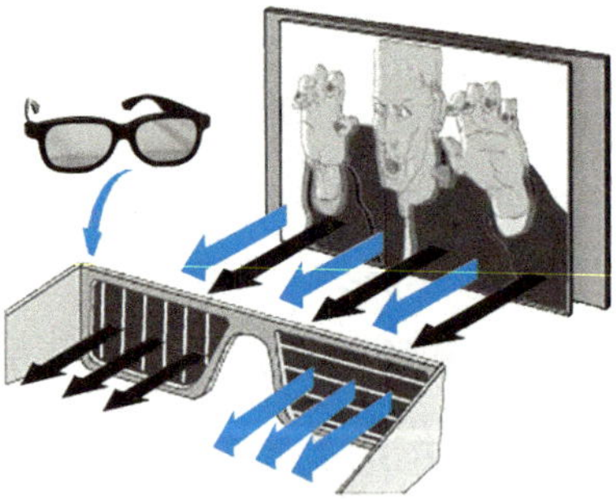

图 6-30 立体电影

6.3.3 布儒斯特定律

如图 6-31（a）所示，一束自然光入射到两个介质的分界面上，发生反射和折射现象．用偏振片检验反射光和折射光，发现反射光和折射光均为部分偏振光．反射光中，垂直于入射面的振动成分较多；折射光中，平行于入射面的振动成分较多．

1815 年，布儒斯特（D. Brewster）在研究反射光的偏振化程度时发现，反射光的偏振化程度与入射角度有关．当入射角度 i_0 和折射角

度γ之和等于90°时，即反射光与折射光互相垂直时，反射光成为振动方向垂直于入射面的线偏光，如图 6-31（b）所示．这个入射角度i_0就称为布儒斯特角（**Brewster angle**）或起偏角．由折射定律可知

$$\frac{\sin i_0}{\sin\gamma}=\frac{n_2}{n_1}$$

因为$i_0+\gamma=\frac{\pi}{2}$，可得$\sin\gamma=\cos i_0$，代入上式，则

$$\tan i_0=\frac{\sin i_0}{\cos i_0}=\frac{n_2}{n_1} \tag{6-23}$$

式（6-23）称为布儒斯特定律.

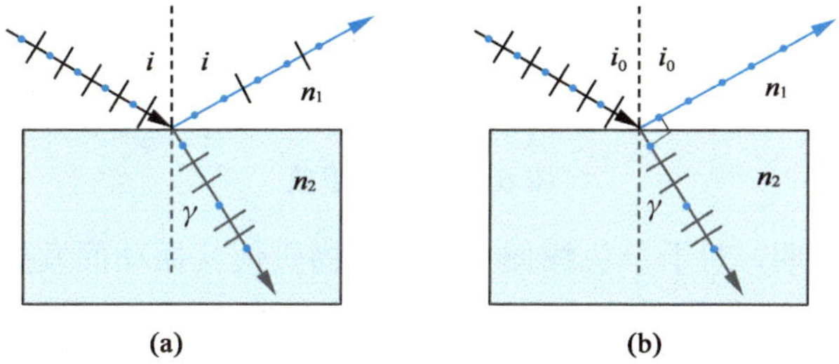

图 6-31 布儒斯特定律

当自然光按布儒斯特角入射时，在经过一次反射和折射后，反射光成为线偏光，但光的强度很小，通常只占入射自然光总能量的8%．为了增强反射光的强度和折射光的偏振程度，通常是让自然光连续通过相互平行的多层两种分界面，多次的反射和折射使得反射光垂直于入射面的振动得到加强，同时折射光中垂直于入射面的振动也因在各层界面上的不断反射而削弱，因而折射光的偏振程度也得到了加强．当自然光连续经过的层数足够多时，最后的折射光就近似变成了线偏光，其振动面与反射光的振动面相互垂直．在实际中常用玻璃片堆在布儒斯特角下的反射和折射来获得线偏光．图 6-32 给出了利用玻片堆来获得线偏光的光路图.

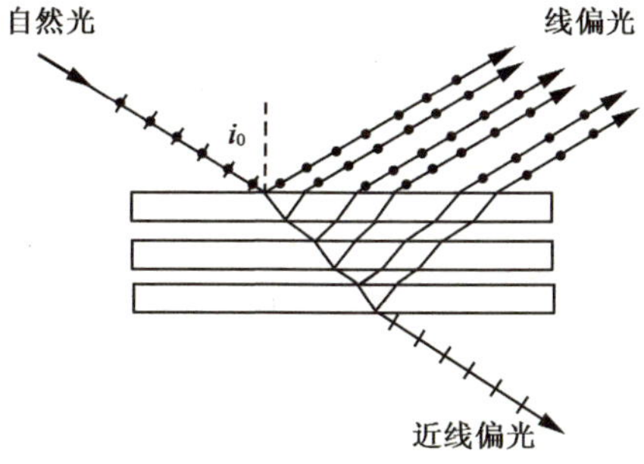

图 6-32 玻片堆

6.3.4 旋光现象

1811年，阿喇果（D. Arago）通过实验首先发现，当线偏光通过石英等物质时，其振动面会发生转动，如图6-33所示，我们把这种线偏光通过某些物质而引起振动面旋转的现象称为物质的**旋光性（optical activity）**．能够使线偏光的振动面旋转的物质，叫作**旋光物质（optical active substance）**．常见的旋光物质有石英、松节油、各种糖和酒石酸溶液等．

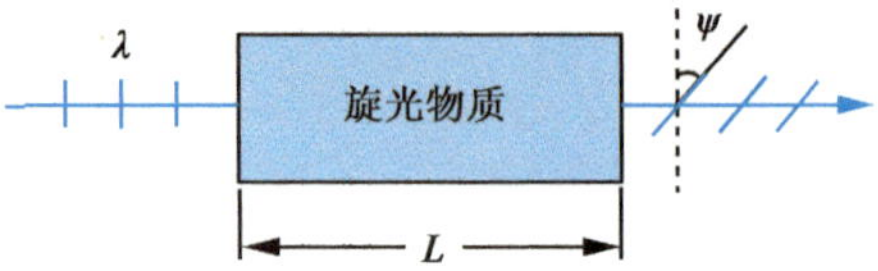

图6-33　旋光现象

实验表明，对于单色线偏光，旋光物质使其振动面发生旋转的角度 ψ 为

$$\psi = \alpha L \qquad (6\text{-}24)$$

式中，α 为物质的**旋光率（specific rotation）**，L 是物质的厚度．若物质为溶液，振动面的旋转角度 ψ 还与溶液浓度 c 成正比

$$\psi = \alpha c L \qquad (6\text{-}25)$$

不同物质的旋光率不同．对于同一种物质，α 的取值还与入射的线偏光的波长、温度有关系，所以旋光率一般用 $[\alpha]_\lambda^t$ 表示，即溶液在温度为 t 时，对波长为 λ 的线偏光的旋光率．式（6-25）也可改写为

$$\psi = [\alpha]_\lambda^t cL \qquad (6\text{-}26)$$

由（6-26）式可知，如果用不同波长的线偏光通过同一旋光物质，则各波长的线偏光的振动面旋转的角度也会不相同，这种现象称为**旋光色散（optical rotary dispersion）**．旋光色散现象对分子结构的变化、分子内部和分子间相互作用反映特别灵敏，在物理、化学、药学、生物领域都有重要的意义．

旋光物质按其使线偏光的振动面旋转的方向不同分为左旋和右旋两类．当我们面对入射光的方向进行观察时，使线偏光的振动面沿逆时针旋转的物质就称为**左旋物质（laevorotatory substance）**；反之，则称为**右旋物质（dextrorotatory substance）**．石英、各种糖和酒石酸溶液等物质，由于结晶形状或分子结构等不同而都具有左旋和右旋两类．表6-1列出了线偏光波长为589.3 nm的钠黄光，在温度为20 ℃时一些旋光性药物的旋光率．表中“+”表示右旋，“-”表示左旋．

表 6-1　一些药物的旋光率

药名	$[\alpha]_{\lambda}^{20}$	药名	$[\alpha]_{\lambda}^{20}$
蔗　糖	+65.9°	维生素 C	+21°～+22°
乳　糖	+52.2°～+52.5°	桂皮油	-1°～+1°
葡萄糖	+52.5°～+53°	氯霉素	-17°～-20°
蓖麻油	+50° 以上	薄荷脑	-49°～-50°
樟　脑	+41°～+43°（醇溶液）	山道年	-170°～-175°（醇溶液）

在医学中，常用**糖量计（saccharimeter）**来测定旋光性溶液的浓度，它的基本原理如图 6-34 所示．由单色光源发出的光线经起偏器 A 变成线偏光，经过放在玻璃管 T 中的待测旋光性溶液后，线偏光的振动面旋转的角度 ψ 可以利用检偏器 B 测出．这样根据测出的旋转的角度 ψ、已知的旋光率和玻璃管的长度 L，利用式（6-26）便可以计算出溶液中旋光物质的浓度．利用糖量计测量溶液中旋光物质的浓度既迅速又可靠，因此在药物分析及商品检验中广泛采用．许多化合物，如樟脑、尼古丁、可卡因及各种糖类等都用这种方法测定．

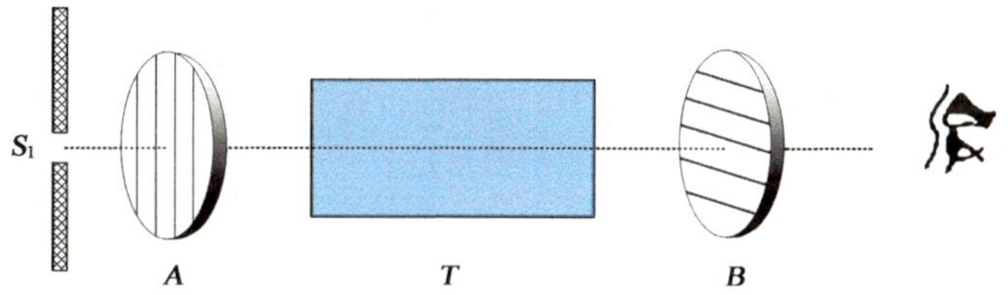

图 6-34　糖量计

习　题

6-1　为什么挡住光线容易，而声音却很难挡住？

6-2　杨氏双缝干涉实验中，用波长为 600 nm 的单色光垂直照射到一双缝上，已知双缝之间的距离为 0.3 mm，观察屏到狭缝的距离为 5 m（实验装置放在空气中）．试求：

（1）第二级亮纹的中心位置在哪里？

（2）若屏上一点 P 离中央亮纹的距离为 5 cm，则由光源 S 发出的光经两狭缝后的两光束到达 P 点的光程差为多少？相位差又为多少？

6-3　在空气中进行杨氏双缝实验中，以波长为 600 nm 的平行光垂直照射到双缝上；在缝 S_1 后紧贴一折射率为 1.3、厚度为 d 的薄玻璃片后，光屏上原来的第五级亮纹所在位置变为中央亮纹．试求插入玻璃片的厚度 d？

6-4　在双缝干涉实验中，用波长为 λ 的光照射双缝 S_1 和 S_2，在观察屏上形成干涉条纹．已知 P 点处为第三级明条纹的中心位置，则 S_1 和 S_2 到 P 点的光程差是多少？若将整个装置放于某中透明液体中，P 点变为第四级明条纹的中心位置，则该液体的折射率是多少？

6-5 波长为400～760 nm的可见光垂直入射到一块厚度为380 nm的薄膜上，该薄膜放置于空气中，折射率是1.33．试问从薄膜反射的光中哪些波长的光最强？

6-6 一单色光垂直入射到一单缝上，其衍射的第三级明纹的位置恰与波长为600 nm的单色光入射该缝时衍射的第二级明纹位置重合，试求该单色光的波长？

6-7 一束白色光垂直照射到光栅上，若某波长的光所成的第二级明纹与波长为400 nm的光的第三级明纹重合，则该未知波长为多少？

6-8 一强度为I_0的自然光经过三个偏振化方向依次互成45° 的偏振片，试求经过第三个偏振片后的偏振光的强度I为多少？

6-9 两个偏振片P_1、P_2叠在一起，其偏振化方向之间的夹角记为α，由强度相同的自然光和线偏振光组成的混合光束垂直入射在偏振片上．线偏振光的光矢量振动方向与P_1的偏振化方向之间的夹角为θ，若不计反射和吸收，且α=30°，θ=60°．试求：

（1）穿过P_1后的透射光强与入射光强之比；

（2）连续穿过P_1、P_2后的透射光强与入射光强之比．

6-10 平行平面玻璃板放置在空气中，玻璃的折射率为1.732．当自然光以布儒斯特角入射到玻璃的上表面时，试求折射角是多少？

（泰山医学院 赵昕）

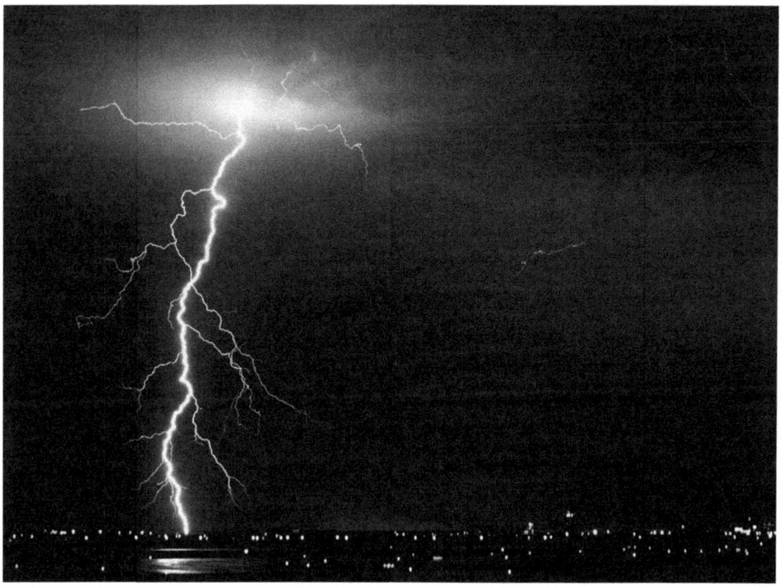

积雨云快速流动做切割地球磁场运动，积雨云的两端就会形成电位差，当电位差达到一定程度后，就会产生放电，即闪电现象．当积雨云与地面的突起物接近时，它们之间就发生激烈的放电，在雷电放电地点会出现强烈的闪光和爆炸的轰鸣声．这就是人们见到和听到的闪电雷鸣．

第7章 静电场

静止电荷在其周围空间产生的电场，称为静电场，静电场对场内的电荷也会发生力的作用．本章介绍的主要内容为：描述静电场性质的两个物理量——电场强度和电势；静电场的基本定律——库仑定律；静电场的两条定理——高斯定理和环路定理．

7.1 库仑定律

7.1.1 电荷及其性质

自然界中存在着两种电荷（charge）：正电荷和负电荷．同种电荷互相排斥，异种电荷互相吸引．物体所带净电荷数量的多少，称为物体所带的电荷量（electric quantity）．如果物体所带的正电荷和负电荷的数量相同，对外不显电性，则物体被称为电中性（electric neutrality）．在一个与外界没有电荷交换的系统内部，正负电荷的代数和在任何过程中保持不变，称为电荷守恒定律（law of conservation of charge）．

1913 年密立根（R.A.Millikan）从实验中得出，任何带电体的电荷量都是分立、不连续的，而且都是电子电量 e 的整数倍，称为电荷量子化（charge quantization）．实验中发现 e 是自然界中存在的最小电荷量，称为基元电荷，其数值为 $e=1.60\times10^{-19}$ C（库仑），电子和质子均具有大小为 e 的电荷量．一个电荷的电量与它的运动状态无关，在不同的参考系内观察，同一带电粒子的运动速度可能不同，但其所带的电量不变，电荷的这一性质称为电荷的相对论不变性（relativistic invariance of electric charge）．

7.1.2 库仑定理

两个静止的带电体之间相互作用的静电力，不但与带电体所带的电量及它们的间距有关，还与它们的大小、形状及电荷的分布有关．为了研究方便，我们引入带电体的理想模型——点电荷，即如果带电体本身线度与它到研究点的距离相比足够小时，就可以忽略带电体的形状、大小以及电荷分布，而把带电体所有电量集中到一个几何点上，这个带电体模型称为点电荷（point charge）．1785 年，法国物理学家库仑(C.A.de Coulomb)在实验的基础上提出了真空中两个点电荷相互作用的基本规律，即库仑定律（Coulomb law），表述为：真空中两个静止点电荷 q_1 和 q_2 之间相互作用的静电力，大小与电量 q_1 和 q_2 的乘积成正比，与这两个点电荷之间的距离 r 的平方成反比，方向沿着这两个点电荷的连线，同号电荷相斥，异号电荷相吸．这种力也称为库仑力，其大小的表达式为

$$F = k\frac{|q_1||q_2|}{r^2} \tag{7-1}$$

式中比例常数$k = 8.9880\times10^9\ \mathrm{N\cdot m^2\cdot C^{-2}}$，常用$\varepsilon_0$代替$k$，两者关系为

$$k = \frac{1}{4\pi\varepsilon_0}$$

ε_0称为真空电容率或真空介电常量，在国际单位制中，$\varepsilon_0 = 8.85\times10^{-12}\ \mathrm{C^2\cdot N^{-1}\cdot m^{-2}}$.

如果用$\boldsymbol{F}_{12}$表示q_2对q_1的作用力，$\boldsymbol{F}_{21}$是q_1对q_2的作用力，$\boldsymbol{e}_{12}$表示从q_1到q_2的单位矢量，如图 7-1 所示，则库仑定律又可写成

$$\boldsymbol{F}_{21} = -\boldsymbol{F}_{12} = \frac{1}{4\pi\varepsilon_0}\frac{q_1q_2}{r^2}\boldsymbol{e}_{12} \tag{7-2}$$

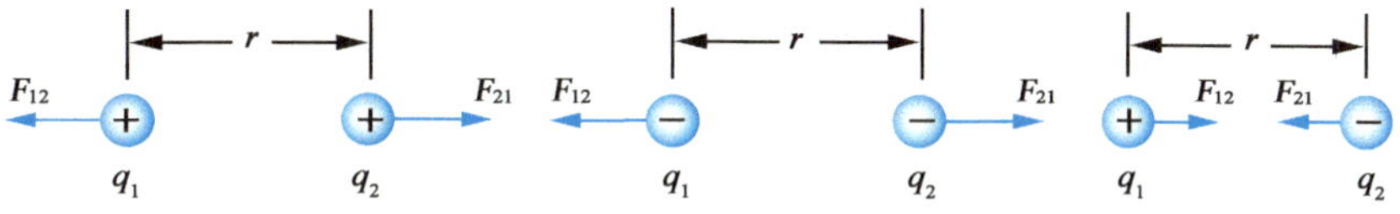

(a)都为正电荷　(b)都为负电荷　(c)异号电荷

图 7-1　两个点电荷的相互作用力大小相等而方向相反

应当指出，静电力$\boldsymbol{F}_{12}$和$\boldsymbol{F}_{21}$大小相等，方向相反，是一对作用力与反作用力，满足牛顿第三定律.

静电力遵守叠加原理，当空间存在n个点电荷时，作用在某一个点电荷q_0上的总静电力等于其他各个点电荷单独存在时对该点电荷所施静电力的矢量和，以$\boldsymbol{e}_{i0}$表示从q_i到q_0的单位矢量，有

$$\boldsymbol{F}_0 = \boldsymbol{F}_{01} + \boldsymbol{F}_{02} + \cdots + \boldsymbol{F}_{0n} = \sum_{i=1}^{n}\boldsymbol{F}_{0i} = \frac{q_0}{4\pi\varepsilon_0}\sum_{i=1}^{n}\frac{q_i}{r_i^2}\boldsymbol{e}_{i0} \tag{7-3}$$

这一结论称为**静电力叠加原理（superposition principle of electric force）**. 如果求电荷连续分布的带电体作用在某一个点电荷q_0上的总静电力，可将带电体看成由许多电荷元$\mathrm{d}q$组成，求出电荷元单独存在时的静电力$\mathrm{d}\boldsymbol{F}$，然后根据叠加原理用积分的方法求总静电力，即

$$\boldsymbol{F} = \int\mathrm{d}\boldsymbol{F} = \frac{q_0}{4\pi\varepsilon_0}\int\frac{\mathrm{d}q}{r^2}\boldsymbol{e}_r \tag{7-4}$$

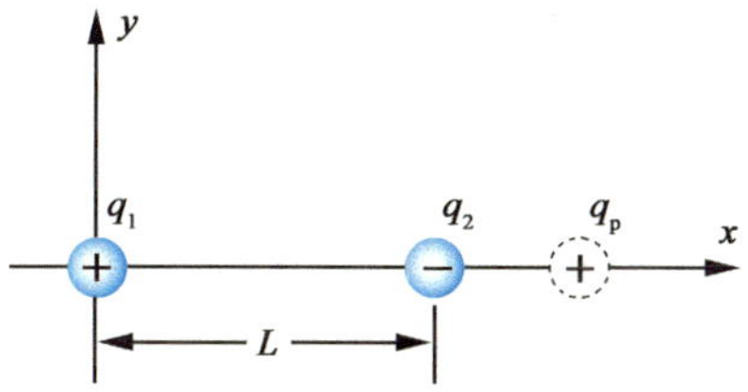

图 7-2　例 7-1 图

例 7-1

如图 7-2 所示，两个点电荷 q_1 和 q_2 分别位于 $x=0$ 和 $x=L$ 处，且 $q_1=4q$ 和 $q_2=-q$，今欲在两个点电荷的连线上放置一质子 q_p，问质子被放在哪一点（除无穷远外）才达到平衡？该平衡是稳定还是不稳定？

解 质子带正电，当质子被置于 x 轴时，会受到 q_1 和 q_2 的静电力的作用，根据库仑定律分析知，只有放在 $x>L$ 的位置，才可能达到平衡. 设该位置离 q_1 为 x，质子受到 q_1 和 q_2 的静电力的大小分别为

$$F_1=\frac{1}{4\pi\varepsilon_0}\frac{4qq_p}{x^2}$$

$$F_2=\frac{1}{4\pi\varepsilon_0}\frac{qq_p}{(x-L)^2}$$

这两个力方向相反，要想让质子平衡，它们的大小必须相等，即

$$\frac{1}{4\pi\varepsilon_0}\frac{4qq_p}{x^2}=\frac{1}{4\pi\varepsilon_0}\frac{qq_p}{(x-L)^2}$$

整理后两边开方，有

$$\frac{x-L}{x}=\frac{1}{2}$$

得出结果

$$x=2L$$

在 $x=2L$ 处的平衡是不稳定的，即如果质子被移向左边，F_1 和 F_2 都增大，但 F_2 增大更多（因为 q_2 和 q_1 比更近），两者合力会使质子向左移动更远；相反，如果质子被移向右边，F_1 和 F_2 都减小，但 F_2 减小更多，合力会使质子向右移动更远. 所谓稳定平衡，就是每次质子被微小移动后，它会回到平衡位置.

7.1.3 电场强度叠加原理及其应用

1．电场强度

场的概念及电场

现代理论证明，在两个点电荷之间的相互作用不是超越距离的直接作用，而是通过电场来进行的. 任何电荷在其周围都会产生电场（electric field），电场是一种特殊的物质，它和一切实物一样，具有能量、动量和质量等. 相对于观察者而言，把静止的电荷产生的电场称为静电场（electrostatic field），把产生电场的电荷称为场源电荷（charge of field source）. 电场的基本性质是它对放入其中的电荷有力的作用，即电场力，而且还对在电场中运动的带电物体做功.

为了研究电场的性质，在电场中引入一个足够小的试探电荷（正电荷），并观察试探电荷所受电场力的情况. 研究表明，比值 F/q_0 与试探电荷本身无关，而只与其所在处电场的性质有关，所以我们把 F/q_0 定义为该点的电场强度（intensity of electric field），电场强度是矢量，常用 $\boldsymbol{E}$ 表示

$$\boldsymbol{E}=\frac{\boldsymbol{F}}{q_0} \tag{7-5}$$

可见，电场中某点电场强度的大小等于单位电荷在该点所受电场力的大小，方向为正电荷在该点受力的方向．在 SI 制中，电场强度的单位是 $N \cdot C^{-1}$，也可以写成 $V \cdot m^{-1}$.

如果已知电场强度的分布，根据式（7-5）就可以求得电场中任一点电荷 q 所受到的电场力，即

$$\boldsymbol{F} = q\boldsymbol{E} \tag{7-6}$$

值得注意的是，只要有电荷存在就有静电场存在，电场的存在是客观的，与是否引入试探电荷无关.

2. 点电荷的电场强度

设真空中有一个场源点电荷 q，把一试探电荷 q_0 放在空间一点 P，如果 $\boldsymbol{r}$ 是点电荷 q 到 P 点的矢径，那么 q_0 受到的电场力为

$$\boldsymbol{F} = \frac{q_0 q}{4\pi\varepsilon_0 r^2}\boldsymbol{e}_r$$

其中 $\boldsymbol{e}_r$ 为 $\boldsymbol{r}$ 的单位矢量，根据电场强度的定义，点电荷 q 在 P 点产生的电场强度为

$$\boldsymbol{E} = \frac{\boldsymbol{F}}{q_0} = \frac{q}{4\pi\varepsilon_0 r^2}\boldsymbol{e}_r \tag{7-7}$$

上式表明，点电荷 q 在空间任一点所激发的电场强度的大小，与点电荷的电荷量 q 成正比，与点电荷到该点的距离 r 的平方成反比．式(7-7)还指出，点电荷的电场具有球对称性，即在以 q 为球心的同一球面上，电场强度的大小相等；如果 q 为正电荷时，$\boldsymbol{E}$ 与 $\boldsymbol{r}$ 方向相同，即电场强度的方向垂直球面向外；q 为负电荷时，$\boldsymbol{E}$ 与 $\boldsymbol{r}$ 方向相反，即电场强度的方向垂直球面向球心，如图 7-3 所示．但无论点电荷是正电荷还是负电荷，距离点电荷越近，电场强度越大.

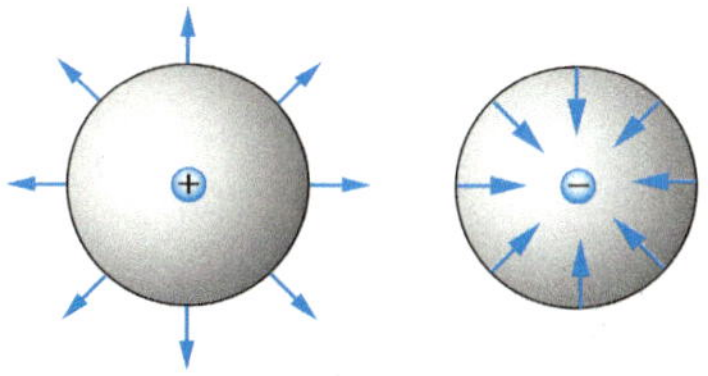

图 7-3　点电荷的电场

3. 电场强度的叠加原理

如果静电场是由许多个独立点电荷组成的点电荷系激发的，那么试探点电荷 q_0 所受到的电场力服从矢量叠加原理．假设点电荷系有 n 个独立的点电荷 q_1，q_2，…，q_n，以 $\boldsymbol{F}_1$，$\boldsymbol{F}_2$，…，$\boldsymbol{F}_n$ 分别表示各点电荷单独存在时产生的电场施于电场中试探电荷 q_0 的力，那么它们同时存在时施于该点试探电荷的合力 $\boldsymbol{F}$ 将是 $\boldsymbol{F}_1$，$\boldsymbol{F}_2$，…，$\boldsymbol{F}_n$ 的矢量和，即

$$\boldsymbol{F} = \boldsymbol{F}_1 + \boldsymbol{F}_2 + \cdots + \boldsymbol{F}_n = \sum_{i=1}^{n}\boldsymbol{F}_i$$

将上式除以 q_0，就得到下面的关系式：

$$\boldsymbol{E}=\boldsymbol{E}_1+\boldsymbol{E}_2+\cdots+\boldsymbol{E}_n=\sum_{i=1}^{n}\boldsymbol{E}_i \tag{7-8}$$

上式 $\boldsymbol{E}$ 为总场强，由此可见，多个点电荷组成的点电荷系统中，它们产生的电场相互叠加，形成合电场，电场中某点的场强等于各个点电荷单独存在时在该点产生的场强的矢量和. 这就是**电场强度叠加原理（superposition principle of electric field intensity）**. 场强的可叠加性，不仅对点电荷系成立，对任意带电系统所产生的电场也是成立的.

4. 电场强度叠加原理的应用

（1）点电荷系的电场.

设真空中点电荷系有 n 个独立的点电荷 q_1，q_2，…，q_n，它们到空间某点 P 的距离分别是 r_1，r_2，…，r_n，根据电场强度的叠加原理，P 的电场强度为

$$\boldsymbol{E}=\sum_{i=1}^{n}\boldsymbol{E}_i=\sum_{i}^{n}\frac{q_i}{4\pi\varepsilon_0 r_i^2}\boldsymbol{e}_i \tag{7-9}$$

式（7-9）为矢量求和，计算比较复杂，在具体计算中，通常将 $\boldsymbol{E}_i$ 在直角坐标系中的 x,y,z 坐标轴方向的分量写出，分别求各分量的代数和，即

$$E_x=\sum_{i=1}^{n}E_{ix}\,,\quad E_y=\sum_{i=1}^{n}E_{iy}\,,\quad E_z=\sum_{i=1}^{n}E_{iz} \tag{7-10}$$

再求合场强的大小为

$$|\boldsymbol{E}|=\sqrt{E_x^2+E_y^2+E_z^2} \tag{7-11}$$

例 7-2

两个电量相等、符号相反、相距很近的点电荷 $+q$ 和 $-q$ 构成的点电荷系称为**电偶极子（electric dipole）**. 由 $-q$ 到 $+q$ 的矢量 $\boldsymbol{l}$ 称为电偶极子的轴，q 与 $\boldsymbol{l}$ 的乘积称为**电偶极矩（electric dipole moment）**，简称电矩，用 $\boldsymbol{p}$ 表示，$\boldsymbol{p}=q\boldsymbol{l}$. 电矩是矢量，其方向如图 7-4 所示，由负电荷指向正电荷，计算电偶极子中垂线上一点的场强.

解 建如图 7-4 所示坐标系，则中垂线上任意一点 P（0，y），$+q$ 和 $-q$ 分别在 P 点处产生的场强为

$$\boldsymbol{E}_+=-\frac{q}{4\pi\varepsilon_0\left(y^2+\dfrac{l^2}{4}\right)}\cos\theta\,\boldsymbol{i}+\frac{q}{4\pi\varepsilon_0\left(y^2+\dfrac{l^2}{4}\right)}\sin\theta\,\boldsymbol{j}$$

$$E_{-}=-\frac{q}{4\pi\varepsilon_0\left(y^2+\frac{l^2}{4}\right)}\cos\theta\,\boldsymbol{i}-\frac{q}{4\pi\varepsilon_0\left(y^2+\frac{l^2}{4}\right)}\sin\theta\,\boldsymbol{j}$$

P 点的总场强为

$$\boldsymbol{E}_P=\boldsymbol{E}_{+}+\boldsymbol{E}_{-}=-2\frac{q}{4\pi\varepsilon_0\left(y^2+\frac{l^2}{4}\right)}\cos\theta\,\boldsymbol{i}$$

$$=\frac{ql}{4\pi\varepsilon_0\left(y^2+\frac{l^2}{4}\right)^{3/2}}\boldsymbol{i}$$

其中 $\cos\theta=l\big/2\sqrt{y^2+l^2/4}$，考虑 OP 距离远大于电偶极子线度，即 $y\gg l$，则 $\left(y^2+\frac{l^2}{4}\right)^{3/2}\approx y^3$，由此得到

$$\boldsymbol{E}_P=-\frac{ql}{4\pi\varepsilon_0 y^3}\boldsymbol{i}=-\frac{\boldsymbol{p}}{4\pi\varepsilon_0 y^3}$$

此结果表明，电偶极子在其中垂线上距电偶极子中心较远处各点的电场强度与电偶极子的电矩成正比，与该点离电偶极子中心的距离的三次方成反比，方向与电矩的方向相反.

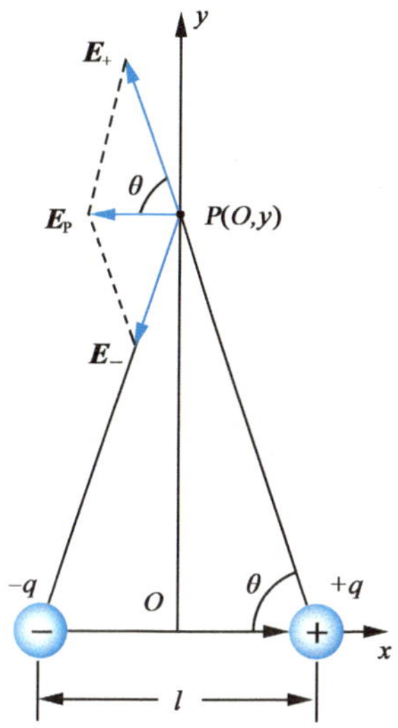

图 7-4 电偶极子中垂线上的电场

（2）任意带电体的电场强度.

对于电荷连续分布的任意带电体来说，可以将带电体所携带的电荷看成是由许多很小的电荷元 dq 组成的（图 7-5 所示），把每一电荷元 dq 看成一个点电荷，则 dq 在场中某点产生的电场强度 d$\boldsymbol{E}$ 为

$$\mathrm{d}\boldsymbol{E}=\frac{\mathrm{d}q}{4\pi\varepsilon_0 r^2}\boldsymbol{e}_r \tag{7-12}$$

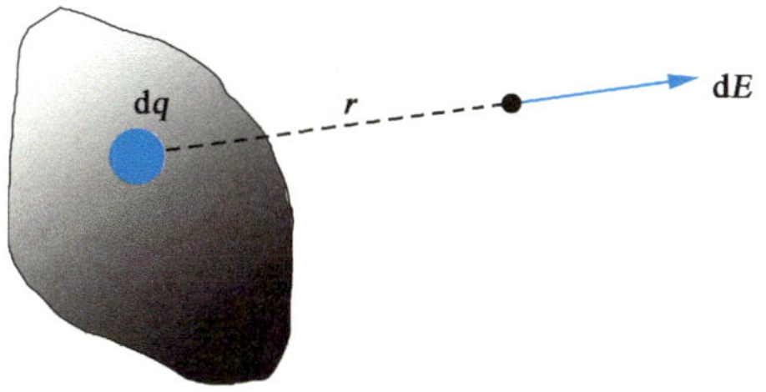

图 7-5 任意带电体的电场强度

应用电场强度的叠加原理，求式（7-12）的矢量积分，得到带电体在该点的电场强度

$$\boldsymbol{E}=\int\mathrm{d}\boldsymbol{E}=\int\frac{\mathrm{d}q}{4\pi\varepsilon_0 r^2}\boldsymbol{e}_r \tag{7-13}$$

同样，对于式（7-13）这样的矢量求和，也可以将 d$\boldsymbol{E}$ 在直角坐标各

坐标轴的分量写出，分别进行积分运算

$$E_x=\int \mathrm{d}E_x,\quad E_y=\int \mathrm{d}E_y,\quad E_z=\int \mathrm{d}E_z \tag{7-14}$$

再求总的电场强度为

$$\boldsymbol{E}=E_x\boldsymbol{i}+E_y\boldsymbol{j}+E_z\boldsymbol{k} \tag{7-15}$$

一般来说，带电体的电荷分布是不均匀的，为了描写其电荷的分布情况，需要引入电荷密度的概念. 如果电荷均匀分布在整个体积内，这种分布称为电荷体分布，在带电体内任取一点，作一包含该点的体积元ΔV，如果该体积元内有电荷量为Δq，则把该点Δq与ΔV比值的极限定义为电荷体密度，用ρ表示

$$\rho=\lim_{\Delta V\to 0}\frac{\Delta q}{\Delta V}=\frac{\mathrm{d}q}{\mathrm{d}V}$$

如果电荷均匀分布在很薄的表面层上，可以把带电薄层看成“带电面”，这种分布称为电荷面分布，把单位面积所带的电荷量定义为电荷面密度，用σ表示

$$\sigma=\lim_{\Delta S\to 0}\frac{\Delta q}{\Delta S}=\frac{\mathrm{d}q}{\mathrm{d}S}$$

若电荷分布在线状带电体上，即电荷线分布，则单位长度所带的电荷量为电荷线密度，用λ表示作

$$\lambda=\lim_{\Delta l\to 0}\frac{\Delta q}{\Delta l}=\frac{\mathrm{d}q}{\mathrm{d}l}$$

因此在利用式（7-13）计算具体问题时，电荷元 $\mathrm{d}q$ 可根据带电体的电荷分布情况进行换算. 对于电荷体分布，$\mathrm{d}q=\rho\mathrm{d}V$，同理，对于电荷面分布和线分布，分别有 $\mathrm{d}q=\sigma\mathrm{d}S$ 和 $\mathrm{d}q=\lambda\mathrm{d}l$，因此，式（7-13）可以写成

$$\boldsymbol{E}=\int\frac{\rho\mathrm{d}V}{4\pi\varepsilon_0 r^2}\boldsymbol{e}_r \tag{7-16a}$$

$$\boldsymbol{E}=\int\frac{\sigma\mathrm{d}S}{4\pi\varepsilon_0 r^2}\boldsymbol{e}_r \tag{7-16b}$$

$$\boldsymbol{E}=\int\frac{\lambda\mathrm{d}l}{4\pi\varepsilon_0 r^2}\boldsymbol{e}_r \tag{7-16c}$$

综上所述，利用积分法求解带电体的电场强度时大致有以下步骤：①建立合适的坐标系；②根据带电体的形状，选取合适的电荷元 $\mathrm{d}q$；③写出 $\mathrm{d}q$ 产生的元场强 $\mathrm{d}\boldsymbol{E}$，并弄清 $\mathrm{d}\boldsymbol{E}$ 的方向是否变化；④若 $\mathrm{d}\boldsymbol{E}$ 的方向是变化的，将 $\mathrm{d}\boldsymbol{E}$ 向各坐标轴分解得到元分量；⑤对各元分量分别进行积分，得到总场强的分量；⑥将各分量合成，得到总场强 $\boldsymbol{E}$，并加以适当的讨论. 下面介绍用积分法求解带电体的电场强度的几个典型例子.

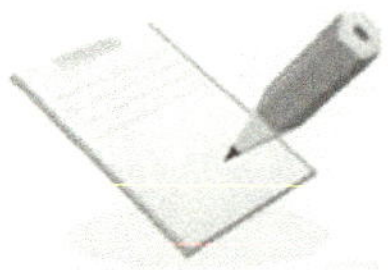

例 7-3

如图 7-6 所示，电荷 q 均匀分布在长为 l 的细杆上，已知某点 P 与细杆距离为 a，且 P 和细杆两端的连线与细杆之间的夹角分别为 θ_1 和 θ_2，求 P 点场强.

解　建立如图 7-6 所示的坐标系，x 轴沿细杆、y 轴过 P 点，原点 O 是 P 点到细杆的垂足，在离原点 x 处取一长度 $\mathrm{d}x$. 因均匀带电细杆可看成电荷线分布，其电荷线密度 $\lambda=q/l$，所以 $\mathrm{d}x$ 带电为 $\mathrm{d}q=\lambda\mathrm{d}x$，按式（7-16c）写出 $\mathrm{d}q$ 在 P 点激发的电场强度为

$$\mathrm{d}\boldsymbol{E}=\frac{\lambda\mathrm{d}x}{4\pi\varepsilon_0 r^2}\boldsymbol{e}_r$$

式中 $\boldsymbol{e}_r$ 为 $\mathrm{d}x$ 指向 P 点的单位矢量，因为 $\boldsymbol{E}$ 的方向是变化的，所以将 $\mathrm{d}\boldsymbol{E}$ 向各坐标轴方向分解得到元分量分别为 $\mathrm{d}E_x=\mathrm{d}E\cos\theta$，$\mathrm{d}E_y=\mathrm{d}E\sin\theta$，又从图中的几何关系知

$$x=a\cdot\tan(\theta-\frac{\pi}{2})=-a\cdot\cot\theta,\quad \mathrm{d}x=a\csc^2\theta\mathrm{d}\theta$$

$$r^2=x^2+a^2=a^2\csc^2\theta$$

所以分量可以写成

$$\mathrm{d}E_x=\frac{\lambda}{4\pi\varepsilon_0 a}\cos\theta\mathrm{d}\theta,\quad \mathrm{d}E_y=\frac{\lambda}{4\pi\varepsilon_0 a}\sin\theta\mathrm{d}\theta$$

积分得

$$E_x=\int\mathrm{d}E_x=\int_{\theta_1}^{\theta_2}\frac{\lambda}{4\pi\varepsilon_0 a}\cos\theta\mathrm{d}\theta=\frac{\lambda}{4\pi\varepsilon_0 a}(\sin\theta_2-\sin\theta_1)$$

$$E_y=\int\mathrm{d}E_y=\int_{\theta_1}^{\theta_2}\frac{\lambda}{4\pi\varepsilon_0 a}\sin\theta\mathrm{d}\theta=\frac{\lambda}{4\pi\varepsilon_0 a}(\cos\theta_1-\cos\theta_2)$$

P 点合场强的大小为

$$E=\sqrt{E_x^2+E_y^2}=\frac{\lambda}{4\pi\varepsilon_0 a}\sqrt{2-2\cos(\theta_1-\theta_2)}$$

P 点场强的方向可用 $\boldsymbol{E}$ 与 Ox 轴的夹角 α 表示

$$\alpha=\arctan\frac{E_y}{E_x}=\arctan\frac{\cos\theta_1-\cos\theta_2}{\sin\theta_2-\sin\theta_1}$$

如果均匀带电的细杆是无限长，即 $\theta_1=0$，$\theta_2=\pi$，那么

$$E_x=0,\quad E=E_y=\frac{\lambda}{2\pi\varepsilon_0 a}$$

均匀无限长带电的细杆附近某点的场强 $\boldsymbol{E}$ 与该点到细杆的距离 a 成反比，$\boldsymbol{E}$ 的方向垂直于细杆，若细杆带正电荷，$\boldsymbol{E}$ 的方向背离细杆；若细杆带负电荷，$\boldsymbol{E}$ 的方向指向细杆.

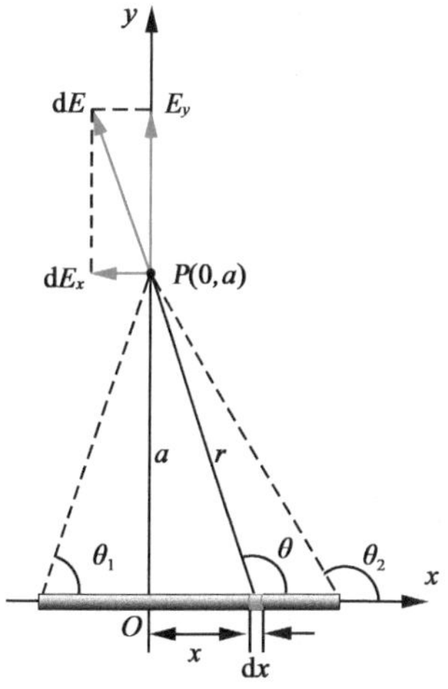

图 7-6　均匀带电细杆的电场强度

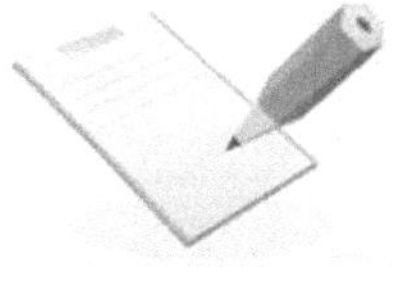

例 7-4

如图 7-7 所示，均匀带电细圆环半径为 R，细环的带电量为$+q$，求通过圆环中心、且垂直于圆环平面的轴线上任一点的场强．

解 建立如图 7-7 所示的坐标系，在轴线上任取一点 $P(x，0)$，将圆环分割为许多极小的线元 $\mathrm{d}l$，$\mathrm{d}l$ 所带电量为 $\mathrm{d}q=q\mathrm{d}l/(2\pi R)=\lambda\mathrm{d}l$（$\lambda$ 为电荷线密度），$\mathrm{d}q$ 到 P 点的距离为 r，它在 P 点产生的场强大小

$$\mathrm{d}\boldsymbol{E}=\frac{\mathrm{d}q}{4\pi\varepsilon_0 r^2}\boldsymbol{e}_r=\frac{\lambda\mathrm{d}l}{4\pi\varepsilon_0(R^2+x^2)}\boldsymbol{e}_r$$

式中 $\boldsymbol{e}_r$ 为 $\mathrm{d}l$ 指向 P 点的单位矢量，因为 $\mathrm{d}\boldsymbol{E}$ 的方向是变化的，所以将 $\mathrm{d}\boldsymbol{E}$ 向各坐标轴方向分解，由于电荷分布的轴对称性，因此，在 y 轴方向上的各分量 $\mathrm{d}E_y$ 互相抵消，沿 x 轴方向的分量 $\mathrm{d}E_x$ 叠加，$E=E_x=\int\mathrm{d}E_x=\int\mathrm{d}E\cos\theta$，所以有

$$E=\int\mathrm{d}E\cos\theta=\frac{2\pi Rx\lambda}{4\pi\varepsilon_0(R^2+x^2)^{3/2}}$$

$$=\frac{qx}{4\pi\varepsilon_0(R^2+x^2)^{3/2}}$$

讨论 （1）当 $x=0$ 时，即环心处的场强 $E=0$．

（2）当 $x\gg R$ 时，$(x^2+R^2)^{3/2}\approx x^3$，$E=\frac{1}{4\pi\varepsilon_0}\frac{q}{x^2}$，即圆环在 P 点激发的场强与电量 q 全部集中在环心所激发的场强相同．所以当某点远离带电圆环时，计算该点的电场强度，可将带电圆环视作电量全部集中在环心的点电荷来处理．

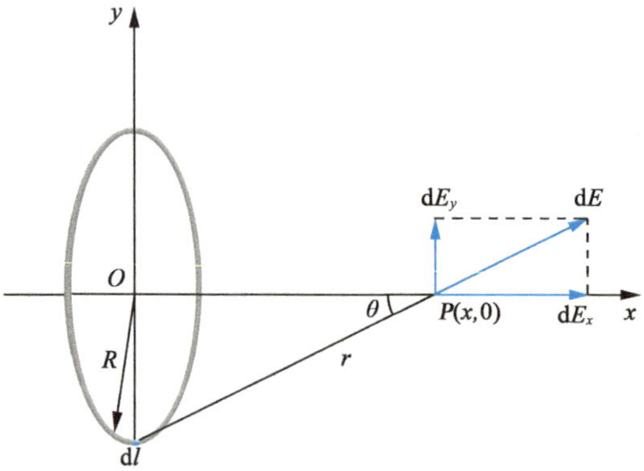

图 7-7 均匀带电细圆环轴线上的场强

例 7-5

均匀带电的薄圆盘半径为 R，圆盘的带电量为$+q$．求通过圆盘中心、且垂直于圆盘平面的轴线上任一点的场强．

解 如图 7-8 所示，将圆盘看成面带电体，则圆盘的电荷面密度为 $\sigma=q/\pi R^2$，将圆盘分割为不同半径 r 的细圆环，利用例 7-4 的结果，半径为 r 的细圆环在轴线上任取一点 $P(x,0)$ 的场强为

$$\mathrm{d}E=\frac{x\mathrm{d}q}{4\pi\varepsilon_0(r^2+x^2)^{3/2}}=\frac{x\cdot\sigma 2\pi r\mathrm{d}r}{4\pi\varepsilon_0(r^2+x^2)^{3/2}}$$

$$=\frac{x\sigma}{2\varepsilon_0(r^2+x^2)^{3/2}}\cdot r\mathrm{d}r$$

$\mathrm{d}\boldsymbol{E}$ 的方向沿 x 轴正方向，对整个圆盘积分就得到

$$E=\int\mathrm{d}E=\int_0^R\frac{x\sigma}{2\varepsilon_0(r^2+x^2)^{3/2}}\cdot r\mathrm{d}r$$

$$=\frac{\sigma}{2\varepsilon_0}\left(1-\frac{x}{\sqrt{R^2+x^2}}\right)$$

或者

$$E=\frac{q}{2\pi\varepsilon_0R^2}\left(1-\frac{x}{\sqrt{R^2+x^2}}\right)$$

讨论 （1）当 $R\to\infty$时，圆盘变为无限大平面，$E=\sigma/2\varepsilon_0$.

（2）当 $x\ll R$ 时，即所讨论的点很靠近带电圆盘，$E=\sigma/2\varepsilon_0$ 仍然成立，此时带电圆盘仍可视为无限大带电平面.

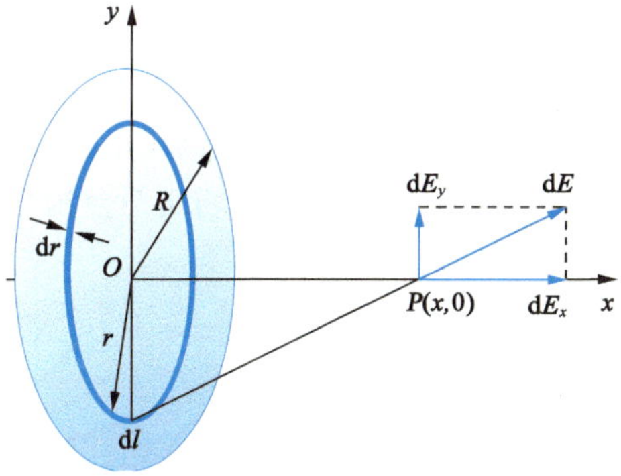

图 7-8 均匀带电圆盘轴线上的场强

7.2 静电场的高斯定理

7.2.1 电通量

1. 电场线

电场中每一点的场强都有确定的大小和方向. 为了形象地描述电场强度在空间的分布情况，引入电场线的概念. 在电场中画出一系列曲线，曲线上每一点的切线方向都与该点处场强的方向一致，且通过垂直于场强的单位面积的曲线条数等于该点场强的大小，这些曲线称为电场线（**electric field line**）. 如图 7-9 所示，电场线是一种假想的曲线，在电场中取一个与场强 $\boldsymbol{E}$ 方向垂直的面积元 $\mathrm{d}S_\perp$，假设穿过该面积元的电场线条数为 $\mathrm{d}\varPsi_E$，那么它们的关系为

$$E=\frac{\mathrm{d}\Psi_E}{\mathrm{d}S_\perp} \tag{7-17}$$

显然，电场线的方向表示场强的方向，电场线的面密度表示场强的大小.

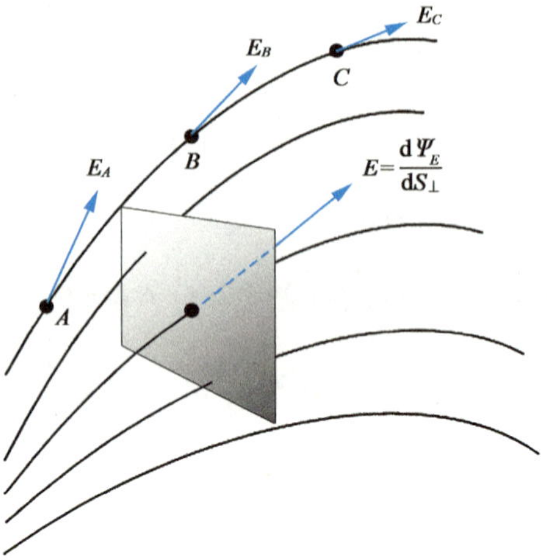

图 7-9 电场线

静电场的电场线有如下特性：①电场线始于正电荷终止于负电荷，不会在没有电荷的地方中断，即电场是有源场；②电场线不形成闭合曲线，即电场是无旋场；③任何两条电场线不会相交．图 7-10 是几种常见电场的电场线.

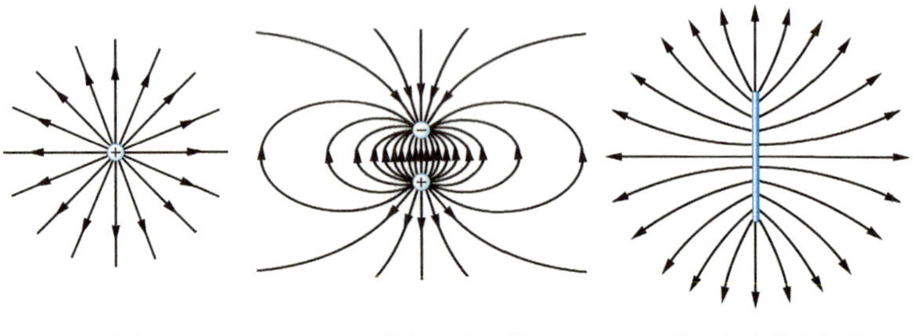

(a) 点电荷电场线 (b) 电偶极子电场线 (c) 带正电直线电场线

图 7-10 几种常见电场的电场线

2. 电通量

我们把垂直通过电场中某一个曲面的电场线的总条数，称为该曲面的**电场强度通量（electric flux）**，或电通量，用符号 Ψ_E 表示.

在匀强电场中，电场线是均匀分布且互相平行的直线，我们在其中取一个平面，面积为 $\boldsymbol{S}$ 并与 $\boldsymbol{E}$ 的方向（电场线方向）相垂直，如图 7-11（a）所示，根据式（7-17）得知，通过这一平面的电场线总条数即电通量为

$$\Psi_E=ES \tag{7-18}$$

如果平面 $\boldsymbol{S}$ 的方向与 $\boldsymbol{E}$ 的方向不平行，而是成 θ 夹角，如图 7-11（b）所示，通过投影得到与 $\boldsymbol{E}$ 方向垂直的面积分量 $S_{\perp}=S\cos\theta$，那么通过这一平面的电通量为

$$\Psi_E = ES\cos\theta = \boldsymbol{E}\cdot\boldsymbol{S} \tag{7-19}$$

上式表明，电通量等于电场强度 $\boldsymbol{E}$ 与给定平面 $\boldsymbol{S}$ 矢量的标积．电通量可正可负，正负决定于面积 $\boldsymbol{S}$ 的方向与 $\boldsymbol{E}$ 之间的夹角 θ ．

如果电场是非均匀电场，如图 7-11（c）所示．要计算任意曲面时的电通量，我们首先把该曲面分割成许多小面积元 $\mathrm{d}\boldsymbol{S}$，每个面积元 $\mathrm{d}\boldsymbol{S}$ 都可以看成是平面，而且在面积元上 $\boldsymbol{E}$ 处处相等，那么通过每一小面积元的电通量为

$$\mathrm{d}\Psi_E = E\mathrm{d}S\cos\theta = \boldsymbol{E}\cdot\mathrm{d}\boldsymbol{S} \tag{7-20}$$

最后，再对所有面积元的电通量求和

$$\Psi_E = \int_S \mathrm{d}\Psi_E = \int_S E\cos\theta\mathrm{d}S = \int_S \boldsymbol{E}\cdot\mathrm{d}\boldsymbol{S} \tag{7-21}$$

如果曲面为闭合曲面时，上式可以写成

$$\oint_S E\cos\theta\mathrm{d}S = \oint_S \boldsymbol{E}\cdot\mathrm{d}\boldsymbol{S} \tag{7-22}$$

必须指出，对非闭合曲面，面法线的正方向可以取曲面的任何一侧．但对于闭合曲面，通常规定面积元 $\mathrm{d}\boldsymbol{S}$ 的方向为由内侧指向外侧，当电场线从曲面内向外穿出时，$\theta<\pi/2$，电通量为正；反之，当电场线从曲面外向内穿入时，$\theta>\pi/2$，电通量为负．

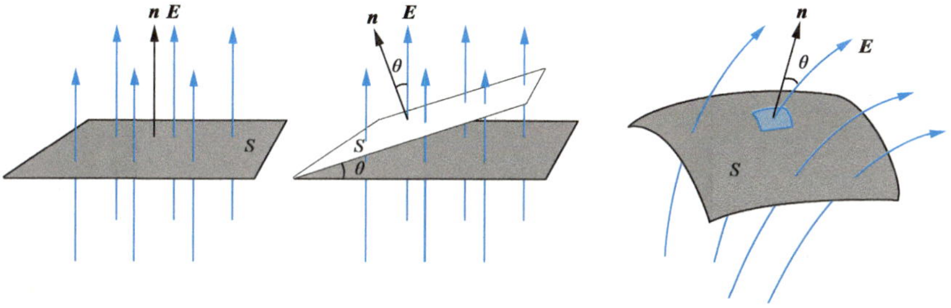

(a) (b) (c)

图 7-11 电通量

7.2.2 静电场的高斯定理

1. 静电场的高斯定理

静电场中高斯定理（Gauss theorem）表述为：在真空中的静电场，通过任意一个闭合曲面的电通量，等于该闭合曲面所包围的电荷量的代数和除以真空介电常量，与闭合面外的电荷无关．其数学表达式为

$$\Psi_E = \oint_S \boldsymbol{E}\cdot\mathrm{d}\boldsymbol{S} = \frac{1}{\varepsilon_0}\sum_i q_i \tag{7-23}$$

上式中闭合曲面 S，又称为高斯面，它所包围的电荷量的代数和为 $\sum_i q_i$．高斯定理能够表征静电场性质，是静电学中一个重要定理，下面通过库仑定理和电场强度叠加原理导出高斯定理．

（1）包围一个点电荷 q 的同心球面 S 的电通量．

如图 7-12（a）所示，设在真空中有一个正点电荷 q 激发的电场中，以 q 为中心、半径为 r 的球面 S 上任一点的电场强度 $\boldsymbol{E}$ 的大小都等于

$$E=\frac{q}{4\pi\varepsilon_0 r^2}$$

球面上任意一点的电场强度方向都沿矢径方向，即处处与球面正交．根据式（7-23），可求得通过这球面的电通量为

$$\Psi_E=\oint_S \boldsymbol{E}\cdot \mathrm{d}\boldsymbol{S}=\oint_S \frac{q}{4\pi\varepsilon_0 r^2}\mathrm{d}S=\frac{q}{4\pi\varepsilon_0 r^2}4\pi r^2=\frac{q}{\varepsilon_0}$$

上式表明，球面 S 的电通量与球面半径无关，只与球面 S 所包围的电荷 q 有关．对以 q 为球心的任意半径的闭合球面来说，通过它们的电通量都等于 q/ε_0，也就是说，通过这些球面的电场线总条数相等．

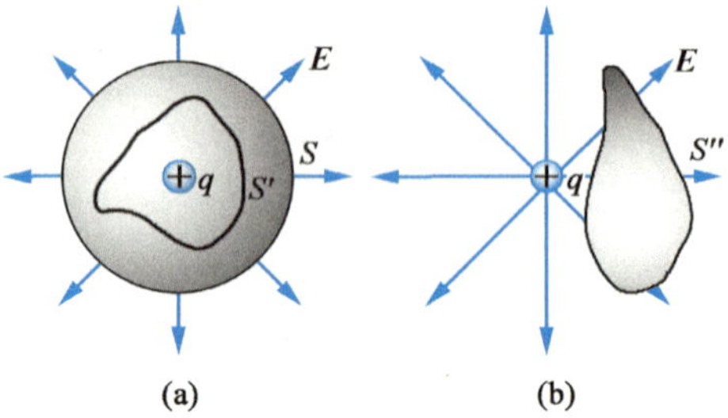

图 7-12 推导高斯定理的用图

（2）包围点电荷 q 的任意闭合曲面 S' 的电通量．

在图 7-12（a）中，如果包围点电荷 q 的不是球面，而是任意闭合曲面 S'，但是 S' 和 S 包围同一点电荷 q，根据电场线的特性，可以看出通过闭合曲面 S' 和球面 S 的电场线的条数是一样的．因此，通过闭合曲面 S' 的电通量的量值也等于 q/ε_0．

（3）闭合曲面 S'' 内没有点电荷时的电通量．

如果点电荷 q 在任意闭合曲面 S'' 之外，如图 7-12（b）所示，那么 q 所激发的电场线从某个侧面穿入闭合曲面 S''，必定会从另一侧面穿出，即穿入与穿出该闭合曲面的电场线条数相等，因此，通过该闭合曲面的电通量的代数和为零

$$\Psi_E=\oint_{S''} \boldsymbol{E}\cdot \mathrm{d}\boldsymbol{S}=0$$

（4）任意带电体存在时穿过任一闭合曲面 S 的电通量．

任意带电体可以看成由一系列点电荷 q_1，q_2，…，q_n 构成，在电场中任取一闭合曲面 S，其中第 1 至第 k 个点电荷在闭合曲面内，第 k+1 至第 n 个点电荷在闭合曲面外，利用场强叠加原理知道，某点的场强等于各个点电荷（不管该电荷是否在闭合曲面 S 内）激发的场强的矢量和，即

$$\boldsymbol{E} = \boldsymbol{E}_1 + \boldsymbol{E}_2 + \cdots + \boldsymbol{E}_n$$

通过闭合曲面 S 的电通量为

$$\begin{aligned}\Psi_E &= \oint_S \boldsymbol{E} \cdot \mathrm{d}\boldsymbol{S} \\ &= \oint_S \boldsymbol{E}_1 \cdot \mathrm{d}\boldsymbol{S} + \oint_S \boldsymbol{E}_2 \cdot \mathrm{d}\boldsymbol{S} + \cdots + \oint_S \boldsymbol{E}_k \cdot \mathrm{d}\boldsymbol{S} + \cdots + \oint_S \boldsymbol{E}_n \cdot \mathrm{d}\boldsymbol{S} \\ &= \Psi_{E1} + \Psi_{E2} + \cdots + \Psi_{Ek} + 0 = \sum_{i=1}^{k} \Psi_{Ei}\end{aligned}$$

虽然在闭合曲面 S 包围之外的电荷对闭合曲面 S 上各点的场强有贡献，但对闭合曲面 S 的电通量没有贡献，只有在闭合曲面 S 内的电荷才有电通量，所以上式可以写成

$$\Psi_E = \oint_S \boldsymbol{E} \cdot \mathrm{d}\boldsymbol{S} = \frac{1}{\varepsilon_0} \sum_{i=1}^{k} q_i$$

上式中的 $\sum_{i=1}^{k} q_i$ 为闭合曲面所包围的所有电荷电量的代数和，并且 $\boldsymbol{E}$ 为合场强．由此验证了高斯定理．

应用高斯定理时要注意以下几点：①高斯定理表达式中的场强 $\boldsymbol{E}$ 是曲面上各点的场强，它是由全部电荷（包括闭合曲面内外）共同产生的总电场，并非只由闭合曲面内的电荷产生．②通过闭合曲面总的电通量 Ψ_E 只决定于该曲面内部的电荷，闭合曲面外的电荷对其没有贡献，但对曲面上的场强 $\boldsymbol{E}$ 有贡献．③静电场的高斯定理是和静电场的有源性联系在一起的，若闭合曲面内净电荷为正时，$\Psi_E > 0$，表明电场线从正电荷发出并穿过闭合曲面向外，所以正电荷是静电场的源头；若闭合曲面内净电荷为负时，$\Psi_E < 0$，电场线从外面穿进闭合曲面并终止于负电荷．所以说，静电场是有源场，电场线始于正电荷，终于负电荷．静电场的高斯定理实际上是静电场有源性的数学表达．

2．高斯定理的应用

一般情况下，从高斯定理只能求出通过某一闭合曲面的电通量，而很难求出电场中各点的场强，但是如果场源电荷的分布具有某种对

高斯定理的应用

称性，使得电场分布也具有某种对称性时，利用高斯定理就能很方便地求出电场强度．具体的方法是：首先分析场源电荷分布的对称性，以确定其产生的电场的对称性；然后通过选取一个恰当的闭合曲面（即高斯面），使场强垂直或平行于高斯面，并使所求场点在与电场垂直的那部分高斯面上，且场强在该处大小相等，这样使得$\oint_S \boldsymbol{E}\cdot \mathrm{d}\boldsymbol{S}$中的$\boldsymbol{E}$能以标量的形式从积分号内提出来；最后，将高斯定理用于高斯面就可以求出该带电体系所产生的电场的场强．下面我们介绍三种电荷对称分布的情况．

（1）球面对称．

例 7-6

求半径为R、带电量为$+Q$的均匀带电球壳的电场分布．

解　因为电量为Q均匀分布于球面上，说明电荷的分布具有球对称性，它们所激发的电场的分布也具有球对称性．取带电球壳的同心球面作为高斯面，高斯面上各点的电场强度大小相等，方向与各点面积元垂直，如图 7-13（a）所示．

先计算带电球壳外任一点的场强．取半径为r $(r>R)$的高斯面，通过此高斯面的电通量为

$$\Psi_E=\oint_s \boldsymbol{E}\cdot \mathrm{d}\boldsymbol{S}=\oint_s E\mathrm{d}S=E\oint_s \mathrm{d}S=4\pi r^2 E$$

因高斯面包围的电荷量为Q，根据高斯定理

$$4\pi r^2 E=\frac{1}{\varepsilon_0}\sum q=\frac{Q}{\varepsilon_0}$$

则

$$E=\frac{Q}{4\pi\varepsilon_0 r^2}\quad (r>R)$$

再计算带电球壳内一点的场强．取半径为$r(r<R)$的高斯面，由于高斯面内没有电荷，根据高斯定理，应该有

$$4\pi r^2 E=0$$

即

$$E=0\quad (r<R)$$

根据上述结果，均匀带电球面的电场分布可以用E-r曲线表示，图 7-13（b）中$\boldsymbol{E}$的大小随距离变化，从E-r曲线可见，在表面$(r=R)$上电场强度是不连续的．

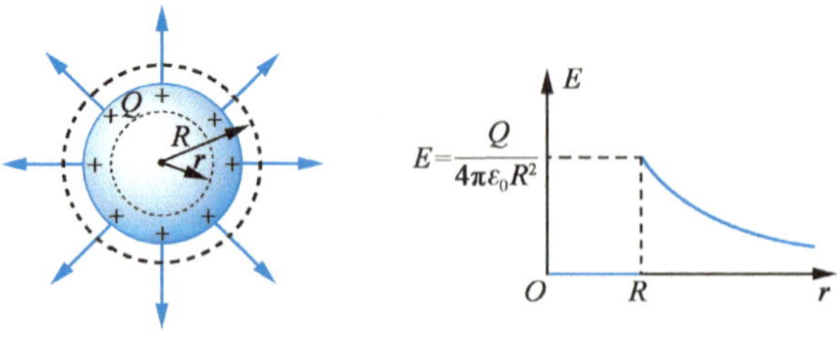

(a)　　(b)

图 7-13　（a）均匀带电球面的场强；（b）均匀带电球面的场强E-r曲线

（2）轴（柱面）对称.

例 7-7

求无限长均匀带电直线的电场分布. 已知直线上电荷线密度为$\lambda(\lambda>0)$.

解 均匀带电直线的电荷分布是轴对称的，而且带电直线是无限长，可以确定其电场分布也具有轴对称性，即与直线距离相等的各点，其场强$\boldsymbol{E}$的大小相等，方向是垂直于带电直线而沿径向（如图 7-14）.

为求任一点P的电场强度，做一个过P点并与带电直线共轴的圆柱形闭合面为高斯面S，柱高为h，底面半径为r. 可见高斯面S由上、下底面（S_1和S_2）和侧面（S_3）组成. 其总的电通量为

$$\Psi_E=\oint_S \boldsymbol{E}\cdot \mathrm{d}\boldsymbol{S}$$
$$=\int_{S_1}\boldsymbol{E}\cdot \mathrm{d}\boldsymbol{S}+\int_{S_2}\boldsymbol{E}\cdot \mathrm{d}\boldsymbol{S}+\int_{S_3}\boldsymbol{E}\cdot \mathrm{d}\boldsymbol{S}$$

在S面的上、下底面，场强方向与底面平行，其电通量等于零. 而在侧面上各点$\boldsymbol{E}$的方向与各点的曲面垂直，所以有

$$\Psi_E=\oint_S \boldsymbol{E}\cdot \mathrm{d}\boldsymbol{S}=\int_{S_3}\boldsymbol{E}\cdot \mathrm{d}\boldsymbol{S}=E\cdot 2\pi rh$$

由于高斯面内包围的电荷为$q=\lambda h$，由高斯定理得

$$E\cdot 2\pi rh=\frac{\lambda h}{\varepsilon_0}$$

由此得到

$$E=\frac{\lambda}{2\pi r\varepsilon_0}$$

这一结果也可以通过场强叠加原理积分出来，但利用高斯定律计算显然要简便得多.

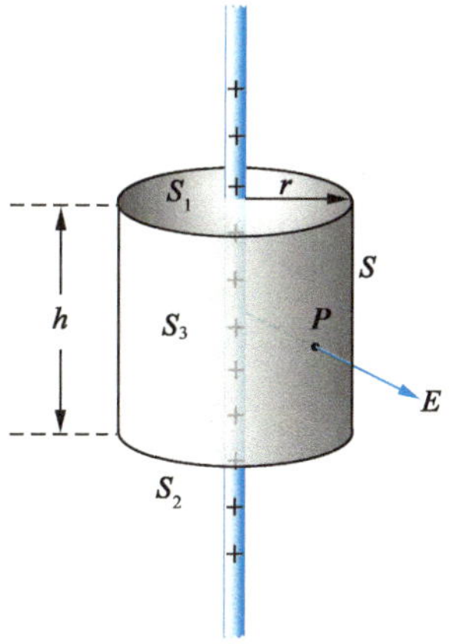

图 7-14 无限长均匀带电直线的场强

（3）平面对称.

例 7-8

求无限大均匀带电平面的电场分布．已知带电平面的电荷面密度为σ（$\sigma>0$）.

解 由于场源电荷分布在无限大平面上，其电场也是均匀对称地分布在平面的两侧，在与带电平面等远处，场强大小相等，方向垂直于带电平面，为求任一点 P 的电场强度，过 P 点和平面另一侧对称的点 P' 作一个圆柱形闭合面为高斯面 S，其轴线垂直于带电平面，两底面与平面平行，如图 7-15 所示.

通过圆筒侧面的电通量为零．假定圆筒的底面积为ΔS，根据高斯定理，通过两底的电通量为

$$\Psi_E=\oint_s \boldsymbol{E}\cdot \mathrm{d}\boldsymbol{S}=2\boldsymbol{E}\cdot\Delta \boldsymbol{S}=\frac{1}{\varepsilon_0}\sigma\Delta S$$

场强 E 的大小为

$$E=\frac{\sigma}{2\varepsilon_0}$$

这一结果表明，无限大均匀带电平面周围是匀强电场，与到平面的距离无关；场强方向垂直于带电平面，当$\sigma>0$时，场强方向指向平面两侧；当$\sigma<0$时，场强方向由两侧指向平面.

对于两个均匀带等量异号电荷的无限大平行平面之间的电场，利用上述结果和场强叠加原理便可得到

$$E=\frac{\sigma}{2\varepsilon_0}+\frac{\sigma}{2\varepsilon_0}=\frac{\sigma}{\varepsilon_0}$$

而两个平行平面之外侧的场强为

$$E=\frac{\sigma}{2\varepsilon_0}-\frac{\sigma}{2\varepsilon_0}=0$$

通过上面例题可以看出，应用高斯定理时，首先是分析电场分布的对称性，然后选取合适的高斯面，最后利用高斯定理就可以很方便地计算出场强分布.

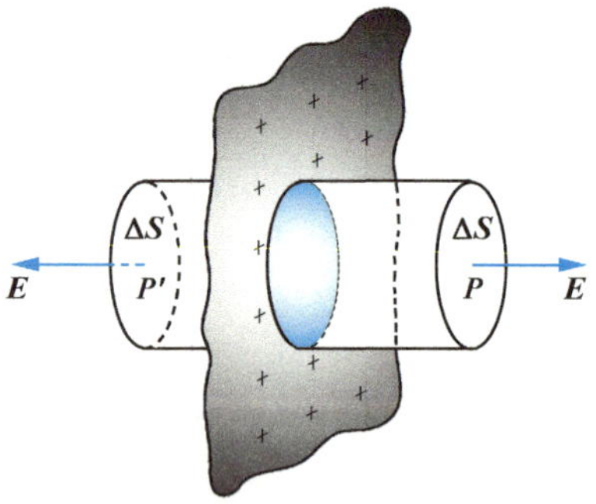

图 7-15 无限大均匀带电平面的电场

7.3 静电场的环路定理

7.3.1 电势 电势叠加原理

1．静电场力做功

前面已经讨论了静止的点电荷在电场中会受到电场力的作用，若

移动点电荷，电场力必然做功．如图 7-16 所示，取一试探电荷 q_0 在场源点电荷 $+q$ 所产生的电场中由 a 点沿任意路径到达 b 点，在这个过程中，q_0 受到的电场力为变力，因此把路径分成许多位移元 $\mathrm{d}\boldsymbol{l}$，在 $\mathrm{d}\boldsymbol{l}$ 内场强 $\boldsymbol{E}$ 可视为不变，则做功 $\mathrm{d}A$ 为

$$\mathrm{d}A=\boldsymbol{F}\cdot\mathrm{d}\boldsymbol{l}=q_0\boldsymbol{E}\cdot\mathrm{d}\boldsymbol{l}$$

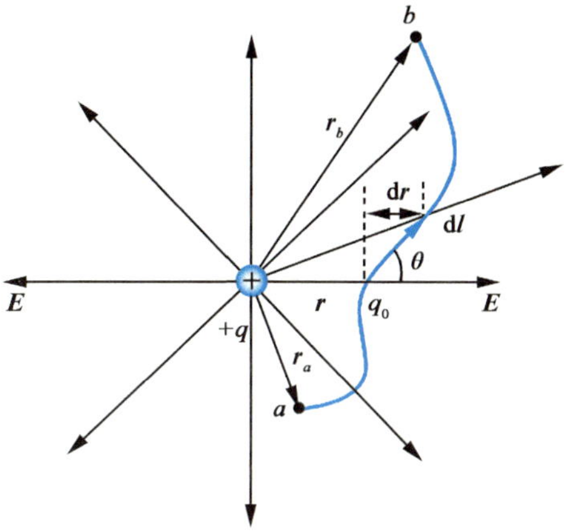

图 7-16　点电荷电场中电场力做功的计算

那么由 a 点移动到 b 点，电场力所做的功为

$$A=\int_a^b \mathrm{d}A=\int_a^b q_0\boldsymbol{E}\cdot\mathrm{d}\boldsymbol{l}=\int_a^b q_0E\cos\theta\ \mathrm{d}l$$

从图中得到 $\cos\theta\cdot\mathrm{d}l=\mathrm{d}r$，且 $E=q/4\pi\varepsilon_0 r^2$，代入上式得

$$A=\frac{q_0q}{4\pi\varepsilon_0}\int_a^b\frac{\mathrm{d}r}{r^2}=\frac{q_0q}{4\pi\varepsilon_0}\left(\frac{1}{r_a}-\frac{1}{r_b}\right)\qquad(7\text{-}24)$$

式中 r_a、r_b 分别表示场源电荷到试探电荷的始点 a 和终点的 b 距离．它表明，在点电荷电场中，电场力对试探电荷 q_0 所做的功与 q_0 所带电量及它移动的始末位置有关，而与它的路径无关．上述结果是按 q_0 和 q 均为正电荷的情况推出的，不难验证，对于其他情况，此式依然正确．

如果静电场是由任意带电体所激发，那么可以把带电体看成是由许多点电荷 q_1，q_2，…，q_n 组成，按照静电力的叠加原理，试探电荷 q_0 受到的力应为各个点电荷的静电力的矢量和，因此当 q_0 从 a 点移动到点 b 时，电场力所做的功为

$$A=\int_a^b q_0\boldsymbol{E}_1\cdot\mathrm{d}\boldsymbol{l}+\cdots+\int_a^b q_0\boldsymbol{E}_\mathrm{n}\cdot\mathrm{d}\boldsymbol{l}=\frac{q_0}{4\pi\varepsilon_0}\sum_{i=1}^n q_i\left(\frac{1}{r_{ai}}-\frac{1}{r_{bi}}\right)\qquad(7\text{-}25)$$

上式表明，总电场力所做的功也与路径无关．

综上所述，我们得出结论：试探电荷在任何静电荷电场中移动时，电场力对它所做的功只与它的电荷量值及它移动的始、末位置有关，与移动的具体路径无关．这一特性表明静电力与重力、万有引力一样是保守力，即静电场是保守力场，这是静电场的一个重要特性．

2．电势

物体在重力场中具有重力势能，类似地，电荷在静电场中一定的位置也具有一定的势能，称为电势能（electric potential energy），用W表示．重力做功等于重力势能的减少，同样地，静电场力对电荷所做的功等于电荷电势能的减少．

设试探电荷q_0在电场力作用下从a点移动到b点，其电场力做功为A_{ab}，电势能由W_a变为W_b，则$A_{ab}=W_a-W_b$，结合式（7-25）表示为

$$W_a - W_b = A_{ab} = \int_a^b q_0 \boldsymbol{E} \cdot \mathrm{d}\boldsymbol{l} \tag{7-26}$$

与重力势能相似，电势能也是一个相对量，要确定电荷在某点电势能的大小，必须在电场中选择参考点，并设该参考点的电势能为零．零电势能的选择是任意的，但在通常情况下，对于有限的带电体，我们选择q_0在无穷远处的电势能为零，如果上式取b点在无穷远，即$W_b=0$，则有

$$W_a = A_{a\infty} = \int_a^\infty q_0 \boldsymbol{E} \cdot \mathrm{d}\boldsymbol{l} \tag{7-27}$$

即试探电荷q_0在静电场中某点a处的电势能W_a，在数值上等于把q_0从该点移到无穷远（零电势能）处电场力所做的功$A_{a\infty}$．

式（7-27）还指出，电势能不但与电场的性质有关，还与试验电荷q_0有关，它并不能直接描述某一点a处电场的性质，但比值W_a/q_0却与q_0无关，只由a处电场的性质决定．因此我们用这一比值作为表征电场中某点电场性质的物理量，称为电势（electric potential），用V_a表示a点的电势，其数学表达式为

$$V_a = \frac{W_a}{q_0} = \int_a^\infty \boldsymbol{E} \cdot \mathrm{d}\boldsymbol{l} \tag{7-28}$$

上式表明，静电场中某一点a的电势V_a，在数值上等于单位正电荷在该点的电势能．或者表达为：静电场中某一点a的电势V_a，在数值上等于把单位正电荷从a点移到无穷远（零电势能）处时，静电场力所做的功．

电势是标量，它是描写电场性质的另一个重要的物理量，由场源电荷决定，与试探电荷无关. 电势与电势能一样，也是一个相对量，其量值与电势零点的选择有关. 从式（7-28）知，电势零点即为电势能的零点，当电势零点选定之后，电场中各点电势就由式（7-28）唯一地确定了. 相对于零电势，电势有正有负. 在国际单位制中，电势的单位是 V（伏特），$1\ \mathrm{V}=1\ \mathrm{J}\cdot\mathrm{C}^{-1}$.

静电场中任意两点 a、b 间电势之差称为**电势差（electric potential difference）**，或两点间的电压（voltage），用 U_{ab} 表示

$$U_{ab}=V_a-V_b=\frac{W_a}{q_0}-\frac{W_b}{q_0}=\int_a^b \boldsymbol{E}\cdot\mathrm{d}\boldsymbol{l} \tag{7-29}$$

上式指出，静电场中 a、b 两点的电势差 U_{ab}，数值上等于把单位正电荷从 a 点经过任何路径到达 b 点时静电场力所做的功. 电势差是个绝对量，它与零势能参考点的选择无关.

如果知道 a、b 两点的电势差，由上式可以很方便求得将电荷 q_0 从 a 点移到 b 点电场力所做的功

$$A_{ab}=q_0\int_a^b \boldsymbol{E}\cdot\mathrm{d}\boldsymbol{l}=q_0(V_a-V_b) \tag{7-30}$$

例如，一个电子在电场中通过电势差为 1 V 的区域，电场力对它所做的功的大小为

$$A=eU=1.6\times10^{-19}\ \mathrm{C}\times1\ \mathrm{V}=1.6\times10^{-19}\ \mathrm{J}$$

即电子获得了 1.6×10^{-19} J 的能量，在近代物理中，为了方便定义原子或亚原子领域的能量，常把这个值作为能量单位，称为**电子伏特（electron-volt）**，符号为 eV，即 $1\ \mathrm{eV}=1.6\times10^{-19}\ \mathrm{J}$.

3. 点电荷电场的电势

设点电荷 q 处于坐标原点，则距 q 为 r 处 P 点的电势，可以根据电势的定义式（7-28）及点电荷场强的公式（7-5）计算得到

$$V_P=\frac{q}{4\pi\varepsilon_0 r} \tag{7-31}$$

上式为真空中静止点电荷产生的电场中各点电势的表达式，如果 q 是正电荷，电场中各点电势均为正值，离电荷越远处电势越低，无穷远处电势为零；如果 q 是负电荷，电场中各点电势均为负值，离电荷越远处电势越高. 无穷远处电势最大为零值. 容易看出，在以点电荷为球心的任意球面上各点电势都是相等的.

4. 电势的叠加原理

如果电场是由 n 个独立的点电荷 q_1, q_2, …, q_n 所激发，它们与空间某点 P 的距离分别是 r_1, r_2, …, r_n，根据电场强度的叠加原理，P 点电势为

$$\begin{aligned}V_p &= \int_p^{\infty}\boldsymbol{E}\cdot \mathrm{d}\boldsymbol{l} = \int_p^{\infty}\boldsymbol{E}_1\cdot \mathrm{d}\boldsymbol{l} + \int_p^{\infty}\boldsymbol{E}_2\cdot \mathrm{d}\boldsymbol{l} + \cdots + \int_p^{\infty}\boldsymbol{E}_n\cdot \mathrm{d}\boldsymbol{l} \\ &= \sum_{i=1}^{n}\int_p^{\infty}\boldsymbol{E}_i\cdot \mathrm{d}\boldsymbol{l} = \sum_{i=1}^{n}V_{pi} = \sum_{i=1}^{n}\frac{q_i}{4\pi\varepsilon_0 r_i}\end{aligned} \tag{7-32}$$

上式表明，在点电荷系激发的静电场中，任意给定点 P 的电势，等于各个点电荷单独存在时在该点激发的电势的代数和. 这个性质称为电势的叠加原理.

如果静电场是由电荷连续分布的带电体所激发，可以把带电体分成许多电荷元 $\mathrm{d}q$，每个 $\mathrm{d}q$ 看成是一个点电荷，它到任一点 P 的距离用 r 表示，那么 $\mathrm{d}q$ 在 P 点激发的电势由式（7-31）给出

$$\mathrm{d}V = \frac{\mathrm{d}q}{4\pi\varepsilon_0 r}$$

整个带电体在 P 点的电势为

$$V = \int\frac{\mathrm{d}q}{4\pi\varepsilon_0 r} \tag{7-33}$$

根据带电体的形状及电荷是体分布、面分布或线分布等不同情况，选取合适的电荷元 $\mathrm{d}q$，对整个带电体进行积分. 式（7-33）的积分是标量积分，所以电势的计算比电场强度的计算简便.

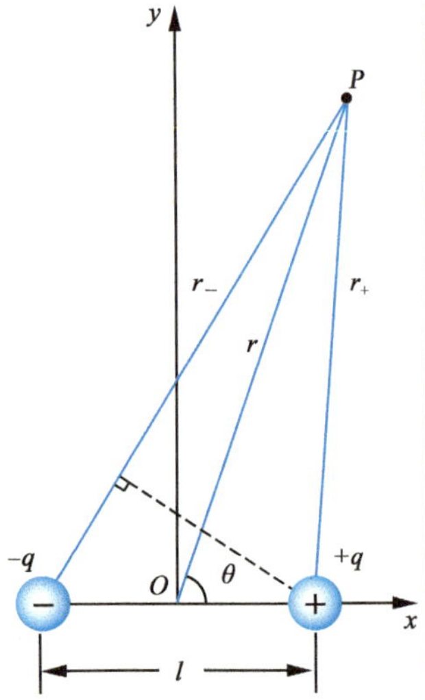

图 7-17 电偶极子电场中任一点的电势

例 7-9

计算电偶极子电场中任一点的电势. 已知电偶极子的轴为 l.

解 如图 7-17 所示，设 P 点到 $+q$、$-q$ 和电偶极子中心 O 的距离分别为 r_+，r_- 和 r，电矩 $\boldsymbol{p}$ 与 $\boldsymbol{r}$ 的夹角为 θ. 根据式（7-32），得

$$V_P = \frac{q}{4\pi\varepsilon_0 r_+} - \frac{q}{4\pi\varepsilon_0 r_-} = \frac{q}{4\pi\varepsilon_0}\left(\frac{r_- - r_+}{r_-\cdot r_+}\right)$$

由于 $r \gg l$，所以有 $r_- - r_+ \approx l\cos\theta$ 和 $r_-\cdot r_+ \approx r^2$，那么设 P 点的电势近似为

$$V_P = \frac{q}{4\pi\varepsilon_0}\frac{l\cos\theta}{r^2} = \frac{p\cos\theta}{4\pi\varepsilon_0 r^2}$$

例 7-10

一半径为 R 的均匀带电细圆环，所带电量为$+q$，求在圆环轴线上任意点 P 的电势.

解　如图 7-18 所示，在圆环上取一个极小的线元 $\mathrm{d}l$，线元 $\mathrm{d}l$ 的带电量为 $\mathrm{d}q = q\mathrm{d}l/(2\pi R) = \lambda \mathrm{d}l$（$\lambda$ 为电荷线密度），$\mathrm{d}q$ 到 P 点的距离为 r，它在 P 点的电势为

$$\mathrm{d}V = \frac{\mathrm{d}q}{4\pi\varepsilon_0 r} = \frac{\lambda \mathrm{d}l}{4\pi\varepsilon_0}\frac{1}{\sqrt{R^2+x^2}}$$

根据式（7-33），整个圆环在 P 点的电势为

$$V = \int \mathrm{d}V = \int_0^{2\pi R}\frac{\lambda \mathrm{d}l}{4\pi\varepsilon_0}\frac{1}{\sqrt{R^2+x^2}} = \frac{q}{4\pi\varepsilon_0\sqrt{R^2+x^2}}$$

另一种求解方法是根据已知场强求电势的方法. 由例 7-4 可知圆环在轴线上任意一点的场强分布 $E = \dfrac{qx}{4\pi\varepsilon_0(R^2+x^2)^{3/2}}$，根据式（7-28）有

$$V = \int_x^{\infty}\boldsymbol{E}\cdot \mathrm{d}\boldsymbol{x} = \int_x^{\infty}\frac{q}{4\pi\varepsilon_0}\frac{x}{(R^2+x^2)^{3/2}}\mathrm{d}x = \frac{q}{4\pi\varepsilon_0\sqrt{R^2+x^2}}$$

两种方法的结果一样.

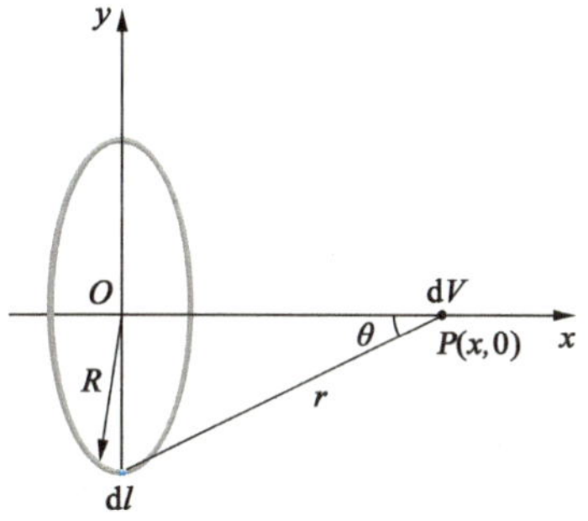

图 7-18　均匀带电细圆环轴线上任一点的电势

7.3.2　电场强度和电势的关系

1. 等势面

在 7.2 节中，用电场线来形象地描述静电场中各点电场强度的情况，类似地，用等势面来形象地描写电场中电势的分布情况.

在静电场中，把具有相同电势的邻近的点连起来所构成的曲面称为**等势面（equipotential surface）**. 为了使等势面像电场线一样能够形象地描写电场强度的强弱，我们作了这样的规定：任何两个相邻等势面间的电势差都相等，这样等势面的疏密程度就表示了场强的强弱，即等势面愈密处的电场强度愈大，等势面愈疏处的电场强度愈小.

我们从点电荷电场来研究等势面的性质，已知在点电荷 q 激发电场中，距离 q 为 r 的点的电势都等于 $V=q/(4\pi\varepsilon_0 r)$，这些点所构成的面就是等势面，它是以 r 为半径的球面．可见，点电荷的等势面是一系列以点电荷为中心的同心球面，如图 7-19（a）所示，图中虚线表示等势面的横截面，实线是电场线．

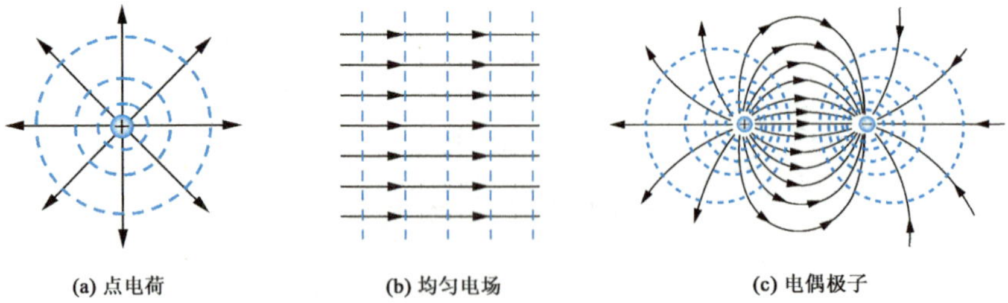

图 7-19　电场线（实线）和等势面的横截面（虚线）

从图中看出，等势面有以下两个特点：第一，等势面与电场线互相垂直，且电场线的方向指向电势降落的方向．在等势面上任取相距为 dl 的两点 a 和 b 的电势差为 $\mathrm{d}U=E\cos\theta\,\mathrm{d}l=0$，但 $E\neq 0$，$\mathrm{d}l\neq 0$，所以 $\cos\theta=0$，即 $\theta=\pi/2$，说明等势面垂直于电场线．另外，当沿某一条电场线的方向移动正电荷时，电场力做正功，电荷所具有的电势能减少，说明沿电场线方向电势降低．第二，电荷在同一等势面上两点之间移动时，电场力对该电荷所做的净功为零．在等势面上任取两点 a 和 b，电势差为 $V_a-V_b=0$，故移动电荷 q_0 所做的功 $A_{ab}=q_0(V_a-V_b)=0$．由于电场力做功与路径无关，对于任何连接 a 和 b 的路径，电场力做功 A_{ab} 都等于零，不管该路径是否完全位于该等势面上．图 7-19（a）、（b）和（c）分别是点电荷电场均匀电场和电偶极子电场的电场线和等势面的横截面．

2．电场强度和电势的关系

电场强度和电势都是描写电场性质的物理量，它们二者之间的积分关系由式（7-28）给出．下面我们研究两者之间的微分关系．

如图 7-20 所示虚线为一簇等势面的横截面，取相距很近的两个等势面，它们之间的电势差为 dV，在等势面上任取一点 P，P 点的场强 $\boldsymbol{E}$ 垂直通过 P 点的等势面．假设有一正的试探电荷 q_0 从 P 点沿微小位移 $\mathrm{d}\boldsymbol{l}$ 到达相邻等势面，如果 $\mathrm{d}\boldsymbol{l}$ 和 $\boldsymbol{E}$ 角为 θ，电场力所做的功为

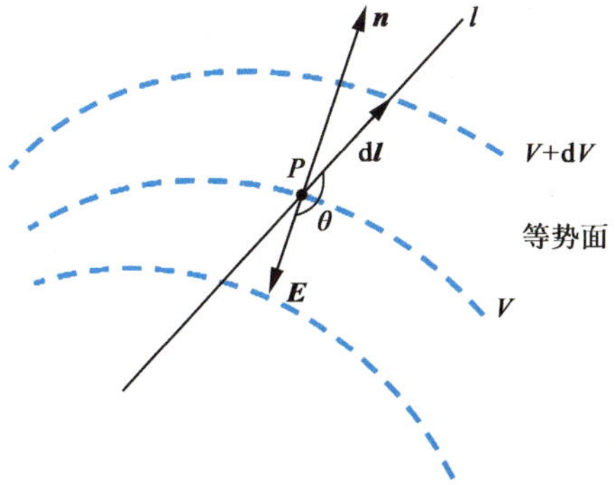

图 7-20　电场强度与电势的关系

$$-q_0 \cdot \mathrm{d}V = q_0 \boldsymbol{E} \cdot \mathrm{d}\boldsymbol{l} = q_0 E\cos\theta \cdot \mathrm{d}l$$

即

$$E\cos\theta = -\frac{\mathrm{d}V}{\mathrm{d}l} \tag{7-34}$$

由于 $E\cos\theta$ 是 $\boldsymbol{E}$ 沿 $\mathrm{d}\boldsymbol{l}$ 方向的分量，用 E_l 表示，则式（7-34）可写成

$$E_l = -\frac{\mathrm{d}V}{\mathrm{d}l} \tag{7-35}$$

$\frac{\mathrm{d}V}{\mathrm{d}l}$ 为沿 $\mathrm{d}\boldsymbol{l}$ 方向单位长度上电势的变化量．式（7-35）表明，电场中某一点的电场强度沿任一方向的分量，等于该点的电势沿该方向的电势变化率的负值．

如果将 $\mathrm{d}\boldsymbol{l}$ 应用到 P 点的法线方向 $\mathrm{d}\boldsymbol{n}$ 上，式（7-35）可以写成

$$E_n = -\frac{\mathrm{d}V}{\mathrm{d}n} \tag{7-36}$$

从电势为 V 的等势面到达电势为 $V+\mathrm{d}V$ 的等势面，沿场强方向的距离最短，式（7-36）表明，沿场强的方向，电势随距离的变化率最大．这一最大的值称为**电势梯度（electric potential gradient）**，用 $\mathrm{grad}V$ 表示，电势梯度是矢量，方向用 $\boldsymbol{e}_n$ 表示，是 $\mathrm{d}\boldsymbol{n}$ 方向上的单位矢量，因此有

$$\mathrm{grad}V = \frac{\mathrm{d}V}{\mathrm{d}n}\boldsymbol{e}_n \tag{7-37}$$

即电场中某点的电势梯度矢量，其方向为该点电势空间增加率最大的方向，在数值上等于该方向的电势空间变化率．电势梯度的单位是 $\mathrm{V \cdot m^{-1}}$，场强也常用这一单位．结合式（7-36）和式（7-37），得到

$$\boldsymbol{E} = -\frac{\mathrm{d}V}{\mathrm{d}n}\boldsymbol{e}_n = -\mathrm{grad}V \tag{7-38}$$

即静电场中各点的电场强度等于该点电势梯度的负值，这就是电场强度与电势的微分关系．

一般来说，在直角坐标系中，电势 V 是 x、y 和 z 的函数，由上

式可求得电场强度在三个坐标轴方向的分量为

$$E_x=-\frac{\partial V}{\partial x},\quad E_y=-\frac{\partial V}{\partial y},\quad E_z=-\frac{\partial V}{\partial z}$$

电场强度与电势的关系的矢量表达式可写成

$$\boldsymbol{E}=-\left(\frac{\partial V}{\partial x}\boldsymbol{i}+\frac{\partial V}{\partial y}\boldsymbol{j}+\frac{\partial V}{\partial z}\boldsymbol{k}\right)=-\frac{\mathrm{d}V}{\mathrm{d}l_n}\boldsymbol{e}_n \tag{7-39}$$

式（7-39）更具普遍性，它表明：静电场中任意一点的电场强度，沿任一方向的分量，等于该点的电势沿等势面法线方向的变化率的负值．由于电场强度是矢量，电势是标量，一般来说，标量的计算比矢量的计算来得简单，因此，在实际应用中，先求电势，再根据电场强度与电势的关系式计算电场强度，这样可以避免复杂的矢量运算．

例 7-11

计算电偶极子电场中任一点的电场强度．

解 根据例 7-9 的结果，电偶极子电场中任一点 $P(x,y)$ 的电势为

$$V_P=\frac{p\cos\theta}{4\pi\varepsilon_0 r^2}$$

在直角坐标系中知 $r^2=x^2+y^2$，$\cos\theta=\frac{x}{r}=\frac{x}{\sqrt{x^2+y^2}}$，所以

$$V=\frac{px}{4\pi\varepsilon_0(x^2+y^2)^{3/2}}$$

根据式（7-39），有

$$E_x=-\frac{\partial V}{\partial x}=-\frac{p}{4\pi\varepsilon_0}\left[\frac{1}{(x^2+y^2)^{3/2}}-\frac{3x^2}{(x^2+y^2)^{5/2}}\right]$$

$$=\frac{p(2x^2-y^2)}{4\pi\varepsilon_0(x^2+y^2)^{5/2}}$$

$$E_y=-\frac{\partial V}{\partial y}=\frac{3pxy}{4\pi\varepsilon_0(x^2+y^2)^{5/2}}$$

那么 P 点的合场强为

$$E=\sqrt{E_x^2+E_y^2}=\frac{p\sqrt{4x^2+y^2}}{4\pi\varepsilon_0(x^2+y^2)^2}$$

当 P 点在 y 轴上时，$x=0$，得

$$E_x=-\frac{p}{4\pi\varepsilon_0 y^3},\qquad E_y=0$$

得到的结果与例 7-2 应用点电荷场强公式及场强叠加原理求得的结果完全一致．

7.3.3 静电场的环路定理

从前述结论我们知道，静电场是保守力场，静电场力对试探电荷 q_0 所做的功与试探电荷 q_0 的电量及其始末位置有关，与路径无关．电场的这一特征还可以用另一种形式来表达，设试探电荷 q_0 在静电场中从 a 点出发，沿着任何路径 l 回到 a 点，电场力做功应该为零．用数学表达式为

$$A_{aa}=q_0\oint_l \boldsymbol{E}\cdot\mathrm{d}\boldsymbol{l}=0$$

式中 q_0 为试探电荷的电量，不可能为零，故上式简化为

$$\oint_l \boldsymbol{E} \cdot \mathrm{d}\boldsymbol{l} = 0 \qquad (7\text{-}40)$$

式（7-40）表明，在静电场中，电场强度 $\boldsymbol{E}$ 沿任意闭合路径的线积分为零．电场强度沿任意闭合路径的线积分又称为电场强度的环流，所以式（7-40）也可以这样表达：在静电场中，电场强度的环流为零，这就是静电场的环路定理（circuital theorem of electrostatic field）．它与“静电力做功与路径无关”的说法是等效的．

静电场的高斯定理和环路定理并列为静电场的基本定理，高斯定理说明了电场是有源场；环路定理说明了电场是无旋的，是保守场．

习　题

7-1　电荷 q_1、q_2、q_3 和 q_4 在真空中的分布如图所示，S 为闭合曲面，由于通过闭合曲面 S 的电通量 $\oint_s \boldsymbol{E} \cdot \mathrm{d}\boldsymbol{S}$ 与 q_1，q_2 有关，所以电场强度 $\boldsymbol{E}$ 是 q_1 和 q_2 电荷产生的．上述结论正确吗？为什么？

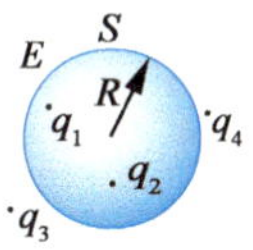

题图 7-1

7-2　高斯定理说明静电场是保守的．上述结论正确吗？为什么？

7-3　点电荷 q 位于一边长为 a 的立方体中心，若以该立方体作为高斯面，可以求出该立方体表面上任一点的电场强度．上述结论正确吗？为什么？

7-4　场强为零的地方，电势也一定为零．电势为零的地方，电场也一定为零．此结论是否正确，请说明．

7-5　如题图 7-5 所示，三个电量为 $-q$ 的点电荷分别放在边长为 R 的等边三角形的三个顶点上，一电荷 Q（Q>0）放在三角形的重心上．为使每个负电荷受力为零，Q 之值应为多大？

7-6　在氯化铯晶体中，一价氯离子 Cl^- 与其最邻近的八个一价铯离子 Cs^+ 构成如图所示的立方晶格结构．求：

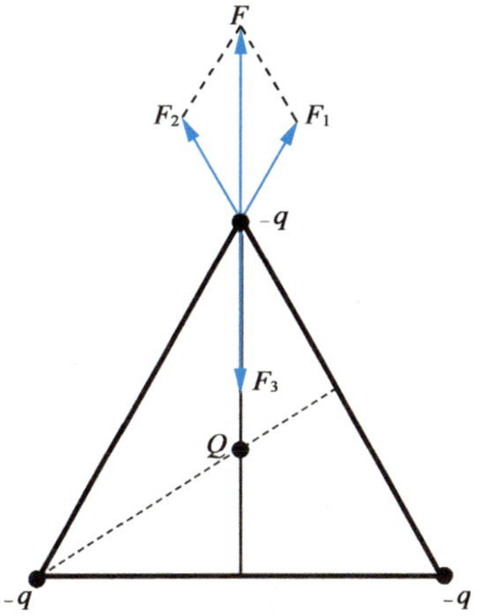

题图 7-5

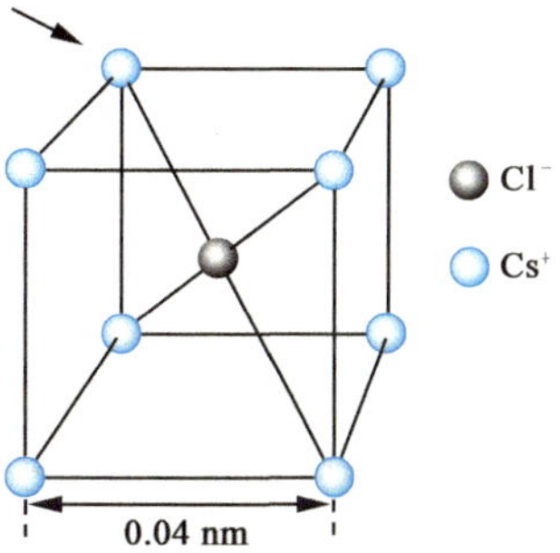

题图 7-6

（1）求氯离子所受的库仑力；

（2）假设图中箭头所指处缺少一个铯离子（称作品格缺陷），求此时氯离子所受的库仑力.

7-7 一半径为 R 的半圆细环上均匀分布电荷 Q，求环心处的电场强度.

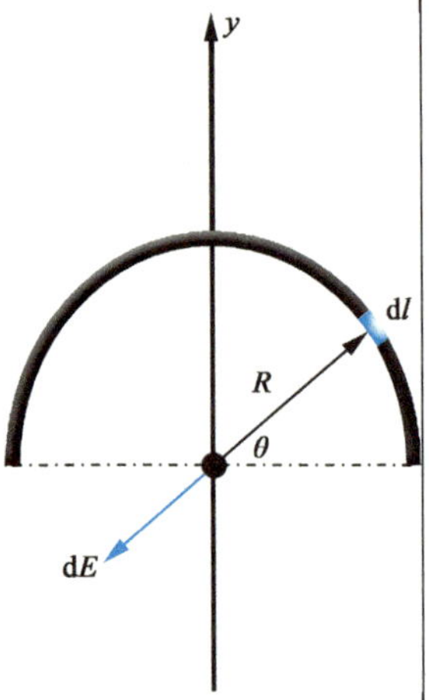

题图 7-7

7-8 两条无限长平行直导线相距为 r_0，均匀带有等量异号电荷，电荷线密度为 λ. 求：

（1）求两导线构成的平面上任一 P 点的电场强度（设该点到其中一线的垂直距离为 x，如题图 7-8 所示）；

（2）求每一根导线上单位长度导线受到另一根导线上电荷作用的电场力.

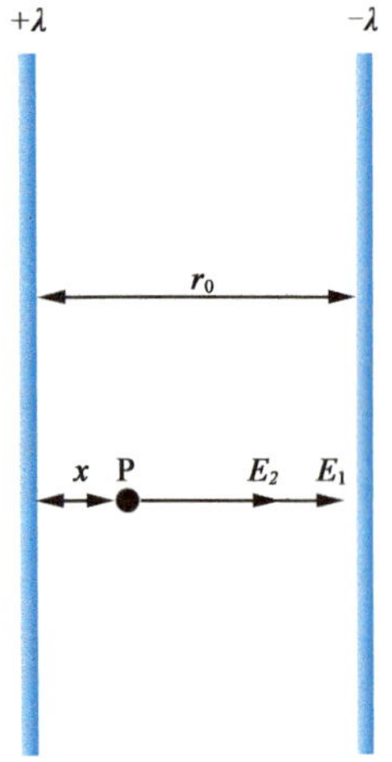

题图 7-8

7-9 如题图 7-9 所示，真空中有两个点电荷相距为 $2R$，带电量分别为 Q 和 $-Q$，若以负电荷所在处 O 点为中心，以 R 为半径作高斯球面 S，求通过该球面的电场强度通量 ψ_E 以及 a 点和 b 点的电场和电势.

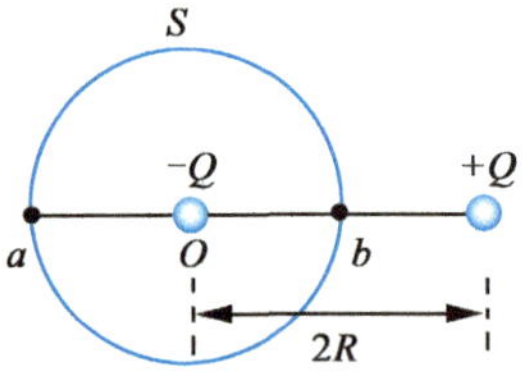

题图 7-9

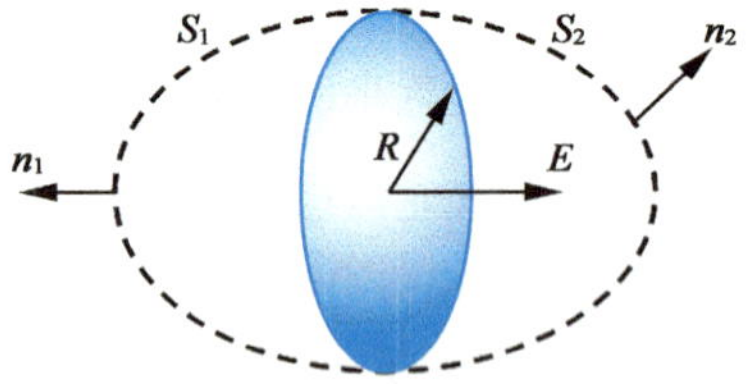

题图 7-10

7-10 均匀电场 $\boldsymbol{E}$ 垂直于以 R 为半径的的圆面，以该圆周为边线作两个曲面 S_1 和 S_2，S_1 和 S_2 构成闭合曲面，如图所示. 求通过 S_1、S_2 的电通量 ψ_{E1} 和 ψ_{E2}.

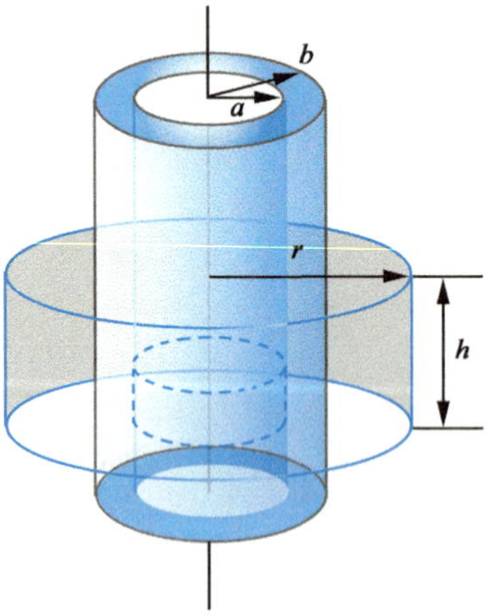

题图 7-11

7-11 “无限长”均匀带电的空心圆柱体，内半径为 a，外半径为 b，电荷体密度为 ρ. 求空间各点处的电场大小.

7-12 一均匀带电圆盘，半径为 R，面电荷密度为 σ，今将其同心半径为 $R/2$ 圆片挖去. 试用叠加原理求剩余圆环带在其垂直轴线上的电势分布，在中心的电势

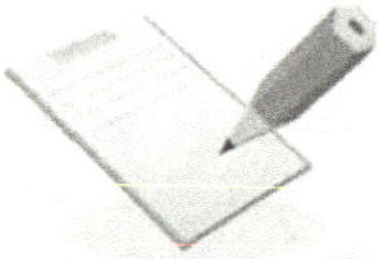

和电场强度各是多大？

7-13　一半径为 R 的带电球体，其电荷体密度分布为 $\rho = Ar \quad (r \leqslant R)$，$\rho = 0 \quad (r > R)$，$A$ 为大于零的常量．试求球体内外的场强分布及其方向．

7-14　（1）地球表面的场强近似为 200 $\mathrm{V \cdot m^{-1}}$，方向指向地球中心，地球的半径为 6.37×10^6 m．试计算地球带的总电荷量．

（2）在离地面 1400 m 处，场强降为 20 $\mathrm{V \cdot m^{-1}}$，方向仍指向地球中心，试计算这 1400 m 厚的大气层里的平均电荷密度．

7-15　边长为 a 的立方体置于非均匀电场中，建立如题图 7-15 所示直角坐标系中，已知电场强度为 $\boldsymbol{E} = (A + kx)\boldsymbol{i} + B\boldsymbol{j}$，$A$、$B$ 为常量，求：电场对立方体各表面的电场强度通量．

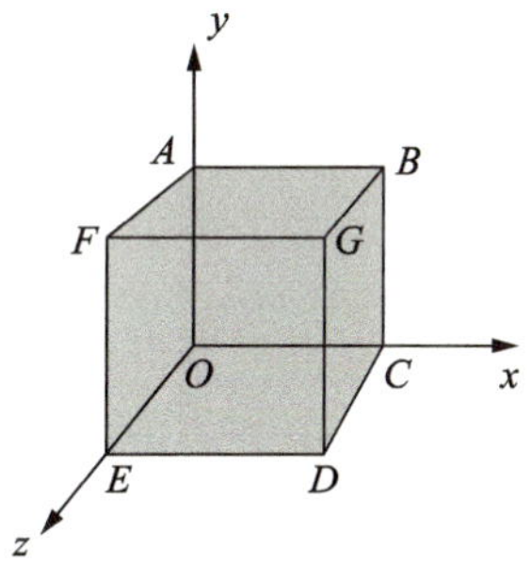

题图 7-15

（广西医科大学　张　燕）

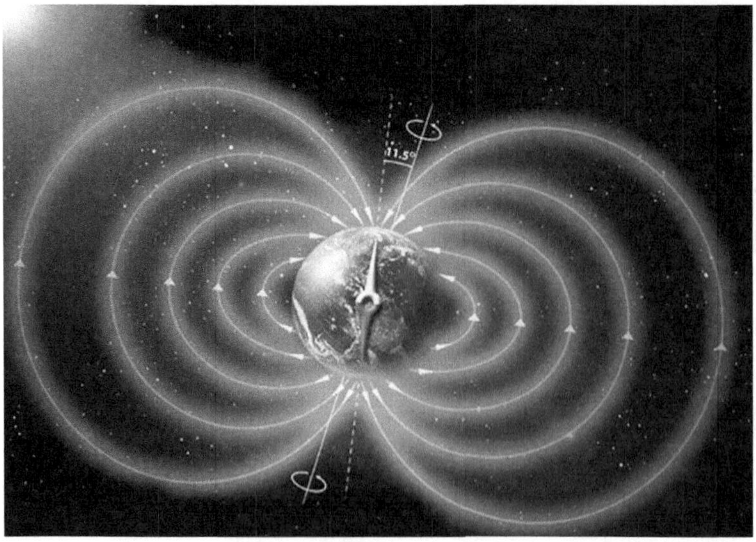

人们每时每刻都处在地球的磁场中，地磁场的磁南极（S）在地理北极附近，磁北极（N）大致在地理南极附近．地磁场约为0.5～0.6 高斯．其磁力线分布特点是赤道附近磁场的方向是水平的，两极附近则与地表垂直，很多迁徙动物都是靠着地磁场定位的．

第 8 章 磁　场

电荷周围空间存在着电场．运动电荷周围的空间不仅有电场，还有磁场（magnetic field）．磁场和电场一样，是物质存在的一种形式．当电荷运动形成稳定电流时，在它周围产生的磁场也是稳恒的，即不随时间而变化的稳恒磁场．本章介绍的主要内容为：描述磁场性质的物理量——磁感应强度；磁场的基本定律——毕奥-萨伐尔定律；磁场的两条定理——高斯定理和安培环路定理，磁场对电流和电荷的作用力——安培力和洛伦兹力．

8.1　磁感应强度

8.1.1　磁现象

磁现象和电现象虽然早已被人们发现，但很长时期人们曾认为磁与电是互不相关的，直到十九世纪初，一系列重大发现才使人们开始认识到磁与电之间有着不可分割的联系．1819 年丹麦物理学家奥斯特在实验中发现，通电直导线附近的小磁针会发生偏转，它表明电流可以对磁铁施加作用力，这便是历史上著名的奥斯特实验．后来安培发现，磁铁也会对电流施加作用力，电流与电流之间也有相互作用力．例如，悬挂在蹄形磁铁两极间的载流直导线会发生平动，如图 8-1（a）所示；两根平行直导线当通有同向电流时相互吸引，通有反向电流时相互排斥，如图 8-1（b）所示．此外，两载流线圈之间也会发生类似的相互作用．

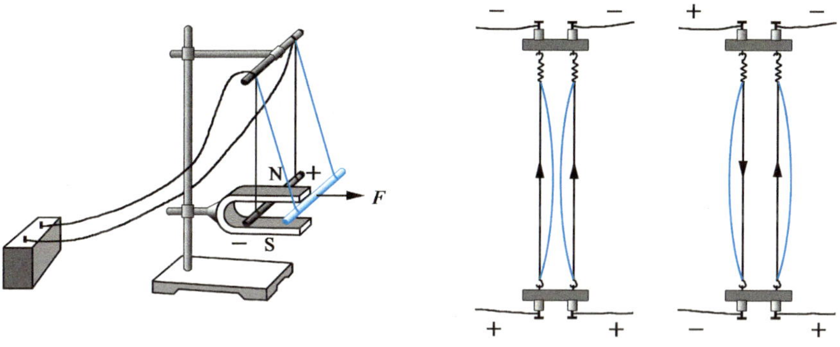

(a) 磁铁对电流的作用　　(b) 平行电流之间的相互作用

图 8-1　磁场与电流的相互作用

实验及近代理论证明磁铁和电流在本源上是一致的．一切磁现象的根源是电流，1822 年，安培提出了有关物质磁性本质的假说，认为任何物质的分子都存在回路电流，称为**分子电流（molecular current）**．磁铁是由分子和原子组成的，原子核外电子绕核运动和自旋运动形成的环形电流称为分子电流．在磁铁内部，这些分子电流若定向排列起来在宏观上就显示出磁性．磁铁之间或磁铁与电流之间的相互作用，实际上就是磁铁内部整齐排列的分子电流之间或它们与导线中定向运动的电荷之间的相互作用．因此，无论是电流与电流之间还是电流与磁铁之间的相互作用都可归结为运动电荷之间的相互作用，一切磁现象起源于电荷的运动．

8.1.2 磁场及磁感应强度

电流或运动电荷的周围存在磁场，磁场对引入其中的运动电荷、载流导体或永久磁体有磁场力的作用．实验发现，一个试验电荷 q_0 以速率 v 通过磁场中某一点 P 时，运动方向不同时所受的磁场力大小是不同的，但磁场力的方向总是与电荷运动方向垂直．实验进一步证明，当点电荷沿某一方向或其反方向运动时，它不受磁场力作用，当点电荷垂直于某一方向运动时，它所受的磁场力最大，用 $\boldsymbol{F}_{\mathrm{m}}$ 表示．

$\boldsymbol{F}_{\mathrm{m}}$ 的大小正比于运动电荷的电荷量 q_0 和它的速率 v，但比值 $\dfrac{F_{\mathrm{m}}}{q_0 v}$ 仅与磁场在该点的性质有关，而与 q_0 和 v 的值无关，由此可见这个比值反应了磁场的强弱．我们可以引入一个物理量来描述磁场的强弱和方向，它是一个矢量，用 $\boldsymbol{B}$ 来表示，定义为磁感应强度(magnetic induction)．若电荷 q_0 以速度 v 在磁场中运动，设其在某点 P 处受力最大值为 F_{m}，则该点磁感应强度的大小定义为

$$B=\frac{F_{\mathrm{m}}}{q_0 v} \tag{8-1}$$

$\boldsymbol{B}$ 的方向的判断可用右手螺旋法则：伸开右手，四指由正电荷所受力 $\boldsymbol{F}_{\mathrm{m}}$ 方向，经小于π的角转向 $\boldsymbol{v}$ 的方向，这时螺旋前进的方向即拇指的指向就是的 $\boldsymbol{B}$ 正方向，如图 8-2 所示．

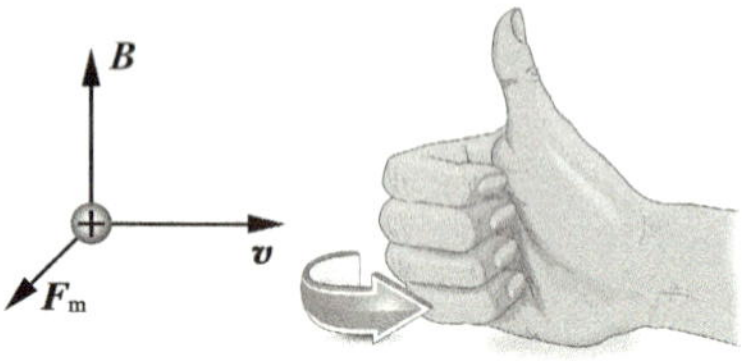

图 8-2 $\boldsymbol{B}$ 方向的确定

在国际单位制（SI）中，磁感应强度的单位是 T，叫作“特斯拉”(Tesla)，简称特．1 T=1 $\mathrm{N\cdot m^{-1}\cdot A^{-1}}$．

地球磁场大约是 5×10^{-5} T，3.0 核磁共振仪的磁场约为 3.0 T，原子核附近的磁场可以达到 10^4 T，人体内的生物电流也会产生微弱的磁场，如心电磁场约为 3×10^{-10} T，测量人体的磁场分布可以为医疗诊断提供很大的帮助．

8.1.3 磁感应线 磁通量及磁场的高斯定理

和电场线类似可以用磁感应线来描绘磁场的分布．在磁场中画出一系列的曲线，使曲线上的每一点的切线方向与该点的磁感应强度 $\boldsymbol{B}$ 的方向一致，通过与 $\boldsymbol{B}$ 垂直的单位面积的曲线条数等于该点 $\boldsymbol{B}$ 的量值．磁感应线密集表示磁感应强度大，稀疏表示磁感应强度小，每一

条磁感应线都是闭合曲线，说明磁场是涡旋场，图 8-3 是几种不同形状的电流所激发的磁场的磁感应线图.

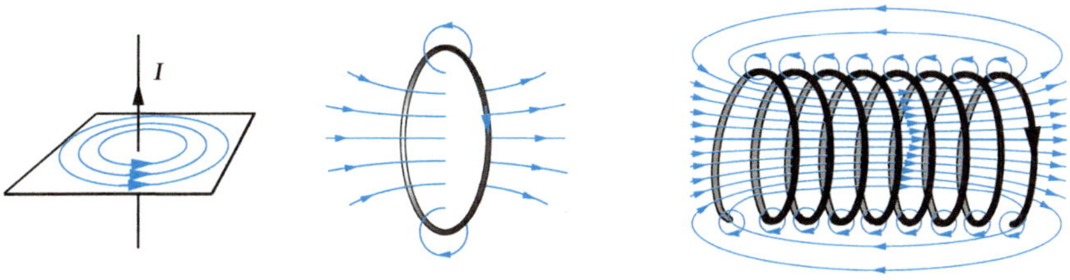

图 8-3 几种不同形状电流磁场的磁感应线

在磁场中，通过某一给定曲面的磁感应线的总数称为通过该曲面的**磁通量（magnetic flux）**，用 Φ 来表示. 设 S 是磁场中的一个任意曲面，如图 8-4 所示，在曲面上取面积元 $\mathrm{d}S$，其法线方向与该点处磁感应强度 $\boldsymbol{B}$ 的方向之间的夹角为 θ，于是通过面积元 $\mathrm{d}S$ 的磁通量为

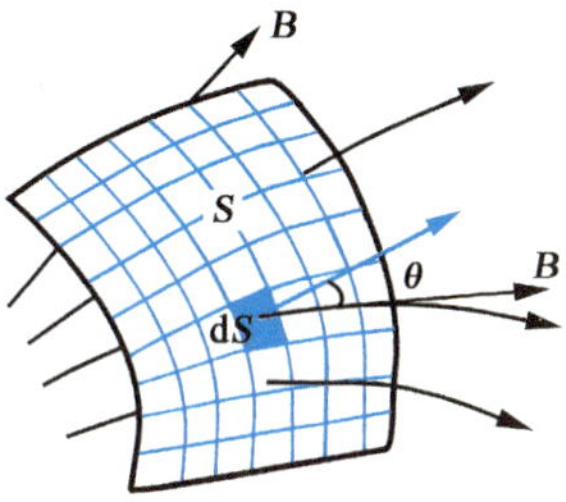

图 8-4 通过曲面 S 的磁通量

$$\mathrm{d}\Phi=\boldsymbol{B}\cdot\mathrm{d}\boldsymbol{S}=B\cos\theta\mathrm{d}S$$

通过整个曲面的磁通量为

$$\Phi=\iint_S B\cos\theta\mathrm{d}S \tag{8-2}$$

磁通量的单位为 Wb（韦伯），1 Wb=1 $\mathrm{T\cdot m^2}$.

由于磁感应线是闭合曲线，如果在磁场中做一闭合曲面，那么，由闭合曲面一侧穿入的磁感应线必从曲面的另一侧穿出. 设穿入的磁通量为负，穿出的磁通量为正，则通过磁场中任意闭合曲面的磁通量必为零，即

$$\oint B\cos\theta\mathrm{d}S=0 \tag{8-3}$$

上式称为**磁场中的高斯定理（Gauss theorem for magnetism）**，说明了磁场是涡旋场这一重要特性.

8.2 毕奥-萨伐尔定律

8.2.1 毕奥-萨伐尔定律

本节仅限于研究稳恒电流所产生的磁场. 在静电场中计算任意带电体在某点的电场强度 $\boldsymbol{E}$ 时，我们把带电体先分解成无限多个电荷元，求出每个电荷元在该点的电场强度 $\mathrm{d}\boldsymbol{E}$，然后求积分. 与其类似，为了求任意形状的电流分布所激发的磁场，可以把稳恒电流分割成无穷多小段，每一小段称为电流元，我们用矢量 $I\mathrm{d}\boldsymbol{l}$ 表示，其中 $\mathrm{d}\boldsymbol{l}$ 表示在载流导线中所取得线元，I 为电流强度，I 的方向即为电流元的方向. 毕奥（J.B.Biot）和萨伐尔（F.Savart）给出了电流元在真空中某

点产生的磁感应强度. 假设在真空中某一载流导线上的电流元为$I\mathrm{d}\boldsymbol{l}$，方向如图 8-5 中所示，$\boldsymbol{r}$ 表示由电流元到磁场中某一点 P 的矢径，θ 表示$\boldsymbol{r}$ 与 $I\mathrm{d}\boldsymbol{l}$ 之间的夹角，则电流元在 P 点产生的磁感应强度大小为

$$\mathrm{d}B=\frac{\mu_0}{4\pi}\frac{I\mathrm{d}l\sin\theta}{r^2} \tag{8-4}$$

其中$\mu_0=4\pi\times10^{-7}\ \mathrm{T\cdot m\cdot A^{-1}}$，为真空磁导率（**permeability of vacuum**）. $\mathrm{d}\boldsymbol{B}$ 的方向垂直于 $I\mathrm{d}\boldsymbol{l}$ 与 $\boldsymbol{r}$ 所构成的平面，指向为右手四指弯曲从电流元 $I\mathrm{d}\boldsymbol{l}$ 方向经小于π的角转向矢径 $\boldsymbol{r}$ 方向，大拇指所指方向即为 $\mathrm{d}\boldsymbol{B}$ 的方向，如图 8-5 所示. 毕奥-萨伐尔定律的矢量表达式为

$$\mathrm{d}\boldsymbol{B}=\frac{\mu_0}{4\pi}\frac{I\mathrm{d}\boldsymbol{l}\times\boldsymbol{r}_0}{r^2} \tag{8-5}$$

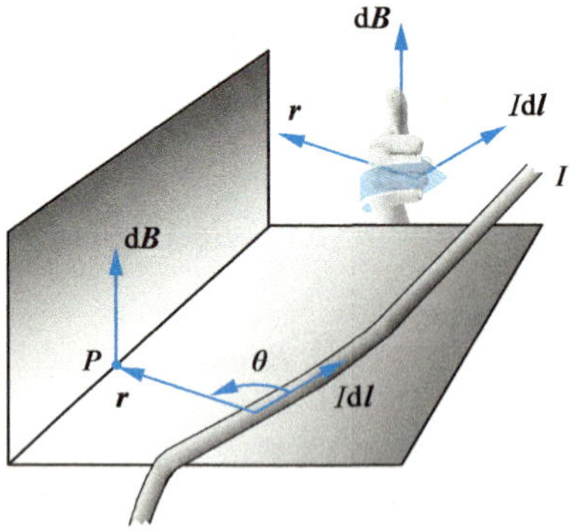

图 8-5 毕奥-萨伐尔定律

其中$\boldsymbol{r}_0$表示电流元到 P 点方向的单位矢径，式（8-5）就是毕奥-萨伐尔定律（**Biot-Savart law**）. 任意载流导体在 P 点的磁感应强度可以积分求得

$$\boldsymbol{B}=\int\mathrm{d}\boldsymbol{B}=\int\frac{\mu_0}{4\pi}\frac{I\mathrm{d}\boldsymbol{l}\times\boldsymbol{r}_0}{r^2} \tag{8-6}$$

式（8-5）、式（8-6）式仅适用于稳恒电流产生的磁场.

8.2.2 毕奥-萨伐尔定律的应用

使用毕奥-萨伐尔定律可以计算一些常见的载流系统产生的磁场的磁感应强度. 下面我们对此进行分别讨论.

1. 长直载流导线的磁场

如图 8-6 所示长直载流导线 A_1A_2，通有电流 I，方向由下向上，试求该电流周围任一点 P 处磁感应强度 $\boldsymbol{B}$，设 P 与导线的距离为 r_0 .

解 距离 O 点为 l 处取一电流元 $I\mathrm{d}\boldsymbol{l}$，它在 P 点产生的磁场 $\mathrm{d}\boldsymbol{B}$ 的大小为

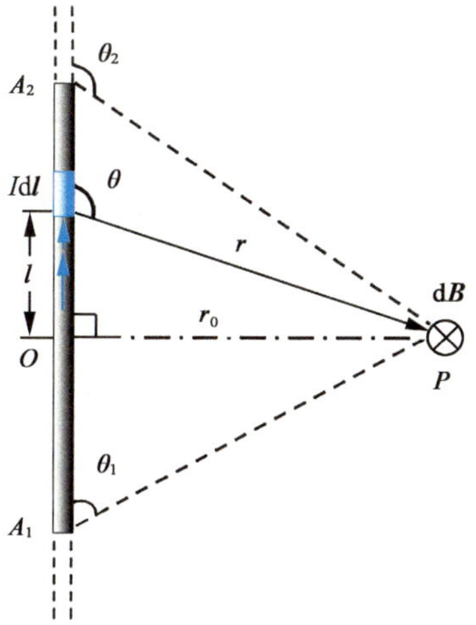

图 8-6 长直电流的磁场

$$dB = \frac{\mu_0}{4\pi}\frac{Idl\sin\theta}{r^2}$$

根据右手螺旋法则，d$\boldsymbol{B}$ 的方向垂直于纸面向里．长直载流导线上各电流元的方向相同，在 P 点所产生的磁感应强度的方向都相同，所以，P 点的磁感应强度就等于各电流元在该点所产生的磁感应强度的代数和．对于载流导线 A_1A_2，在 P 点产生的磁感应强度大小为

$$B = \int_{A_1}^{A_2} dB = \frac{\mu_0}{4\pi}\int_{A_1}^{A_2}\frac{Idl\sin\theta}{r^2} \tag{8-7a}$$

上式中的 r、dl 和 θ 都是变量，根据它们之间的联系统一为 θ，由图可知

$$l = r_0\cot(\pi-\theta) = -r_0\cot\theta \tag{8-7b}$$

$$dl = \frac{r_0}{\sin^2\theta}d\theta \tag{8-7c}$$

$$r = \frac{r_0}{\sin(\pi-\theta)} = \frac{r_0}{\sin\theta} \tag{8-7d}$$

将式（8-7b）、式（8-7c）和式（8-7d）代入式（8-7a），可得

$$B = \frac{\mu_0 I}{4\pi r_0}\left(\cos\theta_1 - \cos\theta_2\right) \tag{8-7e}$$

上式中，θ_1、θ_2 分别为载流直导线首端、末端 $Id\boldsymbol{l}$ 与 $\boldsymbol{r}$ 之间的夹角．

若导线为无限长，则 $\theta_1 = 0$，$\theta_2 = \pi$，可得

$$B = \frac{\mu_0 I}{2\pi r_0} \tag{8-8}$$

可见，长直载流导线周围的磁感应强度 $\boldsymbol{B}$ 的大小与导线中的电流强度成正比，与距离成反比．$\boldsymbol{B}$ 的方向也可由右手螺旋法则确定：用右手握住直导线，使拇指的方向与电流方向一致，则四指的环绕方向即为磁感应强度的方向．

2．载流圆环导线轴线上的磁场

设一载流圆环导线（或称圆电流）半径为 R，通有电流 I，P 点为其轴线上任意一点，与圆心的距离为 x，如图 8-7 所示．求线圈轴线上任一点 P（$OP=x$）处的磁感应强度 $\boldsymbol{B}$．

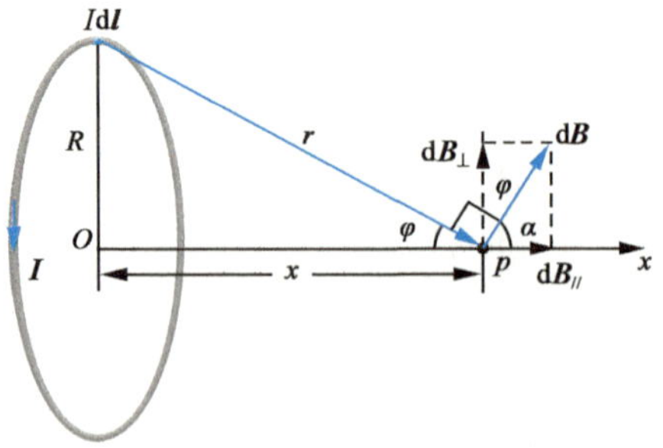

图 8-7 载流导体圆环的磁场

解 在载流圆环导线上任取一电流元 $Id\boldsymbol{l}$ 方向垂直纸面向外如图，根据毕奥-萨伐尔定律，在 P 点产生磁感应强度大小为

$$dB=\frac{\mu_0}{4\pi}\frac{Idl\sin 90^\circ}{r^2}=\frac{\mu_0}{4\pi}\frac{Idl}{r^2}$$

$d\boldsymbol{B}$ 方向由右手螺旋法则判定，如图所示．$d\boldsymbol{B}$ 可分解为垂直于轴线分量 $d\boldsymbol{B}_\perp$ 和平行于轴线分量 $d\boldsymbol{B}_{/\!/}$．圆电流上所有电流元在 P 点产生的磁感应强度 $d\boldsymbol{B}$ 的分布具有轴对称性，因此垂直分量 $d\boldsymbol{B}_\perp$ 相互抵消，总磁感应强度方向沿轴线方向，其大小为

$$B=\oint dB_{/\!/}=\oint\frac{\mu_0}{4\pi}\frac{Idl}{r^2}\cos\alpha=\frac{\mu_0 I\cos\alpha}{4\pi r^2}\cdot 2\pi R$$

又根据图中几何关系有

$$r^2=R^2+x^2$$

$$\cos\alpha=\frac{R}{r}$$

$$B=\frac{\mu_0 IR^2}{2\left(x^2+R^2\right)^{3/2}} \tag{8-9}$$

可见，x 愈大，B 愈小，即愈远离圆电流中心处磁场愈弱．

在圆心处，$x=0$，这时

$$B=\frac{\mu_0 I}{2R} \tag{8-10}$$

3．载流直螺线管的磁场

设螺线管长为 L，半径为 R，单位长度上绕有 n 匝线圈，通有电流 $\boldsymbol{I}$．若线圈是密绕的，则可将螺线管近似看成是许多圆线圈并排起来组成的，如图 8-8 所示．求轴线上任意一点 P 的磁场强度．

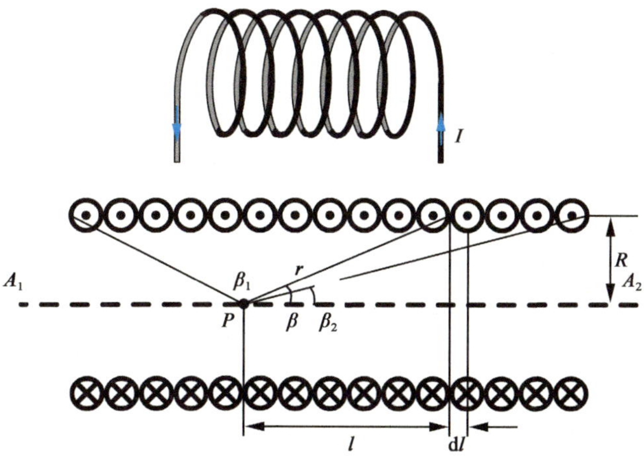

图 8-8 载流直螺线管的磁场

解 在螺线管上距 P 点 l 处任取长为 dl 的一小段，将它视为一个载流圆线圈，其电流为 $In\mathrm{d}l$，应用载流圆环导线磁场公式，可得这一小段螺线管在 P 点产生的磁感应强度 d$\boldsymbol{B}$ 的大小为

$$\mathrm{d}B=\frac{\mu_0 R^2}{2\left(l^2+R^2\right)^{3/2}}nI\mathrm{d}l$$

设螺线管的两个端点为 A_1、A_2，则整个螺线管在 P 点产生的磁感应强度为

$$B=\int_{A_1}^{A_2}\mathrm{d}B=\int_{A_1}^{A_2}\frac{\mu_0 R^2}{2\left(l^2+R^2\right)^{3/2}}nI\mathrm{d}l \tag{8-11}$$

将积分变量统一为 β，从图可以看出

$$l=R\cot\beta$$

对 l 微分得

$$\mathrm{d}l=-\frac{R}{\sin^2\beta}\mathrm{d}\beta$$

又因为

$$R^2+l^2=r^2=\frac{R^2}{\sin^2\beta}$$

将上述关系式代入式（8-11），且以 β_1 和 β_2 为积分的上下限，经积分整理得

$$B=\frac{1}{2}\mu_0 nI\left(\cos\beta_2-\cos\beta_1\right) \tag{8-12}$$

对于无限长或 $L\gg R$ 的螺线管，$\beta_1=\pi$，$\beta_2=0$，这时

$$B=\mu_0 nI \tag{8-13}$$

上式表明，载流密绕无限长直螺线管（$L\gg R$）内部的磁感应强度是均匀的，方向沿轴线，与电流绕向满足右手螺旋法则.

8.3 安培环路定理及其应用

8.3.1 安培环路定理

“通量”和“环流”是用来研究矢量场性质的两个重要物理量．在讨论静电场时，曾计算过电场强度 E 的环流 $\oint_l \boldsymbol{E}\cdot \mathrm{d}\boldsymbol{l}=0$，说明静电场是保守力场．稳恒磁场中磁感应强度 B 的环流不再为零，而是与闭合曲线内包围的电流有关，具体的关系就是稳恒磁场的安培环路定理（**Ampère circuital theorem**）．

安培环路定理：在稳恒磁场中，磁感应强度 $\boldsymbol{B}$ 矢量沿任意闭合曲线的积分（$\boldsymbol{B}$ 的环流），等于该闭合曲线所包围的所有电流的代数和的 μ_0 倍，即

$$\oint_L \boldsymbol{B}\cdot \mathrm{d}\boldsymbol{l}=\oint_L B\cos\theta \mathrm{d}l=\mu_0\sum_{i=1}^{n} I \tag{8-14}$$

式中 θ 为闭合曲线上某点磁感应强度 $\boldsymbol{B}$ 与该点所取电流元 $I\mathrm{d}\boldsymbol{l}$ 之间的夹角．电流强度的符号规定：若电流强度的方向与积分回路的绕行方向符合右手螺旋关系，电流强度为正；反之为负．

现以载流长直导线特例说明安培环路定理的正确性．由前面计算，无限长直电流周围的磁感应强度大小为

$$B=\frac{\mu_0 I}{2\pi r}$$

磁感应线为在垂直于导线的平面内围绕载流导线的同心圆．

现在垂直于载流导线的平面内围绕电流取一任意形状的闭合路径 L（称为安培环路），如图 8-9（a）所示，则

$$\oint_L \boldsymbol{B}\cdot \mathrm{d}\boldsymbol{l}=\oint_L B\mathrm{d}l\cos\theta=\oint Br\mathrm{d}\varphi$$

$$=\int_0^{2\pi}\frac{\mu_0 I}{2\pi r}r\mathrm{d}\varphi=\frac{\mu_0 I}{2\pi}\int_0^{2\pi}\mathrm{d}\varphi=\mu_0 I$$

结果说明：闭合路径在垂直于直导线的一个平面内，且包围直导线时，$\boldsymbol{B}$ 的环流等于穿过这路径电流的 μ_0 倍．

如果闭合路径在垂直于直导线的一个平面内，但它不包围直导线，如图 8-9（b）所示．

从直导线作 L 的两条切线，把 L 分成两部分，两切线间夹角为 φ，则

$$\oint_L \boldsymbol{B}\cdot \mathrm{d}\boldsymbol{l}=\int_{L_1}\boldsymbol{B}\cdot \mathrm{d}\boldsymbol{l}+\int_{L_2}\boldsymbol{B}\cdot \mathrm{d}\boldsymbol{l}=\int_{L_1}B\mathrm{d}l\cos\theta+\int_{L_2}B\mathrm{d}l\cos\theta=0$$

可知闭合路径在垂直于直导线的一个平面内，但不包围直导线时，$\boldsymbol{B}$ 的环流等于零．

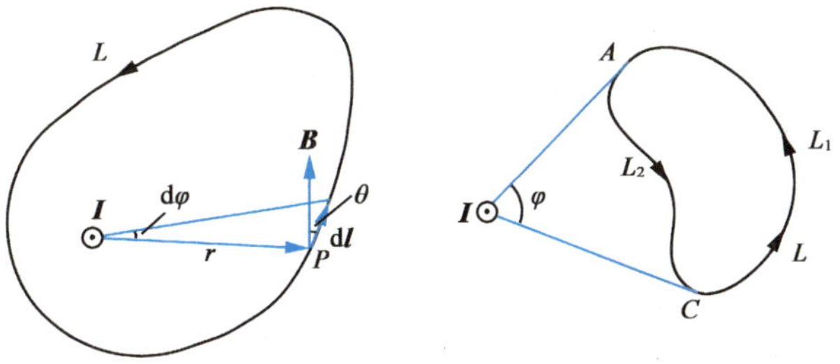

(a) 闭合路径包围直导线　　(b) 闭合路径不包围直导线

图 8-9　安培环路定理的说明

如果空间存在多条无限长通电直导线被闭合路径 L 包围在内，则可由叠加原理得到

$$\oint_L \boldsymbol{B}\cdot \mathrm{d}\boldsymbol{l} = \oint_L (\boldsymbol{B}_1 + \boldsymbol{B}_2 + \cdots + \boldsymbol{B}_n)\cdot \mathrm{d}\boldsymbol{l} = \mu_0 I_1 + \mu_0 I_2 + \cdots + \mu_0 I_n = \mu_0 \sum_{i=1}^{n} I_i$$

亦即

$$\oint_L \boldsymbol{B}\cdot \mathrm{d}\boldsymbol{l} = \mu_0 \sum_{i=1}^{n} I_i$$

结果说明：闭合路径在垂直于直导线的一个平面内时，$\boldsymbol{B}$ 的环流等于穿过闭合路径的所有电流代数和的 μ_0 倍. 安培环路定理只适用于闭合稳恒电流产生的磁场，表达式中磁感应强度 $\boldsymbol{B}$ 是所有电流产生的磁感应强度的矢量和，其中也包括那些不穿过 L 的电流产生的磁场，只不过后者的磁场对沿 L 的 $\boldsymbol{B}$ 的环流无贡献.

8.3.2　安培环路定理的应用

与电场的高斯定理类似，应用安培环路定理也可以方便地计算某些具有对称性分布的电流产生的磁场. 利用安培环路定理求磁场分布的关键在于：由电流产生的磁场分布的对称性，选取合适的闭合路径. 选取原则是使待求的 $\boldsymbol{B}$ 能移到安培环路定理的积分号外.

例 8-1

有一无限长载流圆柱面，半径为 R，总电流为 I. 求磁场分布.

解　根据对称性可知，载流圆柱面的磁感应线是以轴线为圆心、圆周平面与轴线垂直的圆，磁感应线上各点的磁感应强度相等. 选取以轴线为圆心、圆周平面与轴线垂直、半径为 r 的圆周作为闭合路径 L，路径绕向与磁感应线同方向. 如图 8-10 所示. 于是有

$$\oint_L \boldsymbol{B}\cdot \mathrm{d}\boldsymbol{l} = B\cdot 2\pi r = \mu_0 \sum I_i$$

在柱内 $(0<r<R)$

$$\oint_l \boldsymbol{B}\cdot \mathrm{d}\boldsymbol{l} = 0,\quad B = 0$$

在柱外 $(r>R)$

$$\oint_l \boldsymbol{B}\cdot \mathrm{d}\boldsymbol{l} = \mu_0 I$$

$$B = \frac{\mu_0 I}{2\pi r}$$

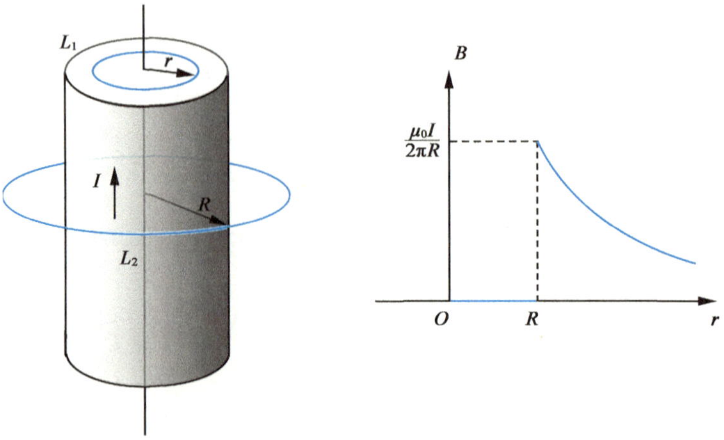

图 8-10 载流长直螺线管 例 8-1 图

例 8-2

长直螺线管，单位长度上有 n 匝线圈，通过电流为 I． 如图 8-11 所示．求螺线管内的磁场．

解 实验证明，当管长度远大于管直径时管可视为无限长直螺线管，此时管外没有磁场，管内可看作磁感应线平行轴线的匀强磁场．作如图示的矩形闭合曲线 $abdca$，根据安培环路定理

$$\oint_L \boldsymbol{B}\cdot \mathrm{d}\boldsymbol{l} = \int_{(a)}^{(b)} \boldsymbol{B}\cdot \mathrm{d}\boldsymbol{l} + \int_{(b)}^{(d)} \boldsymbol{B}\cdot \mathrm{d}\boldsymbol{l} + \int_{(d)}^{(c)} \boldsymbol{B}\cdot \mathrm{d}\boldsymbol{l} + \int_{(c)}^{(a)} \boldsymbol{B}\cdot \mathrm{d}\boldsymbol{l}$$
$$= B\cdot l + 0 + 0 + 0 = \mu_0 n I l$$

（其中，在 $b\to d$ 段及 $c\to a$ 段，因 $\boldsymbol{B}\perp \mathrm{d}\boldsymbol{l}$，故 $\boldsymbol{B}\cdot\mathrm{d}\boldsymbol{l}=0$；而在 $d\to c$ 段，因该处 $B=0$ 故 $\boldsymbol{B}\cdot\mathrm{d}\boldsymbol{l}=0$）．

所以

$$B = \mu_0 n I$$

这和用毕奥-萨伐尔定律得出的结论完全相同，可以看出，在某些情况下利用安培环路定理比用毕奥-萨伐尔定律求电流的磁场更简便．

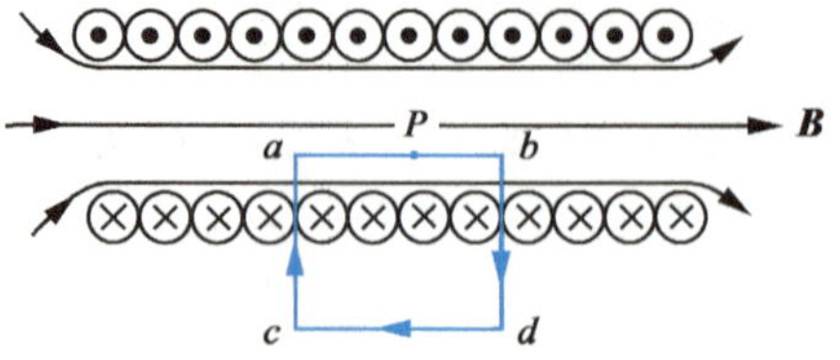

图 8-11 载流螺线管 例 8-2 图

8.4 磁 场 力

8.4.1 洛伦兹力

如图 8-12 所示，电荷在磁场中运动时会受到磁场力的作用，这个力称为洛伦兹力（Lorentz force）. 其公式表示为

$$\boldsymbol{F}=q\boldsymbol{v}\times\boldsymbol{B} \tag{8-15}$$

由该式可知，洛伦兹力 $\boldsymbol{F}$ 与 $\boldsymbol{v}$ 相互垂直，因此 $\boldsymbol{F}$ 只能改变运动电荷速度的方向而不能改变速度的大小，即洛伦兹力对运动电荷不做功，这一点与库仑力不同. 洛伦兹力的大小 $F=qvB\sin\theta=qv_{\perp}B$. 可见，当 $\theta=0$ 时，$\boldsymbol{F}=0$；当 $\theta=90°$ 时，受力为 F_{max}，方向由右手螺旋法则判定. 带电粒子在电场中受库仑力作用，在磁场中会受洛伦兹力作用，可以利用外加的电场和磁场，来控制带电粒子流的运动，这在现代科学技术中的应用非常广泛.

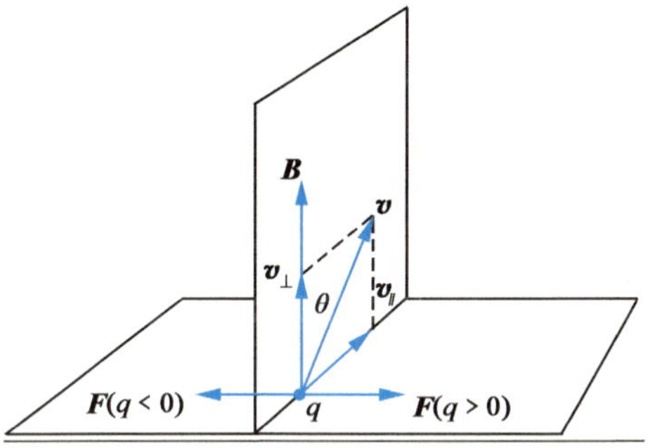

图 8-12 运动电荷在磁场中受力

1. 质谱仪

质量为 m 带电量为 q 的粒子，以匀速 $\boldsymbol{v}$ 进入均匀磁场，若 $\boldsymbol{v}$ 与 $\boldsymbol{B}$ 平行，所受的洛伦兹力为零，粒子继续作匀速直线运动. 若垂直于磁场方向进入磁场，$\boldsymbol{v}\perp\boldsymbol{B}$，所受洛伦兹力总是垂直于 $\boldsymbol{v}$ 与 $\boldsymbol{B}$ 构成的平面，且在同一个平面内，此力将作为向心力使粒子的运动轨迹为一圆周，见图 8-13.

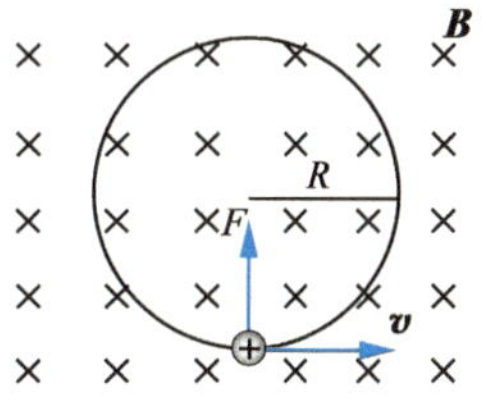

图 8-13 带电粒子垂直进入均匀磁场

由 $F=qvB=m\dfrac{v^2}{R}$ 得到匀速圆周运动的半径 R 和周期 T

$$R=\frac{mv}{qB} \tag{8-16}$$

$$T=\frac{2\pi R}{v}=\frac{2\pi m}{Bq} \tag{8-17}$$

由式（8-16），对于带电量 q 相同、运动速度 $\boldsymbol{v}$ 相同的不同质量带电粒子，它们的运动轨道半径 R 与质量 m 成正比．质谱仪就是根据这一规律制作的，所以质谱仪（mass spectrometer）是利用磁场对运动电荷的作用力，将电量相等而质量不同的带电粒子分离的一种仪器，最初由英国物理学家阿斯顿于 1919 年开发，是研究同位素的一种重要工具．质谱仪的基本结构如图 8-14 所示．设有待分析带正电的离子经过电场加速后，进入由相互垂直的磁场 $\boldsymbol{B}_1$ 和电场 $\boldsymbol{E}$ 组成的速度选择区．离子通过速度选择区时，同时受到洛伦兹力和电场力的作用，当两力大小相等，方向相反时，$B_1qv=qE$，$v=E/B_1$，即只有速度为 E/B_1 的离子所受合力为零，才能直线通过狭缝．这个过程叫作离子速度选择．所有通过狭缝的离子都带同一种电荷，并且具有相同的速度．

通过狭缝后的离子进入匀强磁场 $\boldsymbol{B}_2$ 区域，$\boldsymbol{B}_2$ 的方向垂直于纸面向里．在该区域内，离子在洛伦兹力的作用下作圆周运动，由式(8-16)，R 只与粒子的质量电荷比 m/q 成比例．q 一定时，半径 R 与质量成正比，即不同质量的离子作圆周运动的半径不同，这样就将电荷相等而质量不同的带电粒子分开了，最后射在照相底片的不同位置，形成质谱．

质谱仪最重要的应用是分离同位素并测定它们的原子质量及相对丰度．测定原子质量的精度超过化学测量方法．此外，可通过对矿石中提取的放射性衰变产物元素的分析测量，确定矿石的地质年代；质谱方法还可用于有机化学分析，特别是微量杂质分析，测量分子的分子量，为确定化合物的分子式和分子结构提供可靠的依据；质谱仪在工业生产中也得到广泛应用．

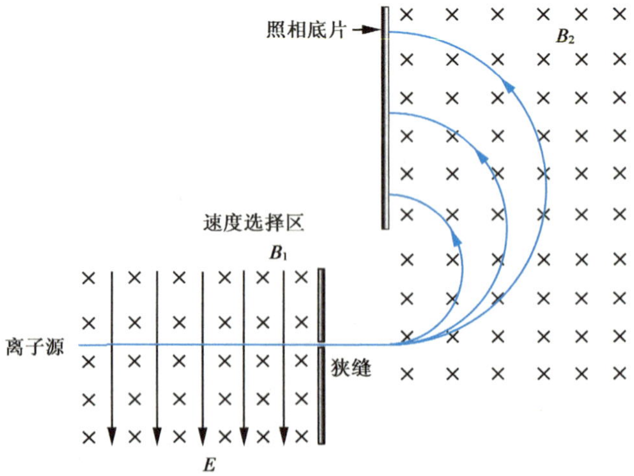

图 8-14 质谱仪

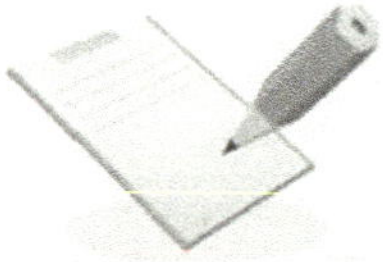

2. 回旋加速器

由式（8-17），m、q 均相同的粒子，它们运动的周期 T 相同，与运动速度 $\boldsymbol{v}$ 无关．若引进一变化周期为 T 的交变加速电场，可使 m、q 相同的粒子不断得到加速，回旋加速器就是根据这个原理制成，见图 8-15．两个 D 型盒 D_1、D_2 之间有较窄的缝隙，中心附近放置离子源如质子、氘核或 α 粒子等．盒间安装两个电极，其间加高频交变电压，缝隙之间形成交变电场．将装置放在强大的均匀磁场 $\boldsymbol{B}$ 中，设初始 D_2 电势高，带正电的粒子从离子源发出经缝隙被电场加速，由于粒子在 D 型盒内做周期相同的圆周运动，被第一次加速的离子会同时来到缝隙进行第二次加速，每经过一次缝隙带电粒子被电场加速一次，以此类推，带电粒子不断得到加速．

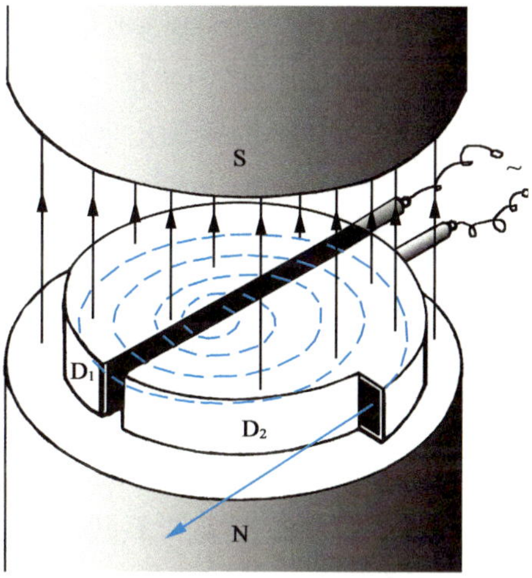

图 8-15　回旋加速器原理

该装置是美国物理学家劳伦斯于 1929 年发明的，后来称为回旋加速器（**cyclotron**），也有人称它为“原子击破器”，1932 年建成世界第一台回旋加速器．

3. 霍尔效应

把一块导体板放在均匀磁场 $\boldsymbol{B}$ 中，通以电流，电流强度为 $\boldsymbol{I}$，如图 8-16 所示．设导体中载流子密度为 n，载流子带电量为 q、漂移速度为 v．

我们得到电流强度 $\boldsymbol{I}$ 与漂移速度 $\boldsymbol{v}$ 的关系

$$I=\frac{\Delta Q}{\Delta t}=\frac{qn(bdv\Delta t)}{\Delta t}=qnbdv$$

$$\boldsymbol{v}=\frac{I}{qnbd} \tag{8-18}$$

如图 8-16，假设载流子带正电，载流子在漂移中受到洛伦兹力 $\boldsymbol{F}_{\mathrm{m}}=q\boldsymbol{v}\boldsymbol{B}$，方向垂直纸面向外，于是电荷 q 向导体外侧偏转，使得导体板内外侧面带异号电荷形成附加电场 $\boldsymbol{E}$，方向自外向内．这样，载流子又受到向内的电场力 $\boldsymbol{F}_{\mathrm{e}}=q\boldsymbol{E}$．

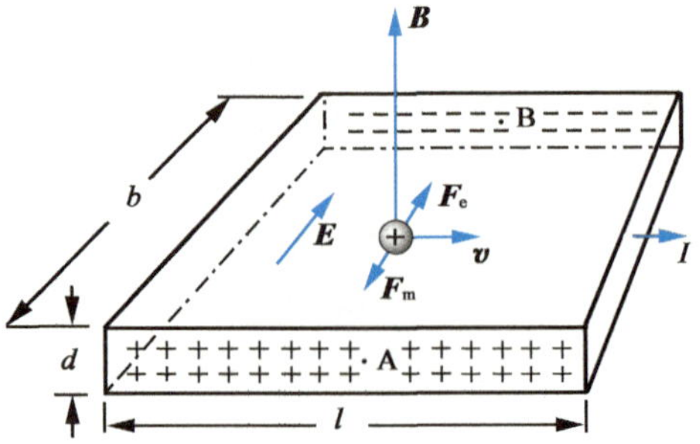

图 8-16　霍尔效应原理图

当载流子所受的洛伦兹力与电场力平衡，即 $q\boldsymbol{v}\boldsymbol{B}=q\boldsymbol{E}$ 时，将不再有漂移电荷的偏转，此时板的内外侧面出现稳定的电势差 U_{H}

$$U_{\mathrm{H}}=E\cdot b=vBb \tag{8-19}$$

把式（8-18）代入式（8-19），得

$$U_{\mathrm{H}}=\frac{I}{qnbd}\cdot Bb=\left(\frac{1}{qn}\right)\cdot\frac{IB}{d}$$

令 $R_{\mathrm{H}}=1/qn$，则上式可写为

$$U_{\mathrm{H}}=R_{\mathrm{H}}\cdot\frac{IB}{d} \tag{8-20}$$

式（8-20）称为霍尔公式．式中 R_{H} 为霍尔系数，U_{H} 为霍尔电压．这种在磁场中，通电导体板在既垂直于电流又垂直于磁场的方向上出现电势差的现象，是霍尔于1879年发现的，称为**霍尔效应（Hall effect）**．

在电流方向和磁场方向不变的情况下，若载流子带负电，霍尔电势差的方向相反．

霍尔效应应用非常广泛，测定半导体材料电学参数，用霍尔元件测量磁场，磁流体发电，电磁无损探伤，霍尔传感器等．利用该效应制成的霍尔器件已广泛用于非电量的测量、自动控制和信息处理等方面．在工业生产要求自动检测和控制的今天，作为敏感元件之一的霍尔器件，将有更广泛的应用前景．

载流导体在磁场中的受力

8.4.2　安培力

运动电荷在磁场中要受到洛伦兹力的作用．而电流是由电荷的定向运动形成的，所以载流导线中的运动电荷在磁场中也要受到洛伦兹力的作用，使得这些电荷在运动中与导体中的晶格碰撞，从而把力传递到导线上，因此载流导线在磁场中会受到磁场对它的作用力，这种力称为安培力．从洛伦兹力公式出发，可推导出安培力公式．

在载流导线上任取电流元 $I\mathrm{d}\boldsymbol{l}$，设电流元所处位置的磁感应强度为 $\boldsymbol{B}$，$\boldsymbol{B}$ 与 $I\mathrm{d}\boldsymbol{l}$ 的夹角为 θ，如图 8-17 所示．设导线横截面积为 S，单位体积内的电荷数为 n，则电流元中电荷的总数为 $nS\mathrm{d}l$．设电荷的漂移速度均为 $\boldsymbol{v}$，每个电荷所受的洛伦兹力 $\boldsymbol{F}=q\boldsymbol{v}\times\boldsymbol{B}$，其大小为 $qvB\sin\theta$，方向相同，都垂直于 $\boldsymbol{v}$ 与 $\boldsymbol{B}$ 决定的平面，电流元所受到的合力大小为

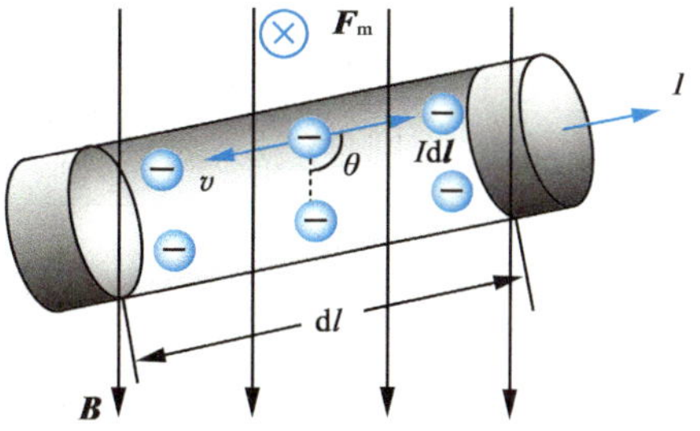

图 8-17 安培力原理图

$$\mathrm{d}F=nqvS\mathrm{d}lB\sin\theta$$

通过导线的电流强度 $I=nqvS$，故上式可写成

$$\mathrm{d}F=IB\sin\theta\mathrm{d}l$$

考虑到合力的方向

$$\mathrm{d}\boldsymbol{F}=I\mathrm{d}\boldsymbol{l}\times\boldsymbol{B} \tag{8-21}$$

$\mathrm{d}\boldsymbol{F}$ 就是电流元 $I\mathrm{d}\boldsymbol{l}$ 在磁场中所受到的力，即磁场对电流元的作用力，称为安培力（**Ampère force**）．式（8-21）也称安培公式．安培力的方向也可由右手螺旋法则确定．任意形状长为 L 的载流导线在磁场中所受到的力为各个电流元所受到安培力的矢量和，即

$$F=\int_L\mathrm{d}F=\int_L IB\sin\theta\mathrm{d}l \tag{8-22}$$

电磁炮的物理原理

例 8-3

求如图 8-18 不规则的平面载流导线在均匀磁场中所受的力，已知 $\boldsymbol{B}$ 和 I.

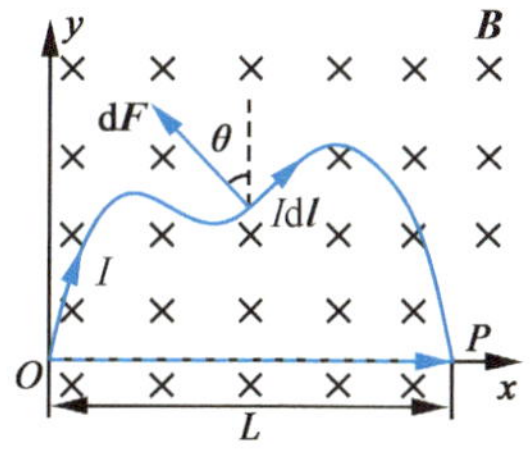

图 8-18 不规则平面载流导线在均匀磁场中的受力

解 一段导线所受磁力等于导线上所有电流元所受磁力的矢量和．任取一段电流元 $I\mathrm{d}\boldsymbol{l}$ 所受安培力为

$$\mathrm{d}\boldsymbol{F}=I\mathrm{d}\boldsymbol{l}\times\boldsymbol{B}$$

其大小为 $\mathrm{d}F=BI\mathrm{d}l$，在坐标轴上做投影为

$$\mathrm{d}F_x=\mathrm{d}F\sin\theta=BI\mathrm{d}l\sin\theta$$

$$\mathrm{d}F_y=\mathrm{d}F\cos\theta=BI\mathrm{d}l\cos\theta$$

在坐标轴上分别做积分得

$$F_x=\int\mathrm{d}F_x=BI\int_0^0\mathrm{d}y=0$$

$$F_y=\int\mathrm{d}F_y=BI\int_0^L\mathrm{d}x=BIL$$

用矢量式表示为

$$\boldsymbol{F} = \boldsymbol{F}_y = BIL\boldsymbol{j}$$

结论 任意平面载流导线在均匀磁场中所受到的力，与其始点和终点相同的载流直导线所受到的磁场力相同.

8.4.3 磁场对载流线圈的作用

将一矩形线圈 $abcd$ 放在匀强磁场 $\boldsymbol{B}$ 中，线圈内通有电流 I，两边长分别为 l_1 和 l_2，线圈平面与 $\boldsymbol{B}$ 之间夹角为 θ，如图 8-19（a）所示，则 ab 和 cd 两边所受的安培力分别为

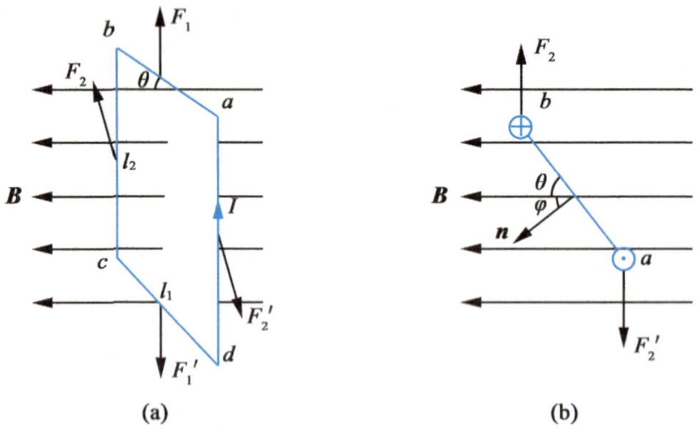

图 8-19 载流线圈在磁场中受力情况

$$F_1 = Il_1B\sin\theta$$

$$F_1' = Il_1B\sin(\pi - \theta) = Il_1B\sin\theta$$

两力大小相等，但方向相反，且作用在一条直线上，所以这两个力互相抵消.

边 bc 和 da 所受的安培力分别为

$$F_2 = Il_2B\sin 90° = Il_2B$$

$$F_2' = Il_2B\sin 90° = Il_2B$$

两力大小相等，方向如图 8-19（b）所示，虽然相反，但不是作用在一条直线上，形成一对力偶. 由于力臂为 $l_1\cos\theta$，因此载流线圈在磁场中所受磁力矩大小为

$$M = IBl_1l_2\cos\theta \tag{8-23}$$

或

$$M = IBS\sin\varphi \tag{8-24}$$

令 $\boldsymbol{S} = S\boldsymbol{n}$，$\boldsymbol{n}$ 为线圈法线方向单位矢量，考虑到磁力矩的方向，可将磁力矩写成矢量形式

$$\boldsymbol{M} = I\boldsymbol{S} \times \boldsymbol{B} = \boldsymbol{m} \times \boldsymbol{B} \tag{8-25}$$

式中 $\boldsymbol{m}$ 称为线圈的**磁矩（magnetic moment）**，磁矩的方向是线圈平面的法线方向（由线圈中电流流向按右手螺旋法则确定，其单位为

$A \cdot m^2$．如果线圈有 N 匝，则线圈的总磁矩 $\boldsymbol{m} = NI\boldsymbol{S}$．以上不仅对矩形线圈成立，而且对在均匀磁场中任意形状的平面线圈都成立．由式（8-25）还可以看出磁力矩总是使线圈磁矩转向外磁场方向，即磁场对磁矩有取向作用．

例 8-4

如图 8-20 所示，无限长直导线中通有电流 I_1，其右边有一边长分别为 l_1、l_2 的矩形线圈，线圈中通有电流 I_2，求：

（1）矩形线圈受到的合力大小及方向，线圈将如何运动？

（2）如果电流 I_2 的方向与图中所示相反，情况又如何？

解　（1）由于线圈处于非均匀磁场中，因此各边所受到的磁场力不尽相同，由右手螺旋法则可判定各边受力方向如图所示，其大小为

$$F_1 = I_2 l_2 B_1 = I_2 l_2 \frac{\mu_0 I_1}{2\pi l_3} = \frac{\mu_0 I_1 I_2 l_2}{2\pi l_3}$$

$$F_2 = I_2 l_2 B_2 = I_2 l_2 \frac{\mu_0 I_1}{2\pi(l_3 + l_1)} = \frac{\mu_0 I_1 I_2 l_2}{2\pi(l_3 + l_1)}$$

由于 ab 段和 cd 段所在位置对称，通过的电流方向相反，因此两段所受力 $\boldsymbol{F}_3$、$\boldsymbol{F}_4$ 大小相等，方向相反，两个力相互抵消，故线圈所受合力大小为

$$\begin{aligned} F &= F_1 - F_2 \\ &= \frac{\mu_0 I_1 I_2 l_2}{2\pi}\left(\frac{1}{l_3} - \frac{1}{l_3 + l_1}\right) \\ &= \frac{\mu_0 I_1 I_2 l_1 l_2}{2\pi l_3 (l_3 + l_1)} \end{aligned}$$

$\boldsymbol{F}$ 方向向左，因 $l_3 + l_1$ 越小，$\boldsymbol{F}$ 越大，所以线圈向左做加速度逐渐增大的变加速直线运动．

（2）如果电流 I_2 的方向与图中所示相反，则线圈所受合力仍由上式确定，只是合力方向向右，线圈向右做加速度逐渐减小的变加速直线运动．

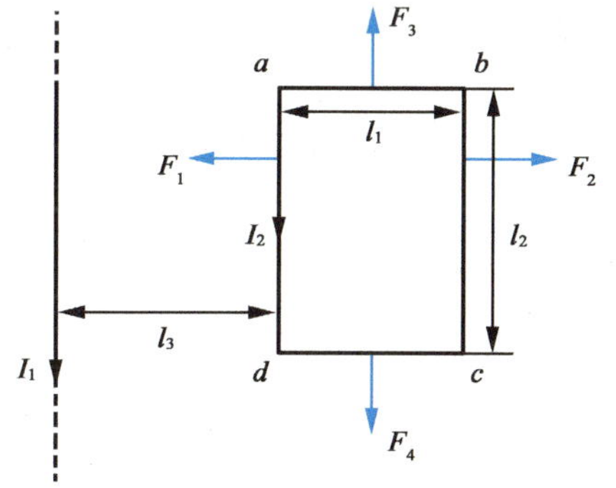

图 8-20　例 8-4 图

8.4.4　磁力的功

载流导线或载流线圈在磁场中要受到磁力（安培力）或磁力矩的作用，如果载流导线或载流线圈的位置及形状发生变化，则磁场力就做了功．下面我们来推导磁场力做功的一般公式．

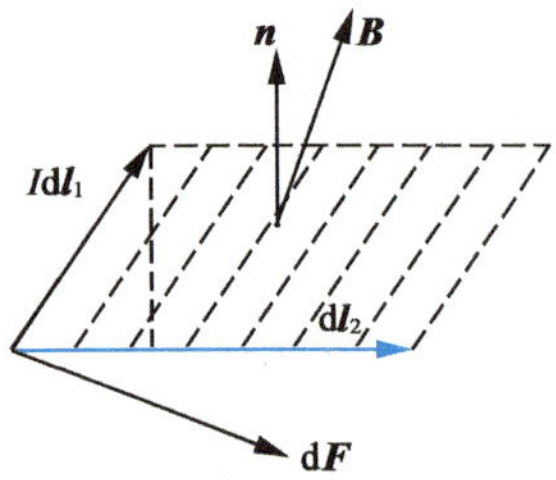

图 8-21　磁力的功

由于任意形状的载流导线都可看成由许多电流元组成，所以磁场力对电流元做功的总和，就是磁力对载流导线所做的功.

在载流导线上任取一段电流元 $I\mathrm{d}\boldsymbol{l}_1$，设电流元所在处的磁感应强度为 $\boldsymbol{B}$，该电流元在磁力的作用下移动位移 $\mathrm{d}\boldsymbol{l}_2$，如图 8-21 所示. 则电流元所受磁场力为 $\mathrm{d}\boldsymbol{F}=I\mathrm{d}\boldsymbol{l}_1\times\boldsymbol{B}$；在电流元移动过程中，磁力做功为

$$\begin{aligned}\mathrm{d}A&=\mathrm{d}\boldsymbol{F}\cdot\mathrm{d}\boldsymbol{l}_2=(I\mathrm{d}\boldsymbol{l}_1\times\boldsymbol{B})\cdot\mathrm{d}\boldsymbol{l}_2=I\mathrm{d}\boldsymbol{l}_2\cdot(\mathrm{d}\boldsymbol{l}_1\times\boldsymbol{B})\\&=I\boldsymbol{B}\cdot(\mathrm{d}\boldsymbol{l}_2\times\mathrm{d}\boldsymbol{l}_1)=I\boldsymbol{B}\cdot\mathrm{d}\boldsymbol{S}=I\mathrm{d}\Phi_m\end{aligned}$$

即

$$\mathrm{d}A=I\mathrm{d}\Phi_m \tag{8-26}$$

于是磁场力对载流导线做的总功为

$$A=\int\mathrm{d}A=\int_{\Phi_1}^{\Phi_2}I\mathrm{d}\Phi_m=I(\Phi_2-\Phi_1)=I\Delta\Phi_m$$

即

$$A=I\Delta\Phi_m \tag{8-27}$$

式（8-27）就是计算磁场力（或磁力矩）做功的公式. 如果是计算磁力对一段载流导线做功，$\Delta\Phi_m$ 是这段导线在移动过程中切割的磁感应线的条数；如果是计算磁力对通电线圈做功，$\Delta\Phi_m$ 是线圈在移动过程中通过线圈的磁通量的改变量.

8.5　磁场中的磁介质

8.5.1　磁介质的磁化

如果磁场中有实物物质存在，在磁场作用下，物质内部发生状态变化，产生附加磁场使原有磁场发生改变，这种现象称之为物质的**磁化（magnetization）**，能被磁化或能对磁场产生影响的物质称为**磁介质（magnetic medium）**.

物质由分子或原子组成，每个原子中都有若干电子绕原子核作轨道运动；此外电子和原子核还有自旋运动. 把分子或原子中所有电子运动对外产生的磁效应的总和用一个等效圆电流来替代，称为分子电流. 分子电流产生的磁矩称为分子磁矩，用 $\boldsymbol{m}$ 表示，对外产生磁效应.

1. *顺磁质的磁化*

顺磁质分子都具有固有磁矩 $\boldsymbol{m}$. 没有外磁场存在时，由于分子热运动，物质中各分子磁矩的取向杂乱无章，在每一个宏观体积元内分子磁矩的矢量和为零，因而对外界不显示磁性. 在有外磁场 $\boldsymbol{B}_0$ 存在时，每个分子磁矩都受到磁场的作用，各分子磁矩取向都有趋向外磁场方向的趋势，如图 8-22 所示.

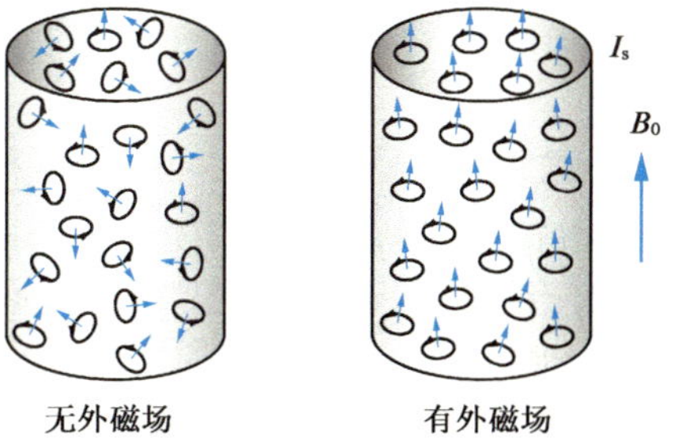

图 8-22 顺磁质的磁化

外磁场越强，分子磁矩的方向越与外磁场方向取齐，物质中分子磁矩的矢量和不再为零，宏观上相当于在介质圆柱体表面上有一层电流流过，这种电流称为磁化电流，也叫作束缚电流，其面电流密度用 $\boldsymbol{j}$ 表示．磁化电流和传导电流一样要激发磁场，顺磁质的磁化电流方向与磁介质中外磁场的方向成右手螺旋关系，它激发的磁场与外磁场方向相同，因而使磁介质中的磁场加强，表现为顺磁性．自然界中大多数物质是顺磁质，如铝、铬等．

2．抗磁质的磁化

抗磁质分子的固有磁矩 $\boldsymbol{m}$ 为零，在无外磁场存在时，物质对外不表现磁性．有外磁场时，附加磁场的方向与外磁场方向相反．这是因为抗磁质分子中单个电子的轨道磁矩不为零，电子的轨道运动形成角动量 $\boldsymbol{L}$ 和磁矩 $\boldsymbol{m}_e$，电子带负电使得 $\boldsymbol{L}$ 和 $\boldsymbol{m}_e$ 反向，见图 8-23（a）．在外磁场 $\boldsymbol{B}_0$ 中，电子轨道磁矩受磁力矩 $\boldsymbol{M}$ 作用，由式（8-25）$\boldsymbol{M}$ 与磁矩 $\boldsymbol{m}_e$ 和 $\boldsymbol{B}_0$ 垂直即与轨道角动量 $\boldsymbol{L}$ 垂直，按照图中 $\boldsymbol{L}$ 位置，此时刻 $\boldsymbol{L}$ 所受磁力矩方向垂直纸面向内，$\boldsymbol{M}$ 转到新位置后 $\boldsymbol{M}$ 仍与 $\boldsymbol{L}$ 垂直．回忆高速旋转的陀螺受垂直于其角动量的重力矩作用而产生绕重力方向的进动可知，电子的轨道角动量（或磁矩）绕 $\boldsymbol{B}_0$ 沿逆时针方向进动，可以证明将 $\boldsymbol{L}$ 反向不会改变进动方向．因此，一个分子中所有的电子都绕着外磁场进动，产生一个等效逆时针流动圆电流．显然该圆电流产生的分子附加磁矩的方向与外磁场方向相反，若这样的分子组成一个圆柱体，在其内部任取一横截面，该面上任何相邻的一对圆电流的流向相反互相抵消，圆柱体表面形成逆时针流动的磁化电流，如图 8-23（b）所示．可见，激发的磁场与外磁场方向相反，因而使磁介质中的磁场减弱，表现为抗磁性．抗磁质物质主要有水、水银、铜、银、硫、氯等．

顺磁质分子在外磁场中也存在抗磁效应，只是这种抗磁效应比顺磁效应小得多，没有宏观的体现．

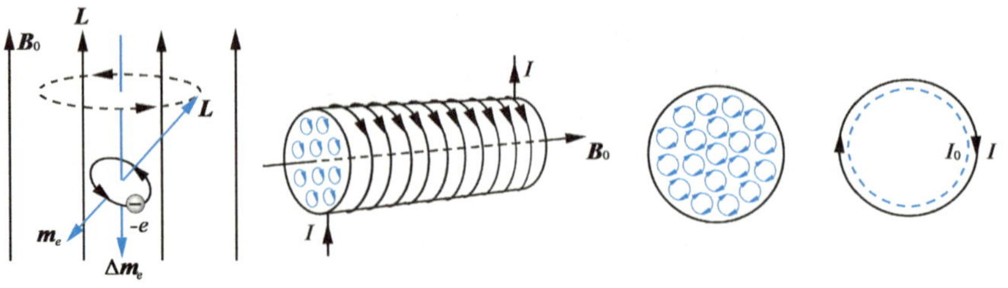

(a) 电子进动　　(b) 抗磁质的磁化

图 8-23　抗磁质的磁化

3．铁磁质的磁化

铁磁质的磁性主要来源于电子自旋磁矩．无外磁场时，电子之间存在着一种很强的交换耦合作用，使铁磁质中电子自旋磁矩在微小区域内取向一致，形成一个个自发磁化的微小区域，称为磁畴，每个磁畴都有一定的磁矩．磁畴形状大小不一，大致上每个磁畴约含 10^{15} 个原子，占（10～15）$^{-15}$ m^3 体积．在无外磁场情况下，各磁畴磁矩方向杂乱无章，在宏观上不显磁性．

在外磁场作用下，磁畴具有并吞效应，起初磁化方向与外磁场方向接近的磁畴吞并附近那些与外磁场方向大致相反的磁畴，继而磁畴的磁化方向在不同程度上转向外磁场方向．若加大外磁场，直至所有磁畴的磁化取向与外磁场方向相同，此时磁化达到饱和，产生比外磁场大得多的附加磁场，显示了很强的磁性．铁磁性物质主要有铁、钴、镍等．

居里发现，不同的铁磁质各自存在一个特定的临界温度（称为“居里点”），当温度升高到居里点时，剧烈的热运动，能使磁畴内部解体，变铁磁质为顺磁质．

可以看出磁介质在外磁场 $\boldsymbol{B}_0$ 中时，介质内磁场 $\boldsymbol{B}$ 将会与 $\boldsymbol{B}_0$ 不同，二者之间关系为

$$B=\mu_r B_0 \tag{8-28}$$

式中 μ_r 称为磁介质的相对磁导率．顺磁质的 μ_r 为略大于 1 的常数，抗磁质的 μ_r 为略小于 1 的常数，铁磁质的 $\mu_r \gg 1$ 且不为常数．

8.5.2　磁介质中的安培环路定理

将磁介质放入磁场中，由于磁介质的磁化将在磁介质表面产生磁化面电流，所以应用安培环路定理时要考虑磁化面电流的影响．因此在有磁介质时安培环路定理应为

$$\oint_L \boldsymbol{B}\cdot \mathrm{d}\boldsymbol{l}=\mu_0\sum(I_i+I_i') \tag{8-29}$$

式中 I_i 为环路所包围的传导电流，I_i' 为环路所包围的因磁化产生的磁化电流．

由于磁化电流不易确定，下面我们通过一种比较简单的情况，推导传导电流在磁介质中的安培环路定理.

现有一长直螺线管，其管内均匀充满相对磁导率为 μ_r 的磁介质. 设导线中通以传导电流 I_0，真空时它在螺线管内产生的磁感应强度为 $\boldsymbol{B}_0$. 对图中的任意回路 L，应用安培环路定理得

$$\oint \boldsymbol{B}_0 \cdot \mathrm{d}\boldsymbol{l} = \mu_0 \sum I_0$$

又因为

$$B = \mu_r B_0$$

将 $\boldsymbol{B}_0$ 代入上式，得

$$\oint \frac{\mathbf{B}}{\mu_r} \cdot \mathrm{d}\boldsymbol{l} = \mu_0 \sum I_0 \qquad (8\text{-}30)$$

令 $\boldsymbol{H} = \dfrac{\boldsymbol{B}}{\mu_0 \mu_r}$，称为磁场强度（**magnetic field intensity**），国际单位制中，$\boldsymbol{H}$ 的单位是 $\mathrm{A \cdot m^{-1}}$，$\mu = \mu_0 \mu_r$，称为磁介质的磁导率. 得到

$$\oint \boldsymbol{H} \cdot \mathrm{d}\boldsymbol{l} = \sum I_0 \qquad (8\text{-}31)$$

这个公式就是磁介质中的安培环路定理公式. 它表明，在磁场中沿任一闭合路径，$\boldsymbol{H}$ 的环流等于穿过该闭合路径的传导电流的代数和. 因此引入 $\boldsymbol{H}$ 这个辅助矢量后，在磁场及磁介质的分布具有某些特殊对称性时，可以根据传导电流的分布先求出 $\boldsymbol{H}$ 的分布，再由磁感应强度与磁场强度的关系求出 $\boldsymbol{B}$ 的分布.

例 8-5

在如图 8-24 所示的测定铁磁质磁化特性的实验中，所用的环形螺线管是一个细管，其平均半径 R 为 0.15 m，管上绕线总匝数 1000 匝. 当通过电流为 I=2.00 A 时，测得环内磁感应强度 B=1.0 T. 求：

（1）螺线管铁心内的磁场强度 $\boldsymbol{H}$；

（2）在上述 $\boldsymbol{H}$ 值时，铁心的磁导率 μ 及相对磁导率 μ_r 的值.

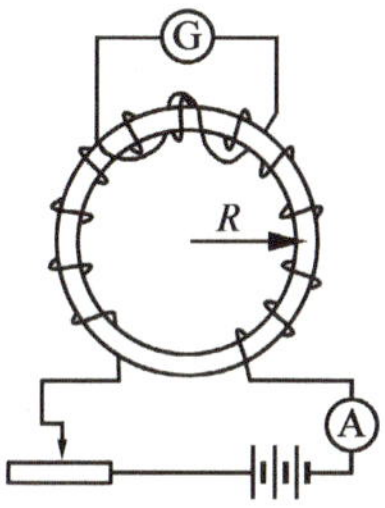

图 8-24 例 8-5 图

解 （1）环形螺线管是一个细管时，可以认为管内磁感应强度或磁场强度的大小不随空间变化.

由安培环路定律 $\oint_L \boldsymbol{H} \cdot \mathrm{d}\boldsymbol{l} = \sum I_i$，用平均半径 R 代入计算，有

$$\boldsymbol{H} \cdot 2\pi R = NI$$

磁场强度为

$$H = \frac{NI}{2\pi R} = 2.12 \times 10^3 \ \mathrm{A \cdot m^{-1}}$$

（2）磁导率

$$\mu = \frac{B}{H} = 4.71 \times 10^{-4}\ \mathrm{T \cdot A \cdot m^{-1}}$$

相对磁导率

$$\mu_r = \frac{\mu}{\mu_0} = 375$$

8.6 电磁感应

既然电流能够激发磁场，人们自然想到磁场是否也会产生电流．1824年，英国科学家法拉第（1791～1867）提出了“磁能否产生电”的疑问，他以锲而不舍的精神，独创性地做了十年的实验研究，终于在1831年8月，以其出色的实验发现了**电磁感应（electromagnetic induction）现象**，电磁感应中产生的电流称为**感应电流（induction current）**．

8.6.1 法拉第电磁感应定律

电磁感应定律是建立在大量的实验基础上的，如图8-25（a）中线圈两端接到电流计上，形成闭合电路．当磁铁在线圈中不动时，电流计指针不发生偏转；当磁铁插入线圈时，电流计指针发生偏转；拔出磁铁时，指针反向偏转．这个实验说明当穿过闭合线圈的磁通量变化时会出现感应电流．以载有稳恒电流的细长线圈代替磁铁重做上述实验（图8-25（b）），也能得到类似的结果．前面两个实验中磁通量的变化都是由磁场与线圈之间的相对运动引起的．然而，相对运动并非是引起磁通量变化的唯一原因，当激发磁场的电流发生变化时，也会引起磁通量的变化，如图8-25（c）．当开关K处于接通或切断状态时，电流计指针都不动，但在开关接通或切断的瞬间，指针突然偏转．

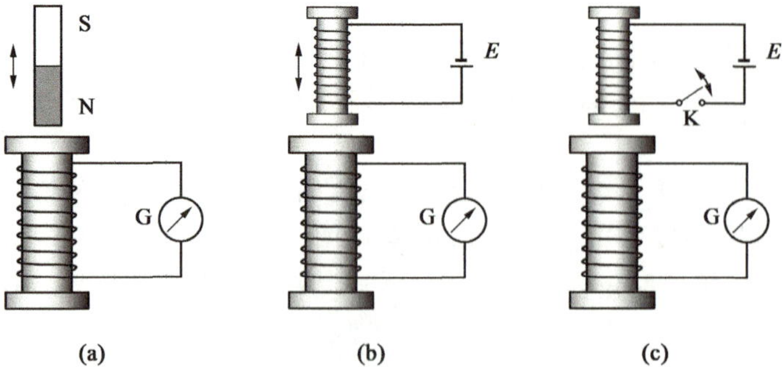

图8-25 电磁感应演示实验

以上实验表明：不管什么原因使穿过闭合导体回路所包围面积内的磁通量发生变化（增加或减少），回路中都会出现电流，这种电流称为感应电流．在磁通量增加和减少的两种情况下，回路中感应电流的流向相反．感应电流的大小则取决于穿过回路中的磁通量变化快慢．变化越快，感应电流越大；反之，就越小．闭合回路当中有感应电流，它应该是由某种电动势来驱动的．这种由电磁感应引起的电动势叫作**感应电动势（induction electromotive force）**．

法拉第经过多年的潜心研究，从实验中总结出感应电动势与磁通量变化之间所遵从的规律，**法拉第电磁感应定律（Faraday law of electromagnetic induction）**可表述为，通过闭合回路的感应电动势 ε 与穿过这个回路的磁通量的变化率 $\mathrm{d}\Phi/\mathrm{d}t$ 成正比．在国际单位制中，Φ 的单位为韦伯，t 的单位为秒，ε 的单位为伏特，此时法拉第电磁感应定律的数学形式为

$$\varepsilon=-\frac{\mathrm{d}\Phi}{\mathrm{d}t} \tag{8-32}$$

式中的负号反映了感应电动势 ε 的方向．ε 的方向可以这样确定：在回路上先选一个绕行方向作为 ε 的方向，约定 ε 的方向与 $\boldsymbol{B}$ 的方向满足右手螺旋关系，如图 8-26 所示．当此时，磁通量 Φ 为正，反之为负．可以看出 ε 的实际方向由定律来确定．当磁通量 Φ 增加时，$\mathrm{d}\Phi/\mathrm{d}t>0$，$\varepsilon$ 为负，实际方向与约定方向相反；当磁通量 Φ 减少时，$\mathrm{d}\Phi/\mathrm{d}t<0$，$\varepsilon$ 为正，实际方向与约定方向相同．这与楞次定律是一致的，即感应电流的磁通量总是力图阻碍引起感应电流的磁通量的变化．

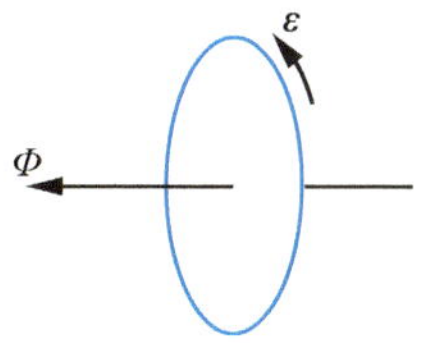

图 8-26　ε 与 Φ 的关系

电磁感应定律成立于任一瞬时，即磁通量的瞬时变化率决定感应电动势在该瞬时的大小和方向，这表示定律有瞬时性．

有时一个闭合回路是由多匝线圈串联组成的，此时回路的总电动势应该是每匝线圈中的电动势之和．

$$\varepsilon=-N\frac{\mathrm{d}\Phi}{\mathrm{d}t} \tag{8-33}$$

式中，N 为线圈匝数，Φ 为单匝线圈的磁通量．

8.6.2 动生电动势与感生电动势

根据法拉第电磁感应定律，磁通量的变化就要产生感应电动势．磁通量变化归纳起来不外乎两种基本情况．一种情况是磁场不变，由导体回路的形状、大小或位置变化而引起的磁通量变化，这种情况下产生的感应电动势称为动生电动势．这种情况下一定会有回路或其一部分在磁场中的相对运动．另一个情况是导体回路不发生任何变化，而是磁场随时间变化．从而引起磁通量变化而产生感应电动势，这种叫感生电动势．

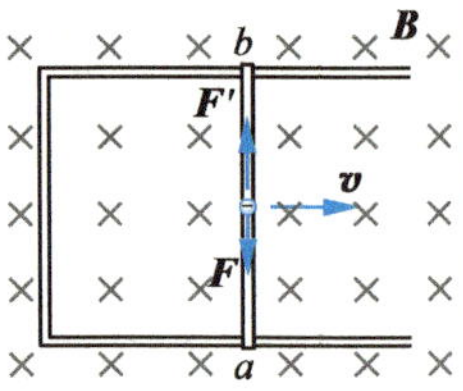

图 8-27 动生电动势

1. 动生电动势

如图 8-27 为例，在匀磁场 $\boldsymbol{B}$ 中有一固定的 U 形导线框，上面挂一长度为 l 的活动边框 ab，活动边框 ab 以速度 v 向右平移，我们来求回路中的感应电动势. 首先设定顺时针方向为动生电动势的正方向，根据右手螺旋法则，磁通量的正方向垂直纸面向内.

设 t=0 时，回路的面积为 S_0，则根据法拉第电磁感应定律可得

$$\Phi(t) = B(S_0 + l \cdot vt) = BS_0 + Blvt$$

$$\varepsilon = -\frac{\mathrm{d}\Phi(t)}{\mathrm{d}t} = -Blv$$

$\varepsilon = -Blv < 0$，说明实际动生电动势的方向与设定的正方向相反，回路中感应电流的方向为逆时针方向.

动生电动势只与活动边扫过的磁通量相关，这暗示着动生电动势是分布在活动边框上的. 当活动导体边框 ab 以速度 v 向右运动时，其中的自由电子也以同样的速度随导体一起向右运动. 由于边框 ab 处在匀强磁场中，向右运动的电子就要受到方向向下的洛伦兹力 F 的作用. 电子沿导体向 a 端移动，结果在 a 端出现负电荷，而 b 端出现等量的正电荷. 这些电荷在导体内部产生静电场 $\boldsymbol{E}$，方向由 b 指向 a，使导体中的电子受到一个向上的电场力 $F' = eE$. 由于电荷的持续积累最后电场力和洛伦兹力持平

$$Eq = qvB$$

$$E = vB$$

此时，ab 两端的电压也达到一定值. 当外电路开路时，这个电压等于电源的电动势即动生电动势. 可见，动生电动势是洛伦兹力作用的必然结果.

2. 感生电动势

把一闭合导体回路放置在变化的磁场中时，穿过此闭合回路的磁通量发生变化，从而在回路中要激起感应电流. 要形成电流，不仅要有可以移动的电荷，而且还要有迫使电荷作定向运动的电场. 但是，由穿过闭合导体回路的磁通量变化而引起的电场不可能是静电场，于是麦克斯韦在分析了一些电磁感应现象以后，提出了如下假设：变化的磁场在其周围空间要激发一种电场，这个电场叫作感生电场，感生电场用 E_i 表示. 感生电场与静电场相同之处是都对电荷有力的作用. 它们之间的不同之处是静电场存在于静止电荷周围的空间内，感生电场则是由变化磁场所激发，不是由电荷所激发；静电场的电场线起于正电荷而终于负电荷，是不闭合的曲线；而感生电场的电场线都是闭合的无头无尾的连续曲线，因此感生电场也叫**涡旋电场（curl electric field）**. 正是由于感生电场的存在，才在闭合回路中形成感生电动势.

$$\varepsilon=\oint_l E_i\cdot \mathrm{d}l=-\frac{\mathrm{d}\Phi}{\mathrm{d}t} \tag{8-34}$$

这个感生电动势表达式，不只适用于由导体所构成的闭合回路，实际上，只要穿过空间内某一闭合回路所围面积的磁通量发生变化，此闭合回路上的感生电动势总是等于感生电场 E_i 沿该闭合回路的环流.

由于磁通量为

$$\Phi=\oiint_s \boldsymbol{B}\cdot \mathrm{d}\boldsymbol{S}$$

所以，感应电动势也可写成

$$\varepsilon=\oint_l \boldsymbol{E}_i\cdot \mathrm{d}\boldsymbol{l}=-\frac{\mathrm{d}}{\mathrm{d}t}\iint_S \boldsymbol{B}\cdot \mathrm{d}\boldsymbol{S} \tag{8-35}$$

若闭合回路是静止的，它所围的面积 S 也不随时间变化，则上式亦可写成

$$\varepsilon=\oint_l \boldsymbol{E}_i\cdot \mathrm{d}\boldsymbol{l}=-\iint_S \frac{\mathrm{d}\boldsymbol{B}}{\mathrm{d}t}\cdot \mathrm{d}S \tag{8-36}$$

上式中 $\frac{\mathrm{d}\boldsymbol{B}}{\mathrm{d}t}$ 是闭合回路所围面积内某点的磁感应强度随时间的变化率. 上式表明，只要存在着变化的磁场，就一定会有感生电场.

8.6.3 电场和磁场的能量

任何带电系统在带电的过程中，总要通过外力做功，把其他形式的能量转换为电能储存在电场中. 说明电能是电场所具有的，并储存在电场中. 所谓带电体系的能量，实质上是这一体系所建立的电场的能量.

单位体积电场的能量称为**电场的能量密度（energy density）**，以 w_e 表示，理论上可以求得

$$w_e=\frac{1}{2}\varepsilon E^2 \tag{8-37}$$

这里的 ε 表示电介质的介电常量，公式表明电场的能量密度仅仅与电场中的场强及电介质有关. 对于非均匀电场，其能量密度是随空间各点而变化的. 若欲计算某一区域中的电场能量，则需用积分的方法

$$W=\int_V w_e \mathrm{d}V=\int_V \frac{1}{2}\varepsilon E^2 \mathrm{d}V \tag{8-38}$$

类似电场，磁场同样具有能量. 理论上可以求出真空中磁场的能量密度公式是

$$w_m=\frac{1}{2}\frac{B^2}{\mu_0} \tag{8-39}$$

利用磁场能量密度可以计算一般非均匀磁场的能量. 在非均匀磁场中取一体积元 $\mathrm{d}V$，在体积元内磁场都可以看作是均匀的，所以磁场能量密度也可以看作是均匀的. 若磁感应强度为 $\boldsymbol{B}$，则由磁场能量

密度公式，即可求出体元内的磁场能量密度 w_m，进而可以求出体元内的磁场能量

$$dW_m = w_m dV = \frac{1}{2}\frac{B^2}{\mu_0}dV$$

而空间中某一体积 V 中的磁场能量为

$$W_m = \int_V w_m dV = \int_V \frac{1}{2}\frac{B^2}{\mu_0}dV \tag{8-40}$$

习 题

8-1 如何理解磁场中的高斯定理？

8-2 什么是霍尔效应？它有哪些用途？

8-3 试述感生电场线的特点，感生电场对封闭曲面的电通量是否为零？

8-4 两根长度相同的细导线分别多层密绕在半径为 R 和 r 的两个长直圆筒上形成两个螺线管，两个螺线管的长度相同，$R=2r$，螺线管通过的电流相同为I，两个螺线管中的磁感应强度关系式怎样的？

8-5 在均匀磁场中有一直电流，当电流沿 x 正方向时受力指向 y 正方向；当电流沿 y 负方向时受力指向 x 正方向．若电流中电荷的定向运动速度为 $7\times10^{-4}\ \text{m}\cdot\text{s}^{-1}$，单位电荷所受的磁场力为 2.8×10^{-4} N，求磁感应强度大小和方向．

8-6 半径为 R 圆环，以角速度ω绕中心轴做匀速转动，如果圆环带电量为 q，求圆心处的磁感应强度为多少？

8-7 质子和电子以相同的速度垂直飞入磁感强度为 $\boldsymbol{B}$ 的匀强磁场中，试求质子轨道半径 R_1 与电子轨道半径 R_2 的比值．

8-8 在一半径 R =1.0 cm 的无限长半圆筒形金属薄片中，沿长度方向有横截面上均匀分布的电流 I = 5.0 A 通过．试求圆柱轴线任一点的磁感强度．

8-9 如题图 8-9 所示，在垂直纸面向内的匀强磁场 $\boldsymbol{B}$ 中，试证明通以相同稳恒电流 I 的直径 AOC 与半圆 ADC 受磁场力相等．

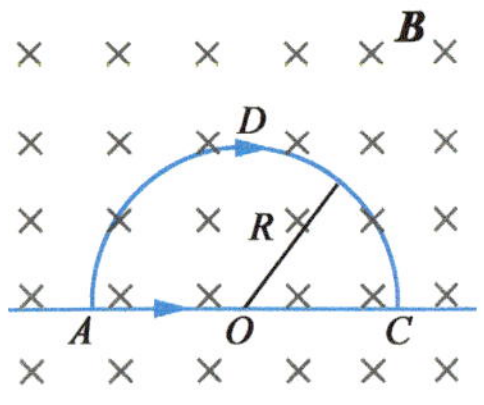

题图 8-9

8-10 已知 10 mm² 裸铜线允许通过 50 A 电流而不会使导线过热．电流在导线横截面上均匀分布．求：

（1）导线内、外磁感应强度的分布；

（2）导线表面的磁感应强度．

8-11 相距为 a 通电流为 I_1 和 I_2 的两根无限长平行载流直导线，电流方向都垂直向上．求：

（1）推出载流导线单位长度上所受力的公式．

（2）如果两个导线电流方向相反，受力情况如何？

8-12 密绕螺线管半径为 R，单位长度上的匝数为 n，载有交变电流 $i(t)=I_m\sin\omega t$，试求螺线管内外的感生电场．

8-13 如图题 8-13 所示，磁场方向垂直纸面向里，线圈在纸面内．线圈的磁通

量随时间的变化关系为 $\Phi_B=(6t^2+7t+1)\times10^{-3}$ Wb，式中 t 的单位为 s．试求 t=2.0 s 时，回路中感应电动势的大小和方向．

8-14　如题图 8-14 所示，一平行导轨上垂直地放置着一金属杆 AB．导轨左端连接着一电阻 R=0.9 Ω．金属杆 AB 长 l=10 cm，电阻 r=0.1 Ω，以速度 v=10 $\mathrm{m\cdot s^{-1}}$ 匀速向右运动．匀强磁场垂直于导轨平面，磁感应强度 B=1.0 T．忽略导轨的电阻．求：

（1）动生电动势的大小和方向；

（2）AB 两端的电压 U_{AB}；

（3）使 1 库仑的电子在金属杆 AB 内从 A 移动到 B 洛伦兹力所做的功．

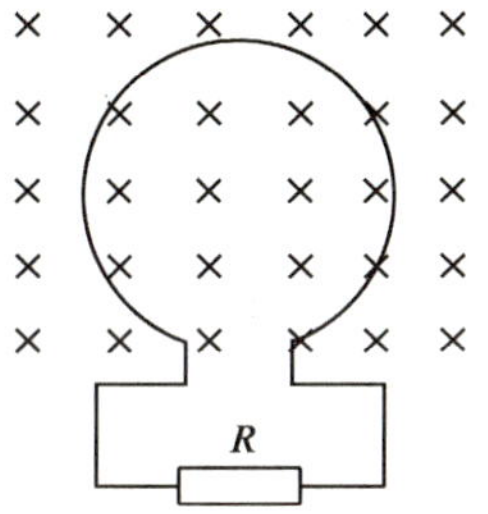

题图 8-13

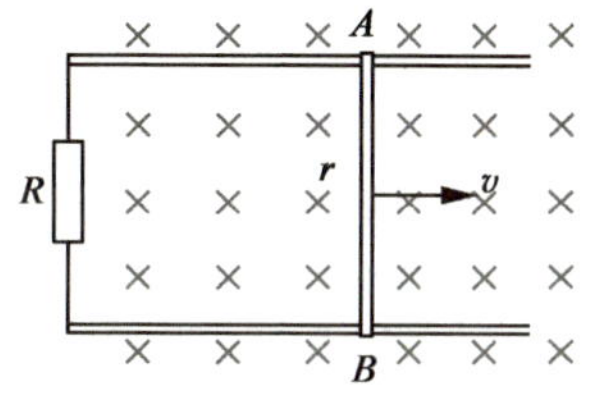

题图 8-14

（武警后勤学院　王卫国）

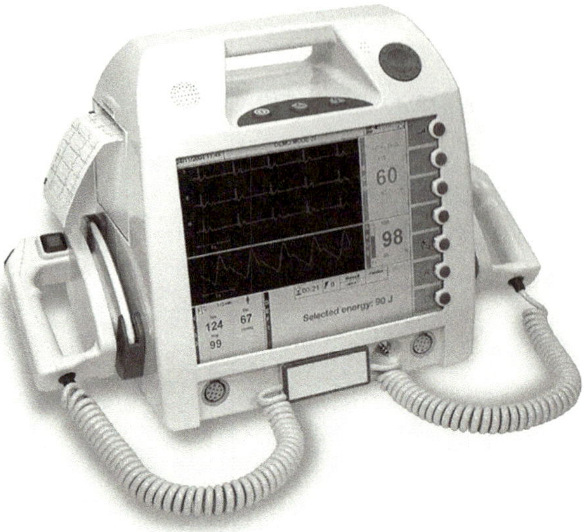

心脏除颤器用脉冲电流作用于心脏，实施电击治疗，消除心率失常．使心脏恢复窦性心律，在临床心脏疾病的抢救和治疗中具有重要意义．心脏除颤器主要由除颤充/放电电路、心电信号放大/显示电路、控制电路、心电图记录器、电源以及除颤电极板等组成．

第 9 章

直 流 电

电荷在电场力作用下的定向移动形成电流（electric current），电流可以起到传输能量和传递信息的作用.电流不仅与人们的日常生活密切相关，而且在生命活动的过程中也起着很重要的作用，许多生命活动都伴随着电流的产生．本章将从电流密度（current density）这个基本概念出发，讨论欧姆定律（Ohm law）的微分形式以及电流在复杂电路中的流动规律，并分析电容器的充电（charging）和放电（discharging）过程，为今后深入学习生命现象中的电现象提供必要的基础.

9.1 欧姆定律的微分形式

9.1.1 恒定电流 电流密度

形成电流的带电粒子统称为载流子，含有大量载流子的物体称为导体（conductor）. 金属中的载流子是自由电子，电解质溶液中的载流子是正、负离子. 由带电粒子定向运动形成的电流称为传导电流（conduction current），带电体做机械运动时形成的电流称为运动电流（convection current）. 在无外电场作用时，导体内部的载流子做无规则的热运动，不形成电流；而当导体两端保持一定的电势差时，导体内部的载流子将在电场力作用下，做规则定向移动形成电流.可见，产生传导电流的条件是：物体中有可自由运动的载流子；物体中存在电场，即物体两端存在电势差. 电流的大小用单位时间内通过导体任一横截面的电荷量来量度，称为电流强度（electric current strength）（简称电流），用符号 I 表示，如果在 $\mathrm{d}t$ 时间内通过导体某一截面的电荷量为 $\mathrm{d}Q$，则电流 I 为

$$I=\frac{\mathrm{d}Q}{\mathrm{d}t} \tag{9-1}$$

如果导体中电流的大小和方向不随时间变化，这种电流称为恒定电流（steady current），又称直流电（direct current）.

电流是标量，习惯上将正电荷定向运动的方向规定为电流方向，电流的单位是安培（A），常用的单位还有毫安（mA）和微安（μA）.

$$1\ \mathrm{A}=10^3\ \mathrm{mA}=10^6\ \mu\mathrm{A}$$

在普通的导线中，只需知道流经导线的电流，可以不必考虑电流在导线中的分布情况. 但在大块的容积导体中，如大块金属、容器中的电解质溶液、人体的躯干等，电流的分布则往往比较复杂，有时必须加以考虑. 图 9-1 是一些容积导体中电流的分布情况，图 9-1（a）表示半球形接地电极附近的电流分布，图 9-1（b）表示电疗时电流通过下肢时的情况，图 9-1（c）表示电解质溶液内两个点电极之间的电

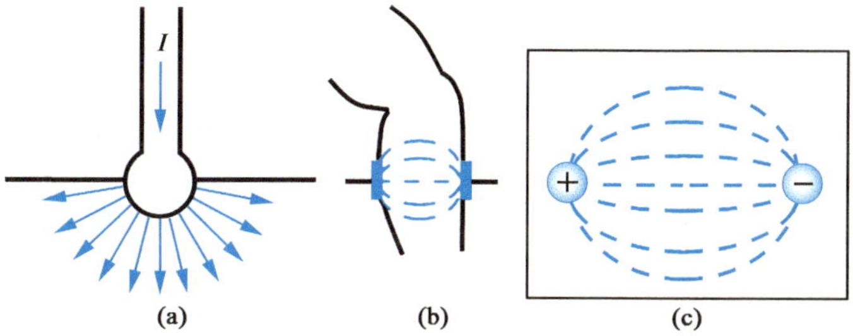

图 9-1 容积导体中的电流分布

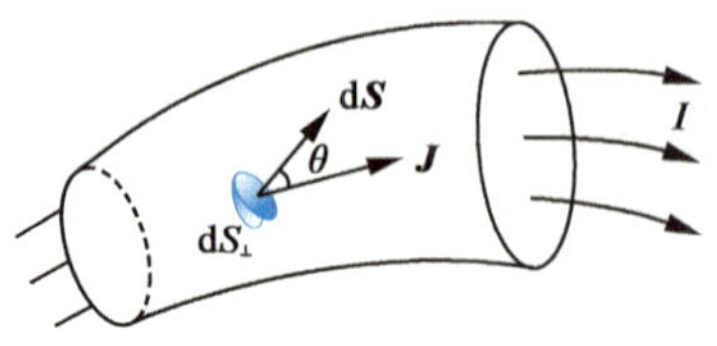

图 9-2 电流密度的定义

流分布. 由此可见，对于容积导体，仅有电流强度的概念是不够的，为了精确描述各种导体内部各点电流的分布情况，引入一个新的物理量——电流密度.

某一点的电流密度 $\boldsymbol{J}$ 是一个矢量，其方向为该点的电流方向（如图 9-2 所示），其大小等于通过该点垂直于电流方向单位面积的电流，即

$$J=\lim_{\Delta S\to 0}\frac{\Delta I}{\Delta S_\perp}=\frac{\mathrm{d}I}{\mathrm{d}S_\perp} \tag{9-2}$$

电流密度的单位为安培每平方米（$\mathrm{A\cdot m^{-2}}$），式中 $\mathrm{d}S_\perp=\mathrm{d}S\cos\theta$.

根据电流密度的分布，可以求出通过任意截面的电流. 设通过面积元 d$\boldsymbol{S}$ 的电流为

$$\mathrm{d}I=\boldsymbol{J}\cdot\mathrm{d}\boldsymbol{S} \tag{9-3}$$

则通过任意曲面的电流，应等于对通过面积元电流的积分，即

$$I=\int_S \boldsymbol{J}\cdot\mathrm{d}\boldsymbol{S} \tag{9-4}$$

由此可见，在电流场中，通过某一面积的电流就是通过该面积电流密度的通量. 对于恒定电流有

$$\oint_S \boldsymbol{J}\cdot\mathrm{d}\boldsymbol{S}=0 \tag{9-5}$$

9.1.2 欧姆定律的微分形式

欧姆定律的一般形式为

$$I=\frac{\Delta U}{R} \tag{9-6}$$

该式反映了在确定的温度下，通过粗细均匀导体中的电流与导体两端电势差的关系，被称为欧姆定律的积分形式. 式中的 R 是导体的电阻，它与导体的材料和几何形状有关.

由实验得知，对于粗细均匀的导体，当导体的材料和温度一定时，导体的电阻与它的长度 l 成正比，与它的横截面积 S 成反比，即

$$R=\rho\frac{l}{S} \tag{9-7}$$

式中，比例系数 ρ 称为电阻率（**resistivity**），它与材料的性质有关，单位是欧姆·米（$\Omega\cdot\mathrm{m}$）. 电阻率的倒数 $\gamma=1/\rho$，称为电导率（**conductivity**），单位是西门子每米（$\mathrm{S\cdot m^{-1}}$）.

对于不均匀的导体，需要了解导体内部各点的导电情况. 在通有电流的导体中，沿电流方向取长度为 dl、底面积为 dS 的圆柱体元，两端的电势差为$-$dU，如图 9-3 所示. 由欧姆定律的积分形式可知，

通过圆柱体元的电流为

$$\mathrm{d}I=-\frac{\mathrm{d}U}{R}$$

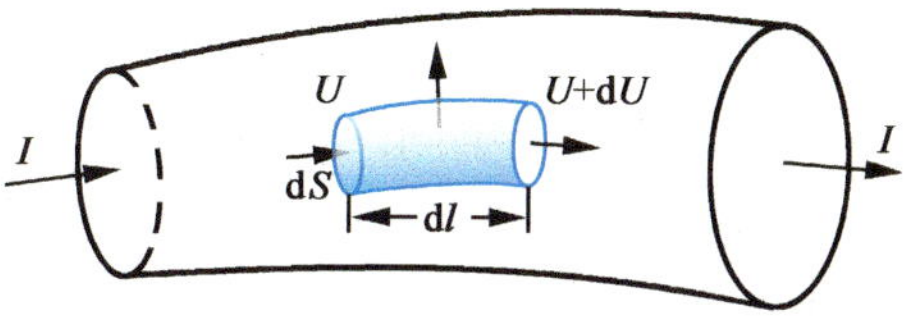

图 9-3 欧姆定律的微分形式

根据电阻定律可知，圆柱体元的电阻可表示为$R=\rho\frac{\mathrm{d}l}{\mathrm{d}S_{\perp}}$，代入上式得

$$\mathrm{d}I=-\frac{\mathrm{d}U}{R}=-\frac{1}{\rho}\frac{\mathrm{d}U}{\mathrm{d}l}\mathrm{d}S_{\perp}$$

整理后得

$$\frac{\mathrm{d}I}{\mathrm{d}S_{\perp}}=-\frac{1}{\rho}\frac{\mathrm{d}U}{\mathrm{d}l}$$

因为$\frac{\mathrm{d}I}{\mathrm{d}S_{\perp}}=J$，再根据电场强度与电势梯度的关系，$E=-\frac{\mathrm{d}U}{\mathrm{d}l}$，上式可写为

$$J=\frac{E}{\rho}=\gamma E \tag{9-8}$$

由于电流密度$\boldsymbol{J}$和电场强度$\boldsymbol{E}$都是矢量，且方向相同，因此上式可写成矢量式

$$\boldsymbol{J}=\frac{\boldsymbol{E}}{\rho}=\gamma\boldsymbol{E} \tag{9-9}$$

这就是欧姆定律的微分形式，它表明通过导体中任一点的电流密度与该处的电场强度成正比，其方向与该点的电场强度方向一致. 当材料均匀且不随时间变化时，导体中各点的γ值都相等. 在恒定电场中，由于各点的电场强度$\boldsymbol{E}$的大小和方向都不随时间改变，所以各点的电流密度$\boldsymbol{J}$的大小和方向也不改变，导体中的电流呈现恒定分布状态；在可变电场中，各点的电流密度$\boldsymbol{J}$随电场强度$\boldsymbol{E}$的变化而变化，式（9-9）也是成立的；当导电材料或温度不均匀，且随时间变化时，导体中各点的γ值并不相同，但式（9-9）仍然成立. 欧姆定律的微分形式表述了容积导体中的电场与电流分布之间的函数关系，比积分形式的欧姆定律具有更深刻的意义，它适用于任何导体以及非恒定电场.

在人体内部的导电过程中，电解质溶液的导电有十分重要的地位. 电解质溶液中的载流子是正、负离子. 人体中的载流子主要是 Na^+、K^+、Ca^{2+}、Mg^{2+}等金属离子，此外还有各种带电微粒. 人体的不同组织、器官中，离子的种类与密度均不相同，因而不同的组织、器官有着不同的电导率，亦即导电性能不同. 当电流流经人体时，可在体内形成许多电流密度不同的分支. 人体各组织、器官受电流作用的程度，取决于通过其电流密度的大小. 电场强度相同时，由于脑脊液、血液和神经的电导率较大，所以电流密度相对较大，受到的电流作用较强；而骨、皮肤和脂肪的电导率较小，电流密度亦较小，受到的电流作用程度相对较弱；此外，人体中电流的分布与电极放置的位置有关，治疗电流不变，电极面积愈小，电流密度愈大，局部作用愈强.

9.1.3 电功和电功率

当一段电路中有电流通过时，从能量的角度看，是电场力在推动电荷运动做功，在这个做功的过程中，被消耗的电势能转化为其他形式的能量，如热能、机械能、化学能等. 如果电路中只有电阻，没有电动机、电解槽等其他能量转换装置，则电场力所做的功就全部转化为电阻材料的热能（内能），并以热量的形式散发出去，这种现象称为电流热效应. 电流在一段时间内通过某一电路，电场力所做的功称为电功.

若电路只含电阻 R，其两端的电势差为ΔU，在Δt 时间有电量 q 通过，设电功 W 全部以热量 Q 的形式散发出去，则根据能量转化和守恒定律有

$$Q = W = \Delta U \cdot q \tag{9-10}$$

由于电流 $I = q / \Delta t$ ，上式可改写为

$$Q = \Delta U \cdot I \cdot \Delta t$$

利用欧姆定律 $\Delta U = I \cdot R$ ，可得

$$Q = I^2 R(\Delta t) \tag{9-11}$$

此式为电流热效应的定量规律，由英国物理学家焦耳（J.P.Joule）于1840 年首先从实验中得出，被称为焦耳定律（积分形式），电流通过电阻时散发的热量 Q 称为焦耳热.

单位时间内电场力推动电荷运动所做的功称为**电功率（electric power）**，即

$$P_{电} = \frac{W}{\Delta t}$$

电流通过电阻，单位时间向外散发的热量称为热功率 $P_{热}$ ，即

$$P_{热}=\frac{Q}{\Delta t}$$

如果电场力所做的功全部以热量散发出去，则有 $P_{电}=P_{热}=P$，即

$$P=\frac{W}{\Delta t}=\frac{Q}{\Delta t} \tag{9-12}$$

将式（9-11）代入，得

$$P=I^2R \tag{9-13}$$

这是导体的焦耳热功率公式. 如果电场力所做的功没有全部以热量散发出去，而是有一部分转化为其他各种形式的能量，则有 $P_{电}>P_{热}$，应加以区分.

电烙铁、电炉、电饭锅、电热水器等电热器都是利用电流热效应制成的. 但是，请注意，在电子仪器设备的输电线路中散发的焦耳热是有害的，不仅造成电能的浪费，降低传输效率，还会因散热不良导致升温烧坏绝缘层引起短路，造成损失. 为了避免这种事故的发生，必须采取有效的冷却降温措施及保护措施，所以许多电子仪器设备要规定额定功率或额定电流.

9.1.4 电动势

要得到恒定电流，就必须使导体两端维持恒定的电势差，要做到这一点，仅靠静电力是不能实现的. 如图 9-4 所示，在闭合电路中，假定开始时 a 板带正电，b 板带负电，则有 $U_a>U_b$，a、b 两板之间存在电势差，此时导线中有电场，在电场力的作用下，正电荷从极板 a 通过导线运动到极板 b，导线中有电流存在，由 a 流向 b，随着电流的继续，a 板正电荷逐渐减少，电势降低，b 板负电荷被中和，电势逐渐升高，a、b 两板之间的电势差很快趋于零，电流也随之消失，显然不能在导线中形成恒定电流. 如果能够借助某种非静电力，使流到 b 板的正电荷再重新回到 a 板，通过非静电力做功，将其他形式的能量转化为电势能，保持两极板间的电势差不变，那么电流的大小就不会衰减，也就形成了恒定电流. 这种能够提供非静电力的装置称为电源（**power source**），电源的作用犹如水泵一样，把正电荷从低电势的负极源源不断地输送到高电势的正极，因此，可以把电源称为“电荷泵”. 不同类型的电源产生非静电力的物理本质是不同的，如电池是化学作用，发电机是电磁感应，光电池是光电效应等.

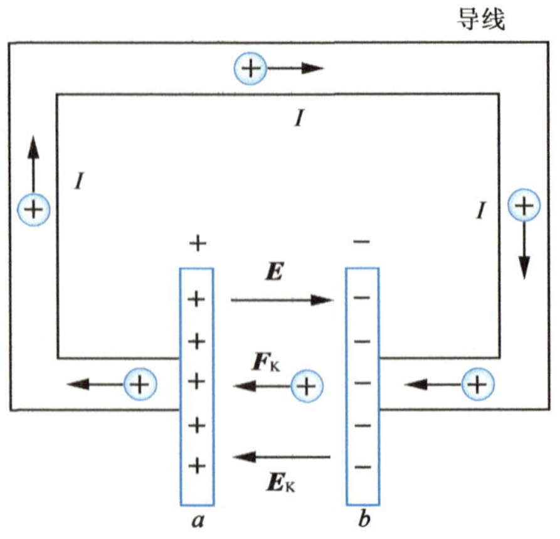

图 9-4 电源的内外电路

在不同的电源内，由于非静电力的不同，将相同的正电荷由负极移动到正极时，非静电力做的功是不同的，为了定量描述电源非静电力的做功能力，定义电源**电动势（electromotive force）**为将单位正电荷从电源负极经过电源内部移到电源正极时，非静电力所做的功，即

$$\varepsilon=\frac{W}{q}$$

如图 9-4 所示，仿照静电场电场强度的定义，用 $\boldsymbol{E}_K$ 表示作用在单位正电荷上的非静电力，即非静电电场强度，于是 $\boldsymbol{E}_K=\dfrac{\boldsymbol{F}_K}{q}$，则非静电力 $\boldsymbol{F}_K$ 把电荷 q 从负极经电源内部输运到正极时所做的功 W 可以表示为

$$W=\int_b^a \boldsymbol{F}_K\cdot d\boldsymbol{l}=q\int_b^a \boldsymbol{E}_K\cdot d\boldsymbol{l}$$

则

$$\varepsilon=\frac{W}{q}=\int_b^a \boldsymbol{E}_K\cdot d\boldsymbol{l}$$

因此，在电源外部只有静电场 $\boldsymbol{E}$，而在电源内部，除了 $\boldsymbol{E}$ 之外，还有非静电场 $\boldsymbol{E}_K$，$\boldsymbol{E}_K$ 的方向与 $\boldsymbol{E}$ 相反，可得电源内部欧姆定律的微分形式是

$$\boldsymbol{J}=\gamma\left(\boldsymbol{E}_K+\boldsymbol{E}\right) \tag{9-14}$$

上式表明，电源内部的电流是静电力和非静电力共同作用的结果.在电源内部，非静电力由电势低的负极指向电势高的正极. 当电源的两极由导体在外部接通后，在静电力的作用下，在电源的外部，形成由正极流向负极的电流，在电源内部，非静电力的作用使电流由负极流向正极，使电荷的流动形成闭合的循环.

电源的电动势是由电源性质决定的，它与外电路的性质以及是否接通没有关系，它反映了电源内部非静电力做功的本领. 在分析问题时，为了方便起见.可以将电源内部由负极指向正极的方向定为电动势的方向. 电动势的单位是伏特（V）.

从能量的观点来看，电动势也等于单位正电荷从负极移到正极时由于非静电力做功所增加的电势能，换句话说，电动势就等于从负极到正极非静电力所引起的电势升高.

9.2 直流电路

9.2.1 一段含源电路的欧姆定律

电动势恒定不变的电源称为直流电源，直流电源与电阻连接构成的闭合电路称为直流电路. 图 9-5 是从某个电路网中划出的一段直流电路，电路由若干个电阻和电源组成，其各部分电流的大小并不相同，这样的电路称为一段含源电路.

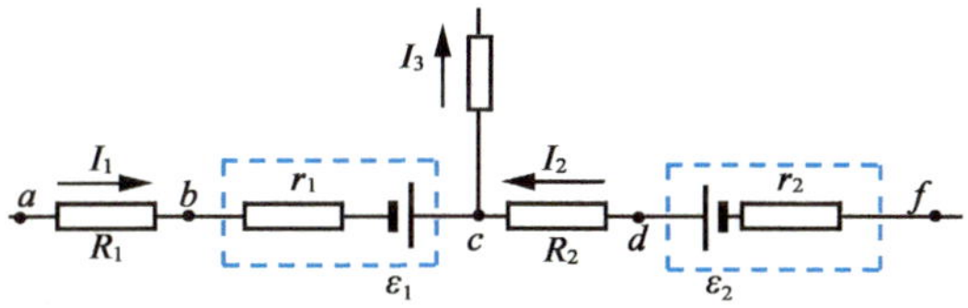

图 9-5　含源电路两端的电势差

在实际工作中，往往需要计算一段含源电路中任意两点的电势差（电压），如图 9-5 中 a、f 两点的电势差 U_{af} 、在直流电路中，相对于电势参考点而言，电路上各点电势的值都是确定的，不随时间发生变化. 因此，a、f 两点的电势差应等于从 a 点出发到 f 点途径的各元件两端电压的代数和，即

$$U_{af}=U_a-U_f=U_{ab}+U_{bc}+U_{cd}+U_{df}$$

由于电路中电流从 a 点流向 b 点，a 点电势高于 b 点电势，因此 $U_{ab}=U_a-U_b=+I_1R_1$；电源两端的电势差由电源电动势和内阻确定，由于电源的 ε_1 正极与 c 点相连，而负极与 b 点相连，若不考虑电源内阻，b 点电势低于 c 点电势，考虑电源内阻，有

$$U_{bc}=U_b-U_c=-\varepsilon_1+I_1r_1$$

又

$$U_{cd}=U_c-U_d=-I_2R_2$$

同理，电源 ε_2 两端的电势差

$$U_{df}=U_d-U_f=+\varepsilon_2-I_2r_2$$

将各元件两端的电势差相加得

$$U_{af} = +I_1R_1 + (-\varepsilon_1 + I_1r_1) + (-I_2R_2) + (+\varepsilon_2 - I_2r_2)$$
$$= I_1R_1 + I_1r_1 - I_2R_2 - I_2r_2 - (\varepsilon_1 - \varepsilon_2)$$

将电阻（包括电源内阻）两端的电势降落及电源电动势作为代数量，设定沿 a 点到 f 点的方向为规定方向，即沿着所求电势差起点到终点的方向，若电阻 R（包括内阻 r）中电流 I 的方向与之相同时，该电阻两端的电势降落取正值，为$+IR$；相反时，电势降落取负值，为$-IR$. 将电源电动势从负极沿电源内部指向正极的方向称为电动势的方向，若电动势方向与规定方向相同时，该电源电动势取正值，为 $+\varepsilon$；相反时，电源电动势取负值，为 $-\varepsilon$，按此规定，a、f 两点的电势差可以写为

$$U_{af} = \sum_{i,j}(\pm I_iR_j) - \sum_n(\pm\varepsilon_n) \tag{9-15}$$

上式称为一段含源电路的欧姆定律，即电路中任意两点之间的电势差等于这段电路所有电阻（包括电源内阻）上电势降落的代数和减去所有电源电动势的代数和.

对于闭合电路，绕闭合电路一周电势差为零，故有

$$\sum_n(\pm\varepsilon_n) = \sum_{i,j}(\pm I_iR_j) \tag{9-16}$$

若闭合电路是无分岔的串联电路，则通过各元件的电流大小、方向均相同，以电流方向为规定方向，上式可化简为

$$I = \frac{\sum_n(\pm\varepsilon_n)}{\sum_j R_j} \tag{9-17}$$

这就是闭合电路的欧姆定律，也称全电路欧姆定律，其中 $\sum R$ 包括电源内阻.

例 9-1

在如图 9-6 所示的电路中，已知 ε_1、ε_2 分别为 2.0 V 和 4.0 V，电源内阻 r_1、r_2 和电阻 R_1、R_2 的阻值分别为 1.0 Ω、2.0 Ω、3.0 Ω及 2.0 Ω. 试计算：

（1）电路中的电流强度；

（2）电源 ε_1、ε_2 的端电压 U_{ac}、U_{ab}；

（3）电源 ε_2 所消耗的化学能功率及其输出的有效功率；

（4）输入电源 ε_1 的功率及转变为化学能的功率（设该电源为干电池）.

解 （1）由于 $\varepsilon_1 < \varepsilon_2$，电流方向为逆时针方向，以此为规定方向，根据闭合电路的欧姆定律，ε_1 方向与规定方向相反，取负值，而 ε_2 方向与规定方向相同，有

$$I = \frac{\varepsilon_2 - \varepsilon_1}{R_1 + R_2 + r_1 + r_2}$$
$$= \frac{4.0 - 2.0}{3.0 + 2.0 + 1.0 + 2.0}$$
$$= 0.25\ (\text{A})$$

（2）以经 ε_1 内部由 a 到 c 为规定方向（也可选电源外部电路），根据含源电路的欧姆定律，电流方向与规定方向相同，而电动势方向与规定方向相反，则得电源 ε_1 的路端电压为

$$\begin{aligned}U_{ac}&=U_a-U_c=+Ir_1-(-\varepsilon_1)\\&=[(0.25\times1.0)+2.0]\\&=2.25\ (\text{V})\end{aligned}$$

以经 ε_2 内部由 a 到 b 为规定方向，可得电源 ε_2 的路端电压

$$\begin{aligned}U_{ab}&=U_a-U_b\\&=-Ir_2-(-\varepsilon_2)\\&=[-(0.25\times2.0)+4.0]\\&=3.5\ (\text{V})\end{aligned}$$

电源 ε_1 的端电压（2.25 V）大于 ε_1 的电动势，ε_1 的电动势的方向与电流方向相反，所以该电源 ε_1 处于充电状态；电源 ε_2 处于放电状态.

（3）电源 ε_2 的化学能功率

$$P_2=I\varepsilon_2=0.25\times4.0=1.0\ (\text{W})$$

其输出的有效功率

$$P_2'=IU_{ab}=0.25\times3.5=0.88\ (\text{W})$$

（4）输入电源 ε_1 的功率

$$P_1=IU_{ac}=0.25\times2.25=0.56\ (\text{W})$$

其中包括转变为化学能的功率

$$P_1'=I\varepsilon_1=0.25\times2.0=0.50\ (\text{W})$$

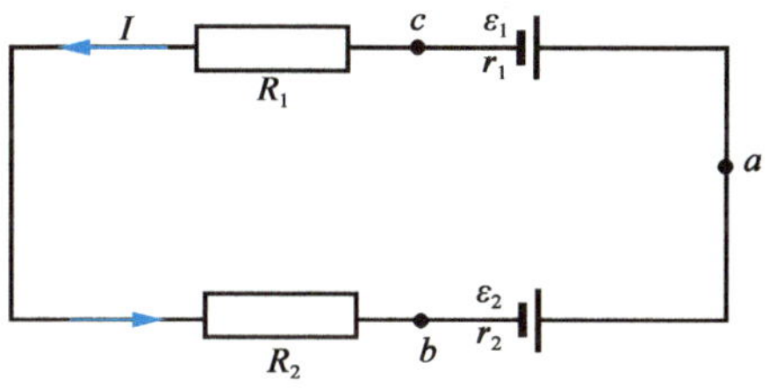

图 9-6　例 9-1 图

9.2.2 基尔霍夫方程组

直流电路中，如果电路中的各个电阻均以串联或并联的方式相互连接，这种电路称为简单电路. 对于简单电路，欧姆定律能够解决其计算问题. 如果电路中的电阻除串、并联外，还有不能归结为串、并联的方式，如非平衡的桥式电路、电阻为三角形连接或星形连接等，这类电路称为复杂电路. 在分析复杂电路时，仅用欧姆定律是不够的，必须利用德国物理学家基尔霍夫（G. R. Kirchhoff）于 1845 年提出的基尔霍夫方程组（**Kirchhoff equations**）.

对于一个复杂电路，电路中的每一分支称为支路（**branch**）. 支路可由一个元件或若干个元件组成，其特点是：同一支路上各处的电流都相同. 图 9-7 中的电路就是由 acb、adb 和 ab 三条支路组成. 电路中三条或三条以上支路的连接点称为节点（**node**），图 9-7 中的 a、b 点都是节点. 电路愈复杂，所包含的支路和节点也愈多. 电路中任一闭合路径称为回路（**loop**），图中的 $abca$、$abda$、$adbca$ 都是回路.

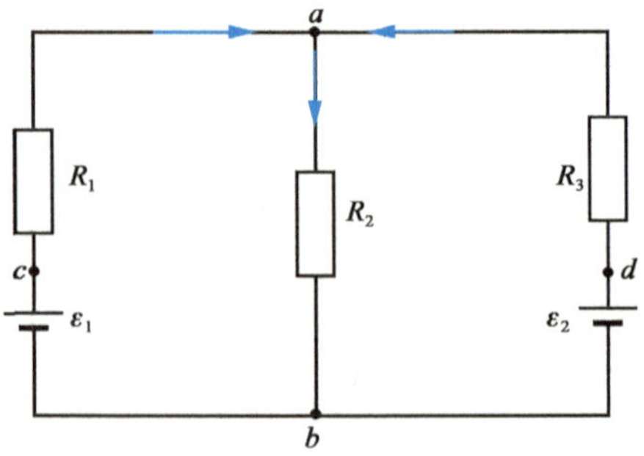

图 9-7 支路和节点

1. 基尔霍夫第一方程组

基尔霍夫第一方程组是用来确定电路中任一节点处各电流之间关系的方程组，是根据电流的连续性原理得到的. 对于图 9-7 电路中的节点 a 和 b，根据电流的连续性，电路中任何一点，包括节点在内，均不能有电荷积累. 因此，在任一时刻，流入节点的电流之和必定等于流出该节点的电流之和. 由此，对于节点 a 有

$$I_1+I_2=I_3 \qquad 或 \qquad I_1+I_2-I_3=0$$

如果规定流入节点的电流为正，流出节点的电流为负，则汇于任一节点处电流的代数和等于零. 数学表示式为

$$\sum_i(\pm I_i)=0 \tag{9-18}$$

这就是基尔霍夫第一方程组，也称为节点电流方程组. 在实际应用中，由于电路中各支路电流方向往往难以判定，因此，在列方程时可以先任意设定电流方向，当计算结果为正时，说明电流的实际方向与设定的方向一致；若计算结果为负时，说明电流的实际方向与设定的方向相反.

图 9-7 电路中有 a 和 b 两个节点，虽然可以列出两个电流方程，但只有一个是独立的. 可以证明，对于有 n 个节点的复杂电路只有（n−1）个节点电流方程是独立的.

2. 基尔霍夫第二方程组

基尔霍夫第二方程组又称为回路电压方程组，是用来确定回路中各段电压之间关系的方程组. 将一段含源电路的欧姆定律应用于复杂电路的各个回路，绕回路一周，电势差等于零，有

$$\sum_n\varepsilon_n=\sum_{i,j}I_iR_j \tag{9-19}$$

这就是基尔霍夫第二方程组，即沿闭合回路绕行一周，回路中的电源电动势的代数和等于回路中所有电阻（包括电源内阻）上电势降落的

代数和.

应用该方程组时，首先要设定一个绕行方向，然后再确定各段的电势降落. 式中 ε_i 和 I_iR_i 的符号选取规定为：对于任意设定的绕行方向，电流方向与其相同时，电势降落为+IR，相反时，电势降落为−IR；ε 的方向与其相同时，电势降落为+ε，相反时，电势降落为$-\varepsilon$.

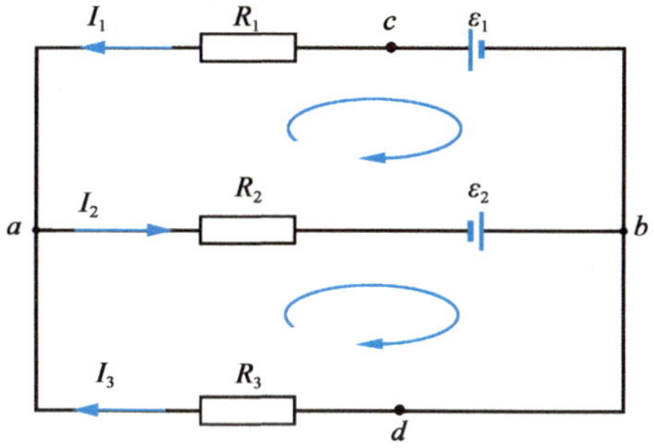

图 9-8　多回路电路

如图 9-8 所示，该电路共有三个回路 $acba$、$abda$、$acbda$. 对于每个回路均可用基尔霍夫第二方程组列出一个方程，所以可列出三个回路电压方程. 设三个回路中的绕行方向均为顺时针方向，则三个回路的回路电压方程分别为：

对于 $acba$ 回路，$-\varepsilon_1-\varepsilon_2=-I_2R_2-I_1R_1$

对于 $abda$ 回路，$\varepsilon_2=I_2R_2+I_3R_3$

对于 $acbda$ 回路，$-\varepsilon_1=-I_1R_1+I_3R_3$

应当指出的是，在选取回路时应注意它们的独立性. 上面三个方程式中只有两个是独立的，因为它们中的任意两个方程式相加减，均可得出第三个方程式. 在一般情况下，基尔霍夫第二方程组能提供的独立回路方程数 l 等于电路支路数 m 与独立节点电流方程数（n−1）之差，即 $l=m-(n-1)$.

3. 基尔霍夫方程组的应用

对于由 n 个节点和 m 个支路组成的复杂电路，共有 m 个未知的电流，可以列出（n−1）个独立的节点电流方程和 $l(l=m-n+1)$ 个独立的回路电压方程，总共可以列出 m 个独立方程. 独立方程的数目与支路的数目相同，所以原则上可以利用基尔霍夫方程组解决任何直流复杂电路的计算问题. 应用基尔霍夫方程组解题的基本步骤如下：

（1）任意设定各支路电流的正方向.

（2）数出节点的个数 n，取其中（n−1）个，列出（n−1）个节点电流方程.

（3）数出支路的个数 m，选定 $(l=m-n+1)$ 个独立回路，任意指定每个回路的绕行方向，列出 $(l=m-n+1)$ 个回路电压方程.

（4）对所列的 m 个方程联立求解.

（5）根据所得电流值的正负判断各支路实际电流方向. 电流值为正，表示实际电流方向与设定的电流正方向相同；电流值为负，表示实际电流方向与设定的电流正方向相反.

例 9-2

如图 9-9 所示的电路中，已知 $\varepsilon_1=4\text{ V}$，$\varepsilon_2=2\text{ V}$，$\varepsilon_3=3\text{ V}$，$R_1=1\ \Omega$，$R_2=0.5\ \Omega$，$R_3=3\ \Omega$，$R_4=1\ \Omega$，各电源的内阻不计，求：I_1、I_2、I_3.

解 如图 9-9 所示，设定各支路的电流正方向，由于电路有 2 个节点，可列出 1 个独立的节点方程

$$I_1+I_2+I_3=0 \qquad (1)$$

根据基尔霍夫方程组选定 *adcba* 和 *adefcba* 两个回路并设定绕行方向为逆时针方向，分别列出回路方程

$$\varepsilon_1+\varepsilon_2=I_2R_3-I_1R_2-I_1R_1$$

$$\varepsilon_1+\varepsilon_3=I_3R_4-I_1R_2-I_1R_1$$

代入数据并整理得

$$6=3I_2-1.5I_1 \qquad (2)$$

$$7=I_3-1.5I_1 \qquad (3)$$

将式（1）、（2）、（3）联立求解，得

$$I_1=-3\text{A}，\ I_2=0.5\text{A}，\ I_3=2.5\text{A}$$

由于 I_1 为负值，表示 I_1 的实际电流方向与规定的正方向相反，实际电流方向为从 b 到 a.

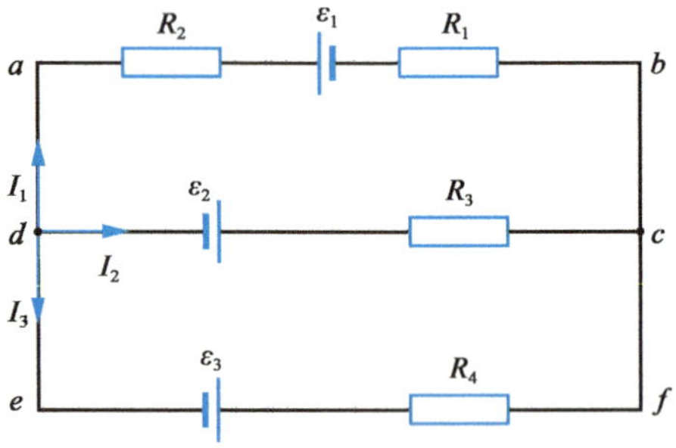

图 9-9 例 9-2 图

9.3 电 容

电容器具有储存电荷的能力，有通交流、阻直流的功能. 仅由电阻 R 和电容 C 组成的电路称为 RC 电路，如图 9-10 所示的电路中，若把开关 K 扳向 1，电容器 C、电阻 R 和电源 ε 连接成一个回路，接通的瞬间，电路中有电流流过，这时电源 ε 通过 R 对电容器 C 充电，随着电容器极板上积累的电荷逐渐增多，两极板之间的电势差不断增

大，充电电流逐渐减小，当极板间的电势差等于电源电动势时充电结束，回路中的电流为零；充电结束后，若把开关扳向 2，电容器就通过电阻 R 放电，显然，在放电过程中，回路中电流 i 和电容器上的电压 u_C 也是随时间而逐渐减小的. 这表明无论是充电还是放电，电容器上的电压变化都不是瞬间完成的，而是经历一个渐变过程. 通常电路的电流或电压从零值到某一定值（即对应电路的另一个稳定状态）时，常常需要一个变化过程，这个介于两个稳定状态之间的变化过程称为**暂态过程（transient state process）**.

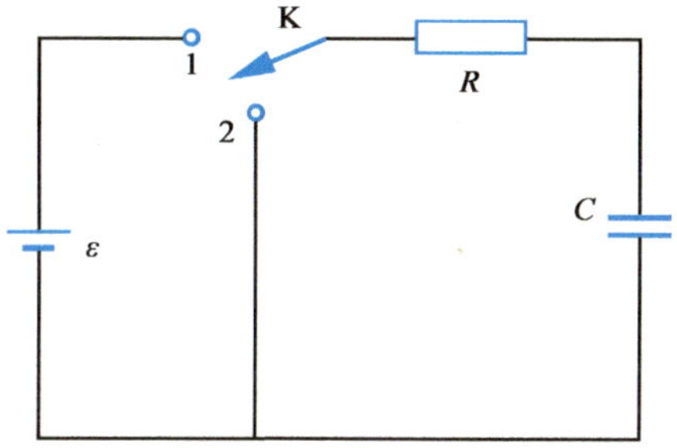

图 9-10　*RC* 电路

稳态过程与暂态过程的转换是由电容器的充、放电来完成的. 在电容器的充、放电过程中，电流不是恒定的，但是在充放电过程中的任一时刻，回路中的电流及电势降落仍然遵从基尔霍夫方程组. 本节讨论 *RC* 串联电路充、放电过程中电容器上的电压和回路中电流随时间变化的规律.

9.3.1　*RC* 电路的充电过程

如图 9-10 所示的 *RC* 电路，设在电容器充电过程中的任一时刻 t，电容器上的电量为 q，电势差为 u_C，充电电流为 i，则电阻上的电势降落为 iR，当开关 K 刚接通 1 的瞬间，由于电容器 C 上的电荷尚未积累，因此，电容器两端的电压等于零. 根据基尔霍夫第二方程组可得（忽略电源的内阻）

$$\varepsilon = iR + u_C$$

在 $t=0$ 的瞬间，电路中的充电电流最大，有 $i=\varepsilon/R$，随着时间的延续，电容器上积累的电荷逐渐增加，u_C 也逐渐增大，这时的充电电流 i 则随 u_C 的增大而减小，当 $u_C=\varepsilon$ 时，$i=0$，充电过程结束.可见，在充电过程中，充电电流由开始的最大值 ε/R 逐渐降到 0；而电容器两端的电压 u_C，则由开始时的 0 上升到最大值 ε. 以下对 i 和 u_C 的变化规律进行定量分析.

因为 $i=\dfrac{\mathrm{d}q}{\mathrm{d}t}=C\dfrac{\mathrm{d}u_C}{\mathrm{d}t}$，代入上式得

$$\varepsilon = RC\frac{\mathrm{d}u_C}{\mathrm{d}t} + u_C$$

该式为充电过程中电容器两端电压所满足的微分方程式，这个方程式的解为

$$u_C = \varepsilon + A\mathrm{e}^{-\frac{t}{RC}}$$

式中的常数 A 由初始条件确定，当 $t=0$，$u_C=0$ 时，代入上式，得

$$A = -\varepsilon$$

所以

$$u_C = \varepsilon - \varepsilon\,\mathrm{e}^{-\frac{t}{RC}} = \varepsilon\left(1 - \mathrm{e}^{-\frac{t}{RC}}\right) \qquad (9\text{-}20)$$

可见，在充电过程中电容器 C 两端的电压 u_C 是按指数规律上升的，如图 9-11 所示. 充电电流为

$$i = \frac{\varepsilon - u_C}{R} = \frac{\varepsilon}{R}\mathrm{e}^{-\frac{t}{RC}} \qquad (9\text{-}21)$$

该式说明，充电电流 i 是按指数规律下降的，如图 9-12 所示.

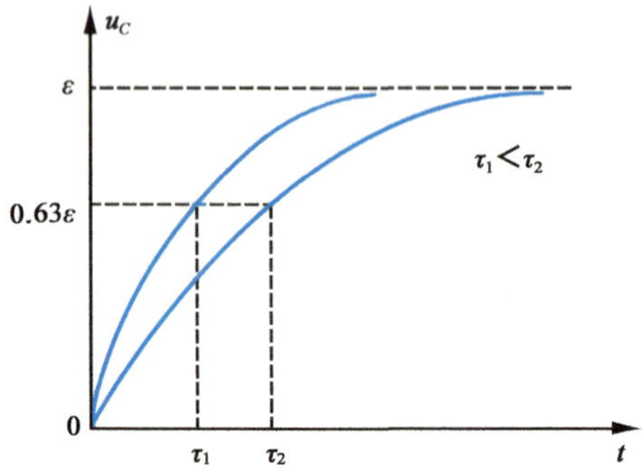

图 9-11 电容器充电时的电压曲线

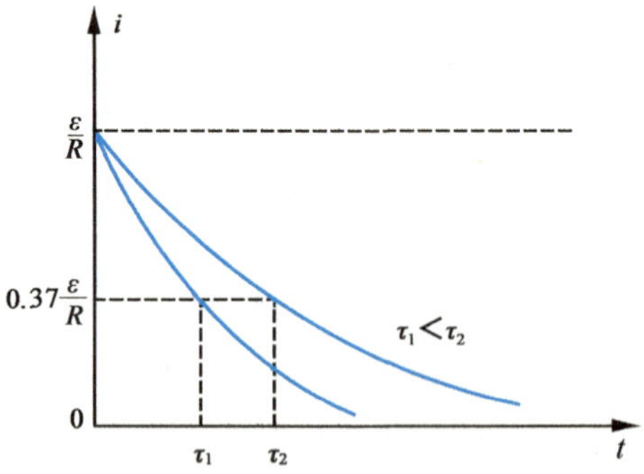

图 9-12 电容器充电时的电流曲线

从上面的分析可以看出，电容器充电的快慢与 R 和 C 的大小有关，R 与 C 的乘积称为 RC 电路的**时间常量**（**time constant**），用 τ 来

表示，$\tau=RC$，其单位为秒（s）．可以用τ来表示充电的快慢，τ越大，表示充电越慢；反之，充电越快，如图 9-11 所示．当$t=RC=\tau$时，有

$$u_C=\varepsilon(1-\mathrm{e}^{-1})=0.63\varepsilon$$

$$i=\frac{\varepsilon}{R}\mathrm{e}^{-1}=0.37\frac{\varepsilon}{R}$$

由此，可理解时间常量的物理意义，即τ是当 RC 电路充电时电容器上的电压从零上升到ε的 63%所经历的时间，或者是充电电流下降到最大值ε/R的 37%时所经历的时间.

从式（9-20）可知，$t\to\infty$时，$u_C=\varepsilon$，表明只有当充电时间足够长时，电容器两端电压u_C才能与电源电动势ε相等．但实际上，$t=3\tau$时，$u_C=0.95\varepsilon$，当$t=5\tau$时，$u_C=0.993\varepsilon$，这时u_C与ε已基本接近，因此，一般经过3τ至5τ的时间，可认为充电过程就基本结束．电容器充电结束后，i=0，相当于开路，通常所说的电容器有隔直流作用就是指这种状态而言.

9.3.2 *RC* 电路的放电过程

在图 9-10 所示的电路中，如果把开关 K 板向 2 时，电容器 C 通过电阻 R 放电．刚开始的瞬间，由于$u_C=\varepsilon$，所以电路中有最大的放电电流，其方向与充电电流相反，其后的放电过程中，电容器两端电压u_C、放电电流 i 都逐渐减小，直至u_C=0，i=0 时，放电结束，这一过程称为放电过程．以下对放电过程进行定量分析.

在放电过程中，根据基尔霍夫第二方程组可得

$$u_C=iR$$

由于电容器放电过程中电荷逐渐减少，所以电荷变化率为负，因此有

$$i=-\frac{\mathrm{d}q}{\mathrm{d}t}=-C\frac{\mathrm{d}u_C}{\mathrm{d}t}$$

代入前式得

$$\frac{\mathrm{d}u_C}{\mathrm{d}t}+\frac{u_C}{RC}=0$$

这个一阶微分方程的解是

$$u_C=A\mathrm{e}^{-\frac{t}{RC}}$$

将初始条件 t=0，$u_C=\varepsilon$ 代入上式，可得 $A=\varepsilon$，则上式可改写为

$$u_C=\varepsilon\mathrm{e}^{-\frac{t}{RC}} \tag{9-22}$$

放电电流 i 为

$$i=\frac{u_C}{R}=\frac{\varepsilon}{R}\mathrm{e}^{-\frac{t}{RC}} \tag{9-23}$$

由式（9-22）和式（9-23）可知，在 RC 电路放电的过程中，u_C、i 衰减的快慢同样取决于时间常量，τ 越大，表示放电越慢；反之，放电越快，如图 9-13、图 9-14 所示．当 $t=RC=\tau$ 时，$u_C=0.37\varepsilon$，从理论上看，只有 $t\to\infty$时，$u_C=0$ 放电结束，在实际中，当放电时间经过 3τ 至 5τ，便可认为放电基本结束．

由上面分析可知，不论是在充电过程或是在放电过程中，电容器上的电压都不能突变，只能逐渐变化．这就是 RC 电路暂态过程的特性，这一特性在电子技术的振荡、放大以及脉冲电路、运算电路中都有应用．此外，在研究生命现象时经常用到 RC 电路．例如，细胞膜的电特性以及神经传导也常被模拟为 RC 电路．

心脏传导

异位快速
心律失常

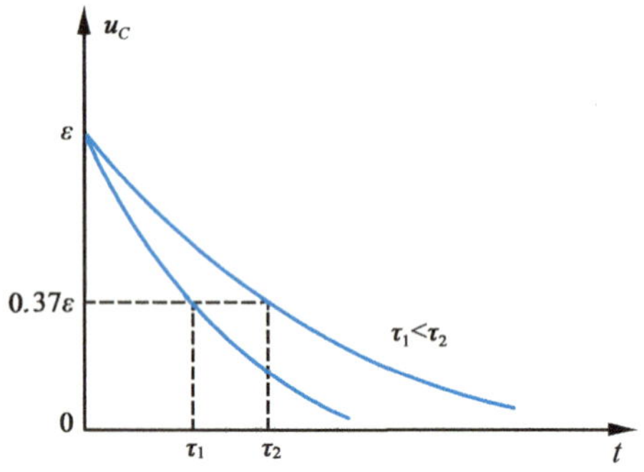

图 9-13 电容器放电时的电压曲线

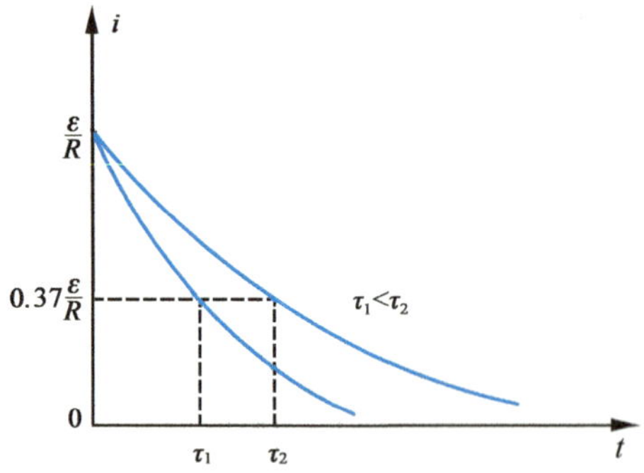

图 9-14 电容器放电时的电流曲线

9.3.3 心脏除颤

心脏电除颤

在正常情况下，心脏有节律地动作，使人体进行正常的血液循环，但由于心肌冲动起源异常，或存在多源性兴奋灶等原因，会引起心房扑动和颤动、心室扑动和颤动及心动过速等间歇性或持续性心律失常．

尤其在心室颤动时，心室无整体收缩力，心脏射血和血液循环终止，如不及时抢救，常造成患者因脑部缺氧时间过长而死亡.

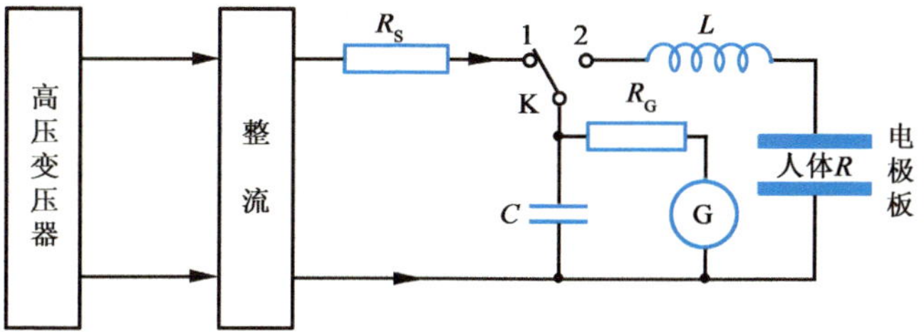

图 9-15　心脏除颤器工作原理

利用高能电脉冲对心脏进行电击，可迫使心脏在一瞬间停搏，消除无规则的颤动，可使心律恢复正常，从而使上述心脏疾病患者得到抢救和治疗. 用这种办法消除颤动的装置称为心脏除颤器，它对于抢救濒临死亡的心脏病患者具有十分重要的意义，是医院中不可缺少的医疗仪器. 心脏除颤器一般为电容放电式直流除颤器，其电路原理为电容充、放电电路，工作原理如图 9-15 所示，图中高压变压器将市电 220 V 交流电升压，经高压整流后输出直流高压；C 为耐高压的充电电容器，一般为 16～18 μF，电阻 R_G 与电流计 G 组成能量瓦数指示电路. K 为充电、放电转换开关，当 K 与 1 接通时，直流高压电源通过电阻 R_S，对电容器 C 充电，电容器储存电能；当除颤治疗时，开关 K 拨向位置 2，使充电电路被切断，由储能电容 C、电感 L 及人体（负荷）串联接通，使之构成 RLC（R 为人体电阻、导线本身电阻、人体与电极的接触电阻三者之和）串联谐振衰减振荡电路. 电容器 C 上的电能通过电感 L 和电极板对人体心脏放电（电击）. 通过人体心脏的电流波形如图 9-16 所示（图中虚线波形是无电感 L 时的放电电流波形）. 实验和临床证明，在放电回路中串接电感 L 比单纯 RC 放电电路的除颤效果更好，这种 RLC 电路放电的双向尖峰电流对心肌组织损伤小. 心脏除颤放电时间以 4～10 ms 效果较好. 适当选择 L 和 C 的数值，可满足除颤所需要的脉冲周期.

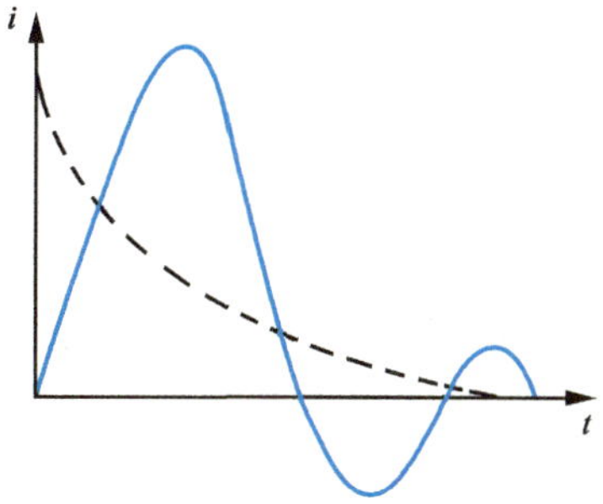

图 9-16　心脏除颤器的电流波形

高压电源对电容器充电后，其储存的电能为

$$W=\frac{1}{2}CU^2 \tag{9-24}$$

当体外除颤时，因部分能量消耗于皮肤、胸壁，所需的能量较大，临床上常用的能量一般在 100～400 J 的范围内，这时除颤电容器上的电压较高，约为 3～7 kV. 当体内除颤时，只需体外除颤能量的十分之一左右，最大不超过 100 J，电容器两端的电压也就较低. 医学上除颤用的电能单位常用焦耳（J）. 根据临床实际需要，控制电容器的充电时间，就可以得到所需要的电能大小. 如果电容器的电容量为 16 μF，需充电到 250 J，则根据式（9-24），可计算出这时电容器两端的电压为

$$U=\sqrt{\frac{2W}{C}}=\sqrt{\frac{2\times 250}{16\times 10^{-6}}}=5.6\ (\text{kV})$$

如果需要电能为 100 J，则电容器上的电压为 3.5 kV. 可见，心脏除颤复律时，加于人体的电压是几千伏的直流高压. 心脏除颤器的电极手柄用绝缘塑料制成，并附有绝缘保护圆盘，有良好的绝缘性，以防止操作者遭受电击. 除颤时，先将电极涂上电糊使电极与人体紧密接触，使之处于良好的导电状态. 否则，放电时会造成皮肤损伤，且达不到应有的除颤效果.

习 题

9-1 将三条截面相同、长度相同的圆柱导体串联接在一起，已知其电导率 $\gamma_1>\gamma_2>\gamma_3$，通过电流时，电场强度最大和最小的分别是哪个导体？为什么？

9-2 在直流电疗时，通过人体的电流为 2.0 mA. 如果治疗电极的面积为 8 cm^2，求通过电极的电流密度.

9-3 在由一个电源和一个电阻组成的闭合回路中，设电源的电动势为 ε，内阻为 r，外电阻为 R，求：

（1）电源端电压 U 与外电阻 R 的关系；

（2）断路（即 $R\to\infty$）时的端电压；

（3）短路（即 $R=0$）时的端电压和电流.

9-4 在题图 9-4 所示的电路中，$\varepsilon_1=24$ V，$\varepsilon_2=6$ V，$r_1=R_1=1\,\Omega$，$r_2=R_2=2\,\Omega$，$R_3=3\,\Omega$，求电路中的电流及 a、b 两点间的电势差.

9-5 求题图 9-5 所示的电路中各支路电流 I_1、I_2 和 I_3.

9-6 在题图 9-6 所示的电路中，已知 $\varepsilon_1=6.0$ V，$\varepsilon_2=4.5$ V，$\varepsilon_3=2.5$ V，$r_1=0.2\,\Omega$，$r_2=r_3=0.1\,\Omega$，$R_1=R_2=0.5\,\Omega$，$R_3=3.0\,\Omega$，求：通过 R_1、R_2、R_3 的电流 I_1、I_2、I_3.

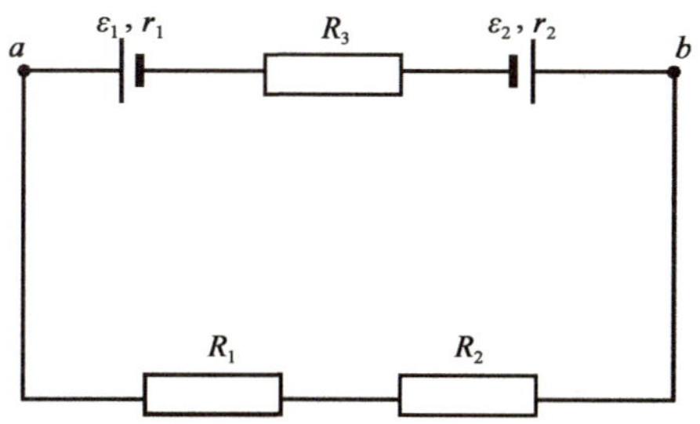

题图 9-4

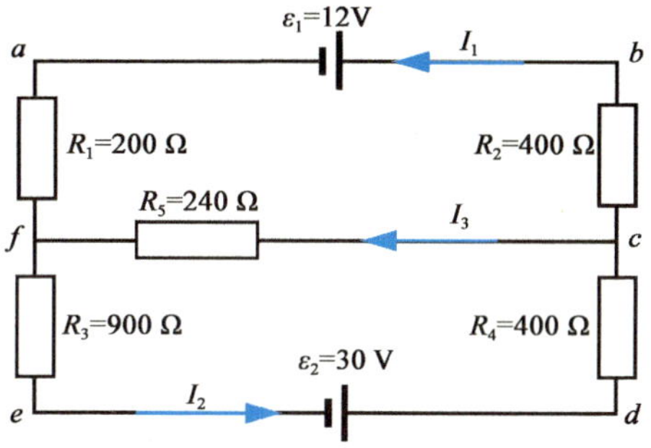

题图 9-5

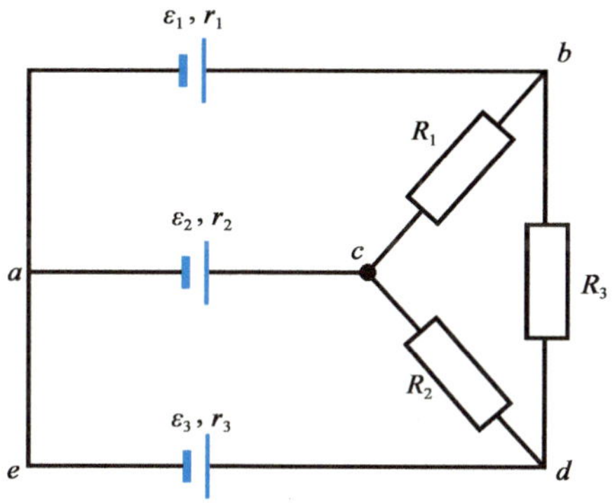

题图 9-6

9-7　在如题图 9-7 的电路中，电容器两端原已充电至 10 V，已知 $R_1 = R_2 = R_4 = 5\ \text{k}\Omega$，$R_3 = 10\ \text{k}\Omega$，$C$=10 μF，当开关 K 闭合后．试问经过多少时间，放电电流下降到 0.01 mA？

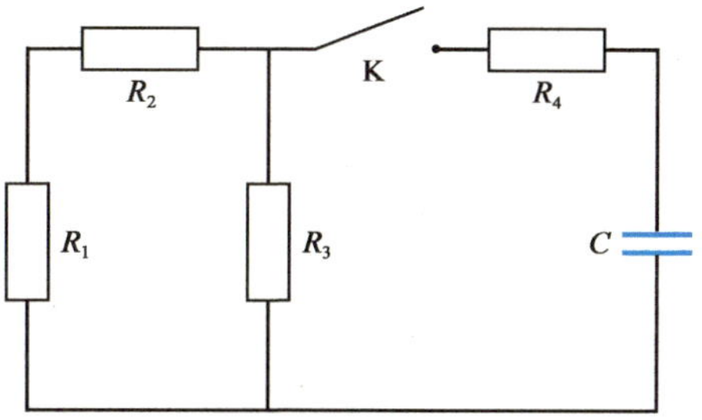

题图 9-7

9-8 如题图 9-8 所示，当电路达到稳态时（$t \to \infty$），求：

（1）电容器上的电压；

（2）各支路电流；

（3）时间常数.

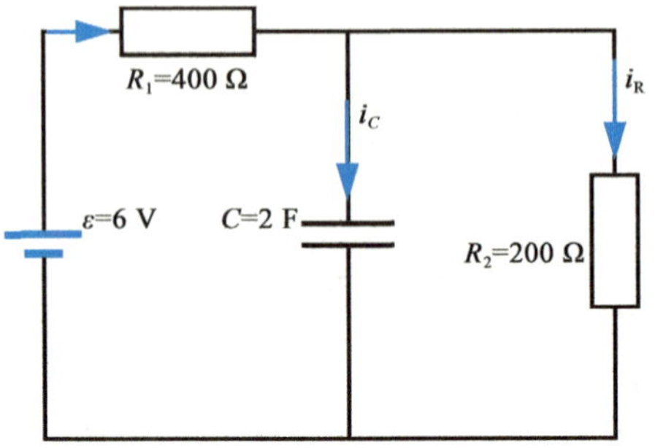

题图 9-8

（青岛大学 童家明）

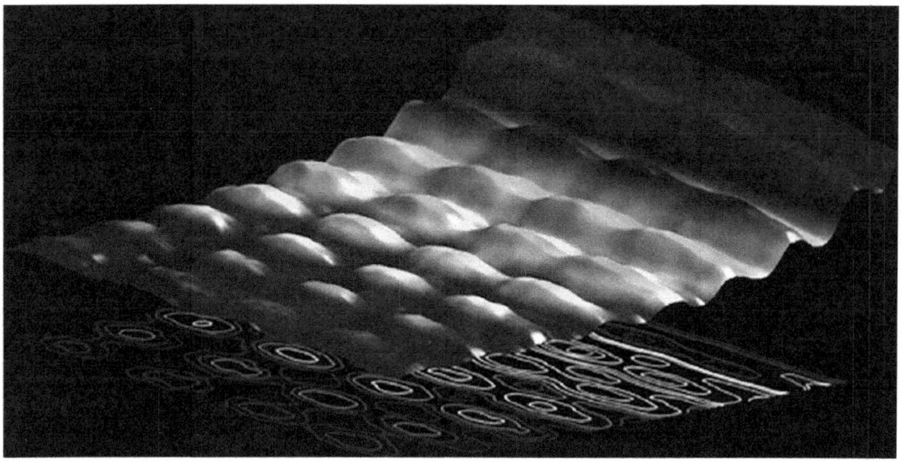

瑞士洛桑联邦理工学院（EPFL）的科学家首次在同一张图片中拍到了“波”和“粒”这两兄弟，并将此成果发表在 Nature Communications 上. 这种同时以波和粒子形式存在的光线照片，证明了爱因斯坦的理论，即光线电磁辐射同时表现出波和粒子的特性. 照片中，底部的切片状景象展示了光线的粒子特性，顶部的景象展示了光线的波特性.

第 10 章

量子力学基础

19世纪中期，经典物理的发展当时看起来已经比较完善，一般的物理现象都有相应的理论解释：牛顿的力学规律解释宏观的机械运动；麦克斯韦方程组解释电磁现象；热力学及统计物理学解释热现象. 然而到了 19 世纪末期，物理学遇到了一系列令人费解的实验现象，最有代表的两个实验：一、以太飘移. 当时人们认为电磁波依赖以太介质传播，但是麦克尔逊-莫雷实验表明以太不存在；二、热辐射实验. 从实验中观测到的物体质量热容总是低于经典统计物理学中能量均分定理给出的值. 伴随着物理学三大发现的产生（1895 年发现 X 射线，1896 年发现放射性，1897 年发现电子）近代物理学发展的序幕被逐步揭开. 其组成之一**量子力学（quantum mechanics）**首先在阐明原子结构的理论上取得突出成就，为元素周期律建立了严格的科学基础. 随后量子力学的应用很快扩展到一切和物质微观结构相关的现代科学技术领域. 如半导体器件和材料、原子能技术、激光技术和超导材料. 成功地解释了原子及分子的结构、固体的性质、辐射的吸收与发射、超导等物理现象. 继而被应用于小到基本粒子，大到中子星、黑洞的研究及现代物理学的各个分支，如高能物理、固体物理、核物理、天体物理和激光物理学等. 本章以量

知识拓展：量子医学

子力学的建立历程为线索，重点介绍普朗克能量量子假说，爱因斯坦的光电效应实验，康普顿散射实验，德布罗意的波粒二象性，概率波和海森伯的不确定关系的意义. 这些实验及理论建立的基本概念都是对经典物理的突破，对了解量子物理具有基础性的意义.

如果说相对论为我们提供了新的时空观，那么量子力学则为我们提供了对物质世界的新的思维方式和表达方式，并为一系列相关学科奠定了理论基础.

10.1 热辐射和普朗克能量量子化假设

10.1.1 热辐射

19 世纪中叶，冶金工业的迅猛发展要求高温测量技术，进而推动了热辐射的研究. 当一个铁块被加热时，随着时间的延长，温度不断上升，颜色也在不断变化，由暗红、赤红、橙色而最后成为黄白色，说明在不同温度下物体能发出波长不同的电磁波. 实际上，在任何温度下，物体都向外发射各种波长的电磁波，在不同的温度下所发出的各种电磁波的能量按波长有不同的分布，表现为不同的颜色. 这种由热运动引起的辐射现象称为**热辐射（heat radiation）**.

太阳发光、火炉燃烧都是热辐射. 自然界中的物体都在不断地辐射电磁波. 室温下大多物体辐射的电磁波分布在红外区域. 和任何物体一样，人体也会向外发射电磁波. 利用红外热像仪可以探测到人体所发出的红外光波段的电磁波，如图 10-1 所示. 探测显示的彩色影像称为**热像图（thermogram）**，医学上利用热像图可以早期发现肿瘤、能直观的观察治疗前后病灶的生理变化，实时监测疗效.

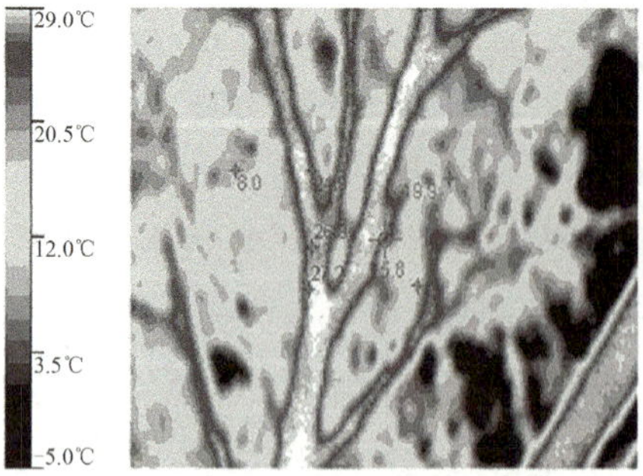

图 10-1　热像图

在温度为 T 时，单位时间内从物体单位表面积发出的（波长为 λ 附近单位波长间隔内的）电磁波的能量 $M_\lambda(T)$ 称为**单色辐出度（monochromatic radiant exitance）**，其定义式为

$$M_{\lambda}(T)=\frac{\mathrm{d}M_{\lambda}}{\mathrm{d}\lambda} \tag{10-1}$$

实验测得，100 W 的白炽灯钨丝表面在 2750 K 时和太阳表面的 M_{ν} 和 ν 的关系曲线如图 10-2.

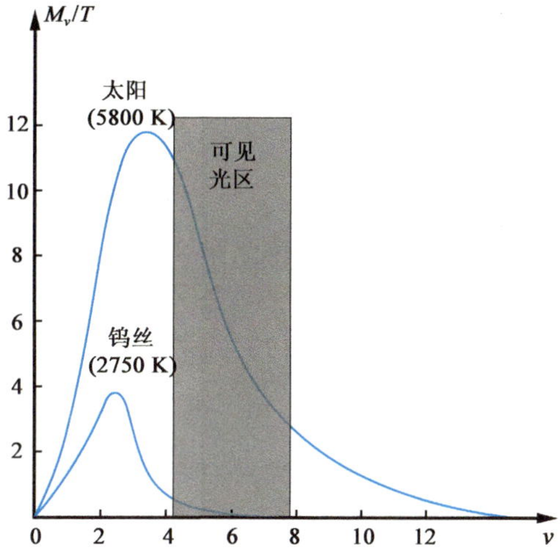

图 10-2 钨丝和太阳的单色辐出度曲线

10.1.2 黑体辐射实验

一个物体向外辐射电磁波能量（称为辐射能）的同时也在吸收辐射能，物体的温度保持不变，称为热平衡辐射. 通常物体对入射的电磁波，部分反射，部分吸收，部分折射. 如果一个物体对入射的电磁波能全部吸收，就称之为**黑体（black body）**.

黑体模型

在一定温度下，单位时间内，从黑体单位表面积上所发射的包含各种波长在内的总辐射能量，称为**辐射度（radiant exitance）**，用 $M(T)$ 表示，它与单色辐射度的关系为

$$M(T)=\int_{0}^{\infty}M_{\lambda}(T)\,\mathrm{d}\lambda \tag{10-2}$$

辐射度的单位是 $\mathrm{W\cdot m^{-2}}$.

用不透明的材料制成一内部粗糙的大空腔，开一个小孔，见图 10-3 所示. 首先电磁波由小孔射入空腔中，经多次反射和吸收，直至完全被吸收. 由于空腔完全吸收入射的各种波长的电磁波，就相当于黑体. 然后加热空腔到不同温度，其向外辐射电磁波. 用分光技术测量发出的电磁波的能量按波长的分布，可得到**黑体辐射（black body radiation）**的能谱曲线，见图 10-4.

黑体辐射

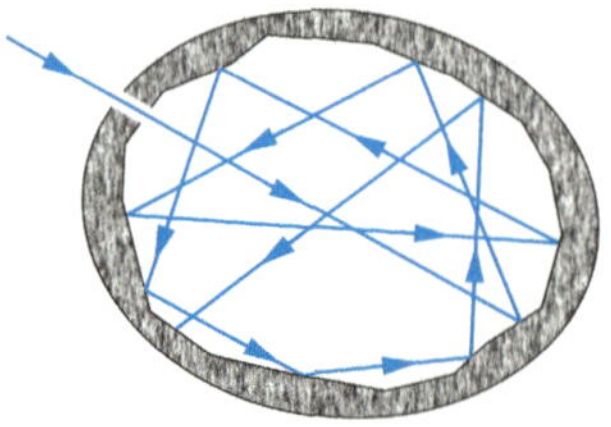

图 10-3　黑体模型

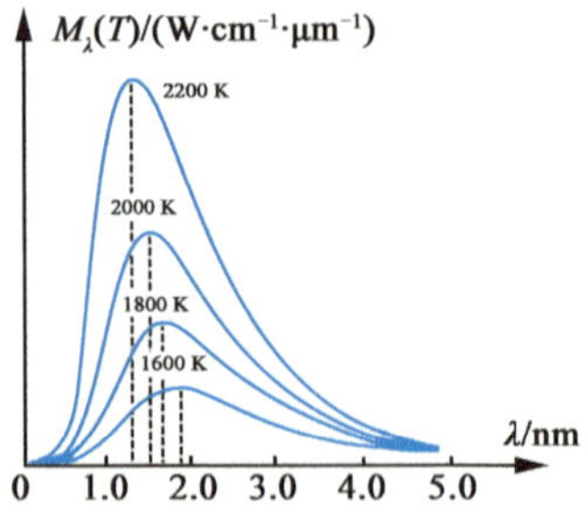

图 10-4　黑体辐射能谱曲线

1879 年，德国物理学家斯特藩由实验总结出黑体辐射度与温度关系的经验公式，即

$$M(T)=\sigma T^4 \tag{10-3}$$

式中，$\sigma=5.670373(21)\times10^{-8}\ \mathrm{W\cdot m^{-2}\cdot K^{-4}}$. 1884 年玻尔兹曼也得到了上述结论，因此上式称为**斯特藩-玻尔兹曼定律（Stefan-Boltzmann law）**.

1893 年德国物理学家维恩在研究中又得出了一条重要法则：物体发光时，其中最强光的波长和物体温度成反比，即

$$\lambda_{\mathrm{m}}T=b \tag{10-4}$$

实验给出常量 $b=2.898\times10^{-3}\ \mathrm{m\cdot K}$. 式（10-4）称为**维恩位移定律（Wien displacement law）**，它反映出热辐射的峰值波长随着温度升高而向短波方向移动. 例如，低温的火炉发出的辐射能，较多的分布在波长较长的红光区域，而高温的白炽灯发出的辐射能则较多地分布在波长较短的蓝光区域. 热辐射规律在现代科学技术上的应用极为广泛，它是高温遥测、红外追踪等技术的物理基础.

例 10-1

（1）温度为 20 ℃的黑体，其单色辐出度的峰值所对应的波长是多少？
（2）太阳的单色辐出度的峰值波长 $\lambda_m=483\ \mathrm{nm}$，试由此估算太阳表面的温度.

解　（1）由维恩位移定律得

$$\lambda_m=\frac{b}{T_1}=\frac{2.898\times10^{-3}\times10^{9}}{293}=9890(\mathrm{nm})$$

（2）由维恩位移定律得

$$T_2=\frac{b}{\lambda_m}=\frac{2.898\times10^{-3}}{483\times10^{-9}}\approx6000(\mathrm{K})$$

实验表明黑体辐射的实验规律与制造黑体腔壁的材料、腔壁的形状无关. 如何从理论上导出与实验曲线完全符合的黑体辐射公式，引起了物理学界的极大兴趣. 人们根据当时获得的经典物理学理论来推导黑体辐射公式，一直没有成功. 其中最典型的是瑞利-金斯公式和维恩公式. 瑞利-金斯（Rayleigh-Jeans）在 1890 年用经典电磁理论

和能量均分定律，把空腔中简谐振子平均能量取与温度成正比的连续值导出下列公式：

$$M_\lambda(T)=C_1\lambda^{-4}T \tag{10-5}$$

式中，C_1是常数. 此公式只在波长相当长的部分才与实验曲线相符. 随着波长减小，能量逐渐加大，在紫外光区域，辐射能量将趋于无穷大，这与实验完全不符，历史上称它为“紫外区的灾难”，见图 10-5.

随后，维恩在 1896 年由热力学和麦克斯韦分布律的讨论，假设气体分子辐射的频率只与其速率有关得出黑体能量的分布公式

$$M_\lambda(T)=C_2\lambda^{-5}\mathrm{e}^{-\frac{C_3}{\lambda T}} \tag{10-6}$$

式中，C_2,C_3 是常数. 此式只能与实验曲线的短波部分相符，不能说明长波段. 见图 10-5 所示.

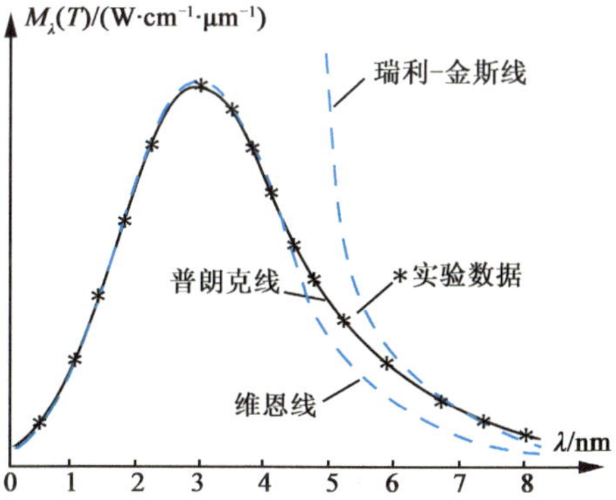

图 10-5 维恩、瑞利-金斯与实验曲线

10.1.3 普朗克能量量子化假设

1900 年，普朗克（M.Planck）利用数学上的内插法，把适用于高频的维恩公式和适用于低频的瑞利-金斯公式衔接起来，得到一个经验公式，这个公式与实验曲线很好的符合，

$$M_\lambda(T)=\frac{2\pi C^2h}{\lambda^5}\frac{1}{\mathrm{e}^{hc/(\lambda KT)}-1} \tag{10-7}$$

式中，C是光速，K 是玻尔兹曼常量，e是自然对数的底，h称为普朗克常量. 此式中，当λT 很小时，指数项的值远大于 1，略去分母中的 1 就可化成维恩公式（10-6）. 当λT 很大时，指数项的值接近于 1，按泰勒级数展开后取前两项就可化成瑞利-金斯公式(10-5). 对式（10-7）按波长积分或求极值，还可分别得出斯特藩-玻尔兹曼定律（10-3）和维恩位移定律（10-4）.

为了从理论上把黑体辐射公式（10-7）推导出来，普朗克突破了经典理论关于能量均分定理的束缚，提出了能量量子化（quantization）

概念，普朗克认为，组成黑体腔壁的分子、原子可看作是带电的线性谐振子，吸收和辐射电磁波；谐振子只能处于某些特定的能量状态，每一状态的能量只能是最小能量 ε_0 的整数倍. 而 ε_0 是谐振子处于最低能量状态的能量，它与谐振子的振动频率 ν_0 成正比，即 $\varepsilon_0 = h\nu_0$，因此，谐振子的能量为

$$E = n\varepsilon_0 = nh\nu_0 \tag{10-8}$$

式中，$n = 1,2,3,\cdots$ 为正整数，称为**量子数（quantum number）**，ε_0 这个最小能量称为能量子.

普朗克利用这一假设推导出了与实验结果完全符合的黑体辐射公式（10-7）. h 是科学史上具有划时代意义的重要常数，标志量子理论产生. 它冲破了经典理论的束缚，表明人类对物质世界的认识又进入到了一个新的阶段. 在普朗克假设的推动下，各种微观现象逐步得到正确解释，并建立起量子力学理论体系. 普朗克因此项成就获1918年诺贝尔物理学奖.

10.2 光的波粒二象性

10.2.1 光电效应

普朗克的能量量子化假说成功地解释了黑体辐射的规律，但毕竟是间接的. 物体究竟是如何发射和吸收电磁辐射还有待物理理论的依托和进一步的实验证明.

普朗克的黑体辐射公式与实验结果完全符合. 物理学家深信这里必定蕴藏着一个非常重要但尚未被人们揭示的科学原理. 就在普朗克还在为他的能量子寻找经典物理根源时，爱因斯坦在对光电效应的解释中，使能量子概念向前发展了一大步.

1. 光电效应实验

19 世纪末人们发现只要照射到金属球上的光束的频率足够高，金属中的一些电子吸收了光的能量就能逸出金属表面. 这种由于光的照射使电子从金属表面逸出的现象称为**光电效应（photoelectric effect）**. 逸出的电子叫作**光电子（photoelectron）**. 光电子的定向运动所形成的电流称为**光电流（photoelectric current）**，如图 10-6 所示.

在光电管的阳极 A 和阴极 K 之间加上直流电压 U，当用适当波长的单色光照射阴极 K 时，阴极上就会有光电子逸出，它们将在加速电场的作用下飞向阳极 A 而形成光电流 I. 实验曲线如图 10-7、图 10-8 所示.

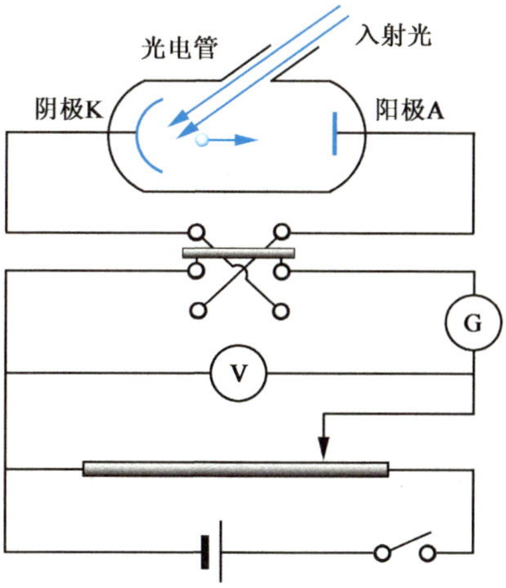

图 10-6　光电效应的实验装置

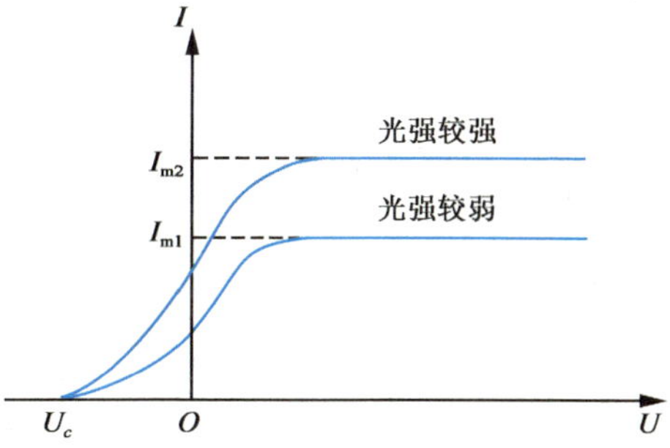

图 10-7　光电效应伏安特性曲线

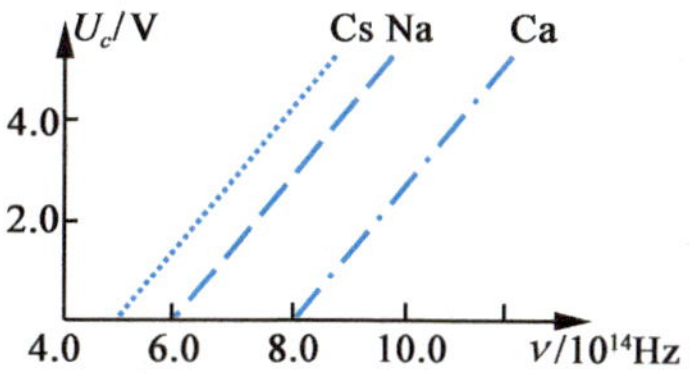

图 10-8　遏止电压与入射光频率关系

实验表明：

（1）光电流 I 随着 U 增加而增加，当 U 增加到一定值时，I 不再增加，即单位时间内从阴极逸出的光电子全部被阳极接收，形成饱和光电流，饱和电流 I 与光强成正比.

（2）当加速电压减小到零并逐渐变成负值 U_c 时，光电流等于零. 电压值 U_c 称为**遏止电压（stopping potential）**，如图 10-7 所示，光电子的最大初动能与遏止电压的关系为

$$\frac{1}{2}mv_m^2 = eU_c$$

（3）光电子的最大初动能与入射光的频率成线性关系，U_0 由阴极金属的性质决定，如图 10-8 所示，与入射光的强度无关.

由图 10-8 可知

$$U_c = K\nu - U_0 \tag{10-9}$$

$$\frac{1}{2}mv_0^2 = eU_c = eK\nu - eU_0$$

光电子的初动能必须大于或等于零.

$$eK\nu - eU_0 \geqslant 0$$

产生光电效应的条件为

$$\nu \geqslant \frac{U_0}{K}$$

极限情况

$$\nu_0 = \frac{U_0}{K} \tag{10-10}$$

当 $\nu \leqslant \nu_0$ 时，无论光照多么强，照射时间多么长，都不能产生光电效应. ν_0 称为光电效应的**极限频率（threshold frequency）**（也叫红限）. 几种金属的逸出功和红限参见表 10-1.

表 10-1 几种金属的逸出功和红限

金属	钾（K）	钠（Na）	钙（Ca）	锌（Zn）	钨（W）	银（Ag）
逸出功/ eV	2.25	2.29	3.20	3.38	4.54	4.63
红限/ 10^{14} Hz	5.44	5.53	7.73	8.06	10.95	11.19

（4）频率超过某金属的极限频率时，金属表面从接收光照到逸出电子所需时间不超过 10^{-9} s，如图 10-9 所示.

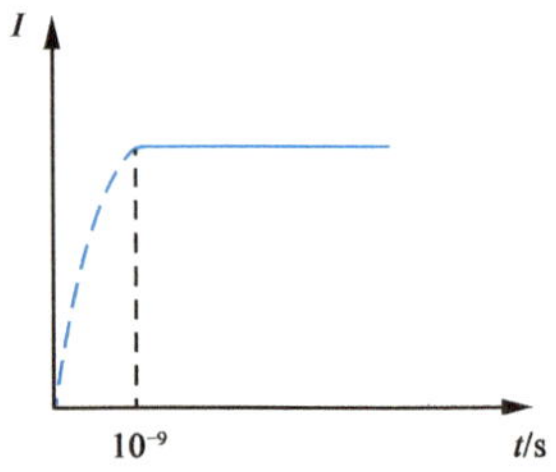

图 10-9 光电子逸出时间

实验结果无法用经典电磁理论解释. 按经典电动力学，光是电磁波，电磁波的能量决定于它的强度，即只与电磁波的振幅有关，而与电磁波的频率无关.

2. 爱因斯坦的光量子理论

通过光的干涉、衍射等实验，人们已认识到光是一种波动-电磁波，并建立了光的电磁理论-麦克斯韦理论. 爱因斯坦在解释光电效应时，将普朗克的辐射能量不连续的假设作了重大发展. 普朗克只提出光在发射和吸收时具有粒子性，爱因斯坦认为光在传播时也具有粒子性，一束光可看作以光速运动的粒子流，这些光粒子称为光量子（简称光子），每个光子能量为

$$\varepsilon = h\nu$$

金属中的一个电子吸收一个频率为 ν 的光子能量后，一部分用于电子从金属表面逸出所需的逸出功 A，一部分转化为光电子的动能 $\frac{1}{2}mv^2$.

$$h\nu = \frac{1}{2}mv^2 + A \tag{10-11}$$

式（10-11）称为**爱因斯坦光电效应方程（Einstein photoelectric equation）**，当电子的初动能 $\frac{1}{2}mv^2 = 0$ ，

$$A = h\nu_0 \tag{10-12}$$

ν_0称为截止频率又称红线频率.

爱因斯坦方程式的出现，使光电效应实验曲线与经典物理理论不相符的问题得到了解决. 光子携带的能量被电子一次性吸收，如果一个光子携带的能量小于电子的逸出功，电子获得的能量就不能克服阻力逸出金属表面发生光电效应；光电子的数目正比于入射光子的数目，所以饱和光电流正比于入射光强；当光电子初动能为零时，入射光的频率就是红限频率；光电子的最大初动能只与光子的能量有关，所以遏止电压只取决频率；光子和电子能量交换是瞬时的，所以光电效应几乎是瞬时发生的.

光量子假说成功地解释了光电效应实验，但是光电效应中包含的遏止电压与入射光频率的线性关系（$U_c = K\nu - U_0$）当时还没有直接的实验依据.

美国物理学家密立根（R.A.Millikan，1868～1953）从1904年历经十余年的光电实验研究，本想证明经典理论的正确，但在1916年却由精确的实验全面证实了爱因斯坦光电效应方程. 图10-8所示即是他用精确的实验测出的不同金属材料做阴极时，遏止电压与入射光频率的正比关系，并得出直线斜率K与电子电量e的乘积恰为普朗克常量.

爱因斯坦因光量子理论的提出，密立根因测量电子电荷及光电效应的研究，分别于1921年和1923年获得了诺贝尔物理学奖.

3. 光的波粒二象性

爱因斯坦提出光子有动量和质量，光具有波粒二象性.

一个光子的能量为

$$E = h\nu \tag{10-13}$$

根据相对论的质能关系

$$E = mc^2 \tag{10-14}$$

由式（10-13）和式（10-14）可知一个光子的质量为

$$m = \frac{h\nu}{c^2} = \frac{h}{c\lambda}$$

粒子质量和运动速度的关系为

$$m = \frac{m_0}{\sqrt{1-\left(\frac{v}{c}\right)^2}} \tag{10-15}$$

光子是速度为光速、静止质量为零的一种粒子. 由于光速不变，光子对于任何参考系都不会静止，所以在任何参考系中光子的质量实际上都不会是零. 例如，核反应证明质子、中子等放出光子后质量减小，可认为光子带走了质量.

根据相对论的能量-动量关系

$$E^2=(pc)^2+(m_0c^2)^2$$

光子的动量为

$$p=\frac{E}{c}=\frac{h\nu}{c}$$

或

$$p=\frac{h}{\lambda} \tag{10-16}$$

式（10-13）和式（10-16）中左侧的量描述光的粒子性，右侧的量描述光的波动性. 光的这两种性质在数量上由普朗克常量联系在一起.

例 10-2

已知纯金属钠的逸出功为 2.29 eV. 求光电效应的红限频率和红限波长；如果是 300 nm 的紫外光照射钠表面，求光电子的最大动能.

解 （1）由光电效应方程 $\frac{1}{2}mv_m^2=h\nu-A$，$\frac{1}{2}mv_m^2=0$ 时的红限频率为

$$\nu_0=\frac{A}{h}=\frac{2.29\times1.6\times10^{-19}}{6.63\times10^{-34}}=5.53\times10^{14}\ \text{(Hz)}$$

其红限波长为

$$\lambda_0=\frac{c}{\nu_0}=\frac{hc}{A}=\frac{6.63\times10^{-34}\times3\times10^{8}}{2.29\times1.6\times10^{-19}}=5.43\times10^{-7}\,\text{(m)}$$

（2）由光电效应方程可知，300 nm 光子入射时光电子最大动能为

$$\frac{1}{2}mv_m^2=\frac{hc}{\lambda}-A=\frac{6.63\times10^{-34}\times3\times10^{8}}{3\times10^{-7}\times1.6\times10^{-19}}-2.29=1.85\ \text{(eV)}$$

10.2.2 康普顿效应

1. 康普顿散射实验

康普顿效应

光电效应只是证明光被物质吸收时，能量的吸收或放出过程是量子化的. 直接通过实验并用微粒的模型证实光的粒子性的是康普顿散射实验.

康普顿于 1922～1923 年间发现了 X 射线通过物质散射后波长变长的现象，称为康普顿效应（Compton effect）. 吴有训以精湛的实

验技术和卓越的理论分析，验证了康普顿效应的正确性. 康普顿效应的理论完美的诠释了光的波粒二象性理论.

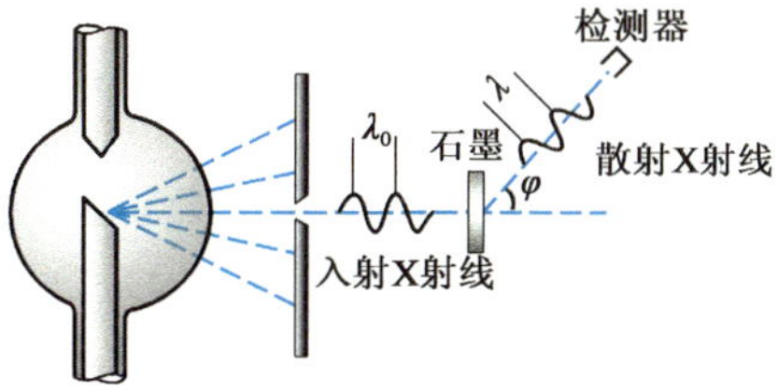

图 10-10 康普顿散射装置

康普顿的实验装置如图 10-10 所示. 从 X 射线源发出的一束波长为 λ_0 的 X 射线投射到石墨上，经石墨散射后散射光的波长可由光谱仪测定. 在测量与入射光束成各种角度的散射光时发现：

（1）散射光中除了有波长为 λ_0 的 X 射线之外，还有波长 $\lambda > \lambda_0$ 的成分，这就是“双峰散射”现象. 如图（10-11）. 波长改变量 $\Delta\lambda = \lambda - \lambda_0$ 随着散射角 φ 的增大而增大，与散射物质的性质无关.

$$\Delta\lambda = \lambda - \lambda_0 = \lambda_c(1-\cos\varphi) = 2\lambda_c \sin^2\frac{\varphi}{2} \qquad (10\text{-}17)$$

实验测定 $\lambda_c = 0.00243\ \text{nm}$，是与散射物质无关的常数，称为康普顿波长（Compton wavelength）.

（2）散射光强度随散射物质原子量的增加而减小.

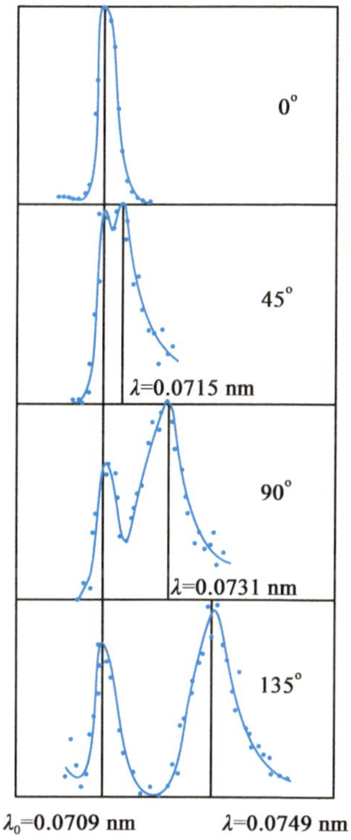

图 10-11 康普顿散射实验结果

2. 康普顿的光子解释

按照经典的电磁学理论，入射电磁波通过散射物质时，引起物质中带电粒子做频率相同的受迫振动，作受迫振动的带电粒子成为新的波源向外辐射（散射）与入射电磁波频率相同的电磁波，所以光的波动理论可以解释波长不变的散射.

按照光的量子理论，许多固体散射物质中和原子结合较弱的一些电子，相比 X 射线（光子流，每个光子的能量约 $10^4 \sim 10^5\text{eV}$），其束缚能是可以忽略的，可近似地看作是自由电子. 而它们的热运动能量数量级约百分之几电子伏特，相对射线光子可以认为这些电子是静止的. 康普顿认为X 射线散射是单个光子与散射物质中受原子束缚较弱的电子相互作用的过程，可以近似看作是光子与静止自由电子之间的弹性碰撞，且光子和电子系统在相互作用过程中的动量和能量都是守恒的. 康普顿散射原理的示意图如图 10-12 所示。

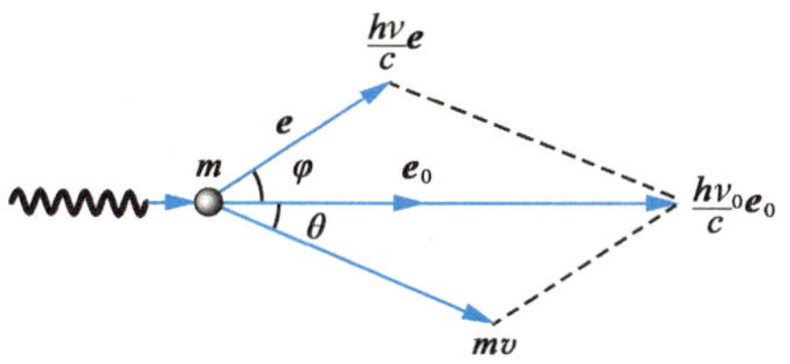

图 10-12 光子和静止的自由电子碰撞动量守恒矢量图
（e 和 e_0 表示该方向的单位矢量）

图 10-12 中散射 X 射线与入射 X 射线的夹角φ为散射角．设入射光子的动量为$\dfrac{h}{\lambda_0}$，能量为$h\nu_0$；散射光子动量为$\dfrac{h}{\lambda}$，能量为$h\nu$；静止自由电子碰撞前的能量为m_0c^2，碰撞后动量变为mv（此时称为反冲电子），其能量为mc^2．根据能量守恒定律得

$$h\nu_0 + m_0c^2 = h\nu + mc^2$$

$$h\frac{c}{\lambda_0} + m_0c^2 = h\frac{c}{\lambda} + mc^2$$

$$mc = m_0c + \frac{h}{\lambda_0} - \frac{h}{\lambda} \tag{10-18}$$

由动量守恒定律得

$$(mv)^2 = \left(\frac{h}{\lambda_0}\right)^2 + \left(\frac{h}{\lambda}\right)^2 - 2\frac{h^2}{\lambda_0\lambda}\cos\varphi \tag{10-19}$$

由相对论关系式

$$m = \frac{m_0}{\sqrt{1-\left(\dfrac{v}{c}\right)^2}}$$

得

$$(mv)^2 = (mc)^2 - (m_0c)^2$$

代入式（10-19）得

$$(mc)^2 = (m_0c)^2 + \left(\frac{h}{\lambda_0}\right)^2 + \left(\frac{h}{\lambda}\right)^2 - 2\frac{h^2}{\lambda_0\lambda}\cos\varphi \tag{10-20}$$

式（10-18）的平方减去式（10-20）得

$$2m_0c\left(\frac{h}{\lambda_0} - \frac{h}{\lambda}\right) + \left(\frac{h}{\lambda_0} - \frac{h}{\lambda}\right)^2 - \left(\frac{h}{\lambda_0}\right)^2 - \left(\frac{h}{\lambda}\right)^2 + 2\frac{h^2}{\lambda_0\lambda}\cos\varphi = 0$$

即

$$\lambda_0\lambda\left(\frac{1}{\lambda_0} - \frac{1}{\lambda}\right) = \frac{h}{m_0c}(1-\cos\varphi)$$

$$\Delta\lambda = \lambda - \lambda_0 = \frac{h}{m_0c}(1-\cos\varphi) = 2\frac{h}{m_0c}\sin^2\frac{\varphi}{2} \tag{10-21}$$

将上式与式（10-17）比较得

$$\lambda_c = \frac{h}{m_0c} = 0.00243\ \text{nm}$$

式中，m_0为电子的静止质量，φ为散射角．式（10-21）表明波长的改变量仅与散射角φ有关，与散射物质无关．散射角为零时，散射光中无波长改变现象，随着φ的增大，波长的改变量$\Delta\lambda$增大．式(10-21)

成功解释了康普顿散射中波长改变随散射角变化的规律.

另外，入射光子还会与散射物质中被原子束缚得很紧的内层电子碰撞，这实际上和一个质量很大的原子交换动量和能量，所以这部分光子经弹性碰撞后几乎不损失能量，只改变方向. 这便是散射光中总有与入射光波长相同成分的原因. 轻原子中电子束缚较弱，重原子内层电子束缚很紧，因此原子量越小的物质康普顿效应的散射强度越大.

由于康普顿波长只有10^{-3} nm数量级，也只有像X射线这样短波长的射线散射中才易觉察到康普顿效应，在光电效应中的康普顿效应就很不明显，因为它的入射光是波长较长的可见光或紫外线. 例如，

当入射波波长$\lambda_0=400$ nm时，在$\varphi=\pi$的方向上，散射波波长偏移$\Delta\lambda=4.8\times10^{-3}$ nm，$\dfrac{\Delta\lambda}{\lambda_0}=1.2\times10^{-5}$. 很难观察到康普顿散射.

当入射波波长$\lambda_0=0.05$ nm，$\varphi=\pi$时，虽然波长的偏移仍是$\Delta\lambda=4.8\times10^{-3}$ nm，但$\dfrac{\Delta\lambda}{\lambda_0}=9.6\times10^{-2}$，这时就能比较明显地观察到康普顿散射了. 这也就是选用X射线观察康普顿散射的原因.

康普顿效应的发现及解释进一步揭示了光的粒子性，康普顿效应在理论分析和实验结果上的一致，直接证实了光子具有一定的质量、能量和动量. 同时也证实了在微观粒子的相互作用过程中，光子严格服从能量守恒定律和动量守恒定律.

例 10-3

设光子与处于静止状态的自由电子碰撞，测得反冲电子获得的最大动能为0.6 keV，求：

（1）求入射光的波长；

（2）写出散射光的波长.

解 电子获得最大动能时，散射光子的能量最小，其波长最大. 由

$$\Delta\lambda=\lambda-\lambda_0=\frac{h}{m_0c}(1-\cos\varphi)$$

得到

$$\varphi=\pi$$

可得

$$\lambda=\lambda_0+\frac{2h}{m_0c}$$

由能量守恒

$$h\nu_0+m_0c^2=h\nu+mc^2$$

电子的动能

$$\begin{aligned}E_k&=mc^2-m_0c^2\\&=h\nu_0-h\nu\\&=hc\left(\frac{1}{\lambda_0}-\frac{1}{\lambda}\right)\\&=\frac{hc(\lambda-\lambda_0)}{\lambda_0\lambda}=0.6\ \text{keV}\end{aligned}$$

解方程可得

$$\lambda_0=9.98\times10^{-11}\ \text{m}$$

散射光波长

$$\lambda=\lambda_0+\frac{2h}{m_0c}=0.1\ \text{nm}$$

10.3 物质波及其波动性

10.3.1 德布罗意物质波

20 世纪 20 年代前后，普朗克建立的光量子论开始被人们接受，爱因斯坦提出的光的“波粒二象性”也逐步被理解，恰在此时，来自法国巴黎大学 31 岁的博士生德布罗意（de.Broglie）又为量子学的发展带来新的方向. 德布罗意在光的波粒二象性的启发下想到，自然界在许多方面都是明显对称的，如果光具有波粒二象性，则实物粒子，如电子，也应具有波粒二象性. 他认为，“整个世纪以来，在辐射理论上，比起波动的研究方法来，是过于忽略了粒子的研究方法；在实物理论上，是否发生了相反的错误呢？是不是我们关于‘粒子’的图像想得太多，而过分地忽略了波的图像呢？”于是，他大胆地在他的博士论文中提出假设：实物粒子也具有波动性.

1. 德布罗意假设

德布罗意认为一个粒子的能量和动量与和它相联系的波的频率和波长的定量关系与光子的一样，即有

$$E = mc^2 = h\nu \tag{10-22}$$

$$p = mv = \frac{h}{\lambda} \tag{10-23}$$

此式又被称为德布罗意关系式（**de Broglie formula**）.

由式（10-22）可得

$$\nu = \frac{mc^2}{h}$$

由式（10-23）得

$$\lambda = \frac{h}{mv}$$

这种和实物粒子相联系的波被称为物质波（**material wave**）或德布罗意波（**de Broglie wave**）.

例如，对于加速电子，如果加速电势差为 U，则

$$\frac{1}{2}m_0 v^2 = eU$$

$$v = \sqrt{\frac{2eU}{m_0}}$$

$$\lambda = \frac{h}{m_0 v} = \frac{h}{\sqrt{2eUm_0}} = \frac{h}{\sqrt{2em_0}} \cdot \frac{1}{\sqrt{U}}$$

$$\lambda = \frac{1.225}{\sqrt{U}}\ \text{nm} \tag{10-24}$$

物质波所对应的波长又称为**德布罗意波长（de Broglie wavelength）**. 德布罗意物质波思想被爱因斯坦誉为“揭开了伟大戏剧大幕的一角”以强调其重大意义，因为它为量子力学的建立提供了物理基础.

德布罗意波长 1927 年被实验所证实，1929 年为此而获得诺贝尔物理学奖.

表 10-2　粒子的德布罗意波长

粒子	能量/eV	质量/kg	速度/（$m\cdot s^{-1}$）	波长/nm
电子	1	9.1×10^{-31}	5.9×10^{5}	1.2
电子	100	9.1×10^{-31}	5.9×10^{6}	1.2×10^{-1}
电子	10000	9.1×10^{-31}	5.9×10^{7}	1.2×10^{-2}
质子	100	1.67×10^{-27}	1.4×10^{5}	1.2×10^{-3}
子弹	—	0.01	3×10^{2}	2.21×10^{-25}

例 10-4

一质量 $m_0=0.05$ kg 子弹，$v=300\ \text{m}\cdot\text{s}^{-1}$，求其物质波的波长.

解　由于子弹速度

$$v \ll c$$

所以子弹的物质波的波长为

$$\lambda = \frac{h}{m_0 v} = \frac{6.63\times10^{-34}}{0.05\times300} = 4.4\times10^{-35}$$
$$= 4.4\times10^{-26}\ (\text{nm})$$

例 10-5

电子经加速电势差 $U=100$ V 加速后，求电子的德布罗意波波长.

解　由公式（10-24）有

$$\lambda = \frac{1.225}{\sqrt{U}} = \frac{1.225}{\sqrt{100}} = 0.122\ (\text{nm})$$

可以看出电子的物质波的波长与 X 射线波长相当，而宏观物体所对应的物质波波长小到实验无法测量的程度，所以研究宏观物体不必考虑波动性.

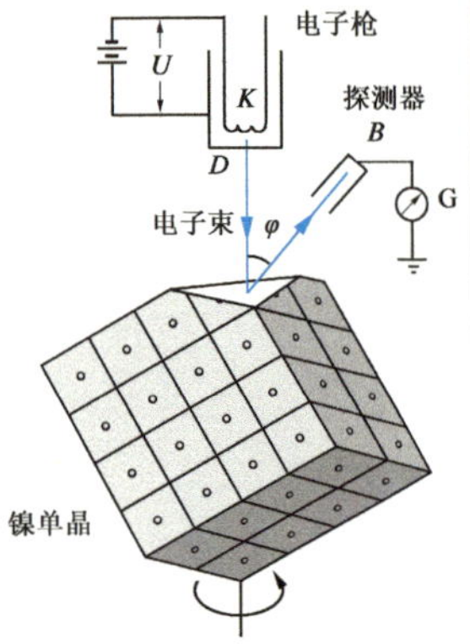

图 10-13 电子衍射实验

2. 戴维逊-革末实验、德布罗意的物质波验证

1927 年，戴维逊（C.Davisson）和革末（L.Germer）首先利用电子束的衍射实验证实了实物粒子的波动性. 戴维逊-革末实验装置如图 10-13 所示.

一束电子射到镍晶体的特选晶面上，同时用探测器测量沿不同方向散射的电子束的强度.

实验中发现，当入射电子的能量为 54 eV 时，在 $\varphi=50^\circ$ 的方向上散射电子束强度最大（见图 10-14）. 按类似于 X 射线在晶体表面衍射的分析，由图 10-15 可知，散射电子束极大的方向应满足下列条件：

$$d\sin\varphi=\lambda \tag{10-25}$$

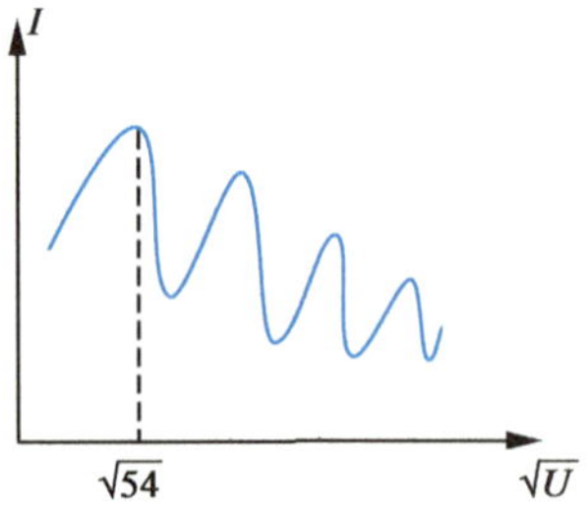

图 10-14 反射束强度

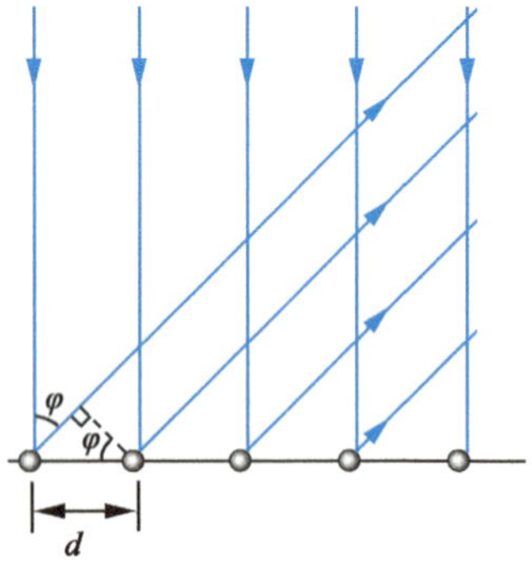

图 10-15 电子束在镍晶体表面散射

镍晶体表面原子间距 $d=2.15\times10^{-10}$ m，代入式（10-25）得出“电子波”的波长为

$$\lambda=d\sin\varphi=2.15\times10^{-10}\times\sin50^\circ=1.65\times10^{-10}\ \text{(m)}$$

按德布罗意提出的假设

$$\lambda=\frac{h}{m_e v}=\frac{h}{\sqrt{2m_e E_k}}$$
$$=\frac{6.63\times10^{-34}}{\sqrt{2\times0.91\times10^{-31}\times54\times1.6\times10^{-19}}}$$
$$=1.67\times10^{-10}\ \text{(nm)}$$

这一结果与实验结果很符合.

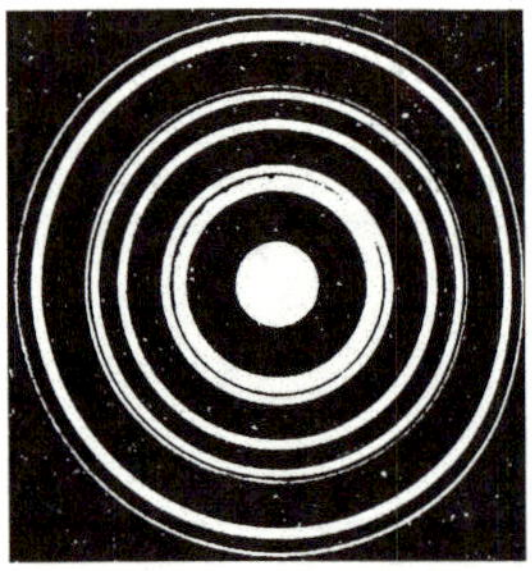
图 10-16 电子衍射图样

这种在一定的加速电压下的某些角度方向上，或者是一定的角度方向上对应不同的加速电压出现电流极大值的实验现象是对电子的波动性的证明. 两个月以后，英国物理学家汤姆孙（G.P.Thomson）让高能电子束透射金属薄箔后，在金属薄箔后面照相底片上得到同心环状的衍射图样图 10-16，再次显示了电子的波动性. 1937 年，汤姆孙和戴维逊由于电子衍射方面的工作共获诺贝尔物理学奖.

10.3.2　不确定关系

位置和动量可以描述微观粒子的粒子性，不过由于粒子的波动性，不能象经典力学那样同时准确确定它的位置坐标和动量，只能给出它们的可能性或概率，量子力学中用不确定关系来描述微观粒子的这一属性. 不仅如此，一般情况下对于描述微观粒子运动的其他共轭物理量（例如，粒子的能量和粒子处在该能量状态上的时间等）也只能给出概率性的描述，即也都存在一个不确定量.

不确定关系

如图 10-17 所示，一束动量为 p 的电子束射向宽度为 Δx 的单缝，观测电子束的单缝衍射图样. 对一个电子来说，我们知道它是从缝宽为 Δx 的狭缝中通过，不能确定它从狭缝中哪个点通过的，因此 Δx 就是电子在 x 方向的位置不确定量.

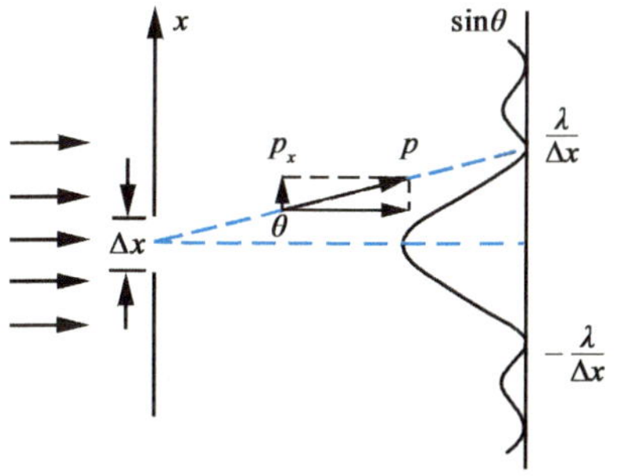

图 10-17　电子的单缝衍射

电子在单缝前 x 方向的动量等于零，但在缝后 x 方向的动量不再为零，否则只沿与 x 垂直方向运动就不会产生衍射现象了. 穿过单缝的电子很大一部分都落在中央明纹之内，落在其他区域的电子很少. 考虑对应于一级极小处电子，设通过单缝后电子的动量为 $\boldsymbol{p}$，x 方向的分量为 p_x 分布在 $0 \sim P\sin\theta$ 范围，动量的最大不确定度

$$\Delta p_x = p\sin\theta = p\frac{\lambda}{\Delta x}$$

将 $p = \dfrac{h}{\lambda}$ 代入上式

$$\Delta x \Delta p_x = \frac{h}{\lambda}\lambda = h$$

考虑到电子也可以出现在更高级明条纹中，所以有

$$\Delta x \Delta p \geqslant h \tag{10-26}$$

这一结论称为不确定关系（**uncertainty relation**）. 其表明，微观粒子的位置和动量不能同时具有确定的量，或者说，当粒子的位置不确定量越小时，同方向的动量不确定量就越大，反之亦然. 在测量粒子的位置和动量时，其精度存在着一个终极不可逾越的限制.

例 10-6

电子的速率约为$2.18\times10^{6}\ \mathrm{m\cdot s^{-1}}$，电子在氢原子内坐标的不确定量为$10^{-10}$ m．试求电子速率的不确定量．

解 利用不确定关系式（10-26）可得

$$\Delta v \geqslant \frac{h}{m\Delta x}=\frac{6.626\times10^{-34}}{9.1\times10^{-31}\times10^{-10}}=7.2\times10^{6}\ (\mathrm{m\cdot s^{-1}})$$

氢原子中的电子在轨道上的运动速度约为$10^{6}\ \mathrm{m\cdot s^{-1}}$，与由不确定关系计算出来的速度不确定量有相同的数量级．因此，在原子的尺度范围内再谈论电子的速度是没有意义的，这种误差，是物质世界本身所固有的．所以，我们要抛弃轨道的概念，用其在空间的分布去描述它．

对于宏观粒子，其坐标和动量还是可以同时确定的．

例 10-7

人的红细胞质量为10^{-13} kg，由测量可知红细胞位置的不确定量为0.1 μm，试计算其速率的不确定量．

解 利用不确定关系式（10-25）可得

$$\Delta v \geqslant \frac{h}{m\Delta x}=\frac{6.626\times10^{-34}}{10^{-13}\times10^{-7}}=6.626\times10^{-14}\ (\mathrm{m\cdot s^{-1}})$$

计算得出红细胞速度的不确定量为$6.6\times10^{-14}\ \mathrm{m\cdot s^{-1}}$，显然，任何现代测量方法都不能检测到的精度，由此可见，宏观粒子可用经典力学轨道的概念精确描述．

动能是速度的函数，势能是位置的函数，所以不确定关系也存在于能量与时间之间．如果微观粒子处于某一能量状态上的时间为Δt，则粒子能量必有一个不确定量ΔE，它们之间的关系为

$$\Delta E\Delta t \geqslant h \tag{10-27}$$

上式称为微观粒子的能量-时间不确定关系．大量原子在同一能级上停留时间不同，但平均值是确定的，称为该能级的平均寿命．平均寿命越长，能级就越稳定，由不确定关系可知能级宽度也越小，当原子跃迁到低能级时其光谱线自然宽度就越窄．

10.3.3 波函数及其统计解释

1．*波函数*

微观粒子具有波粒二象性，其运动状态可以用**波函数**描述，我们从微观自由粒子相当于单色平面波特例出发，给出量子力学的波函数数学表达式．设以速度v沿x轴正方向运动的粒子，不受外力作用，速度v、动量p、能量E均不变，由德布罗意关系式可知，与该粒

子相联系的频率$\nu=\dfrac{E}{h}$和波长$\lambda=\dfrac{h}{p}$不随时间改变. 所以，与该粒子相联系的物质波相当于单色平面波，由波动中单色平面波的波函数

$$y(x,t)=A\cos 2\pi\left(\nu t-\frac{x}{\lambda}\right)$$

写成复数的形式

$$y(x,t)=A\mathrm{e}^{-\mathrm{i}2\pi\left(\nu t-\frac{x}{\lambda}\right)}$$

将$E=h\nu$，$p=\dfrac{h}{\lambda}$代入上式，$\hbar=\dfrac{h}{2\pi}$，为区别于经典波函数表示为

$$\psi(x,t)=\psi_0\mathrm{e}^{-\frac{\mathrm{i}}{\hbar}(Et-px)} \tag{10-28}$$

上式给出了以确定能量E和动量p沿x轴匀速运动的自由粒子波函数. 一般情况下粒子会处于随时间变化或随空间变化的力场之中，不是自由的，能量和动量是变化的不能用单色平面波来描述，但波函数仍具有式（10-28）的形式，考虑到粒子的空间运动，把上式推广为

$$\psi(r,t)=\psi_0\mathrm{e}^{-\frac{\mathrm{i}}{\hbar}(Et-\boldsymbol{p}\cdot\boldsymbol{r})} \tag{10-29}$$

对于经典波，波函数即可用复数表达也可用实数形式表达，物质波波函数只有复数形式.

2. 波函数的统计解释

由波函数的表达式可以看到，它既有反映波动性的物理量波长和频率又有包含体现粒子性的物理量能量和动量，所以它描述了微观粒子的波粒二象性特征. 回顾经典力学的波函数，机械波表示质点位移变化规律，电磁波表示电场$\boldsymbol{E}$和磁场$\boldsymbol{B}$变化规律. 而量子力学波函数本身不代表任何可观测的物理量，但物质波的空间强度分布和微粒在空间出现的概率分布应该一致. 1926 年德国物理学家玻恩（M.Born）对波函数提出了统计解释，很快被同行公认.

由经典波强度分布等于波函数的平方，可类推物质波ψ的平方也应该表示“强度”分布. 对于物质波，由于波函数是复数，为保证平方值为正值，则用ψ与其共轭复数ψ^*之积来表示物质波的“强度”，该强度应该是粒子在空间某范围内出现的概率. 如和电子相联系的物质波，强度较大的地方就是电子在该处分布较多的地方，也可以说是与单个电子在该处出现的概率成正比，所以物质波既不是机械波也不是电磁波，而是一种概率波. 考虑空间某一点r附近小体积元$\mathrm{d}V$内，可视$\psi(r,t)$不变，则粒子在$\mathrm{d}V$内出现的概率正比于$|\psi(r,t)|^2$和$\mathrm{d}V$，即

$$|\psi(r,t)|^2 \mathrm{d}V = \psi(r,t)\psi^*(r,t)\mathrm{d}V \tag{10-30}$$

显然$\psi(r,t)\psi^*(r,t)$表示粒子在r处单位体积中出现的概率，称为概率密度（probability density）. 由此式可见，某时刻空间某处粒子的波函数绝对值的平方描述了该时刻粒子在该处出现的概率密度，这就是波函数的统计解释.

3. 电子束双缝衍涉实验证实了波函数统计解释的正确性

一个一个电子依次入射双缝的衍涉实验见图 10-18.

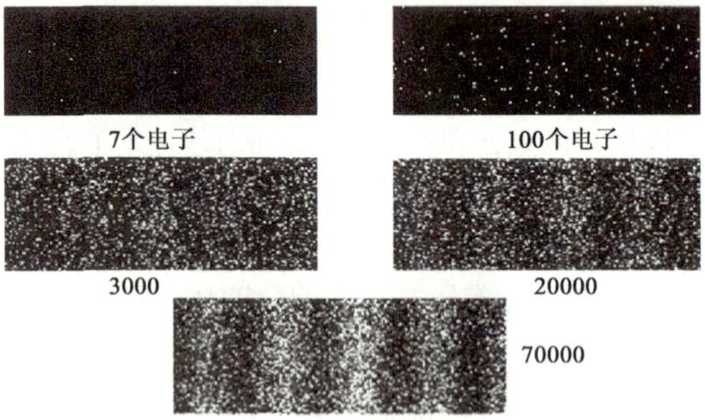

图 10-18 电子的双缝衍涉实验

底片上出现一个个的点子说明电子具有粒子性. 随着电子增多，逐渐形成衍射涉图样，这来源于“一个电子”所具有的波动性而不是电子间相互作用的结果. 尽管单个电子的去向是概率性的，但其概率在一定条件下（如双缝），还是有确定的规律的. 所以玻恩指出，德布罗意波并不像经典波那样是代表实在物理量的波动，而是描述粒子在空间的概率分布的“概率波”.

4. 波函数的性质

波函数具有以下的性质：① $\rho = |\psi(r,t)|^2 = \psi(r,t)\psi^*(r,t)$ 波函数的平方表示粒子在空间某点出现的概率密度. ②波函数满足单值、连续、有限的标准条件. ③波函数满足归一化条件，即在空间发现粒子概率的总和等于 1. 由于$|\psi|^2$为概率密度，在整个空间找到粒子的总概率应为

$$\int_V |\psi(r,t)|^2 \mathrm{d}V = 1 \tag{10-31}$$

波函数适用叠加原理，如果是粒子可能的状态，其线性组合$\psi = C_1\psi_1 + C_2\psi_2$也是粒子的可能状态.

习　题

10-1　光电效应和康普顿效应研究的都不是整个光束与散射物之间的作用，而是个别电子与个别光子的相互作用过程，二者有什么区别？

10-2　X 射线通过某物质时会发生康普顿效应，而可见光却没有，为什么？

10-3　什么是德布罗意波？哪些实验证实微观粒子具有波动性？

10-4　实物粒子的德布罗意波与电磁波、机械波有什么区别？

10-5　说明波函数的统计意义，波函数应满足的物理条件？

10-6　一绝对黑体在 $T_1 = 1450\ \text{K}$ 时，单色辐射出射度峰值所对应的波长 $\lambda_1 = 2\ \mu\text{m}$. 已知太阳单色辐射出射度的峰值所对应的波长为 $\lambda_2 = 500\ \text{nm}$ ，若将太阳看做黑体，估算太阳表面的温度 T_2 .

10-7　已知铯的光电效应红限波长是 660 nm ，用波长 $\lambda = 400\ \text{nm}$ 的光照射铯感光层，求铯放出的光电子的速度.

10-8　波长 $\lambda_0 = 0.0708\ \text{nm}$ 的 X 射线在石腊上受到康普顿散射，求在 $\dfrac{\pi}{2}$ 和 π 方向上所散射的 X 射线波长各是多大.

10-9　若电子和中子的德布罗意波长均为 0.1 nm ，则电子、中子的速度及动能各为多少？

10-10　在电子束中，电子的动能为 200 eV ，则电子的德布罗意波长为多少？当该电子遇到直径为 1 mm 的孔或障碍物时，它表现出粒子性，还是波动性？

（河北医科大学　孟燕军）

扩展篇

（B 类内容）

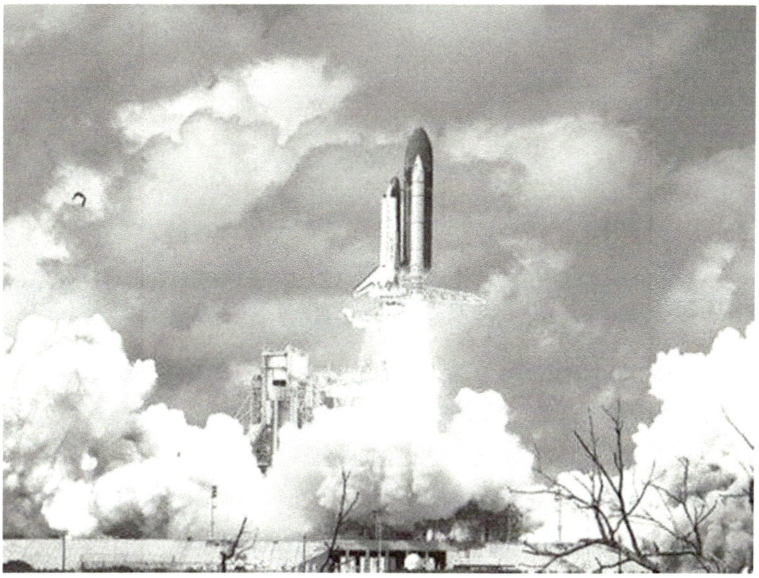

推进航天飞机起飞的火箭燃料的设计离不开热力学三大定律．通过热功转化的方式就可以说明化学反应能否发生，能够进行到什么程度，即反应的“方向与限度”问题．

第11章 热力学

热力学是从能量的观点出发，分析、研究物质状态变化过程中，热、功和内能之间的关系及其宏观规律的一门科学．本章介绍热力学的一些基本概念，以及热力学第一定律和热力学第二定律等．从某种意义上来说，人体可以看成一个热力学系统，因此本章也简单介绍一些热力学现象与规律在生物医学领域中的应用．

11.1 热力学第零定律

11.1.1 平衡态 状态参量 热力学第零定律

热力学（thermodynamics）中的研究对象即由大量的微观粒子所组成的物质系统称为**热力学系统（thermodynamic system）**，简称系统．系统之外能够影响系统的所有物体，称为系统的**外界（surroundings）**或**环境（environment）**．与外界既无能量交换又无物质交换的系统称为**孤立系统（isolated system）**；与外界只有能量变换而无物质交换的系统称为**封闭系统（closed system）**；与外界既有能量交换又有物质交换的系统称为**开放系统（open system）**．显然孤立系统是不存在的，它是人们假想的一种理想系统．生命过程中的生物体是开放系统．

1．平衡态

我们首先研究宏观状态的一种较重要的特殊情形——平衡态．

设有两个冷热不同的物体互相接触时，热的物体变冷，冷的物体变热，直到最后两物体达到各处冷热程度均匀一致的状态为止．这时，如果没有外界影响，则两物体将始终保持这一状态，不再发生宏观变化．

类似的例子可以举出很多．从而可以总结出一条结论，即热力学系统的宏观状态分为平衡态和非平衡态两种．当系统在不受外界影响的条件下，其宏观性质不随时间变化的状态称为**平衡态（equilibrium state）**．反之称为**非平衡态（non-equilibrium state）**．这里所说的不受外界影响，是指外界对系统既不做功又不传热，否则它就不可能达到并保持在平衡态．

应当指出平衡态是一种宏观上的寂静状态，在微观上系统并不是静止不变的．从微观统计的角度应该理解为动态平衡．

2．状态参量

经验告诉我们，系统处在平衡态时具有一些可以用确定的物理量来表征的属性．这样我们就可以用某些宏观量，如压强 p、体积 V、温度 T 等来描述其所表现出的宏观性质，这些物理量称为系统的**状态参量（quantity of state）**．

在一般情况下，我们可用几何参量、力学参量、化学参量、电磁参量和热学参量等来描述热力学系统的平衡态．究竟用哪几个参量才能对系统的状态描述完全，是由系统本身的性质来决定．其中，**温**

度（temperature）是热学所特有的参量，它能直接表征系统的冷热程度. 但要分析和解决实践中提出的各种热学问题，还必须进一步为它建立起严格的、科学的定义.

3. 热力学第零定律

假设有三个热力学系统，各处在一定的平衡态下，如果把其中两个系统隔离开，但使它们同时与第三个系统相接触. 实验证明，经过一段时间后，这两个系统中的每一个都与第三个系统处于共同的平衡态，则它们彼此也必定处于平衡态. 这个结论通常称为热力学第零定律（zeroth law of thermodynamics）.

热力学第零定律反映出，处在同一热平衡状态的所有的热力学系统都具有共同的宏观性质. 我们定义这个决定系统热平衡的宏观性质为温度. 换句话说，一切互为热平衡的系统都具有相同的温度.

从分子动理论的观点分析，温度标志着物体内部分子无规则运动的剧烈程度，温度越高，物体内部分子的热运动越剧烈.

11.1.2 理想气体的状态方程

当系统处于平衡态时，其状态参量构成一定的函数关系，称为系统的态函数（state function），表示为 $f(p, V, T)$. 反映这一函数关系的方程式称为状态方程（quantion of state）. 最简单的状态方程就是理想气体的状态方程.

$$pV = \frac{m}{M}RT \tag{11-1}$$

式中，$R = 8.314\ \text{J}\cdot(\text{mol}\cdot\text{K})^{-1}$ 称为摩尔气体常量（Molar gas constant），M 是分子量，m 为容器中气体的质量，单位为 kg；V 为容器中气体体积，单位为 m^3；p 为容器中气体压强，单位为 Pa. 理想气体的平衡态可以用 p、V、T 三个参量中的任意两个来描述，第三个参量可通过状态方程由前两个独立参量确定，因此理想气体的平衡态可以在 p-V、p-T、V-T 图中用点来表示. p-V 图中的任一点，与一个平衡态相对应；如图 11-1 所示.

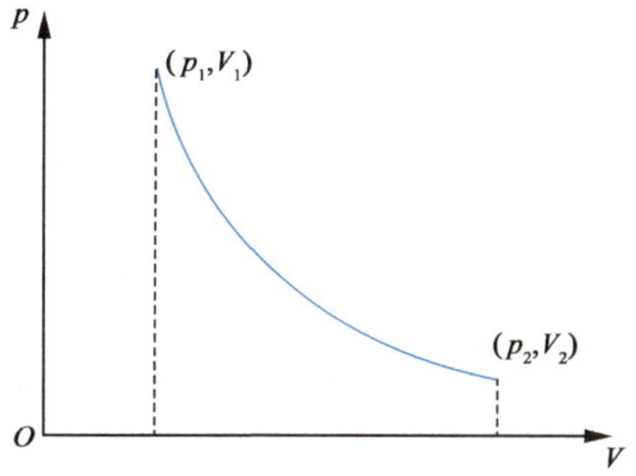

图 11-1 p-V 图

11.1.3 准静态过程 热量、功和内能

1. 准静态过程

热力学系统从一种平衡态过渡到另一种平衡态的过程，称为热力学过程（**thermodynamic change**），简称过程.

设系统由某一平衡态开始变化，状态的变化必然要破坏平衡，系统需要经过一段时间才能达到新的平衡态. 然而，过程往往进行的较快，在未达到新的平衡前又继续了下一步的变化. 这样，在过程中系统必然要经历一系列非平衡状态. 这种过程称为非静态过程. 但是，在热力学过程中，具有重要意义的是准静态过程（**quasi-static process**）. 在这种过程进行中的每一时刻，系统都处于平衡态. 这是一种理想的过程，有许多实际过程可近似地看作准静态过程. 如图 11-2 中活塞移动缓慢，使每个时刻状态参量的变化为无限小，气缸内任何时刻都非常接近于平衡态. 这样就近似地实现了准静态过程. 若非特别指出，本章后面提到的过程均为准静态过程. 图 11-1 中的曲线就表示某一准静态过程.

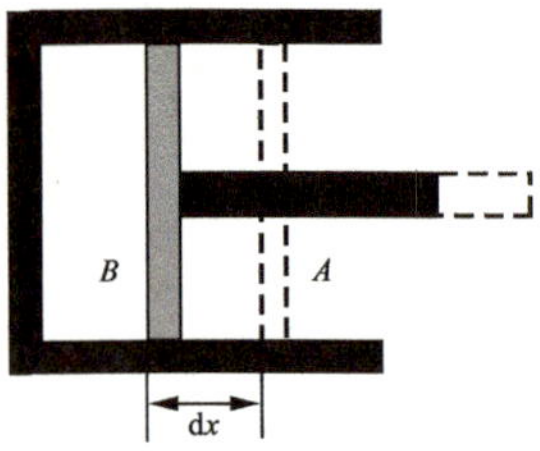

图 11-2 活塞运动引起系统状态改变

2. 功、热量与内能

下面我们对功、热量与内能及三者相互之间的关系，作简要说明.

（1）内能.

根据分子动理论，我们知道物体或系统内分子的各种运动的动能和势能的总和，称为物体或系统的内能（**internal energy**）. 根据能量守恒定律，每个系统在一定状态下，它的内能只有一个量值. 例如，一定质量的气体，它的状态参量 p、V、T 确定以后，相应的内能的值就已确定. 所以，内能是状态的单值函数（**uniform function**），由分子动理论可以证明，处于温度为 T 的 1 mol 理想气体的内能为

$$E = N_A \frac{i}{2} kT = \frac{i}{2} RT \tag{11-2}$$

其中，N_A 为阿伏伽德罗常量（**Avogadro constant**），k 为玻尔兹曼常量（**Boltzmann constant**），R 为摩尔气体常量，i 为分子的自由度.（所谓系统的自由度，就是决定这个系统在空间的位置所需要的最少的独立坐标的数目.）

（2）功和热量.

事实证明，热力学系统状态的变化，总是通过外界对系统做功（**work**），或向系统传递热量（**heat**），或两者兼施并用来完成的. 例如，一杯水可以通过加热，用传递热量的方法，从某一温度升高到另

一温度；也可以用搅拌做功的方法，使这杯水升高到同一温度. 前者，是通过传递热量来完成的，后者是通过外界做功来完成的. 两者方式虽然不同，但是它们都能够使这杯水升高到同一温度. 这就表明，做功和传递热量是等效的. 过去，习惯上，以焦耳作为功的单位，以卡作为热量的单位. 根据著名的焦耳热功当量实验，得出热功当量（**mechanical equivalent of heat**），即 1 卡＝4.186 焦耳. 在国际单位制中，功和热量都用焦耳作单位.

（3）功、热量与内能的关系.

实验证明，系统状态发生变化时，只要初、末状态给定，则不论所经历的过程有何不同，外界对系统所做的功和向系统所传递的热量的总和，总是恒定不变的. 我们知道，对一系统做功将使系统的能量有所增加；又根据热和功的等效性，可知对系统传递热量，也将使系统的能量有所增加. 由此看来，热力学系统在一定状态下，应具有一定的能量，即热力学系统的“内能”. 上述实验事实表明，热力学系统内能的改变量只决定于初末两个状态，而与所经历的过程无关. 换句话说，内能是系统状态的单值函数. 从分子动理论的观点来说，系统的内能就是系统中所有分子热运动的动能和分子与分子间相互作用的势能的总和.

“做功”和“传递热量”虽有其等效的一面，但在本质上仍然存在着区别. “做功”是通过物体做宏观位移来完成的，所起的作用是物体的有规则运动与系统内分子无规则运动之间的转换，从而改变系统的内能. “传递热量”是通过分子之间的相互作用来完成的，所起的作用是系统外物体的分子无规则运动与系统内分子无规则运动之间的转换，从而也改变系统的内能.

11.2 热力学第一定律

11.2.1 热力学第一定律

一般情况下，当系统状态发生变化时，做功和传递热量往往是同时存在的. 如果有一系统，系统从外界吸收的热量为 Q，系统从内能为 E_1 的状态（初状态）改变到内能为 E_2 的状态（末状态），内能增量为ΔE（E_2-E_1），同时系统对外做功为 A，那么

$$Q=\Delta E+A \tag{11-3}$$

上式就是热力学第一定律（**first law of thermodynamics**）的数学表达式. 说明系统从外界吸收的热量，一部分使系统的内能增加，一部分用于系统对外界所做的功. 显然，热力学第一定律是能量转化和守恒定律在涉及热现象宏观过程中的具体表述. 在应用上式时，必须注意

知识拓展：热力学在中医药研究中的应用

两点：

（1）公式中各个量的单位必须一致，在国际单位中，热量、内能和功的单位都是焦耳.

（2）公式中各个量的符号取正还是取负，代表不同的物理意义：Q为正，表示系统从外界吸热；Q为负，表示系统向外界放热. 内能的增量ΔE为正，表示系统内能增加；ΔE为负，表示系统内能减少. A为正，表示系统对外界做功；A为负，表示外界对系统做功.

对于状态的无限小的变化过程，热力学第一定律可写作

$$\mathrm{d}Q = \mathrm{d}E + \mathrm{d}A \tag{11-4}$$

为了研究流体系统在准静态过程中体积发生变化时所做的功，我们设想流体盛在一圆柱形的筒内，圆筒装有活塞，可无摩擦地左右移动. 其中流体的压强为p，活塞的面积为S，如图11-2所示. 当活塞移动一微小距离$\mathrm{d}x$时，流体所做的元功为

$$\mathrm{d}A = pS\,\mathrm{d}x = p\,\mathrm{d}V \tag{11-5}$$

式中，$\mathrm{d}V$是流体体积的微小增量.

因此在流体体积的微小变化过程中，热力学第一定律可写作

$$\mathrm{d}Q = \mathrm{d}E + p\,\mathrm{d}V \tag{11-6}$$

在整个系统状态变化的准静态过程中，热力学第一定律可写成

$$Q = \Delta E + \int_{V_1}^{V_2} p\,\mathrm{d}V \tag{11-7}$$

有人曾经幻想设计一种机器，它不需要外界任何动力和燃料，却能不断地对外做功. 这种机器称为第一类永动机（**perpetual motion machine of the first kind**）. 根据能量转化和守恒定律，做功必须由能量转换而来. 显然它违反了热力学第一定律，是不可能实现的. 热力学第一定律还有另一种表述：第一类永动机是不可能造成的.

11.2.2 典型的热力学过程

热力学第一定律确立了系统在状态变化过程中热量、内能和功之间的相互关系，作为它的初步应用，我们讨论一些典型的热力学过程中能量转换的情况，如图11-3所示.

1. 等容过程

系统的体积始终保持不变的热力学过程为等容过程（**isochoric process**）. 例如，对一汽缸的气体加热，活塞固定不动，使气体温度升高，压强增大，这就是一个等容过程. 因为在等容过程中，系统对外不做功，所以传递来的热量，全部用来增加系统的内能. 根据热力学第一定律可得

$$Q = \Delta E \tag{11-8}$$

若物体在某一过程中吸收的热量为ΔQ，温度增量为ΔT，则物体

在该过程中的热容 C 定义为

$$C=\lim_{\Delta T\to 0}\frac{\Delta Q}{\Delta T} \tag{11-9}$$

热容的单位为 $\mathrm{J\cdot K^{-1}}$ （焦耳 · 开$^{-1}$）.

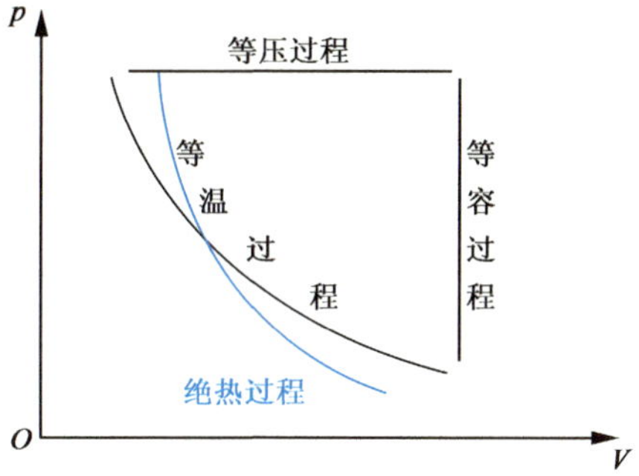

图 11-3　理想气体的等值过程

在等容过程中，1 摩尔气体的热容称为**定容摩尔热容（constant volume heat capacity）**，用 c_V 表示. 若气体质量为 m，摩尔质量为 M，热量可写成

$$Q=\frac{m}{M}c_V\cdot\Delta T \tag{11-10}$$

式中，$\frac{m}{M}$ 为气体的摩尔数. 这里，热力学第一定律可具体表述为

$$Q=\Delta E=\frac{m}{M}c_V\cdot\Delta T \tag{11-11}$$

结合式（11-2）可推导出理想气体定容摩尔热容

$$c_V=\frac{i}{2}R \tag{11-12}$$

2. 等压过程

系统的压强始终保持不变的过程称为**等压过程（isobaric process）**. 在等压过程中，系统对外所做功的为

$$A=\int_{V_1}^{V_2}p\cdot \mathrm{d}V=p(V_2-V_1) \tag{11-13}$$

传递来的热量，一部分用来增加系统的内能，另一部分用来对外做功. 根据热力学第一定律可得

$$Q=\Delta E+p\left(V_2-V_1\right) \tag{11-14}$$

若理想气体的体积由 V_1 变到 V_2，温度由 T_1 变到 T_2，系统对外做功

$$A=p(V_2-V_1)=\frac{m}{M}R(T_2-T_1) \tag{11-15}$$

在等压过程中，1 摩尔气体的热容称为**定压摩尔热容（constant**

pressure molar heat capacity)，用 c_p 表示. 气体与外界交换的热量为

$$Q=\frac{m}{M}c_p(T_2-T_1) \tag{11-16}$$

理想气体的内能只与温度有关，气体内能的改变量为

$$E_2-E_1=\frac{m}{M}c_V(T_2-T_1) \tag{11-17}$$

这里，热力学第一定律可具体表述为

$$\frac{m}{M}c_p(T_2-T_1)=\frac{m}{M}c_V(T_2-T_1)+\frac{m}{M}R(T_2-T_1) \tag{11-18}$$

可推导出理想气体定压摩尔热容量

$$c_P=c_V+R \tag{11-19}$$

3. 等温过程

系统的温度始终保持不变的过程为等温过程（isothermal process）. 将系统与恒温热源接触，或置于恒温装置中，使系统的温度始终与外界恒定的温度相同，这样条件下所进行的过程就是等温过程. 在等温变化的过程中，因为温度不变，所以系统的内能不发生变化，故 $\Delta E=0$. 依照热力学第一定律可得

$$Q=A \tag{11-20}$$

可见，在等温过程中，外界传递给系统的热量 Q，全部转化为系统对外所做的功.

若理想气体在等温过程中的温度为 T，由态（p_1，V_1）变化到态（p_2，V_2），则系统对外界所做的功为

$$A=\int_{V_1}^{V_2}p\cdot \mathrm{d}V=\int_{V_1}^{V_2}\frac{m}{M}RT\frac{\mathrm{d}V}{V}=\frac{m}{M}RT\ln\frac{V_2}{V_1}=\frac{m}{M}RT\ln\frac{p_1}{p_2} \tag{11-21}$$

这里，热力学第一定律可具体表述为

$$Q=\frac{m}{M}RT\ln\frac{V_2}{V_1}=\frac{m}{M}RT\ln\frac{p_1}{p_2} \tag{11-22}$$

4. 绝热过程

系统始终不与外界交换热量的过程称为绝热过程（adiabatic process）. 系统与外界的绝热隔离很好，或者过程进行的很快，以致系统来不及与外界交换热量，这样的过程就是近似的绝热过程. 在绝热过程中，因为传递的热量 Q 为零，据热力学第一定律可得

$$\Delta E=-A \tag{11-23}$$

可见，在绝热过程中，只有系统的内能发生变化时才能做功. 如果气体膨胀反抗外力做功，则气体的内能减少，温度降低；如果气体被压缩，外力对气体做功，则气体的内能增加，温度升高.

这里，热力学第一定律可具体表述为

$$A=-\frac{m}{M}c_V(T_2-T_1) \tag{11-24}$$

例 11-1

一系统由如图 11-4 所示的 a 状态沿 abc 到达 c 状态，有 336 J 热量传入系统，而系统做功 126J.

（1）当系统经历 adc 过程，系统做功 42 J，试问有多少热量传入系统？

（2）当系统由 c 状态沿曲线 ca 返回状态 a 时，外界对系统做功为 84 J，试问系统是吸热还是放热？传递的热量是多少？

解 （1）系统经历由 abc 过程中，已知 $Q_1=336$ J，$A_1=126$ J，根据热力学第一定律 $\Delta E=Q-A$，可得

$$\Delta E_1=Q_1-A_1=336-126=210(\text{J})$$

当系统经历 adc 过程，已知 $A_2=42$ J，$\Delta E_2=\Delta E_1=210$ J，根据热力学第一定律，可得

$$Q_2=\Delta E_2+A_2=210+42=252(\text{J})$$

所以有 252 J 的热量传入系统.

（2）当系统由 c 状态沿曲线 ca 返回状态 a 时，已知 $A_3=-84$ J，$\Delta E_3=-\Delta E_1=-210$ J，根据热力学第一定律，可得

$$Q_3=\Delta E_3+A_3=-210-84=-294\ (\text{J})<0$$

即该过程为放热过程.

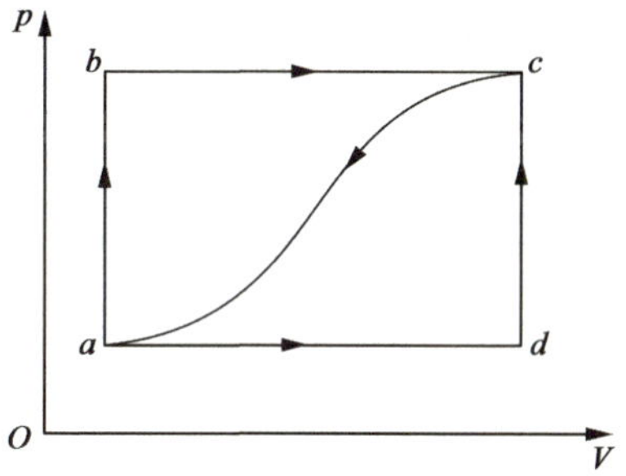

图 11-4 例 11-1 图

11.3 热力学第二定律

11.3.1 热力学第二定律

1. 热力学第二定律

热力学第一定律解决了自然界变化过程中能量的转化和守恒关系，但没有涉及过程进行的方向问题. 自然界中有许多变化可以不依靠外界作用而自动地进行，称为自发过程（spontaneous process）. 例如，水会自发地从高处流向低处，直到水位相等，但我们没有观察到

水会自发地从低处往高处流；不同温度的物体相互接触时，热量总是从高温物体自发地传递给低温物体，最后达到温度平衡，但从未发现热量能自发地从低温物体传递给高温物体的现象；从高处下落的物体碰到地面后停下来，其动能一部分转化为声能，另一部分转化为热能，但地面上的物体不能自发地吸取泥土中的能量而向上运动；两种气体 A 和 B 能自发地形成混合气体，但混合气体不能自发地分离成气体 A 和 B 等. 从这些例子可以看出，热现象中的自发过程都具有一定的方向性，而与自发过程相反的过程，尽管也遵循热力学第一定律的能量转化和守恒关系，但不能自动进行，这正是热力学第二定律要解决的问题.

热力学第二定律（**second law of thermodynamics**）是人们从大量的事实中总结出来的，由于历史原因，它有多种表达形式，这里给出最常见的两种.

（1）克劳修斯表述（**Clausius statement**）：热量不可能自动地由低温物体传到高温物体.

（2）开尔文表述（**Kelvin statement**）：在一个循环过程中不可能从单一热源吸取热量，使其全部转变为有用功而不产生其他影响.

在克劳修斯表述中，应当注意“自动”两字，其意思是热量直接从低温物体传向高温物体是不可能的. 在一定条件下，将热量从低温物体转移到高温物体的过程，是可以实现的，但它不是自发进行的，而是要通过外界做功，像空调器、电冰箱等制冷装置就是这样一个过程，它们都消耗了电能.

在开尔文表述中，应该注意“循环过程”. 如果工作物质进行的不是循环过程，那么从单一热源吸热，把所吸收的热量全部用来做功而不放出热量是完全可能的. 例如，理想气体等温膨胀时，从单一热源吸收热量全部用来对外做功，但气体的体积膨胀后并没有自动返回到原来的状态. 所以，任何系统吸取热量做功，总要放出一部分热量给予低温热源，工作物质才能回到初始状态. 我们可以设想，如果这个过程能够进行的话，那么就可以从周围环境中吸收热量直接做功或转化为电能，可以说能源取之不尽. 有人曾计算过，只要使海水的温度降低 0.1 K，从中获取的能量就可以供全世界的工厂使用 1 万年以上，然而，这是不可能的，因为上述过程违反了热力学第二定律.

这两种表述分别从热功转换及热量传递的方向性两个方面叙述了热力学第二定律，是完全等效的.

2. 可逆过程与不可逆过程

系统由某一状态出发，经过某一过程达到另一个状态，如果存在另一过程，能使系统和外界完全复原，则称该过程为可逆过程

(reversible process)；反之，若用任何方法都不能使系统和外界完全复原，则该过程称为不可逆过程（irreversible process）.

凡是无摩擦的单纯力学过程都是可逆过程，如无摩擦的弹簧振子伸长后，弹簧可以收缩回到原来的长度而对外界不产生任何影响. 热传导过程、摩擦生热过程、理想气体自由膨胀过程都是不可逆过程. 例如，热量可从高温物体自动地传递到低温物体，而其逆过程是热量自动地从低温物体传递到高温物体，这显然是违背热力学第二定律. 在热力学中只有准静态过程才是可逆过程，因为准静态过程中经历的每一个状态都是平衡态.

不可逆过程不是指过程不能沿相反方向进行，而是指在沿相反方向进行之后，外界不能恢复到原来的状态. 一般情况下，自然界中的不可逆过程普遍存在，而且多种多样. 可逆过程在现实生活中很难实现.

自然界中有许多过程只能自发地向一个方向进行，例如，高处的水会自动地向低处流动，但低处的水却不能自动地流向高处.

3. 热力学第二定律的统计意义

热力学第二定律指出热量传递方向和热功转化方向的不可逆性与大量分子的无规则运动密切相关. 这种不可逆性是由实验中总结出来的，也可以从统计的意义上予以解释，假设在一直长方形的盒内盛有黑白各半的许多小球，开始时黑白球分开隔放一边. 如果把盒子摇晃几下后，黑白两色球相互混合，几乎呈现均匀混合的分布状态. 若球的数目很多，摇动的次数也很多，则盒内任一处的黑白全球的数目几乎相同，这种均匀分布便是一种最可能出现的情况. 在某次摇动后，能否出现黑球在盒内的一边，白球在盒内的另一边呢？这种情况是可能的，但出现的概率非常小. 与此相似，可以用统计的观点来分析两种气体的相互扩散，扩散的结果要达到一个概率为最大的状态，即分子在整个容器内呈现出均匀分布状态.

现在，再用概率的概念来说明气体自由膨胀的不可逆性，即气体自动膨胀后不可能自动收缩. 用一个隔板将容器分成相等的 A、B 两室，在 A 室内有一定量的气体，B 室没有气体，在 A 室内任选一个分子 a，在抽掉隔板前分子 a 只能在 A 室内运动；在抽掉隔板后分子 a 将在整个容器内运动. 由于碰撞，分子 a 可能有时在 A 室内运动，有时在 B 室内运动. 就分子 a 而言，它在 A、B 室内出现的概率是均等的，所以退回 A 室内的概率为 1/2. 如果考虑 a、b、c 三个分子，开始时它们均在 A 室，隔板抽掉后他们可能运动到 B 室，三个分子出现在 A 室和 B 室的分布共有八种可能，a、b、c 三个分子回到 A 室（自动收缩）的概率为 $1/8=(1/2)^3=1/2^3$. 由概论理论可知，如果有 N 个分子，则自动收缩的概率应为 $1/2^N$，因此分子数 N 越大，自动收缩的概率越小. 若容器内有 1 mol 的气体，总分子数为 6.023×10^{23}，那么，气体自由膨胀之后，自动收缩的概率为 $1/2^{6.023\times10^{23}}$，其值非常小，微不足道. 由此可见，这种宏观的气体膨胀是一个不可逆过程.

对于热量传递，高温物体分子的平均动能比低温物体分子的平均动能大，两物体接触时，能量从高温物体传到低温物体的概率要比能量从低温物体传到高温物体的概率大的多. 这与上面提到的气体扩散的情形相似. 对于热功转化问题，功转化为热是在外力作用下，宏观物体的有规则运动转化为分子的不规则运动过程，这种转化的概率大；反之，热转化为功，则是分子的无规则运动转化为宏观物体的有规则运动的过程，这种转化的概率很小. 所以，热力学第二定律本质上是一条统计学规律（**statistic law**）.

11.3.2 熵和熵增加原理

热力学第二定律指出，一切与热现象有关的过程都是不可逆的，但并未给出判定的具体标准. 因此，人们希望通过用一个新的态函数来判断一个过程是否可逆，以及不可逆过程自发进行的方向. 这个态函数就是熵（**entropy**）.

1. 熵

熵与内能一样，是一个状态函数. 当系统处于一状态下，也就有一个确定的熵值. 符号用 S 表示. 当系统状态发生变化时，熵值也随之发生变化，其变化量 ΔS 简称为熵变（**entropy change**）. 在可逆过程中，如果系统温度 T 保持不变，则熵变可以由系统在过程中吸收的热量除以系统的温度来衡量，即

$$\Delta S = S_2 - S_1 = \frac{\Delta Q}{T} \tag{11-25}$$

这就是熵变的定义式. 式中 S_1、S_2 分别表示系统在初状态和末状态时的熵值，其单位为 $\mathrm{J\cdot K^{-1}}$. 对于无限小的可逆过程，则有

$$\mathrm{d}S = \frac{\mathrm{d}Q}{T} \tag{11-26}$$

再用积分求总熵变

$$\Delta S = S_2 - S_1 = \int_1^2 \frac{\mathrm{d}Q}{T} \tag{11-27}$$

2. 熵增加原理

理论上可以证明，在绝热过程中，熵永远不会减少，这一结论称为熵增加原理（principle of entropy increase），即

$$dS \geqslant 0 \tag{11-28}$$

对可逆过程，$dS = 0$，系统的熵是守恒的；对不可逆过程，$dS > 0$，系统的熵永增不减.

熵增加原理又常表述为：在孤立系统中，熵永远不会减少. 这个结论是显然的，孤立系统是与外界既无能量交换又无物质交换的系统，所以它一定不从外界吸热. 这样，在孤立系统内所进行的过程必定是绝热过程，因而它的熵永远不会减少. 实际上，在孤立系统内部自发进行的涉及热的过程必然是不可逆过程，而不可逆过程的结果将使孤立系统达平衡态，这时系统的熵具有极大值.

熵增加原理是热力学第二定律的另一种表达形式，即一切自发过程总是沿着熵增加的方向进行，这个熵包括系统和环境的熵. 对孤立系统而言，自发过程只有沿着系统熵值增加的方向才能发生. 由此，可以根据熵的变化来判断实际过程进行的方向和限度.

对非孤立系统熵减少是可能的. 但是，当将系统和与其发生相互作用的外界放在一起组成一个新的孤立系统考虑时，这个孤立系统总的熵是不会减少的，即尽管 $dS_{系统} < 0$，而 $dS_{系统} + dS_{外界} \geqslant 0$，仍然符合熵增加原理.

3. 熵的计算

系统在某一状态的熵值难以求出，但也不必求出，一般来说系统的熵变更具有实际意义.

可逆过程中系统的熵变，可直接利用热温比的求和进行计算，可以证明，如果系统是由一些分系统所组成，则系统的熵变等于各分系统独立地在同一可逆过程中变化的熵变之和.

对于不可逆过程：$dS > \dfrac{dQ}{T}$，热温比的数值小于系统的熵变. 但是，由于熵是态函数，不论是可逆或不可逆过程，只要系统变化的初态和末态是完全相同的，二者的熵变也就是完全相同的. 为了计算上的方便，对于任何一个给定的不可逆过程，都可以先设计一个完全等效的可逆过程，然后计算系统在可逆过程中两状态间的熵变，其结果与系统在不可逆过程中两状态间的熵变是一致的.

若系统物质的质量为 m,比热为 c，dT 为温度增量，则 $dQ=mcdT$，代入式（11-27）得，

$$\Delta S = S_2 - S_1 = mc\int_{T_1}^{T_2}\frac{dT}{T} = mc\ln\frac{T_2}{T_1} \qquad (11\text{-}29)$$

例 11-2

试求0 ℃的冰1.00 kg吸热后变成20.0 ℃的水的熵变. 冰的熔解热为3.35×10^5 J · kg^{-1}，水的定压比热为 4.186×10^3 J · K^{-1} · kg^{-1}.

解 已知$m_{冰}=m_{水}$=1.00 kg，$L_{冰}=3.35\times10^5$ J/kg，$c_{水}=4.186\times10^3$ J · K^{-1} · kg^{-1}，T_1=273 K，T_2=293 K.

（1）0 ℃的冰吸热后变成 0 ℃的水的熵变（这是一个等温过程）为

$$\Delta S_1 = \frac{\Delta Q_1}{T_1} = \frac{m\cdot L_{冰}}{T_1} = \frac{1.00\times3.35\times10^5}{273} = 1.23\times10^3(\text{J}\cdot\text{K}^{-1})$$

(2)0 ℃的水吸热后变成 20 ℃的水的熵变为

$$\Delta S_2 = \int_{Q_1}^{Q_2}\frac{dQ}{T} = \int_{T_1}^{T_2} m_{水}c_{水}\frac{dT}{T} = m_{水}c_{水}\ln\frac{T_2}{T_1} = 1.00\times4.186\times10^3\ln\frac{293}{273} = 296\ (\text{J}\cdot\text{K}^{-1})$$

（3）整个过程的熵变为

$$\Delta S=\Delta S_1+\Delta S_2=1.23\times10^3+296 =1.53\times10^3\ (\text{J}\cdot\text{K}^{-1})$$

从这个例子可以看出，冰化成水和水的温度升高的过程都是熵增加的过程. 冰是晶体，分子排列比较有序，熔化成水后，分子的热运动加剧了，分子的排列的无序程度增加了，并且是随着温度的增加而增加.

11.3.3 玻尔兹曼熵关系式

由热力学第二定律的统计意义初步说明，自然界过程进行的方向和条件是有规律可循的，从微观上看，在一孤立系统内，一切自然过程都是从概率小的状态向着概率大的状态进行. 现在由熵增加原理又知道，孤立系统的熵永不减少. 这样看来，熵与某种概率间可能有联系. 下面介绍热力学第二定律微观本质的数学表述.

系统的每一种宏观状态，从微观上来说，总是对应着其中大量分子运动的某种无序程度，这种无序程度可用相应的微观状态数来量度.

应该注意，宏观状态（**macro state**）和微观状态（**micro state**）是有区别的，我们首先通过一个简单例子来说明.

用一活动隔板 P，将一绝热容器分为容积相等的 A、B 两室，如果我们假设 A 中有三个分子 a、b、c，B 中保持真空（如图 11-5 所示）.

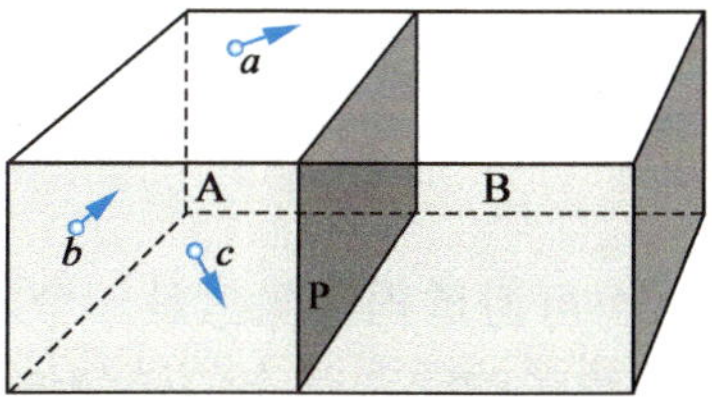

图 11-5 气体自由膨胀不可逆的统计意义

隔板抽掉后，分子向真空自由膨胀，我们研究分子的位置分布. 这三个分子在容器中的位置分布有八种可能方式，情况见表 11-1.

表 11-1 三个分子在 A、B 两室中的位置分布可能方式

A 室	*abc*	*ab*	*ac*	*bc*	*a*	*b*	*c*	0
B 室	0	*c*	*b*	*a*	*bc*	*ac*	*ab*	*abc*

在这个例子中，系统的每一种宏观状态是指 A、B 两室各有几个分子，系统的每一种微观状态是指哪一个或哪几个分子在 A 室中或在 B 室中. 由图表可知，系统可能的宏观状态有四种，系统可能的微观状态有八种，而且与每一种宏观状态对应的微观状态数是不同的. A 室有 3 个分子、B 室没有分子或 A 室没有分子、B 室有 3 个分子，各是一种可能的宏观状态，它们各有一种微观状态与之对应；A 室有 2 个分子、B 室有 1 个分子或 A 室有 1 个分子、B 室有 2 个分子，又各是一种可能的宏观状态，它们各有三种微观状态与之对应. 可以理解，容器中分子数目越多，可能发生的宏观状态越多，与每一种宏观状态对应的微观状态也越多.

在一定宏观条件下，系统可能有多种宏观状态. 但是，我们只能观察到一种宏观状态. 那么，我们能观察到的这种宏观状态是哪一种呢？又是哪一种宏观状态出现的可能性最大呢？

按照统计假设：对于孤立系统，各个微观状态出现的可能性（或概率）是相等的. 这样，对应微观状态数多的宏观状态出现的概率就大，对应微观状态数少的宏观状态出现的概率就小. 由表 11-1 可知，A 室有 2 个分子、B 室有 1 个分子的宏观状态对应的微观状态数为 3，其概率为 3/8，A 室有 1 个分子、B 室有 2 个分子的宏观状态对应的微观状态数为 3，其概率也为 3/8，这两种宏观状态出现的概率大，A 室有 3 个分子、B 室没有分子，或 A 室没有分子、B 室有 3 个分子，这两种宏观状态对应的微观状态数都为 1，概率均为 $1/8=1/2^3$，既 3 个分子自动收缩的概率最小. 根据概率理论，如果容器中分子数为 N，A、B 两室分子数相等或差不多的那些宏观状态对应微观状态数最多，这些宏观状态出现的概率就最大. N 个分子自动收缩回到 A 室宏观状态对应微观状态数最少，这样的宏观状态出现的概率就最小. 对于分子在容器内位置分布来说，A、B 两室分子数相等或差不多的宏观状态，是“位置均匀分布”的平衡态. 所以，对于孤立系统，在一定宏观条件下，系统的平衡态对应微观状态数最多，最可能观察到的宏观状态是系统的平衡态.

从以上说明可知，不可逆过程实质上是一个从微观状态数较少的宏观状态到微观状态数较多的宏观状态的转变过程，即是一个从概率较小的状态到概率较大的状态的转变过程. 所以与此相反的过程的概率是非常小的. 这相反的过程并非原则上不可能，但因概率非常小，实际上是观察不到的. 在一孤立系统内，一切自然过程都向着状态的概率增大的方向进行. 只有在理想的可逆过程中，概率才保持不变.

通常，我们把与某一宏观状态相应的微观状态数称为**热力学概率**（**thermodynamic probability**），记作 W. 系统的大量分子运动的无序性，在宏观上用状态量-熵来表述. 熵作为一个描述系统宏观状态的状态量，它与相应于该宏观状态的热力学概率 W 存在着一定的关系. 玻尔兹曼指出

$$S = k\ln W \tag{11-30}$$

式中，k 是玻尔兹曼常量，S 的单位与 k 的单位相同，亦为 $J\cdot K^{-1}$. 式（11-30）称为**玻尔兹曼熵**（**Boltzman nentropy**）公式. 上式表明，熵与系统宏观状态的热力学概率的自然对数成正比. 任一宏观状态包含的微观状态数越多，即热力学概率越大，无序程度也越高，则系统的熵就越大. 所以，熵可用来量度宏观状态的**无序性**（**disorder**）. 当系统从一个状态改变到另一种状态时，若熵值增大，表示系统内分子运动的无序（或混乱）程度愈趋强烈. 因此，熵是系统内分子热运动无序性的量度.

习 题

11-1 内能和热量的概念有何不同？下面两种说法是否正确？

（1）物体的温度愈高，则热量愈多；

（2）物体的温度愈高，则内能愈大.

11-2 理想气体经历如题图 11-2 所示的三个过程时，问：

（1）$2\to I$ 过程是吸热还是放热？

（2）$2\to I''$过程是吸热还是放热？

（3）这三个过程的内能变化是否相同？

11-3 可逆过程是否一定是准静态过程？准静态过程是否一定是可逆过程？

11-4 0 ℃的水凝固为 0 ℃的冰的过程， 热力学第一定律

$$Q = \Delta E + A$$

中的各项是正？是负？还是零？

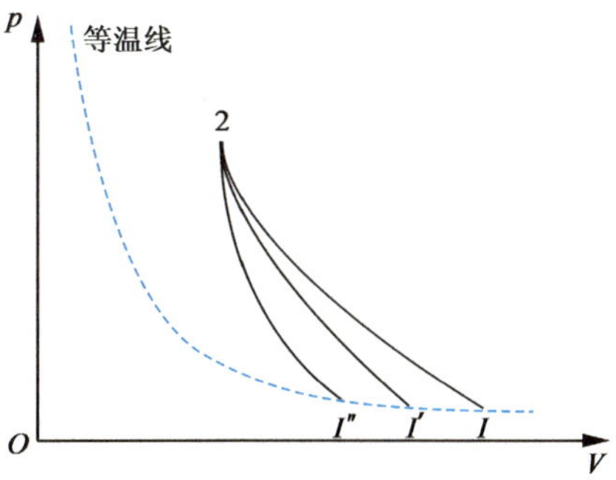

题图 11-2

11-5　一杯热水置于空气中，它总是冷却到与周围环境相同的温度. 这与熵增加原理相矛盾吗？

11-6　某理想气体等温压缩到给定体积时外界对气体做功$|A_1|$,又经绝热膨胀返回原来体积时气体对外做功$|A_2|$，则整个过程中气体：

（1）从外界吸收了多少热量？

（2）内能增加了多少？

11-7　如题图 11-7 所示，已知图中画不同斜线的两部分的面积分别为 S_1 和 S_2，那么

（1）如果气体的膨胀过程为 $a1b$，则气体对外做功是多少？

（2）如果气体进行 $a2b1a$ 的循环过程，则它对外做功是多少？

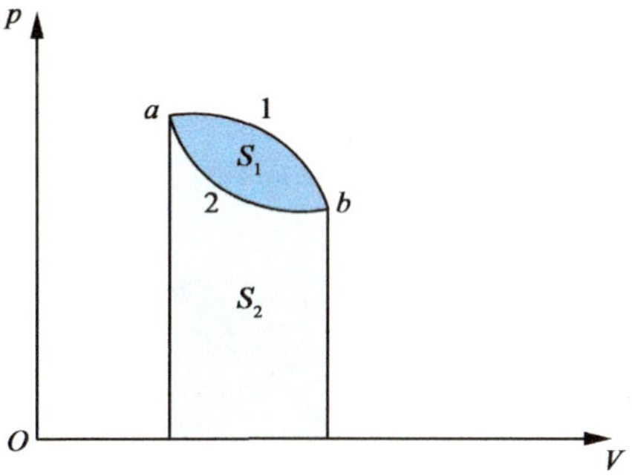

题图 11-7

11-8　一定量的理想气体，在 p-T 图上经历一个如题图 11-8 所示的循环过程 $abcda$，其中 ab，cd 两个过程是绝热过程，求该循环的效率是多大？

11-9　一定量的单原子分子理想气体，从初态 A 出发，沿题图 11-9 所示直线过程变到另一状态 B，又经过等容、等压两过程回到状态 A.

（1）求 AB，BC，CA 各过程中系统对外所做的功 A，内能的增量 ΔE 以及所吸收的热量 Q;

（2）整个循环过程中系统对外所做的总功以及从外界吸收的总热量（各过程吸热的代数和）.

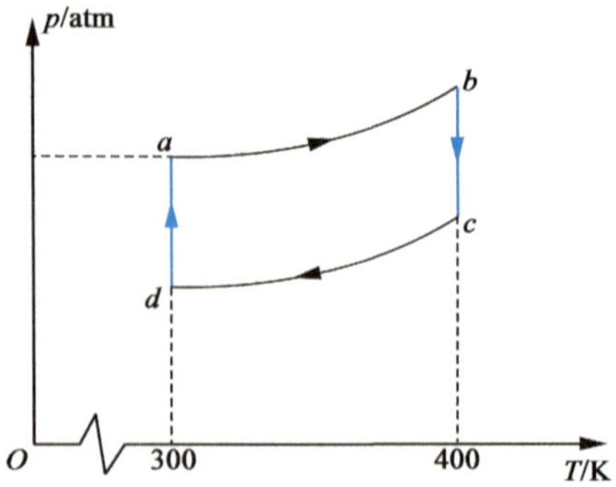

题图 11-8

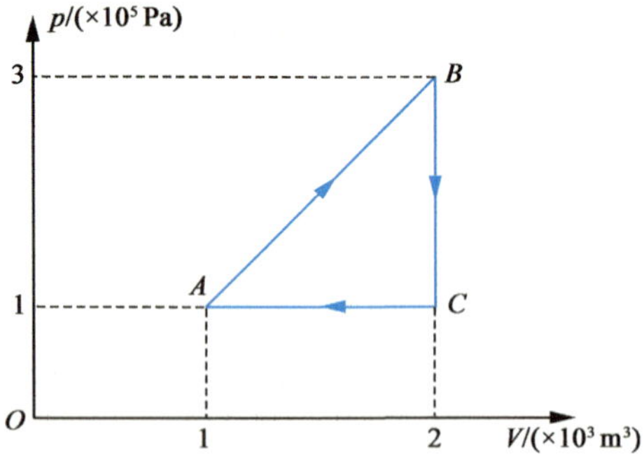

题图 11-9

11-10　1 mol 双原子分子理想气体从状态 A（p_1，V_1）沿 p-V 题图 11-10 所示直线变化到状态 B（p_2，V_2），试求：

（1）气体的内能增量；（2）气体对外界所做的功；

（3）气体吸收的热量；（4）此过程的摩尔热容.

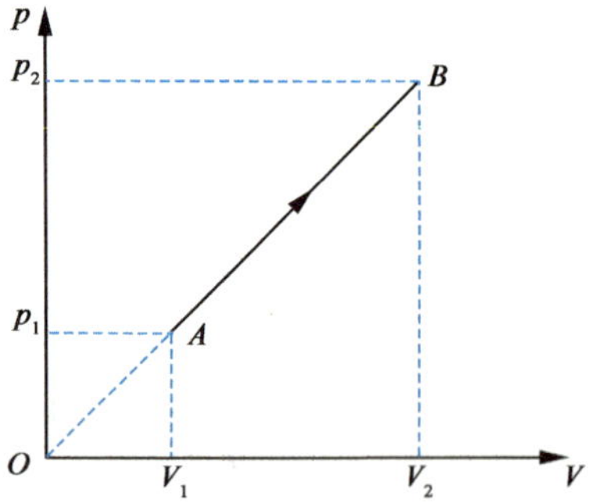

题图 11-10

（摩尔热容 $c=\Delta Q/\Delta T$，其中 ΔQ 表示 1 mol 物质在过程中升高温度ΔT 时所吸收的热量.）

11-11　如题图 11-11 所示，$abcda$ 为 1 mol 单原子分子理想气体的循环过程，求：

（1）气体循环一次，在吸热过程中从外界共吸收的热量；

（2）气体循环一次对外做的净功.

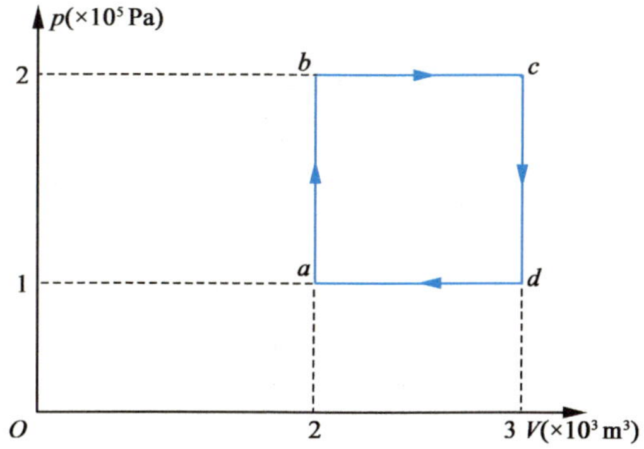

题图 11-11

11-12　1 kg 0 ℃的冰，在 0 ℃时完全熔化成水. 求冰经过熔化过程的熵变.（已知冰在 0 ℃时的熔解热为 $3.35\times10^5\ \text{J}\cdot\text{kg}^{-1}$）.

（牡丹江医学院　仇惠）

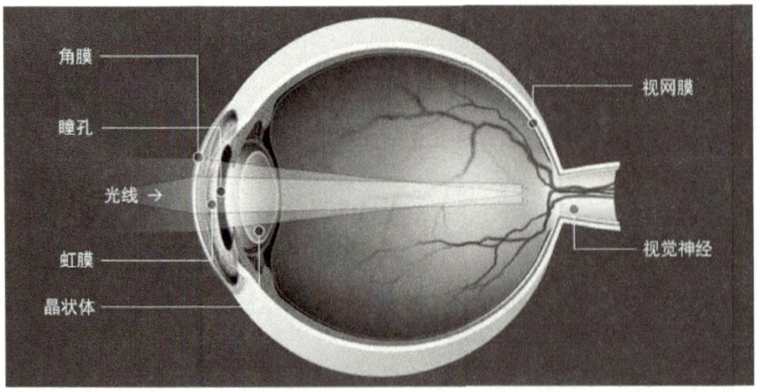

人类的眼球是一套完美的光学成像系统，但由于多种原因会使晶状体或眼球形状产生异变，导致屈光不正．屈光不正是当今人类常见的眼科疾病，利用几何光学原理，配戴合适的透镜可以对此加以矫正．

第12章 几何光学

几何光学是研究光在透明介质中传播规律的一门学科．其主要内容是以光的直线传播、独立传播及光的反射和折射定律为基础建立起来，是许多光学仪器设计的理论依据．本章主要讨论光通过单球面和透镜的成像规律及其应用．

12.1 球 面 折 射

12.1.1 单球面折射成像

当两种折射率不同的透明介质，其分界面为球面的一部分时，光通过该球面所产生的折射现象称为单球面折射.

单球面折射

1．单球面折射成像公式

图 12-1 中有两种均匀透明介质，折射率分别为 n_1 和 n_2（设 $n_1 < n_2$），MN 为球形折射面，讨论近轴光线成像（paraxial rays）即 α 满足 $\alpha \approx \sin\alpha \approx \tan\alpha$.

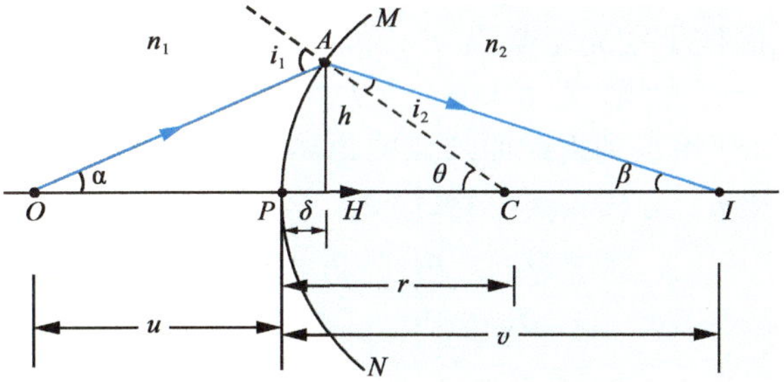

图 12-1　单球面折射

由于 OA 是近轴光线，i_1、i_2 很小，因此折射定律 $n_1\sin i_1 = n_2\sin i_2$ 可写为 $n_1 i_1 = n_2 i_2$，由图可知

$$\alpha + \theta = i_1,\quad \theta - \beta = i_2$$

将 i_1、i_2 的表达式代入上式，整理得

$$n_1\alpha + n_2\beta = (n_2 - n_1)\theta$$

因为近轴光线成像 $\alpha \approx \sin\alpha \approx \tan\alpha$，则

$$\alpha \approx \tan\alpha = \frac{h}{u+\delta} \approx \frac{h}{u}$$

$$\beta \approx \tan\beta = \frac{h}{v-\delta} \approx \frac{h}{v}$$

$$\theta \approx \tan\theta = \frac{h}{r-\delta} \approx \frac{h}{r}$$

代入 $n_1\alpha + n_2\beta = (n_2 - n_1)\theta$，并消去 h，可得出

$$\frac{n_1}{u} + \frac{n_2}{v} = \frac{n_2 - n_1}{r} \qquad (12\text{-}1)$$

式（12-1）称为单球面折射成像公式，它适用于一切凸、凹球面. 应用此公式须遵守如下符号规则：实物物距 u 和实像像距 v 均取正值；虚物物距 u 和虚像像距 v 均取负值；凸球面对着入射光线，曲率半径 r 为正，反之为负. 通常实像是由实际光线汇集而成，可以用光屏承接；

而虚像是由实际光线的延长线或反向延长线汇聚而成，不能用光屏承接.

2．焦度

式（12-1）的右端 $\frac{n_2-n_1}{r}$ 表示球面的折射光线的本领，称为折射面的**焦度**（dioptrics trength），一般用 Φ 表示.

$$\Phi=\frac{n_2-n_1}{r} \tag{12-2}$$

规定 r 以米（m）为单位，Φ 的单位为 m^{-1}，称为屈光度（diopter），以 D 表示. 例如，$n_2=1.5$、$n_1=1.0$、r=10 cm 的单球面，其焦度等于 5 屈光度，记为 5 D.

3．焦点与焦距

当点光源位于主光轴某点 F_1 时，若由该点发出的光线经单球面折射后成为平行光线，即 $v=\infty$，点 F_1 称为该折射面的第一焦点即物方**焦点**，从第一焦点到折射面顶点的距离称为**第一焦距**，以 f_1 表示（如图 12-2）．将 $v=\infty$ 代入式（12-1）

$$\frac{n_1}{f_1}+\frac{n_2}{\infty}=\frac{n_2-n_1}{r}$$

得

$$f_1=\frac{n_1}{n_2-n_1}r \tag{12-3}$$

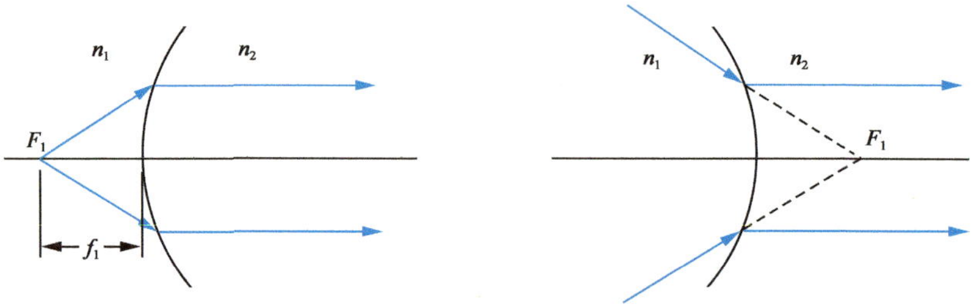

(a) 物方实焦点　　(b) 物方虚焦点

图 12-2　物方焦点与焦距

如果平行于主光轴的近轴光线经单球面折射后成像于主光轴上一点 F_2，则点 F_2 称为折射面的第二焦点即像方焦点，从点 F_2 到折射面顶点的距离称为**第二焦距**，以 f_2 表示（如图 12-3）．将 $u=\infty$ 代入式（12-1）

$$\frac{n_1}{\infty}+\frac{n_2}{f_2}=\frac{n_2-n_1}{r}$$

得

$$f_2=\frac{n_2}{n_2-n_1}r \tag{12-4}$$

当 f_1、f_2 为正值时，F_1、F_2 是实焦点，折射面有会聚光线作用；当 f_1、f_2 为负值时，F_1、F_2 是虚焦点，折射面有发散光线作用.

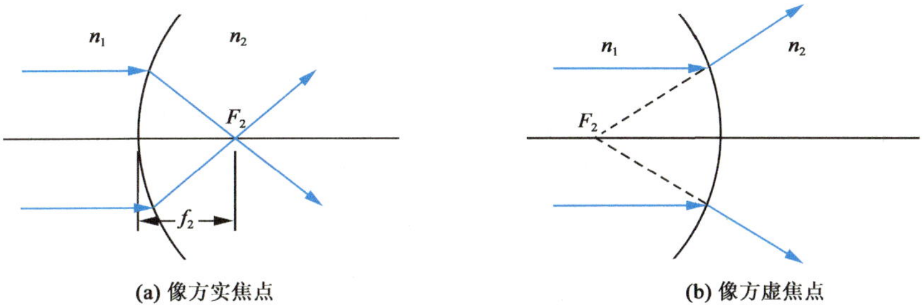

图 12-3　像方焦点与焦距

由式（12-3）和式（12-4）知，折射面两个焦距是不相等的，但其比值等于折射面两侧介质的折射率之比，即

$$\frac{f_1}{f_2}=\frac{n_1}{n_2} \tag{12-5}$$

由式（12-2）、式（12-3）和式（12-4）可得到折射面的两个焦距与焦度之间关系如下：

$$\Phi=\frac{n_1}{f_1}=\frac{n_2}{f_2} \tag{12-6}$$

可见，对同一折射面，尽管其两侧的焦距不相等，但是 n 与 f 的比值相等，即对同一折射面，焦度是一定的.

单球面的焦距表征单球面的折射光线的本领，焦距越短，折射光线本领越强，反之越弱. 由式（12-6）可知 Φ 与 f 成反比关系，所以单球面的焦度亦是直接反映单球面折射光线本领的物理量，且焦度越大，折射光线的本领越强，反之越弱.

例 12-1

圆柱形玻璃棒的一端是半径为 2 cm 的凸球面.

（1）求棒置于空气中时，在棒的轴线上距离棒端外 8 cm 处物点所成像的位置.

（2）若将此棒放入水中，物距不变，求水中像距. 已知玻璃折射率 n=1.5，水折射率 n=1.33，且设此玻璃棒足够长.

解　（1）当棒置于空气中时，将 n_2=1.5、n_1=1.0　r =2 cm，u=8 cm，代入式（12-1）得

$$\frac{1}{8}+\frac{1.5}{v}=\frac{1.5-1.0}{2}$$

解得

$$v=12\ \text{cm}$$

即所成像在玻璃棒内轴线上离棒顶点 12 cm 处，为实像.

（2）当棒置于水中时，将 n_2=1.5，n_1=1.33，r =2 cm，u =8 cm，代入式（12-1）得

$$\frac{1.33}{8}+\frac{1.5}{v}=\frac{1.5-1.33}{2}$$

解得

$$v=-18.5\ \text{cm}$$

可见，在水中成像点在物点同侧，离玻璃棒顶点 18.5 cm 处，为虚像.

12.1.2 共轴球面系统

在实际光学系统中，共轴球面系统更为多见. 由曲率中心在同一直线上的两个或两个以上折射球面组成的系统，即为**共轴球面系统**（**coaxial spherical system**），例如，常见的透镜即为共轴球面系统组成. 构成系统的各球心所在直线为共轴球面系统的主光轴.

共轴球面系统成像，多采用逐次成像法，即先求出物体经第一个折射球面所成的像，然后以此像作为第二个折射球面的物，接着求它经第二个折射球面所成的像，以此类推，直到求出最后一个折射球面所成的像.

例 12-2

如图 12-4 所示，一个玻璃球半径为 10 cm，一个点光源放在球前 40 cm 处. 试计算近轴光线通过玻璃球后成像位置（玻璃折射率 n=1.5）.

解 对第一个折射面即前球面成像，n_1=1.0、n_2=1.5，r=10 cm，u_1=40 cm 代入式(12-1)得

$$\frac{1.0}{40}+\frac{1.5}{v_1}=\frac{1.5-1.0}{10}$$

解得

$$v_1=60\ \text{cm}$$

如果没有后球面即第二个折射面，I_1 应在 P_1 后面 60 cm 处. 由于 I_1 在第二个折射面的后面，因此 I_1 对第二个折射面而言是一个虚物，物距 $u_2=-(60-20)=-40$（cm），注意对第二个折射面而言 n_1=1.5、n_2=1.0，r=−10 cm，代入式（12-1）得

$$\frac{1.5}{-40}+\frac{1}{v_2}=\frac{1.0-1.5}{-10}$$

解得

$$v_2=11.4\ \text{cm}$$

即最后成像在玻璃球后面 11.4 cm 处.

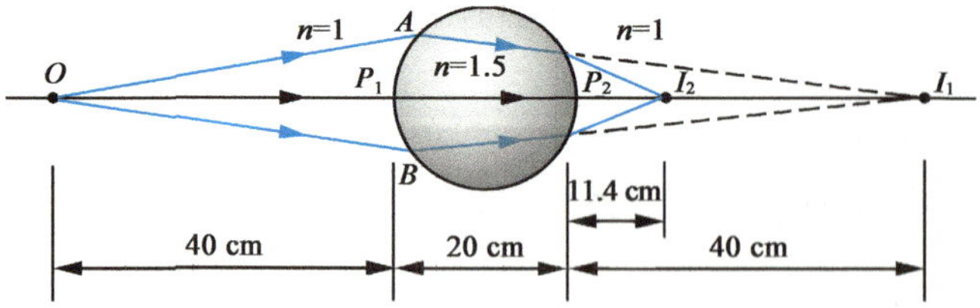

图 12-4 玻璃球成像图

12.2 透 镜

透镜是由透明物质（如玻璃等）制成的一种折射镜，属于应用非常广泛的光学元件，生活中照相机、幻灯机、显微镜、放大镜及我们

的眼睛、矫正视力的眼镜等都用到透镜知识.

12.2.1 透镜基础知识

透镜折射面一般是两个球面，或一个球面加一个平面. 透镜可以分为凸透镜和凹透镜. 中央部分比边缘部分厚的为凸透镜，中央部分比边缘部分薄的为凹透镜，如图 12-5 所示. 凸透镜能使光线偏向中央而会聚，因此凸透镜又称为会聚透镜，可用于放大镜和远视眼镜；凹透镜能使光线偏向边缘而发散，因此凹透镜又称为发散透镜，可用于近视眼镜.

如果从透镜的厚度区分，可分为薄透镜与厚透镜. 薄透镜指构成透镜的两个球面顶点之间距离与这两个球面的半径相比很小，厚度可以被忽略不计的透镜；相反，厚度不能被忽略的透镜，即为厚透镜.

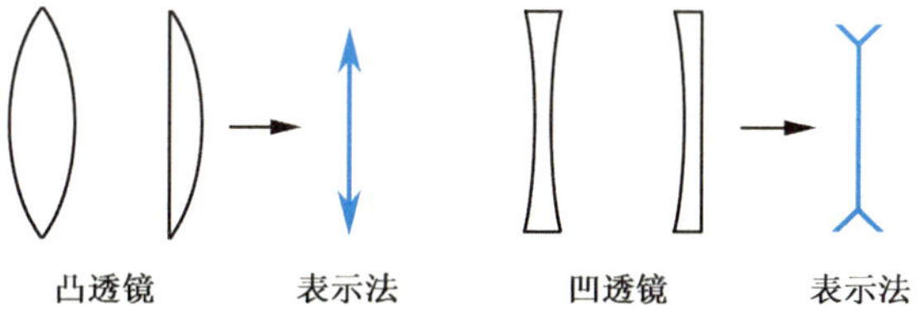

图 12-5 透镜及其表示法

透镜的两个球面都有各自的球心，通过两球心的直线称为主光轴，简称主轴. 对于薄透镜，主轴跟透镜两面的交点可以看作重合于一点，这一点称为透镜的光心，一般用 O 表示. 通过光心的光线方向不变，即通过光心的光线仍按原方向作直线传播. 平行于主轴的光线，经过透镜折射后会聚于（或反向延长线会聚于）主轴上的一点，称为透镜的焦点，用 F 表示，任何透镜都有两个焦点，分别位于透镜的两侧，从光心到焦点的距离 OF 称为透镜的焦距（如图 12-6 所示），通常用 f 表示.

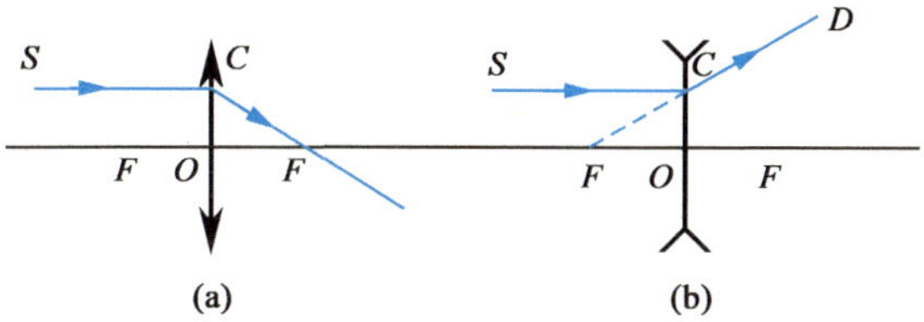

图 12-6 透镜的焦点和焦距

透镜成像还可以用几何作图的方法找出，在几何作图法中常用以下三条特殊光线，如图 12-7 所示，①通过光心的光线方向不改变；②平行于主轴的光线通过透镜后交于透镜后焦点 F；③经过透镜前焦点 F' 的光线通过透镜后平行于主轴.

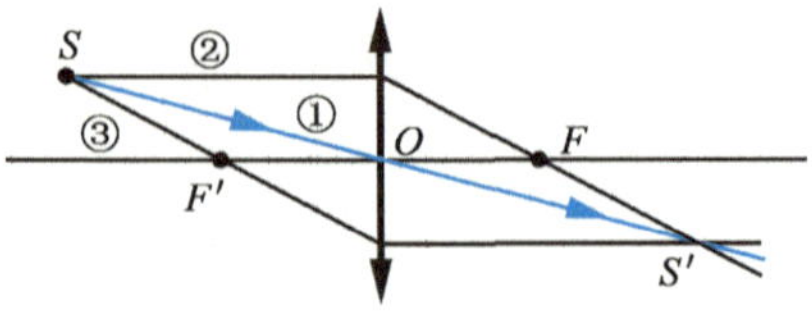

图 12-7 透镜成像三条特殊光线

12.2.2 薄透镜成像公式

设一折射率为n的薄透镜置于折射率为n_0的介质中，如图 12-8所示，透镜的第一、第二折射面的曲率半径分别为r_1、r_2，置于主光轴上的点光源O发出的光经透镜会聚后在I处成像. 设u_1、v_1表示第一折射面的物距和像距，u_2、v_2表示第二折射面的物距和像距. 因为是薄透镜，所以$u_1 \approx u$，$v_1 = -u_2$，$v_2 = v$. 将它们分别代入单球面折射公式（12-1），可得

$$\frac{n_0}{u}+\frac{n}{v_1}=\frac{n-n_0}{r_1} \quad 和 \quad \frac{n}{-v_1}+\frac{n_0}{v}=\frac{n_0-n}{r_2}$$

整理上述两式，可得

$$\frac{1}{u}+\frac{1}{v}=\frac{n-n_0}{n_0}\left(\frac{1}{r_1}-\frac{1}{r_2}\right) \tag{12-7}$$

若透镜置于空气中，即$n_0=1$，式（12-7）可简化为

$$\frac{1}{u}+\frac{1}{v}=(n-1)\left(\frac{1}{r_1}-\frac{1}{r_2}\right) \tag{12-8}$$

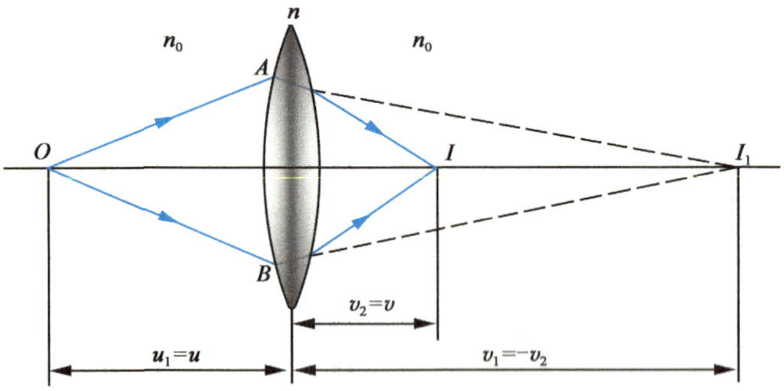

图 12-8 薄透镜成像

式（12-7）和式（12-8）为薄透镜成像公式，式中u，v，r_1，r_2的正负号仍然遵循单球面折射中符号规定，且适用于各种凹、凸透镜.

将$v=\infty$代入式(12-7)中，可得第一焦距f_1；将$u=\infty$代入式(12-7)中，可得第二焦距f_2. 计算并比较可知

$$f_1=f_2=f=\left[\frac{n-n_0}{n_0}\left(\frac{1}{r_1}-\frac{1}{r_2}\right)\right]^{-1} \tag{12-9}$$

将 f 值代入薄透镜成像公式，可得到

$$\frac{1}{u}+\frac{1}{v}=\frac{1}{f} \tag{12-10}$$

上式称为薄透镜成像公式的高斯形式.

会聚透镜的焦距为正，发散透镜的焦距为负. 透镜焦距值的大小表征其折射光线的本领，焦距越短，折射光线本领越强，即透镜焦距越小对光的会聚或发散本领越强，反之越弱.

通常也用 f 的倒数表示透镜对光线的会聚或发散的本领，称为焦度，即 $\Phi=\frac{1}{f}$. 会聚透镜的焦度为正，发散透镜的焦度为负. 当焦距以“米”作单位时，焦度的单位是“屈光度”，用 D 表示. 配制眼镜时人们常将透镜的焦度以“度”为单位，其换算关系为：1 屈光度=100 度.

12.2.3 薄透镜组合

两个或两个以上薄透镜组成的共轴系统，称为薄透镜组合，简称透镜组. 物体通过透镜组后所成像，可以利用薄透镜成像公式，采用透镜逐次成像法求出.

例 12-3

凸透镜焦距为 f_1=4 cm，在其右侧与其平行放置一凹透镜，焦距 f_2= −5 cm，两透镜相距 5 cm 组成共轴系统，在凸透镜前 6 cm 处放一物体，求最后成像的位置.

解　共轴系统中凸透镜放在凹透镜前面，两透镜相距 5 cm，光线先进入凸透镜.

凸透镜成像：将 u_1=6 cm，f_1=4 cm 代入公式（12-10）有

$$\frac{1}{6}+\frac{1}{v_1}=\frac{1}{4}$$

解得　v_1=12 cm

由两透镜的位置关系可知，凹透镜成像：u_2=−（12−5）=−7（cm），f_2=−5cm，代入式（12-10）有

$$\frac{1}{-7}+\frac{1}{v_2}=\frac{1}{-5}$$

解得

$$v_2=-17.5\ \text{cm}$$

距离凸透镜为

（17.5−5）cm=12.5 cm

所以最后成像在凸透镜左侧距离凸透镜 12.5 cm 处，为一虚像.

当两个在空气中焦距分别为 f_1、f_2 的薄透镜紧密贴合在一起时，如图 12-9 所示，其物距和像距分别为 u 和 v. 对第一个透镜 M，由式（12-10），可得

$$\frac{1}{u}+\frac{1}{v_1}=\frac{1}{f_1}$$

对第二个透镜 N，$u_2=-v_1$，由式（12-10）得

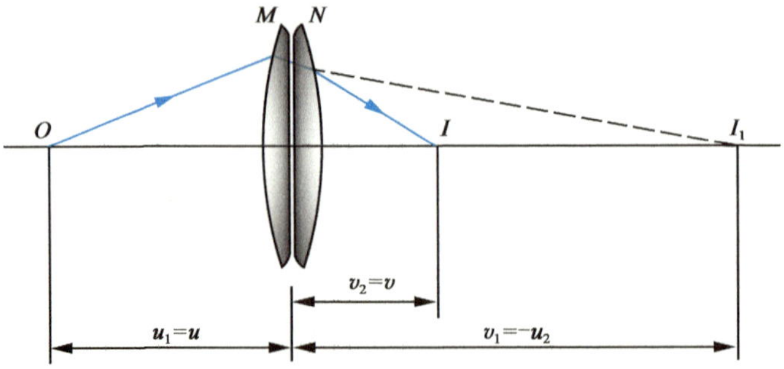

图 12-9 薄透镜组合

$$\frac{1}{-v_1}+\frac{1}{v}=\frac{1}{f_2}$$

将以上两式相加，并整理可得

$$\frac{1}{u}+\frac{1}{v}=\frac{1}{f_1}+\frac{1}{f_2} \tag{12-11}$$

当$v=\infty$时对应的u值，或$u=\infty$对应的v值，即为透镜组的等效焦距，用f表示，即

$$\frac{1}{f}=\frac{1}{f_1}+\frac{1}{f_2} \tag{12-12}$$

若用Φ、Φ_1和Φ_2分别表示透镜组、第一透镜和第二透镜的焦度，则得

$$\Phi=\Phi_1+\Phi_2 \tag{12-13}$$

这一关系常被用来测量透镜的焦度. 如要测定一个近视镜片（凹透镜）的焦度，可以用已知焦度的凸透镜和它紧密贴合，使得贴合后的等效焦度为零，即光线通过透镜组后既不发散也不会聚，光线的方向不改变. 这时$\Phi_1+\Phi_2=0$，可知两个薄透镜的焦度值相等，但是符号相反，这样即可得知凹透镜的焦度.

12.2.4 柱面透镜

如果薄透镜的两个折射面不是球面，而是圆柱面的一部分，这种透镜称为柱面透镜（cylindrical lens），如图 12-10 所示. 柱面透镜的两个折射面可以都是圆柱面，也可以一面为圆柱面，另一面为平面，同时它与透镜一样，可有凸、凹两种，即凸柱面透镜和凹柱面透镜.

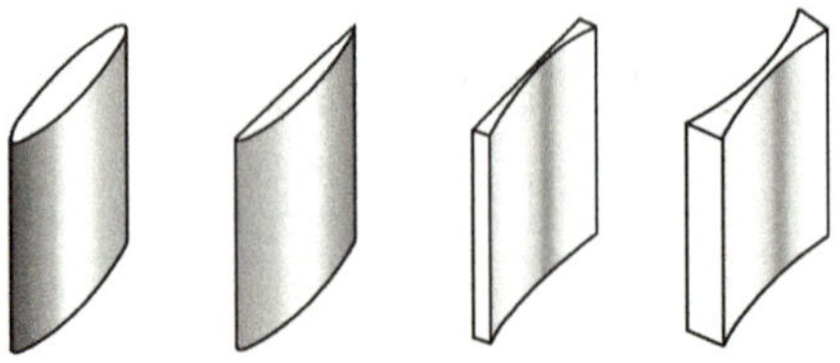

图 12-10 几种柱面透镜

通常将包含主光轴各个方向的平面称为子午面，子午面与折射面形成的交线称为子午线. 若折射面在各个方向上的子午线曲率半径不相同，这种折射面称为非对称折射面，由这种折射面组成的共轴系统称为非对称折射系统. 非对称折射系统对通过各子午面光线的折射本领不同，所以主光轴上点光源发出的光束经此系统折射以后，不能形成一个清晰的点像，柱面透镜成像即如此，如图 12-11 所示.

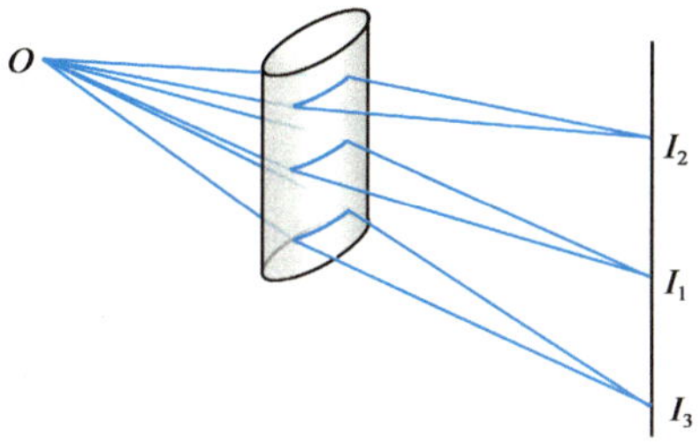

图 12-11　柱面透镜成像

图 12-11 中的柱面透镜，其水平剖面与凸透镜的剖面相同，在这个平面内，对光线有会聚作用；而竖直剖面与平板玻璃剖面相同，对光线没有会聚作用，所以点光源经过此柱面透镜所成的像便为一条竖向直线.

12.2.5　透镜像差

一个物点经过一个简单透镜所成的像，往往不是一个理想的点，而是一个亮斑，即对物而言像出现了偏差，这种现象称为**像差（aberration）**. 产生像差的原因有多种，这里仅介绍球面像差（spherical aberration）和色像差（chromatic aberration）.

1. 球面像差

主光轴上点状物体发出的远轴光线和近轴光线经透镜折射后不能会聚于主光轴上某一点，如图 12-12（a）所示，这种现象即为**球面像差**，简称**球差**. 产生球差的原因是通过透镜边缘部分的远轴光线比通过透镜中央部分的近轴光线偏折得多些. 或者说，透镜边缘部分比中央部分折光本领强. 减小球差最简单的方法是把远轴光线滤掉，如在透镜前加一光阑，如图 12-12（b）所示，光阑只让近轴光线通过透镜，因此可以生成一个清晰的点像. 但由于遮住了一部分入射光，此方法会使像的亮度要减弱一些. 减少球差的另一方法是在会聚透镜后面放置一发散透镜. 因为发散透镜对远轴光线的发散作用比对近轴光线的发散作用强，因而可减少会聚透镜的球面像差. 这样组成的透镜组会降低焦度.

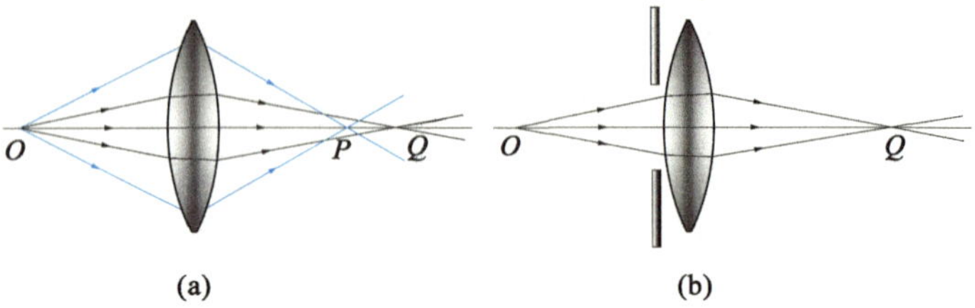

图 12-12 球面像差及其矫正

2. 色像差

在以前的讨论中，我们把透镜对光的折射率看成是常量. 事实上，透镜对不同波长光的折射率不一样. 波长短的光折射率大，波长长的光折射率小，所以白色光（复色光）通过透镜后，短波的光偏折较多. 由于以上原因，一物点发出的复色光通过透镜后不能形成一清晰的点像，而是一个带有彩色边缘的小亮斑. 这种物点发出的复色光经透镜后不能形成清晰的点像的现象称为色像差，如图 12-13（a）所示. 透镜越厚，色像差越明显.

减小色像差的方法是将折射率不同的会聚透镜和发散透镜适当地组合起来，使一个透镜的色像差为另一个透镜所抵消，如图 12-13（b）所示. 在光学仪器中，透镜系统都是由多个透镜组合而成的，这样可以减小色像差.

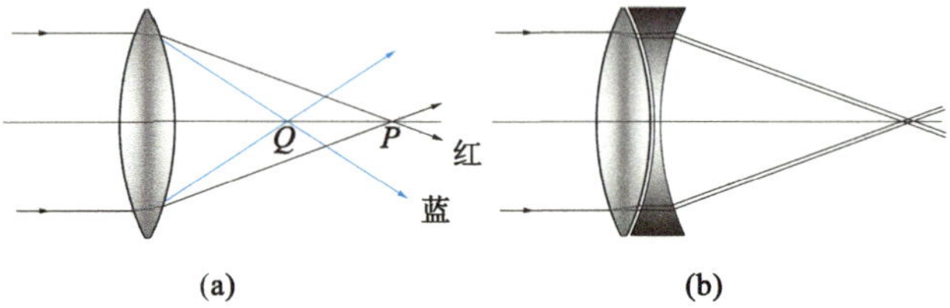

图 12-13 色像差及其矫正

12.3 几何光学的应用

12.3.1 眼睛与视力矫正

眼睛的屈光系统

1. 眼的光学结构与调节

如图 12-14 所示为眼球的水平剖面图. 眼球最前面是一层凸出的透明膜，称为角膜（折射率 1.376），光线通过它进入眼内. 角膜后面是虹膜，虹膜的中央有一个圆孔，称为瞳孔. 瞳孔具有光阑的作用，其大小通过肌肉收缩而改变，以调节进入眼内的光通量. 虹膜后面是透明的晶状体（折射率约 1.424），其形如一个双凸透镜，其表面的曲

率半径随睫状肌的张缩而改变. 眼球的内层称为视网膜，其上布满了视觉神经，是光线成像的地方. 在角膜、虹膜和晶状体之间充满了透明的水状液，称为房水（折射率 1.336）. 晶状体和视网膜之间充满了另一种透明的液体，称为玻璃体（折射率 1.336）.

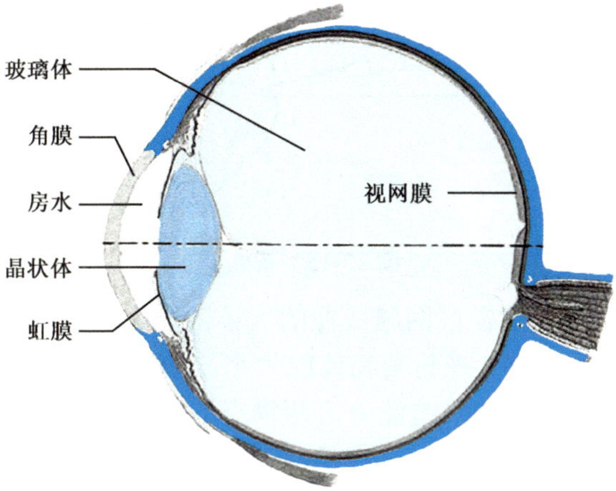

图 12-14 眼球水平剖面图

从几何光学的角度看，人眼是由多种介质组成的较为复杂的共轴球面系统，外界光线经角膜、房水、晶状体及玻璃体等介质几次折射后，成像在视网膜上. 因为空气和角膜的折射率的差值比眼内任何相邻的两种介质折射率之间的差值都大，所以光线从空气进入角膜时，将发生最大折射.

人眼的焦度可以在一定范围内改变，使远、近不同的物体均能在视网膜上成清晰的像. 眼睛具有这种改变自身焦度的本领称为眼的**调节（accommodation）**. 眼的调节是通过睫状肌的收缩改变晶状体表面的曲率半径来实现，这种调节具有一定限度，当被观察物体在无穷远时，睫状肌完全放松，此时晶状体曲率半径最大，焦度最小，大约为 58.6 D. 观察近处物体时，晶状体曲率半径变小（睫状肌收缩），眼的焦度变大，最大可达到 70.6 D. 当物距小于一定距离时，虽然经过了调节，但也不能使光线在视网膜上成清晰的像，我们把眼睛通过调节能够看清物体的最近位置称为**近点（near point）**，此时眼睛处于最大调节状态（晶状体曲率半径最小）. 视力正常人的近点约为 10～12 cm，近视眼的近点要更近一些，而远视眼的近点则较正常人远一些. 眼睛在完全不调节时能看清物体的最远位置称为**远点（far point）**. 正常视力人的远点在无穷远处，近视眼的远点在眼前一定距离处，所以他看不清远处物体. 总之，远视眼是近点变远，近视眼是远点变近. 在日常生活中，不易引起眼睛过度疲劳的最适宜的距离约为 25 cm，称其为明视距离（comfortable visual distance）.

2. 眼睛的分辨本领及视力

从物体两端射入到眼中节点（通过该点光线不改变方向）的光线所夹的角度称为视角（visual angle），如图 12-15 所示.

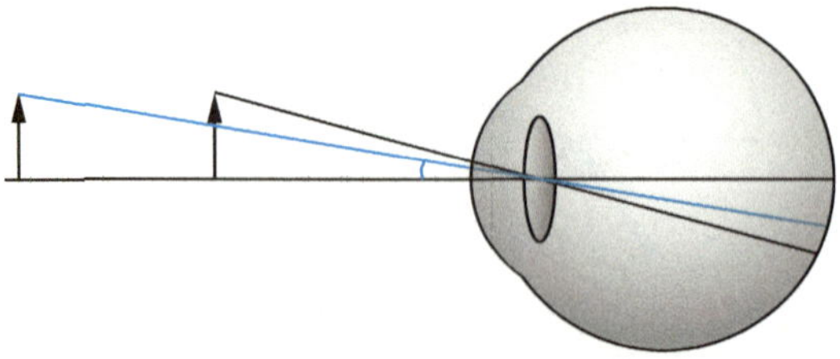

图 12-15 视角

视角决定了物体在视网膜成像的大小，视角越大，成像越大，眼睛越能看清物体细节. 视角与物体的大小、物体与眼睛间的距离有关. 实验证明，视力正常的眼睛能分辨两物点的最小视角约为 1 分，与之对应在明视距离处眼睛能分辨两物点之间的最短距离约为 0.1 mm. 通常用眼睛能分辨的最小视角 α 的倒数表示眼睛的分辨本领，称为视力（visualacuity）.

$$视力=\frac{1}{\alpha}$$

应用上式计算视力时，最小分辨视角以“分”为单位. 例如，最小视角为$10'$和$1'$时，对应的视力分别为 0.1 和 1.0. 由这种视力记录法所绘视力表称为国际标准视力表. 还有一种视力表为国家标准对数视力表，即五分法视力表，其视力用 L 表示，与最小视角的关系为

$$L=5-\log\alpha \tag{12-14}$$

式中最小分辨视角同样以“分”为单位. 若最小视角为$10'$和$1'$时，其 5 分记录的视力 L 分别为 4.0 和 5.0. 视力表见图 12-16.

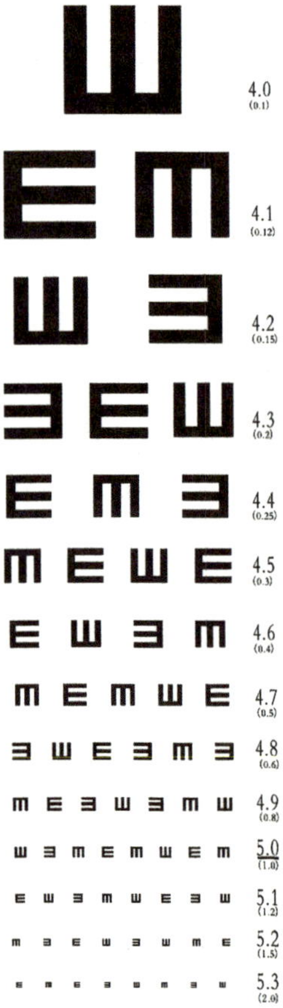

图 12-16 视力表

3. 眼屈光不正及其矫正

眼睛不调节时，若平行光进入眼内，经折射后正好在视网膜上形成一个清晰的像，这种屈光正常的眼睛称为正视眼，如图 12-17 所示. 否则称为非正视眼或屈光不正. 屈光不正包括近视眼（near sight）、远视眼（far sight）和散光眼（astigmatism）等. 以下对三种屈光不正分别予以讨论.

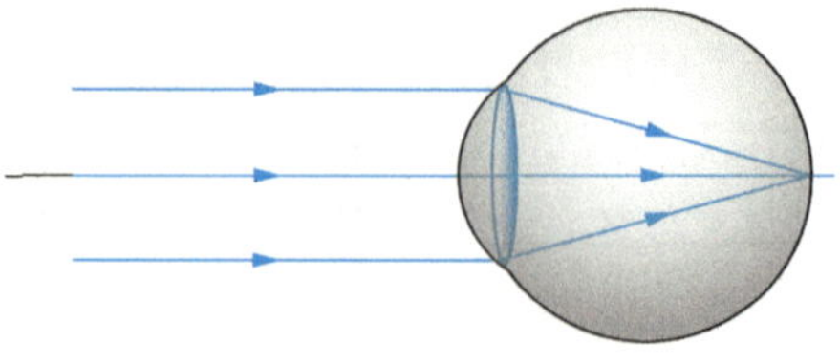

图 12-17 正视眼

（1）近视眼. 眼睛不调节时，平行光进入眼睛，经折射后会聚于视网膜前面，在视网膜上成像模糊不清，这种眼睛称为近视眼，如图 12-18（a）所示. 近视眼看不清远处的物体，必须将物体移近到眼前某一位置上才能看清物体. 可见近视眼的远点不在无限远处，相对正视眼要近.

近视产生的原因可能是角膜或晶状体的曲率半径太小，对光线偏折太强；或者是眼球的前后直径太长. 近视眼矫正的方法是配戴一副适当焦度的凹透镜，使光线经凹透镜适当发散后，再经眼睛折射刚好可以在视网膜上形成清晰的像，如图 12-18（b）所示. 来自远处的平行光经凹透镜后，成虚像于该近视眼的远点处，这样近视眼在眼睛不调节的情况下即可看清无穷远处的物体.

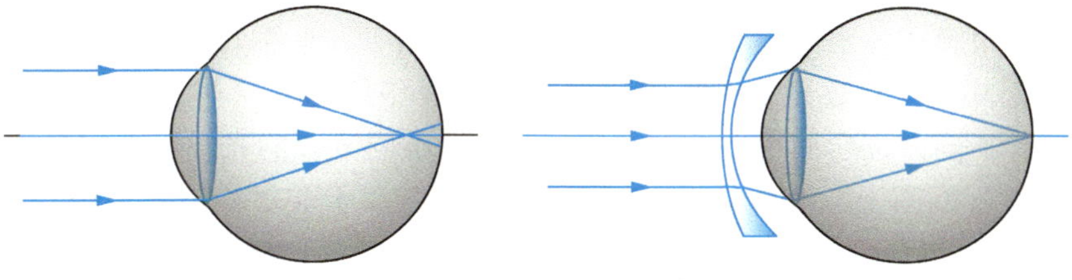
(a)　　(b)

图 12-18　近视眼及其矫正

例 12-4

一近视眼患者的远点在眼前 50 cm 处，如今要使它能看清远方的物体，问应配多少度的凹透镜片？

解　无穷远的物体经镜片后应在近视眼的远点处成一虚像，即

$$u=\infty,\quad v=-50\ \text{cm}=-0.5\ \text{m}$$

代入薄透镜成像公式（12-10），得

$$\frac{1}{\infty}+\frac{1}{-0.5}=\frac{1}{f}$$

由 $\Phi=\dfrac{1}{f}$ 得出

$$\Phi=\frac{1}{-0.5}=-2\ （屈光度）=-200\ （度）$$

此近视眼患者应配戴 200 度的凹透镜.

（2）远视眼. 若眼睛不调节时，平行光射入眼内会聚视网膜之后，如图 12-19（a），这种眼睛称为远视眼. 远视眼在不调节时既看不清远处物体，也看不清较近的物体. 只有在调节时才能看清楚远处的物体，而要看近处的物体时需要更高程度的调节. 远视眼近点距离大于正视眼的近点距离.

远视产生的原因可能是角膜或晶状体折射面的曲率半径太大，焦度太小；或者是眼球前后直径太短，使物体的像成在视网膜之后. 远视眼矫正的方法是配戴一副适当焦度的凸透镜，让平行光线进入眼睛之前先经凸透镜会聚，再经眼睛折射后会聚于视网膜上，如图 12-19（b）.

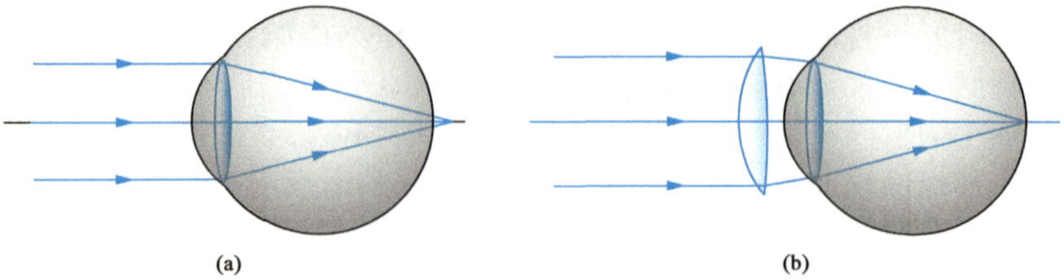

图 12-19 远视眼及其矫正

由于远视眼的近点较正视眼的远一些，因此，远视眼在看眼前较近的物体时，所选择的凸透镜必须将此物体的虚像成在远视眼的近点处.

（3）散光眼. 前面所述近视眼和远视眼都属于角膜的球面屈光不正，角膜在各个方向子午线的曲率半径皆相等，即各个方位的弯曲程度都相同. 而散光眼的角膜在各个方向子午线的曲率半径不完全相同，不同方位弯曲程度不同，使进入眼睛不同方位的光线不能同时聚焦在视网膜上，造成图像模糊不清. 散光眼属于非对称折射系统. 如图12-20所示，此散光眼的角膜纵向曲率半径最短，光线汇聚于M点，横向曲率半径最长，光线汇聚于N点，其他方位的曲率半径介于二者之间，光线汇聚于MN之间. 由此可见，散光眼对任何位置的点物均不能产生点像. 因此，散光眼的人常把一点物看成一条很短的线条，造成看物体时模糊不清.

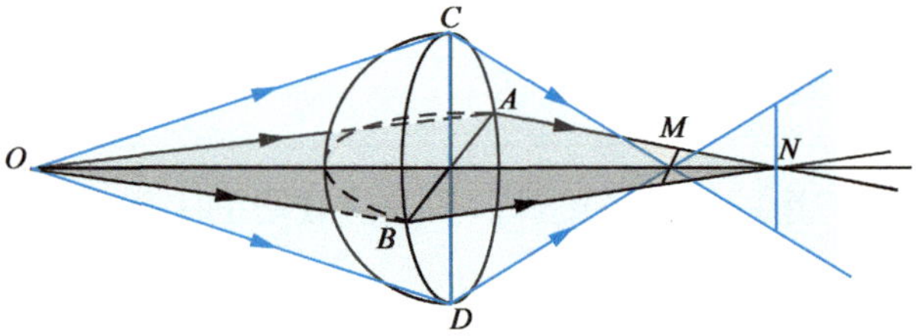

图 12-20 散光眼成像

散光眼的矫正方法是配戴适当焦度的柱面透镜，以矫正屈光不正子午线的焦度. 散光有近视散光和远视散光之分，因此可以配戴凹柱面透镜和凸柱面透镜来分别对应矫正.

12.3.2 放大镜

为了看清微小物体的细节，常将物体移近眼睛，以增加视角. 但是人眼的调节是有一定限度的，单纯的靠近眼睛，增大视角，反而会看不清物体. 因此常借助于会聚透镜来增大视角，用于这一目的的会聚透镜称为放大镜（magnifier）. 使用放大镜观察物体时，应把物体放在它的焦点内侧靠近焦点处，使光线通过透镜折射变成平行光线进入眼内，使物体经放大镜折射后形成正立放大虚像，这样眼睛不需要调节就能在视网膜上得到清晰的像，如图 12-21 所示. 把物体放在明视距离 25 cm 处，用眼睛直接观察物体时的视角为 β；利用放大镜观察同一物体时的视角为 γ，通常用这两个视角的比值来表示放大镜的放大率，称为**角放大率（angular magnification）**，用 α 表示. 即

$$\alpha=\frac{\gamma}{\beta} \tag{12-15}$$

一般用放大镜观察的物体的线度 y 很小，故 γ 、β 视角都很小，因此

$$\gamma \approx \tan\gamma=\frac{y}{f},\quad \beta=\tan\beta=\frac{y}{25}$$

将其代入式（12-15），得

$$\alpha=\frac{y}{f}\times\frac{25}{y}=\frac{25}{f} \tag{12-16}$$

式中 f 代表放大镜的焦距，单位为 cm. 由公式可知，放大镜的角放大率与它的焦距成反比，即放大镜的焦距越短，角放大率越大. 实际上，焦距 f 很短时，透镜的表面就很弯曲，会出现各种像差，效果反而不好. 单一放大镜通常只放大几倍，若是一个由透镜组构成的放大镜，可以放大几十倍，且像差减小. 通常用的放大镜，焦距约 1～10 cm，相当于 2.5～25 倍的放大率.

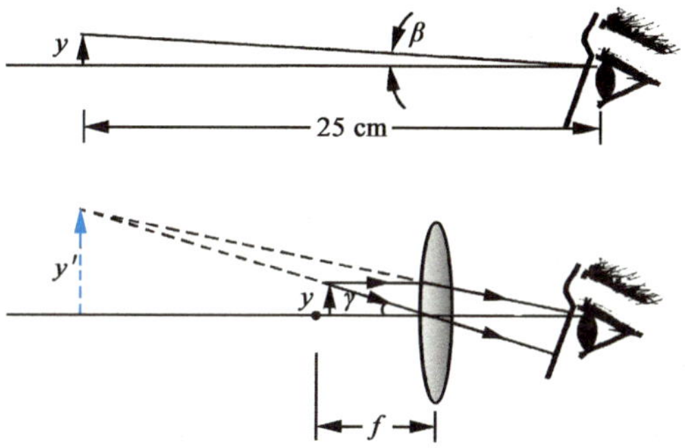

图 12-21　放大镜原理

12.3.3　光学显微镜

显微镜是生物学和医学中广泛使用的仪器，在观察微小结构的物体时，常常需要借助比放大镜放大率更高的仪器——显微镜.

1. 显微镜的放大原理

普通光学显微镜由会聚透镜组成，其光路如图 12-22 所示. L_1 为**物镜（objective）**，L_2 为**目镜（eyepiece）**. 实际的物镜和目镜是由焦距较短的透镜组和焦距较长的透镜组构成，使用透镜组是为了消除像差，成像清晰. 将被观察的物体放在 L_1 的焦点外侧且靠近焦点处，使

物体通过L_1成一个放大的倒立实像y'，实像y'应落在目镜L_2焦点内靠近焦点处，再通过目镜成一个放大的虚像，虚像相对人眼张开的角度为γ .

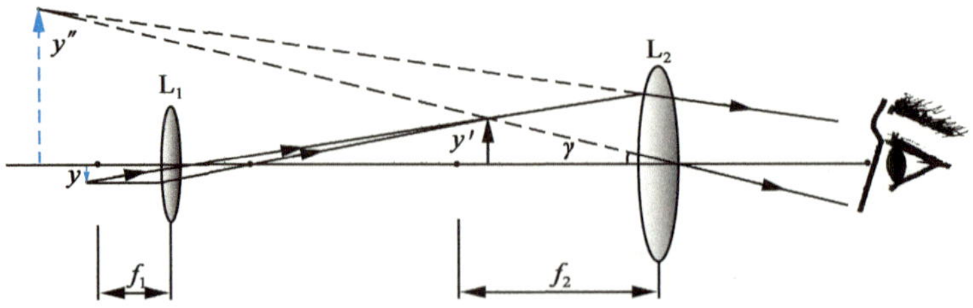

图 12-22 光学显微镜光路图

根据光学仪器放大率的定义，显微镜的放大率M 为

$$M=\frac{\gamma}{\beta}\approx\frac{\tan\gamma}{\tan\beta}$$

由光路图知，$\tan\gamma\approx\frac{y'}{f_2}$，$f_2$为目镜的焦距；$\tan\beta=\frac{y}{25}$，代入上式得

$$M=\frac{y'}{f_2}\times\frac{25}{y}=\frac{y'}{y}\times\frac{25}{f_2}$$

式中，$\frac{y'}{y}$称为**物镜的线放大率**，用m表示；$\frac{25}{f_2}$为**目镜的角放大率**，则显微镜的放大率M 为

$$M=m\times\alpha \tag{12-17}$$

由式（12-17）可见，显微镜的放大率等于物镜的线放大率与目镜的角放大率的乘积. 由于被观测物体置于靠近物镜的焦点处，此时

$$\frac{y'}{y}\approx\frac{s}{f_1}$$

s是像y'到物镜的距离，即物镜的像距；f_1为物镜的焦距. 则显微镜的放大率可写为

$$M=\frac{s}{f_1}\times\frac{25}{f_2}=\frac{25s}{f_1f_2} \tag{12-18}$$

由上式可知，显微镜放大率与所用物镜和目镜的焦距成反比. 因为物镜和目镜的焦距比物镜的像距s小很多，因此可以把s看作是镜筒的长度. 因此，镜筒越长，物镜和目镜的焦距越短，显微镜的放大率就越大.

2. 显微镜的分辨本领

当我们用光学仪器去观察一个较复杂的物体时，如一张显微切片，画面可以看成是由许多不同颜色、不同亮度、不同位置的物点的像所组成. 由于每个物点成的像实际上都是一个有一定大小的衍射斑（艾里斑），当物点靠得太近，艾里斑彼此重叠太多，物体的细节将变得模糊不清，使画面的细节变的模糊不清．因此，衍射现象限制了光学系统分辨物体细节的能力．

光学系统能分辨两物点间最短距离的倒数，称为光学系统的**分辨本领（resolving power）**．瑞利给出了分辨物体细节的依据，即瑞利判据（Rayleign criterion）：当一个物点衍射亮斑的第一暗环与另一个衍射亮斑的中央点重合时，这两个点恰好处于可以分辨的极限位置．

图 12-23 给出了两个物点成像，光强度的叠加情况．（a）图表示两个最大光强之间存在一最小光强，因此很容易分辨出是两个物点所成的像；（b）图表示随着两个物点的靠近，衍射像也在逐渐靠近，开始重叠．若其中一个衍射像的第一暗环恰好与另一个衍射像的中央最大光强重合，它们合成的总光强曲线中最小强度是两个最大强度的 80%，刚好满足瑞利判据，人眼就可以分辨出是两个物点的像；（c）图两个点的像大部分重叠，无法分辨两个物点的像，总体以为是一个大亮斑．

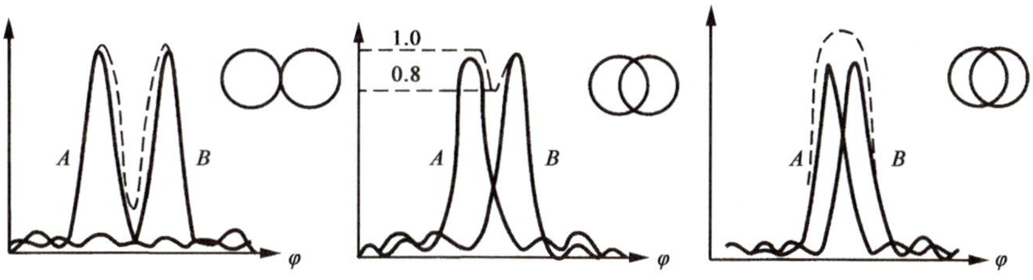

图 12-23　两个衍射像的光强度的叠加曲线

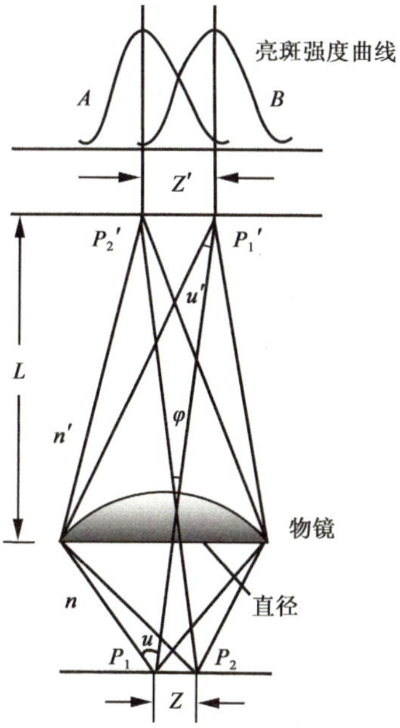

图 12-24　显微镜的分辨本领

显微镜能分辨两点之间的最短距离称为最小分辨距离，一般用 Z 表示，如图 12-24 所示，最小分辨距离的倒数即为显微镜的分辨本领．对显微镜，阿贝（Abbe.E）指出，物镜所能分辨两点之间的最短距离为

$$Z = \frac{1.22\lambda}{2n\sin u} \tag{12-19}$$

式中，λ 为入射光的波长，n 为物镜与标本之间介质折射率，u 为物点发射到物镜边缘光线与主光轴之间的夹角，$n\sin u$ 称为**物镜的数值孔径（numerical aperture）**，用 $N \cdot A$ 表示．因此式（12-19）可以改写成

$$Z = \frac{0.61\lambda}{N \cdot A} \tag{12-20}$$

可见物镜数值孔径越大，照射光波波长越短，显微镜所能分辨的最短距离越小，越能看清楚物体的细节，从而显微镜的分辨本领就越强．

提高显微镜的分辨本领，一种方法是减小所用光的波长，例如，

用 $N\cdot A$ 为 1.5 的高级油浸物镜，用可见光照明（平均波长为 550 nm），据式（12-20）显微镜能分辨的最短距离为

$$Z=\frac{0.61\times 550}{1.5}=223.7\ (\text{nm})$$

即比 223.7 nm 再小的细节就看不清楚了. 若改用波长为 275 nm 的紫外光照明，可计算出能够看清楚 111.8 nm 的细节，所以可使分辨本领提高 1 倍，但由于紫外光不是可见光，不能用眼睛直接观察，只能用照相的方法拍下标本经显微镜放大的图像. 另一种方法就是增大物镜的数值孔径，如利用油浸物镜，增大 n 和 u 值. 通常情况下，显微镜物镜和标本之间的介质是空气，此时称为干物镜，如图 12-25 所示的左半部分，它的数值孔径数 $n\sin u$ 值最大只能达到 0.95，这是因为从物点发出的光束到达盖玻片与空气界面时，部分光线因为折射、全反射不能进入物镜，进入物镜的光束锥角较小. 如果在物镜与盖玻片之间滴入折射率较大的透明液体，如香柏油（$n\approx 1.5$），可将物镜的数值孔径数 $n\sin u$ 增大到 1.5，此即油浸物镜，如图 12-25 所示右半部分. 油浸物镜不仅提高了显微镜的分辨本领，而且避免全反射的产生，增强了像的亮度.

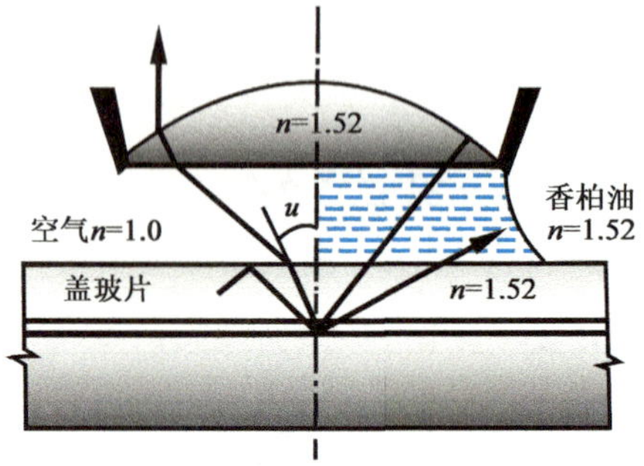

图 12-25　干物镜与油浸物镜

12.3.4 荧光显微镜和电子显微镜

显微镜的种类很多，除了前面介绍的光学显微镜，常用的还有荧光显微镜、偏光显微镜、相差显微镜、电子显微镜等等，适用的对象不同，放大倍数也有很大差别. 下面简单介绍其中的两种.

1. 荧光显微镜

荧光显微镜（fluorescence microscope）与普通显微镜的主要区别是所用的光源不同. 荧光显微镜以紫外线作光源，激发标本中荧光物质产生荧光，以进行观察，荧光显微镜得到的是物体的荧光图像. 很多物质在紫外线照射下可以发出荧光，但有些物质如细菌，本身不发荧光，对不发荧光的物质用荧光物质染色后，在紫外线照射下也可以

发出荧光.

荧光显微镜的最大特点是灵敏度高，用浓度很低的荧光物质对标本染色后，其对比度约为可见光显微镜的 100 倍. 标本的细节在暗视野中显得明亮，好像它本身发光一样. 荧光显微镜是生物、医学中的重要工具，它使荧光分析的敏感性与光学显微术的精细性有机的结合起来，借以研究生物的某些结构、形态和物性等.

2. 电子显微镜

光学显微镜的分辨本领受到照射光波长的限制，波长越短，分辨本领越高. 但即使使用了紫外线的显微镜，其分辨的最短距离也仅为 111.8 nm，仍不能看清病毒和细胞的内部细节. 若用电子束代替光波，电子束在 10 kV 的加速电压下，其物质波波长约为 0.12 nm，远小于光波波长，尽管电子显微镜的孔径数只有 0.02，但实际分辨距离仍可小至 0.1 nm 左右，使电子显微镜（electron microscope）的分辨本领达到数百万倍.

电子显微镜与光学显微镜类似，具有会聚镜、物镜和目镜，但它们不是光学透镜，而是静电透镜或电磁透镜. 静电透镜是利用静电场偏转电子的行径，调节电子束的会聚或发散，其原理与电子示波管中的静电透镜类似. 电磁透镜是利用磁场对运动电子施加的洛伦兹力，使得电子束会聚或发散.

电子显微镜在科学技术方面应用比较广泛，尤其对医学的发展起着极其重大的推动作用，电镜技术促使基础医学研究从细胞水平进入了分子水平. 如脱氧核糖核酸（DNA）的详细结构，过滤性病毒，细菌内部结构等均可利用电镜进行观察.

12.3.5 纤镜

纤镜（fiber scope）又称为纤维内窥镜，它是由透明度很好的玻璃或其他透明材料拉成纤维状，并在其表面涂上一层折射率比纤维本身折射率小的物质. 当光以大于全反射临界角度入射时，光在纤维内壁反复发生全反射的向前传播而不会发生光线向外泄漏，如图 12-26 所示.

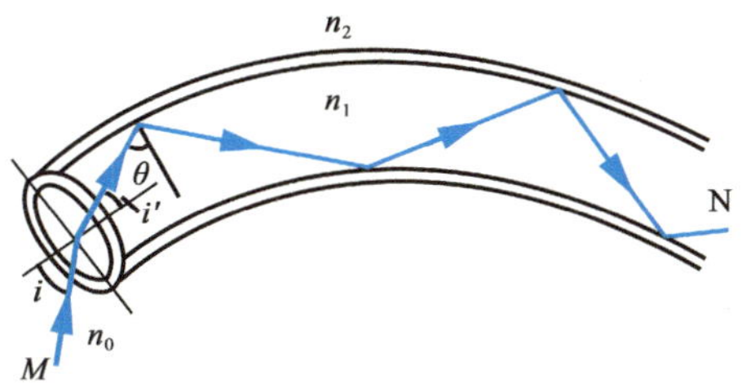

图 12-26 光纤导光原理图

发生全反射的入射角的大小由下式来决定：

$$\sin i = \frac{1}{n_0}\sqrt{n_1^2 - n_2^2}$$

纤镜一般是由数万根玻璃纤维组成，主要有两个作用：一是它可以把外部光源发的强光导入人体器官内；二是可以把器官内壁的像导出体外. 纤维束的两端必须粘结固定，且两端的排列完全对应，从而保证可以导出清晰正确的图像，如图 12-27 所示.

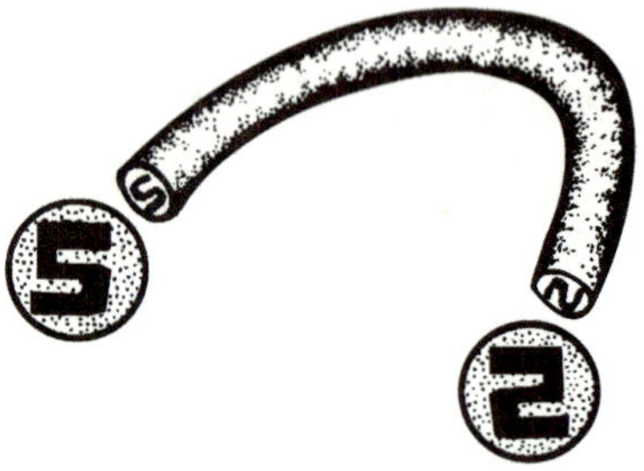

图 12-27 光纤导像示意图

为了减少患者的痛苦，纤维束的中间部分不粘结，以保证它可以柔软的进入患者体内. 目前临床上使用的纤维内窥镜主要有食管、胃、直肠、支气管、膀胱等内窥镜.

习　　题

12-1 将一在空气中的焦距为 f 的薄凸透镜放入水中（$n_{水}>n_{空}$），其焦距如何变化?

12-2 为什么在空气中薄凸透镜焦距为正，薄凹透镜焦距为负？

12-3 一条鱼在水面下 1 m 处，水的折射率 $n=1.33$，若在水面上鱼的正上方空气中观察，求其像的位置在哪里？

12-4 直径为 $2R$ 的长玻璃棒置于空气中（假设空气的折射率为 1），其一端是半径为 R 的半球面，玻璃的折射率为 1.5，求：

（1）该球面的两个焦距；

（2）一物体放在棒轴线上距球面顶点分别为无穷远、$2R$、R 时，像的位置.

12-5 某种液体（n=1.3）和玻璃（n=1.5）的分界面为球面. 在液体中有一物体放在球面的轴线上离球面 39 cm，并在球面前 30 cm 处成一虚像. 求球面的曲率半径，并指出哪一种介质处于球面的凹侧.

12-6 凸透镜 L_1 和凹透镜 L_2 的焦距分别为 20 cm 和 40 cm，L_2 在 L_1 右侧 40 cm 处. 在 L_1 左边 30 cm 处放置某物体，求经过透镜组后所成的像.

12-7 一个焦距为 10 cm 的凸透镜与一个焦距为 10 cm 的凹透镜相隔 5 cm 放置（凹透镜在凸透镜右侧）. 一个物体最后成像在凸透镜前 15 cm 处，求此物体放在凸透镜前的位置.

12-8　一近视眼患者的远点在眼前 1 m 处，如今要使他在眼不调节时能看清远方的物体，问应配多少度的凹透镜？

12-9　一远视眼戴 2D 的眼镜看书时须把书拿到眼前 40 cm 处，问此人应配戴何种度数眼镜才合适？

12-10　明视距离处人眼可分辨的最短距离是 0.1 mm，今欲观察 0.25 μm 的细胞细节，求：

（1）所用显微镜的总放大倍数？

（2）此显微镜的数值孔径为多少？设所用光波波长为 600 nm.

12-11　显微镜目镜的焦距为 2.5 cm，物镜焦距为 1.6 cm，物镜与目镜相距 22.1 cm，最后成像于无穷远处，求：

（1）标本应放于物镜前什么位置？

（2）物镜的线放大率是多少？

（3）显微镜的总放大倍数是多少？

（河北大学医学院　闫冰）

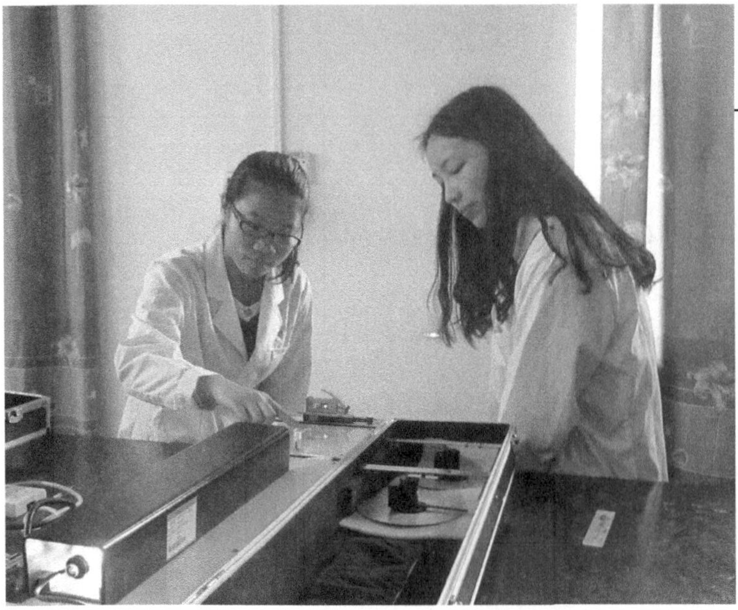

氦氖（He-Ne）激光器是实验室、医疗应用中最常见的激光器，输出激光的效率较高. 在医疗上氦氖激光主要用于照射治疗，有刺激、消炎、镇痛和扩张血管作用，如内科可用于穴位照射、体表局部照射，皮肤科用于治疗皮肤与粘膜溃疡等. 激光治疗妇科、口腔科、五官科、内科及神经科等方面的疾病都取得了良好的治疗效果. 图中为医药院校学生正在做氦氖激光干涉和衍射实验.

第13章 激　光

激光（laser）是“受激辐射光放大”（light amplification by stimulated emission of radiation）的简称，顾名思义，激光是由受激而发射经不断放大获得的光. 1964 年经钱学森教授建议而得此名. 1911 年爱因斯坦在提出的辐射基本原理中预言受激辐射（stimulated radiation）的存在和光放大的可能. 1954 年汤斯研制成受激辐射微波放大器，1960 年梅曼研制成世界上第一台激光器——红宝石激光器. 近二十年来，诺贝尔物理学奖两次“光临”激光技术领域：美籍华裔物理学家朱棣文因创立激光制冷和捕捉气体原子方法于 1997 年获得诺贝尔物理奖；罗伊·格劳伯、约翰·霍尔和特奥多尔·亨施因对光学相干量子理论和基于激光精密光谱学发展作出的贡献于 2005 年获得诺贝尔物理奖，诺贝尔奖评审委员会称，他们凭借自己的成果“为现代光学展现了新曙光”. 由于激光具有亮度高、单色性好、方向性好、相干性好的特性，在工业、农业、军事、医学、科学技术等各个领域得到了广泛的应用和快速的发展，成为 20 世纪最重大的科技成就之一. 本章主要是激光的基本原理、特点及其医学应用，并介绍激光全息照相.

13.1 激光的基本原理

13.1.1 粒子数按能级分布和辐射跃迁

通常情况下，物质的微观粒子（原子、离子和分子等总称）有其各自一系列分立的能级，处于基态能级的粒子是最稳定的；由于吸收和碰撞等原因，部分粒子可能吸收能量而处于激发态，此时的粒子很不稳定. 在热平衡状态下，物质的粒子在各能级的数目分布规律遵从玻尔兹曼分布，即

$$\frac{n_2}{n_1}=\exp\left(-\frac{E_2-E_1}{kT}\right) \tag{13-1}$$

式中，T 为热平衡时的绝对温度，$k=1.381\times10^{-23}\ \mathrm{J\cdot K^{-1}}$ 为玻尔兹曼常量，n_1 和 n_2 为单位体积内分别处于能级 E_1 和 E_2 的粒子数. 由玻尔兹曼分布可知，在热平衡状态下，处于高能级 E_2 的粒子数总是少于处于低能级 E_1 的粒子数，能级越高，粒子数愈少. 这种分布规律被称为粒子数在能级上的正常分布.

在一个系统中，大量粒子间相互作用而交换能量，有些粒子由低能级向高能级跃迁，而有些粒子则由高能级向低能级跃迁. 粒子实现能级间跃迁的方式有两种：一种是以光能形式吸收或释放称为光辐射或辐射跃迁（radiation transition）；另一种是以非光能（如热能）形式吸收或释放称为非光辐射或无辐射跃迁（radiationless transition）. 与激光发射有关的辐射跃迁包括吸收、自发辐射与受激辐射三种类型.

（1）当能量为 $h\nu=E_2-E_1$ 的外来光子逼近处于低能级 E_1 上的粒子时，粒子就可能吸收这个光子能量而被激发到高能级 E_2 上去，如图 13-1（a）所示. 这种处于低能级的粒子全部吸收一个外来光子的能量而跃迁到相应高能级上的过程称为受激吸收或共振吸收，有时简称为**吸收（absorption）**. 在受激吸收过程中，单位时间内跃迁的粒子总数 $\mathrm{d}n_{12}$ 与外来辐射场单色辐射能量密度 $w(\nu)$ 和低能级 E_1 上的粒子数 n_1 成正比，即 $\mathrm{d}n_{12}=B_{12}w(\nu)n_1\mathrm{d}t$，而比例常数 B_{12} 即为单位辐射能量密度的受激吸收概率.

（2）处于激发态的粒子会自发地从高能级 E_2 跃迁到低能级 E_1，同时辐射能量为 $h\nu=E_2-E_1$ 的光子，这一过程称为**自发辐射（spontaneous emission）**，如图 13-1（b）所示. 在自发辐射过程中，单位时间内跃迁的粒子总数 $\mathrm{d}n_{21}$ 与高能级 E_2 上的粒子数 n_2 成正比而与外来辐射场能量密度 $w(\nu)$ 无关，即 $\mathrm{d}n_{21}=A_{21}n_2\mathrm{d}t$，而比例常数 A_{21} 即为单位时间内自发辐射跃迁概率. 每个激发态粒子都能独立地自

发辐射，这些由自发辐射出来的光子，其相位、传播方向和偏振方向是彼此无关的，所以这种自发辐射的光是非相干光. 普通光源的发光机制都属于自发辐射.

受激辐射

（3）1917 年爱因斯坦在研究热辐射和热平衡时指出，在适当能量 $h\nu = E_2 - E_1$ 的外来光子的“诱发”作用下，处于高能级 E_2 的粒子会跃迁到低能级 E_1，可以同时辐射出一个能量为 $h\nu = E_2 - E_1$ 的光子，这个光子的频率、相位和振动方向均与“诱发”光子相同，如图 13-1（c）所示. 这种处于激发态的粒子因受到外来光子的诱发而向低能级跃迁，并辐射相应能量光子的过程称为**受激辐射（stimulated emission）**. 在受激辐射过程中，单位时间内跃迁的粒子总数 dn_{21} 与外来辐射场能量密度 $w(\nu)$ 和高能级 E_2 上的粒子数 n_2 成正比，即 $dn_{21} = B_{21}w(\nu)n_2dt$，而比例常数 B_{21} 即为单位辐射能量密度的受激辐射概率. 受激辐射的特点是：①只有在能量 $h\nu$ 等于两能级能量之差的外来光子“诱发”下才能产生受激辐射；②受激辐射的光子与“诱发”光子的特性完全相同，即其频率、相位和振动方向都相同. 因此，受激辐射的光是相干光.

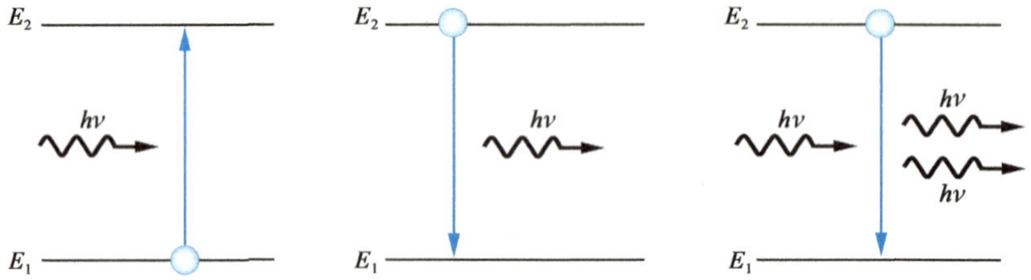

(a) 吸收　　(b) 自发辐射　　(c) 受激辐射

图 13-1　与激光发射有关的三种辐射跃迁类型

在外界能量的作用下，一个由大量粒子组成的物质系统内，受激吸收、自发辐射和受激辐射这三种类型总是同时存在的. 究竟哪一种辐射跃迁占据优势呢？这要取决于外来辐射场单色辐射能量密度 $w(\nu)$ 和物质系统中各能级上分布的粒子数情况. 在热平衡条件下，辐射和吸收过程达到动态平衡，即单位时间内自发辐射和受激辐射的光子数之和应等于受激吸收的光子数，即 $A_{21}n_2 + B_{21}w(\nu)n_2 = B_{12}w(\nu)n_1$. 在黑体辐射条件下，$B_{12} = B_{21} = B$，且 $A_{21}/B = 8\pi h\nu^3/c$. 由此得自发辐射概率与受激辐射概率之比 R 为

$$R = \frac{A_{21}}{Bw(\nu)} = \exp\left(\frac{h\nu}{kT}\right) - 1 \tag{13-2}$$

在常温 T=300 K 时，对波长为 620 nm 的红光，$\nu = 5\times10^{14}$ Hz，$R \approx 10^{34}$. 可见在常温下可见光区域，受激辐射概率非常小，自发辐射总是占有优势. 所以普通光源都属于自发辐射，其中的受激辐射让人无法觉察. 因此要想获得激光就必须设法使受激辐射占优势.

13.1.2 加强受激辐射的两个条件

要想实现受激辐射占优而获得激光就必须设法加强受激辐射．加强受激辐射必须满足下述两个条件．

1. 实现粒子数反转

在热平衡状态下，粒子数在能级上的正常分布遵从玻尔兹曼分布规律，即处于高能级 E_2 的粒子数总是少于处于低能级 E_1 的粒子数，能级越高，粒子数愈少．要想使受激辐射占优势，必须改变粒子数的这种正常分布，使处于高能级 E_2 的粒子数多于处于低能级 E_1 的粒子数，即在激光工作物质中，实现**粒子数反转（population inversion）**．

怎样才能实现粒子数反转呢？原子的激发态寿命是很短的，一般只有约 10^{-8} s 左右．因此往往在发生受激辐射之前，原子就已经自发地辐射光子回到基态了．为了使受激辐射能够大量进行，必须利用寿命可以长达约 10^{-3} s 左右的激发态，这种寿命较长的激发态称为**亚稳态（metastable state）**．

如图 13-2 所示，表明了一种实现粒子数反转的方法．E_1、E_2 和 E_3 表示物质中原子的三个能级．E_1 是基态，E_2 是亚稳态，E_3 是寿命很短的激发态．通过吸收外界能源供给的光子等方式把原子从 E_1 态抽运到 E_3 态．在很短时间内，原子自发辐射由 E_3 态跃迁到 E_2 态．由于 E_2 态是亚稳态，粒子在亚稳态的寿命是在 E_3 的 10^5 倍以上，原子处于该能态内停留较长的时间而不会很快跃迁回 E_1 态．因此，处于 E_2 态的原子数目将会增多，以致大大超过处于 E_1 态的原子数目，从而实现粒子数反转．当外界能源光子、处于亚稳态 E_2 的原子跃迁回基态发射的光子遇到其他处于亚稳态的原子时，就能引起受激辐射．因此在粒子数反转的条件下，发生受激辐射的概率就能大大提高．可见，在外界足够能量的激励下，具有亚稳态能级的三能级结构的工作物质，就可实现粒子数反转．四能级系统与三能级系统不同的是在亚稳态 E_2 与基态 E_1 之间还有一个能级 E_1'，它通常是空能级．因此，E_2 与 E_1' 之间更容易实现粒子数反转，其效率也高于三能级物质系统．

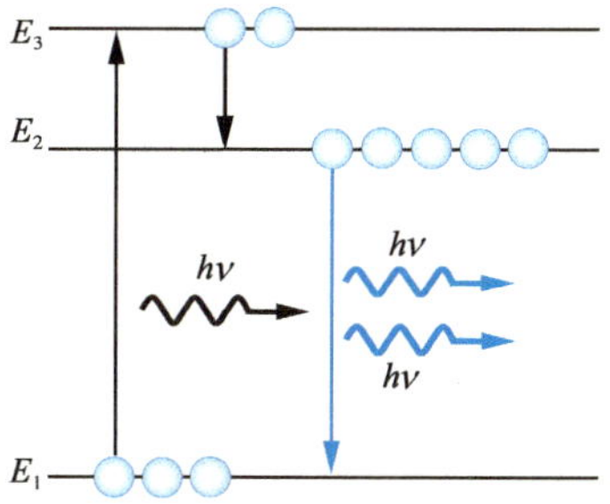

图 13-2 利用亚稳态实现粒子数反转

2. 必须具有光学谐振腔

能够实现粒子数反转的工作物质，还不能产生实用的激光. 这是因为工作物质中的自发辐射是杂乱无章的，在其诱发下产生的受激辐射总体上仍是随机的，又由于工作物质长度有限以及光在传播中的损耗，使光强度的增大受到限制. 使受激辐射在有限体积的工作物质中能持续进行并占据绝对优势，同时光强度被不断反复放大最终形成稳定振荡的装置称为光学谐振腔（optical resonant cavity）. 经光学谐振腔输出的光才是强度大、方向性好的激光.

光学谐振腔就是在工作物质两端各放置一块反射镜，它们相互平行并且垂直于谐振腔主轴. 如图 13-3 所示，其中左端 M_1 为全反射镜，反射率接近 100%，右端 M_2 为部分反射镜，反射率通常在 90%以上，光学谐振腔内的部分激光由右端 M_2 输出.

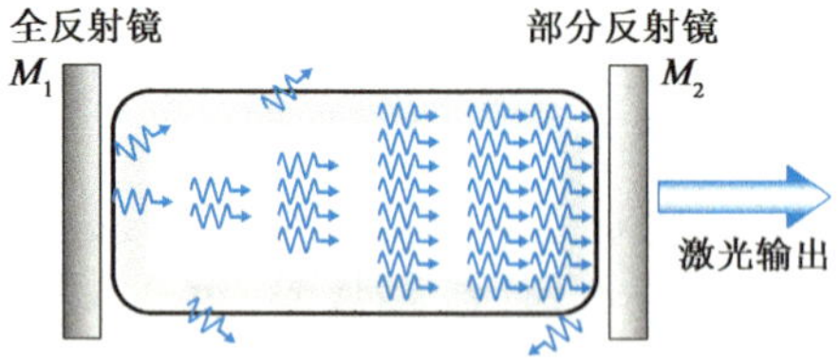

图 13-3　光学谐振腔内光振荡

工作物质中最初由于受激辐射而产生的少量光子在两个反射镜面上反射，并在两个反射镜面之间往返通过工作物质，每往返一次就诱发出更多的光子. 这些光子中，运动方向与谐振腔主轴不平行的光子经过在镜面间几次往返后即脱离工作物质，而运动方向与谐振腔主轴严格平行的绝大多数光子，在腔内形成持续稳定的振荡，这些受激辐射的光子数目被反复多次雪崩式放大，抵偿各种腔内光损耗后，由部分反射镜一端沿谐振腔主轴方向输出强度大、方向性好的激光束. 自发辐射的光子不能参与光振荡过程.

光学谐振腔内的光增益必须大于或等于光损耗才可以产生激光. 光学谐振腔内雪崩式放大的受激辐射的光强度按指数规律递增而形成光增益. 光损耗包括两种类型：一类是内损耗，即由于工作物质对光的吸收以及工作物质光学不均匀性而造成光的散射和折射等造成的损耗；另一类是镜损耗，即由于反射镜产生的吸收、散射、衍射、透射（包括输出的激光）等造成的损耗. 可以引入品质因数 Q 来描述谐振腔的光损耗

$$Q = 2\pi\nu \cdot \frac{E}{P} \tag{13-3}$$

式中，ν 是谐振腔内电磁波振荡频率，E 为谐振腔内储存的能量，P 为每秒钟损耗的能量. 谐振腔内能量损耗低，则 Q 值高；反之，则 Q

值低. 由于能量损耗中包括输出部分，因此，Q 值也不是越高越好，在设计谐振腔时应对其合理选择. 所以，光学谐振腔必须满足阈值条件，才可以使受激辐射的光形成持续稳定振荡而输出激光.

光学谐振腔可以决定激光的模式，即电磁场在腔内的振荡方式. 激光的模式分为纵向模式与横向模式两种. 纵向模式，简称**纵模（longitudinal mode）**，是指电磁场沿谐振腔主轴（z 轴方向）的振荡方式. 光在腔内来回反射形成相干叠加，只有满足特定相位差条件的光才能形成稳定的驻波，因此腔内只能允许某些特定频率的光在其中持续振荡. 不同的纵模表达光波在腔内轴向不同的驻波场分布. 只有一个频率输出称为单纵模，输出含有几个频率称为多纵模. 显然谐振腔具有选频作用，根据纵模可分辨输出激光的频率，从而也保证输出激光的单色性. 横向模式，简称**横模（transverse mode）**，是指电磁场沿谐振腔径向（x 轴、y 轴方向）的稳定分布，即激光束在其横截面上的光强或光斑分布. 每一种分布称为一个横模. 横模指数 m 和 n 分别表示在 x 和 y 方向上（轴对称情况）光场为零的次数；纵模指数 q 表示驻波场在 z 方向上的波腹数. 通常用 TEM 来标志激光模式，m、n、q 为正整数. 振荡纵模数目决定于腔长、激光工作物质的自发发射谱线宽度、激励强弱、损耗大小和谱线加宽机制. 在适当的条件下可获得单纵模振荡. 振荡横模数目决定于谐振腔结构、激励强弱和损耗大小等.

综上所述，光学谐振腔的主要作用是：①使受激辐射光放大过程能在有限体积的激活介质中持续进行，且在满足阈值条件下形成光振荡，输出激光；②对输出激光束的方向给予限定；③有选频作用；④调整激光的模式；⑤通过调 Q、锁模等技术以改善激光的输出波形.

13.1.3 激光器的基本结构

产生激光的装置称为**激光器（laser）**. 由上述讨论可知，激光器都是由具有亚稳态能级的工作物质、光学谐振腔和激励装置三部分组成. 如图 13-4 所示.

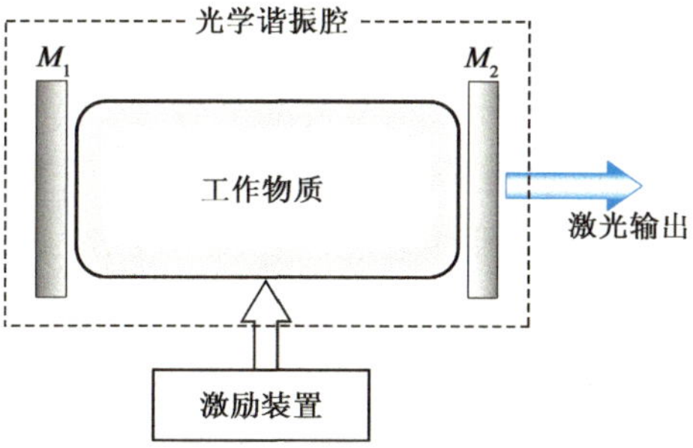

图 13-4 激光器组成原理图

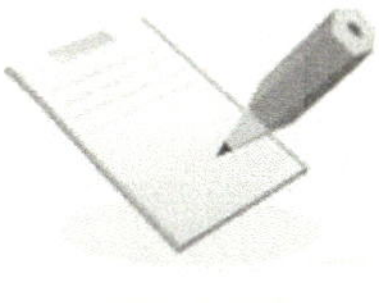

激光器的结构

1. 工作物质

工作物质包括激活介质与一些辅助物质. 可以是固体（晶体、玻璃）、气体（原子气体、离子气体、分子气体）、液体和半导体等介质. 激活介质内激活粒子的能级中参与受激辐射，即与出现粒子数反转分布有关的能级称为工作能级. 一般按照工作能级的多少将激活介质分为“三能级”与“四能级”系统.

2. 光学谐振腔

通常由两块放置在工作物质两端并且与腔内主轴线垂直的平面或球面反射镜构成. 按组成谐振腔的两块反射镜的形状及它们的相对位置，可将光学谐振腔分为：平行平面腔、平凹腔、对称凹面腔、凸面腔等. 按反射镜的球心或焦点的位置，又可将光学谐振腔分为：共心腔、半共心腔、对称共焦腔、半共焦腔等. 两反射镜的曲率半径和间距（腔长）决定了谐振腔对本征模的限制情况，从而调节所产生激光的模式（即选模）. 不同类型的谐振腔有不同的模式结构和限模特性.

3. 激励装置（泵浦源）

激励装置的作用就是向工作物质提供能量，使激活介质中的粒子被抽运到高能态上以便实现粒子数反转分布. 由于供能形式不同，激励装置可有光泵、电泵、化学泵、热泵、核泵以及用一种激光器去泵浦另一种激光器等之分.

下面仅以氦氖气体激光器为例讨论.

氦氖（He-Ne）激光器由激光管和激励电源组成，激光管有内腔、外腔式结构形式，如图 13-5（a）所示为内腔式氦氖激光器，激光管由放电管和谐振腔组成. 放电管包括储气管、放电毛细管和电极三部分. 放电管内充以稀薄的He和Ne的混合气体，其中He为辅助气体，Ne为工作气体，He、Ne的比例约为7:1，气压约为1～10 mmHg. 放电管两端加上直流高电压后，由金属筒阴极发射出来的电子被加速，在放电管内高速电子向阳极运动并与氦原子碰撞导致氦原子激发. 因此氦氖激光器是通过气体放电激发原子的.

如图 13-5（b）所示为氦氖原子能级图. He原子能级图中除了基态能级 1^1S_0 外，还有两个亚稳态能级 2^1S_0 和 2^3S_1；Ne原子的两个能级 3S 和 2S 分别与 He 的这两亚稳态能级十分接近. 当激光管中气体放电时，管内大量电子被加速，由于 Ne 原子吸收电子能量被激发的概率比 He 原子被激发的概率小，所以高速电子把基态 He 原子激发到其两个亚稳态能级 2^1S_0 和 2^3S_1 上. 这些 He 原子并不马上跃迁回到基态，而是与基态 Ne 原子发生碰撞，将能量转移给 Ne 原子，使 Ne 原子激发到能级 3S 和 2S 上. 处于这两能级上的 Ne 原子，自发辐射的概率较小，从而实现了 Ne 原子的能级 3S 与 3P 间、3S 与 2P 间、2S 与 2P 间的粒子数反转分布. 从这三对能级之间的跃迁受激辐射，能分别发出波长为 3.39 μm 的红外、632.8 nm 的红色、1.15 μm 的近红外的 He-Ne 激光三条谱线. 这些激光的下能级都不是 Ne 原子的基态，所以氦氖激光器工作物质是一种四能级系统. He-Ne 激光器是实验室、医疗应用中最常见的激光器，输出激光的效率较高.

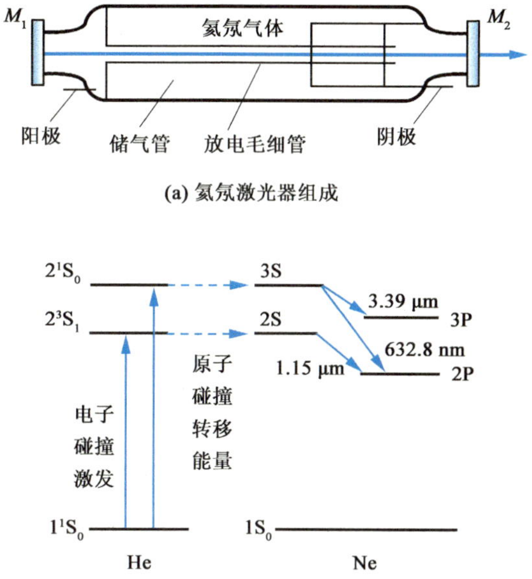

(a) 氦氖激光器组成

(b)氦氖原子能级图

图 13-5 氦氖激光器

激光器的分类方式很多，按工作物质的性质可分为固体激光器、液体激光器、气体激光器、半导体激光器和自由电子激光器；按激光的输出方式则可分为连续输出激光器和脉冲输出激光器. 自从 1960 年世界上第一台红宝石激光器问世以来，至今已发现的激光材料有近千种，各种各样的激光器 100 余种，获得的激光遍布于远红外到真空紫外及 X 射线的广阔光谱区域. 值得一提的是自由电子激光器，它是一种特殊类型的新型激光器，是一种非受激辐射，其产生机制不同于前述激光，它无需粒子数反转分布，具有一系列优于普通激光器的特点. 中国科学院高能物理研究所于 1993 年制成我国第一台红外自由电子激光器.

13.2 激光的特点及其医学应用

13.2.1 激光的特性

激光与普通光相比具有以下特性：

1. 方向性好

在激光器中，由于光学谐振腔的作用，只有平行于轴线方向的受激辐射光才能形成激光，所以激光的方向性极好. 激光束的发散角非常小，在几千米之外的扩散直径不到几厘米. 激光的这一特点可用于定位、导向、测距等. 在医学上，利用激光方向性好的特点，经聚焦后可得到不同大小的强光斑，可用作手术刀.

2. 单色性好

激光是从特定的亚稳态能级向特定的低能级跃迁产生的，其中心频率只有一个. 根据能量与时间的不确定关系$\Delta E \cdot \Delta t \geqslant h$可知，寿命较长的亚稳态的能级宽度很窄，因此受激辐射光具有很窄的频率宽度. 又由于谐振腔的选频作用，使激光频宽更进一步减小. 频率宽度是量度光源单色性的特征量，宽度愈窄，单色性愈好. 因此激光具有非常好的单色性. 利用激光单色性好的特点，可以准确地测量物体的长度. 激光的高单色性开辟了激光光纤通信、激光化学、激光拍频、受激拉曼散射等一系列新方法和新技术，为生物医学研究提供了新的手段和途径.

3. 强度大

激光能量集中在很小的角度内，所以强度很大，一台几毫瓦的小型氦氖激光器的亮度比太阳光的亮度高数百倍. 脉冲式工作的激光器，由于能量集中在很短的时间内释放，峰值功率可达$10^9\ \mathrm{W \cdot cm^{-2}}$. 因此，强激光可用于打孔、切割、焊接和手术等.

4.相干性好

把最好的普通单色光源的光束分成几束时，只能在数十厘米的路程内保持相干性，而激光发生干涉现象的光程差可达数十公里. 这一特性可以用于全息照相，在生物医学研究领域发挥重要作用. 利用激光相干性制造的激光衍射仪可以用来观察分析动态流场中红细胞的变形和取向等.

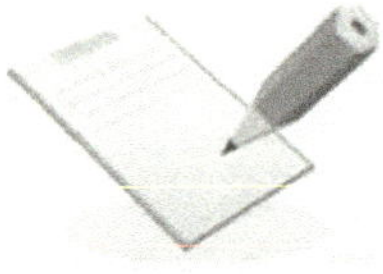

13.2.2 激光的生物效应

激光与生物组织相互作用所引起的生物组织的任何变化，都称为激光的生物效应. 激光生物效应的强弱决定于激光性质、受照生物组织性质和激光作用时间及其方式等多种因素. 激光的生物效应主要有五种，即热效应、机械效应、光化学效应、电磁场效应和生物刺激效应. 其中机械效应和电磁场效应主要为大功率或中等功率激光所产生；热效应和光化学效应则在所有激光照射生物组织时都起作用，其中光化学作用在低功率激光照射时特别重要；而生物刺激效应只有低功率激光照射时才发生，而且多次照射会产生累积效应.

1. 热效应

激光对生物组织的作用主要是热效应. 激光的热效应是指激光照射生物组织使组织温度升高. 热效应的机理有两种，一种是吸收生热，一种是碰撞生热. 吸收生热是指红外激光照射生物组织时，由于红外光子的能量小，被生物分子吸收后不能产生电子能级跃迁，只能转变为生物分子的振动能和转动能，即增加了生物分子的热运动，使生物组织温度升高. 碰撞生热是指可见光和紫外线激光照射生物组织时，由于光子能量较大，被生物分子吸收后，分子由基态跃迁至激发态. 激发态分子具有高活泼性，可以通过与周围分子碰撞而转换能量，加快周围分子的热运动速度，使生物组织温度升高. 碰撞生热可致红斑、热致水泡、热致凝固、沸腾、碳化和气化等现象. 由于激光能量密度极高，可在几毫秒甚至更短的时间内使生物组织局部温度升高 20～1000 ℃，而且温度为 45～50 ℃左右的状态将持续一分钟左右.

2. 光化学效应

激光与生物组织相互作用时，生物大分子吸收光子的能量被激发后产生化学效应，此现象称为激光的光化学效应. 光化学效应类型主要有光致分解、光致氧化、光致聚合和光致敏化. 激光的光化学反应还可引起酶、氨基酸、蛋白质、核酸等活性发生变化，也可引起分子高级结构不同程度的变化，从而产生杀菌作用、红斑效应、色素沉着、维生素 D 合成等生物效应. 光化学反应的一个最基本的规律是特定的光化学反应要特定波长的光子来引发. 引起光化学反应的光子，其波长范围在 350～700 nm 的近紫外和可见光区. 尤其是紫外激光光子能量高，引起的光化学反应的能力强. 生物体各组织对不同波长的激光有一定的选择性作用.

3. 机械效应

根据光子学说可知，当光照射到物体上时，光子把它的动量传给物体，对物体产生光压，即激光本身的辐射压强. 医学激光器产生的压强通常很小. 当激光照射生物组织产生热致沸腾时，组织中的液体被气化，被照射处有气体产生，产生气流反冲压强，此外，还有因热效应引起的内部气化压强. 热致膨胀压强以及激光强电场引起的电致伸缩压强等都是激光对组织的二次压强. 二次压强比一次压强大的多，破坏力很强，在组织表面的危险性更大，它可以轻而易举地将组织撕裂. 由二次压强引起的冲击波向四周扩散还能把远离直接受照射部位的正常组织撕裂，引起严重的机械损伤. 激光在临床上的很多应用就是利用了激光引起的二次压强作用. 如眼科中的压力打孔治疗某些疾病，激光手术刀等都利用了激光的压强效应.

4. 电磁场效应

激光也是电磁波. 生物组织在激光的强电场作用下会产生电致伸缩效应. 高场强引起的生物作用是激光（特别是脉冲激光）的独特作用. 高强度电场可以产生很多生物效应：①使生物组织产生极化而形成等效偶极子，引起的二次或三次谐波（波长变短），有些正处在蛋白质、核酸等的吸收峰，从而引起物质变性；②使生物分子高度激发产生自由基，剧烈的自由基反应又可引起细胞严重破坏；③使生物组织产生电致伸缩，可以在组织内部激起冲击波、超声波，从而产生振动或空化作用，引起细胞破裂或发生水肿；④直接使生物分子受激、振动、产热，使组织电离，细胞结合受破坏，造成一系列损害等.

5. 生物刺激效应

在医学上一般把功率较小、照射生物组织后不会直接造成不可逆性损伤的激光称为弱激光，生物刺激效应是弱激光特有的效应，该效应不同于上述四种效应，它不是破坏或损伤细胞，而是对损伤的组织和细胞的修复或愈合有促进作用. 弱激光的生物刺激效应能通过加强血液循环、调整机能、促进细胞生长、组织修复等作用达到治疗疾病的目的. 氦氖激光、Ar^+激光、CD_2激光和红宝石激光等都有弱激光的刺激效应.

13.2.3 激光的医学应用

激光最早应用于眼科，并逐渐在医学各个领域得到广泛的应用.

激光治疗主要是根据高功率激光的凝固、止血、融合、气化、切割作用和弱激光的刺激作用. 在眼科中利用激光已成功地焊接视网膜，对眼底血管性疾病视网膜病变、青光眼、视网膜裂孔及其他有关疾病的治疗也都取得了成功．激光在外科学中的应用也是较为成功的．在显微外科中利用激光进行血管吻合、神经吻合及皮肤焊接，还可进行微切割．利用大功率激光器做成的激光手术刀用于外科手术时不仅可以切开皮肉和切除病变脏器，还可以封闭较细的血管，具有止血作用．特别是对皮肤良性和恶性肿瘤的治疗，简单、迅速、效果好．激光在治疗肿瘤方面有独到之处．一种方法是激光动力学治疗癌症，即激光光敏治癌，引人注目．其原理是将血卟啉衍生物（HpD，是一种对肿瘤有选择性亲和力的光敏化剂）注射于体内，利用肿瘤组织对其吸收多、排泄慢的特点，使用激光照射肿瘤后引起光敏化反应而杀灭癌细胞．另一种方法是激光手术疗法，就是用强激光凝固、气化或切割肿瘤．激光治疗妇科、口腔科、五官科、内科及神经科等方面的疾病都取得了良好的治疗效果．弱激光针灸疗法是现代激光技术与古老中医技术相结合的新方法，可应用在内科、外科、皮肤科、儿科、妇产科、眼科、耳鼻喉科和口腔科等．

激光不仅能治疗疾病，还能用于某些疾病的诊断及相关医学研究．在激光荧光诊断技术中利用激光的强荧光作用，将某些对癌变组织有较强的亲和力的荧光物质（如血卟啉衍生物、荧光素钠盐等）引入患者体内后的一段时间内，用激光照射癌变组织部位，滞留在癌变组织中的荧光物质便发出特定波长的荧光，从而可诊断和定位癌瘤．在激光多普勒血流计诊断技术中，利用激光多普勒效应可制成皮肤血流计、视网膜血流计及光纤所能达到的任何内脏部位的血流计，通过非侵入性测量血流，迅速可靠，在微循环血流检测中有重要应用．在激光光纤内窥镜检查技术中，利用激光方向性好的特点，可用光纤将激光导入人体内各种管腔内，通过光纤内窥镜进行检查、诊断．在激光流式细胞光度术（FCM 技术） 中，将荧光色素染色的单个细胞依次通过样品细管，在激光定点照射下，收集细胞的荧光和散射光可得到细胞的多种结构参数（如 DNA、RNA、蛋白质、细胞受体和抗原、细胞质中 Ca^{2+}等方面的含量及信息），目前 FCM 技术已用于癌症诊断、抗癌药物的动力学研究以及细胞分类计数、细胞选择等临床和基础研究，是一种很有发展前途的技术．

随着激光器的日益完善，激光的医学应用也正在急剧发展中，但激光对人体也有损害作用．在使用激光的地方，注意防护很有必要，工作人员和患者都必须戴防护眼镜，以免损伤眼睛．由于激光的强度大，而且方向集中，反射光对人体也可造成损害，所以必须严格执行各种安全法规．

13.3 激光全息照相

1948 年英籍匈牙利科学家伽伯（D.Gabor）首次提出一种用光波记录物光波的振幅和相位的方法，即**全息照相（holograph）**，并在实验中用汞灯作光源获得全息照片，但存在所谓的“孪生像”问题，图像较差. 1960 年激光器的问世促进了全息照相术的发展，1962 年利思（E.N.Leith）和乌帕特尼克斯（J.Upatnieks）等用激光作光源，成功地获得三维立体图像的全息照片. 伽伯因提出全息照相原理而获 1971 年诺贝尔物理学奖. 近几十年来，激光全息技术飞速发展，成为科学技术上一个崭新的领域，在干涉计量学、无损检测、信息处理、遥感技术、生物医学、国防工程等科技领域获得广泛的应用，尤其是近年来，模压全息技术的发展使全息产品走向产业化，并开始深入到人们日常生活领域. 目前，全息照相技术已发展到第四代，而用激光作为光源的第二代和第三代的激光全息技术已日渐成熟. 本节以光波的干涉和衍射为基础，介绍全息照相的特性和基本原理及其应用.

13.3.1 全息照相的过程和特点

全息照相是利用光波的干涉和衍射原理，将物光波以干涉条纹的形式在全息干板（又称为全息底片）上记录下来，然后在一定条件下，利用衍射再现原物体的立体图像. 全息照相过程分先后两步：全息记录和波前再现.

1. 全息记录

拍摄全息照片的光路如图 13-6 所示，相干性极好的氦氖激光器发出激光束，经分束镜 1 被分成两束光，透射的一束光经反射镜 2 和扩束镜 3 后射向被摄物体 4，再经物体表面漫反射后到达全息底片 5 上，这束光称为物光 O；反射的一束光经反射镜 6 和扩束镜 7 后直接均匀地射向全息底片上，这束光称为参考光 R. 参考光和物光在全息底片上相干叠加形成干涉图样，将反映被摄物体的物光的全部信息——振幅和相位的分布状况以干涉图样的形式全部记录下来，经显影和定影等处理后便得到一幅**全息图（hologram）**. 根据物光波和参考光波的相对位置，全息图可以分为同轴全息图和离轴全息图. 全息记录的过程是光的干涉过程.

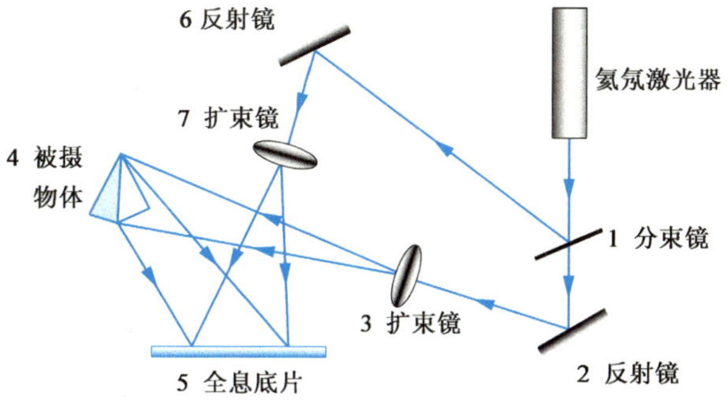

图 13-6 （离轴）全息照相光路图

2. 波前再现——光的衍射

由于全息底片上记录的并不是物体的几何图样，因而直接观察只能看到许多明暗不同的条纹、小环和斑点等干涉图样，要看到原来被摄物体的像，须用一束与参考光波长和传播方向相同的激光束（C）（称为再现光）照射全息图，使全息图再现原来被摄物体发出的波阵面，这个过程称为全息图的**波前再现（wave-front reconstruction）**，它利用了光栅衍射原理.

再现过程的光路如图 13-7 所示，一束与参考光波长和传播方向相同的激光束 C 从特定方向照射全息图，而全息图上每一组干涉条纹相当于一个复杂的光栅，根据光栅衍射原理，再现光将发生衍射，其 +1 级衍射光是发散光，与物体在原来位置时发出的光波完全一样，将形成一个虚像，当沿着衍射方向透过全息图朝原来被摄物的方位观察时，就可以看到这个由波前再现所产生的逼真的三维立体图像（虚像）；其-1 级衍射光是会聚光，将形成一个共轭实像，该实像能被照相机记录下来. 波前再现的过程是光的衍射过程.

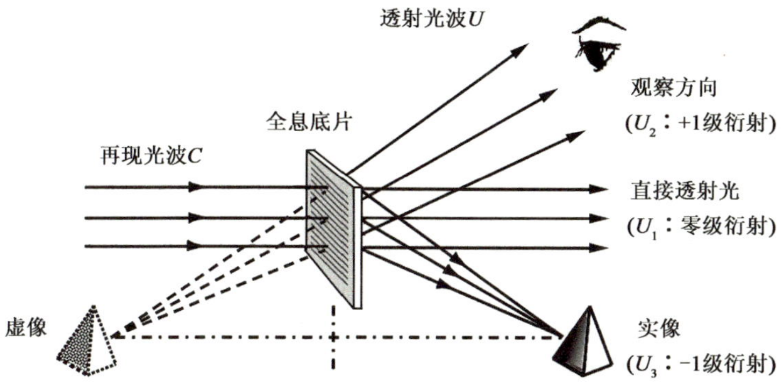

图 13-7 全息图的波前再现

全息照相在全息底片上形成干涉图样，记录了物光的全部信息——振幅和相位分布. 从光的干涉原理可知：当两束相干光波相遇，发生干涉叠加时，其合振幅不仅依赖于每一束光波各自的振幅，同时也依赖于这两束光波之间的相位差. 在全息照相中一束物光和一束与物光相干的参考光在全息底片处发生干涉叠加，全息底片将与物光有关的振幅和相位分别以干涉条纹明暗差异和条纹间隔形式记录下来，经过适当的处理，便得到一张反映了被摄物体的物光的振幅和相位分布状况的全息照片. 可见，全息照相和普通照相的原理完全不同. 与普通照相相比较，全息照相有如下特点：

（1）全息照相是以波动光学为基础；而普通照相是以几何光学为基础.

（2）全息照相记录了物光的振幅和相位信息，得到非常逼真的三维立体图像；而普通照相仅仅记录了物光的振幅信息，得到二维平面图像.

（3）全息照相中，由于有了相位信息，物和像平面是点和面对应关系，即每个物点发射的光波都直接落到整个全息底片平面上，所以全息图像的每一局部都能再现原物的整体像；而普通照相中，物和像是点和点对应关系，即三维物体上各点与二维图像各相应点对应，因此，普通照相图像不具立体感.

（4）由于每记录一次后只需改变参考光相对于全息底片的入射角，就可在同一张全息底片上对不同的物体记录多个全息图像，所以同一张全息底片可以重叠记录多帧图像，且每帧图像能够互不干扰地一一再现；普通照相无法做到这点.

（5）全息照相要求高相干度单色光源，通常采用激光光源；而普通照相只需用普通光源.

13.3.2 全息照相的原理

全息照相的原理，实质上就是一种较为广义的双光束干涉场理论. 在全息记录中应用光的干涉，物光波 O 和参考光波 R 在全息底片上相干叠加形成干涉图样. 假定坐标原点在全息底片平面中心，全息底片平面为 xy 平面，z 轴垂直于全息底片平面.

设物光波 O 在 xy 平面上的复振幅为 $O(x,y)=O_0(x,y)\exp[\mathrm{i}\Phi_O(x,y)]$，参考光波 R 在 xy 平面上的复振幅为 $R(x,y)=R_0(x,y)\exp[\mathrm{i}\Phi_R(x,y)]$. 其中，$O_0(x,y)$、$R_0(x,y)$ 分别是物光波 O 和参考光波 R 的幅值分布，$\Phi_O(x,y)$、$\Phi_R(x,y)$ 分别是物光波 O 和参考光波 R 的相位分布，它们都是坐标的函数. 在全息底片平面各点上，物光波 O 和参考光波 R 相干叠加的光强分布为

$$\begin{aligned} I(x,y) &= [O(x,y)+R(x,y)][O^*(x,y)+R^*(x,y)] \\ &= I_O(x,y)+I_R(x,y)+I'(x,y) \end{aligned} \tag{13-4}$$

式中，$O^*(x,y)$、$R^*(x,y)$ 分别是 $O(x,y)$ 和 $R(x,y)$ 的共轭量，$I_O(x,y)=O(x,y)O^*(x,y)=|O(x,y)|^2$、$I_R(x,y)=R(x,y)R^*(x,y)=|R(x,y)|^2$ 分别是物光波 O 和参考光波 R 独立照射到全息底片平面上的光强分布，为背景项；$I'(x,y)=O(x,y)R^*(x,y)+O^*(x,y)R(x,y)$ 是包含有两相干光的振幅和相位的光强分布，为相干项，可表示成下列形式：

$I'(x,y)=O_0R_0\exp[\mathrm{i}(\Phi_O-\Phi_R)]+O_0R_0\exp[-\mathrm{i}(\Phi_O-\Phi_R)]=2O_0R_0\cos(\Phi_O-\Phi_R)$，干涉项产生的是以 $(\Phi_O-\Phi_R)$ 为变量按余弦规律变化的明暗干涉条纹；由于这些干涉条纹在全息底片上的强度、形状和间距取决于物光波 O 和参考光波 R 的振幅和相位，所以全息底片上记录了物光波的振幅和相位分布信息. 参考光波的作用是使物光波波前的相位分布转换成干涉条纹的强度分布.

将记录了干涉条纹的全息底片显影、定影和冲洗等处理后，得到一幅全息图. 设光透过全息图时各处的复振幅透过率 $t(x,y)$ 定义为透射光的复振幅与入射光的复振幅之比，则全息图的透过率各处不同，且正比于原来记录在全息底片上相应各处的光强度 $I(x,y)$

$$t(x,y)=t_0(x,y)-\beta I(x,y) \tag{13-5}$$

式中，t_0 为未曝光部分的复振幅透过率，β 为比例常数. 对同一感光底板，t_0 和 β 都是常数.

为了全息图的波前再现，需用一束与参考光的波长和传播方向相同的再现光波 C 垂直照射全息图，如图 13-7 所示. 假定再现光波 C、透射光波 U 在 xy 平面上的复振幅分布分别为 $C(x,y)=C_0(x,y)\exp[\mathrm{i}\Phi_C(x,y)]$ 和 $U(x,y)=U_0(x,y)\exp[\mathrm{i}\Phi_U(x,y)]$，则透过全息图的透射光波的复振幅为

$$U(x,y)=t\cdot C(x,y) \tag{13-6}$$

将式（13-5）代入上式，可得

$$\begin{aligned}U(x,y)&=t_0C-\beta IC=t_0C-\beta(I_O+I_R+I')C\\&=[t_0-\beta(I_O+I_R)]C-\beta OR^*C-\beta O^*RC\\&=U_1+U_2+U_3\end{aligned} \tag{13-7}$$

$U(x,y)$ 代表了再现光波 C 经过全息图复杂光栅衍射后的透射光强分布. 全息图上的复杂光栅的复振幅透过率是按余弦规律变化的，再现光波 C 衍射后，除了零级衍射光波之外，只能有正一级和负一级的衍射光波. 上式中等式右边三项就分别代表了零级衍射、+1 级衍射和−1 级衍射. 第一项 $U_1=[t_0-\beta(I_O+I_R)]C$，与再现光波 C 只差一个常数因子，它代表了具有与再现光波 C 相同的位相分布和传播方式而振幅分布不同的透射光波，称为全息图衍射场中的零级衍射；其中由于 I_O 是物光波单独存在时在底片上造成的强度分布，通常是不均匀的，故 βI_OC 代表振幅受到调制的再现光的波前，它表现为复杂的噪声信息.

第二项$U_2=\beta OR^*C$，它正比于物光波O，与在波前记录时原始物体发出的光波的作用完全相同；由于原始物光波是发散的，所以观察到的是物体的虚像，称为全息图衍射场中的+1 级衍射. 第三项$U_3=\beta O^*RC$，它正比于物光波的共轭波O^*，成为并不严格与原物镜像对称的会聚波，人们在偏离镜像对称位置的某处仍然可以接收到原始物体的一个实像，称为全息图衍射场中的-1 级衍射. 可见，全息图相当于一个复杂光栅，再现光波C透过全息图发生衍射，形成零级、+1 级和-1 级衍射光波. 全息图的光栅衍射效应，使全息图上的强度调制信息还原为波前的振幅和相位信息，再现了物光波波前.

应该指出的是，再现光波C的波长和传播方向不一定与参考光的相同，这时仍能观察到逼真的三维立体图像，但再现出的物像的大小、位置与原物不同，而且出现差像.

13.3.3 激光全息术的应用

在近六十多年的发展过程中，激光全息技术的应用范围也越来越广，军事上模拟真实目标，进行驾驶训练；艺术上可以复制历史文物，制作全息首饰、全息肖像、全息风景；工业上制作防伪商标；科学上用于全息干涉计量、测量诊断技术等. 激光全息技术从工程技术领域逐渐扩展到了防伪、扫描、储存、信息识别、包装、医学、装饰、交叉和边缘学科等多个领域. 下面列举目前基于激光全息技术的全息显示、全息干涉计量术、激光防伪和全息储存等应用.

（1）激光全息显示. 激光全息显示是在激光透射全息图片的基础上来制作各种类型的全息图片. 自 20 世纪 60 年代以来，作为高科技的激光全息三维显示技术备受关注，在检测、计量、文字图像、信息、设计、商品展示、医学诊断、装饰装潢等领域得到了越来越多的应用，人们已经设想发展全息显微术、全息 X 射线显微镜、全息电影、全息电视，乃至于立体艺术广告等. 而数字式合成全息图，利用强大的计算机设计功能，产生三维显示全息图，具有全视差，大视场，大景深，全方位真彩色显示特点.

（2）激光全息干涉计量术. 随着激光全息干涉条纹的计算机数字图像处理技术的发展，当用激光全息干涉法测取干涉条纹照片时，现已能够大幅度消除不均匀背景杂音，使图像对比度增强，全息干涉条纹得到细化，从而得到清晰的干涉条纹图像，达到精确测量的目的. 激光全息无损检测是全息干涉计量的实际应用，它的检测原理是建立在判读全息干涉条纹与结构变形量之间关系的基础上，应用激光全息干涉无损检测，则可以把这种不同表面的变形转换成光强用来表示干涉条纹，再由感光介质记录下来，根据这种干涉畸变就可准确地判断物体的结构是否存在缺陷. 目前，激光全息干涉无损检测技术得到了广泛的应用. 例如，复合材料检测、电铸结构件检测、火箭固体燃料火药柱检测、压力容器检测、应力腐蚀裂纹扩展的检测等工业、军事及国防领域.

（3）激光全息储存. 目前激光全息储存技术已取得很大的进展，储存容量增大，储存器性能不断改进，高密度全息储存技术正日益走向实用. 目前激光全息储存技术主要是在数字数据的储存及超大容量全息储存器等方面的应用.

（4）激光全息防伪. 激光全息防伪技术包括激光全息图像防伪、加密激光全息图象防伪和激光光刻防伪技术三方面. 由激光全息技术制成的防伪标识图像具有巨大的潜力和独特的魅力，现在已经广泛地应用于证券、电子产品、化妆品、食品、医药、轻工业品、身份证、机要卡及豪华工艺品等的防伪.

习 题

13-1 什么是激光？

13-2 与激光发射有关的辐射跃迁有哪三种基本形式？

13-3 受激辐射有哪些特点？

13-4 光学谐振腔的工作原理是什么？

13-5 激光器有哪些部分组成？

13-6 与普通光相比，激光有何特性？

13-7 求红宝石激光（波长为 6940 Å）的光子能量、质量和动量.

13-8 某一工作物质中原子具有下列的能级：−13.2 eV（基态）、−11.1 eV、−10.6 V、−9.8 eV；其中−10.6 eV 态主要是向−11.1 eV 的态跃迁，−9.8 eV 态主要是向基态跃迁. 问应该用多大波长的光泵来抽运这一激光器才合适？该激光器发出的激光波长是多少？

13-9 什么是激光全息照相？激光全息术有哪些特点和应用？

（广西医科大学 莫华）

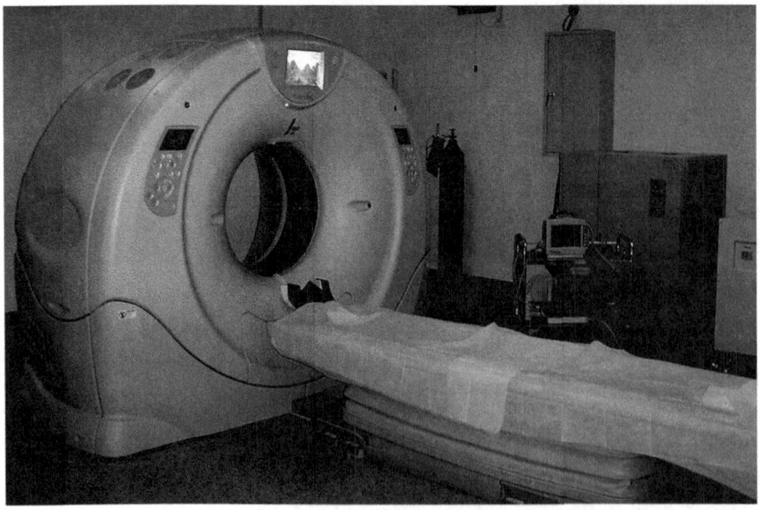

X 射线在医学上的应用非常广泛，其中较具有代表性的是 X-CT（X-ray computed tomography），即电子计算机断层扫描，它是利用精确准直的 X 线束与灵敏度极高的探测器一同围绕人体的某一部位做一个接一个的断面扫描，具有扫描时间快，图像清晰等特点，可用于多种疾病的检查.

第 14 章 X 射线

1895 年，德国物理学家伦琴（W.K.Röentgen）在研究阴极射线的性质时，意外发现了 X 射线. 伦琴给他夫人拍摄的手掌骨骼 X 射线影像，是历史上第一张人体 X 射线照片. 在 X 射线被发现的三个月后，维也纳一家医院就应用 X 射线协助外科手术. 几年后，第一台 X 射线机就已经在医院使用. 1912 年，劳厄（M.von.Laue）用晶体衍射实验证实了 X 射线是一种波长很短的电磁波，初步解决了 X 射线的本质问题. 因发现或研究 X 射线取得成就而荣获诺贝尔物理学奖的人目前共有 8 位. 其中，伦琴因发现 X 射线于 1901 年获得了历史上第一个诺贝尔物理学奖. 100 多年来，X 射线结合计算机技术，对医疗诊断、物质的微观结构分析等方面产生了巨大的推动作用，成为了这些领域主要的研究、检测工具. 本章主要介绍 X 射线的产生，X 射线的基本性质，X 射线的衰减，X 射线的医学应用等.

14.1 X射线的产生及其基本性质

14.1.1 X射线的产生

高速电子流轰击靶物质可以产生X射线. 用于产生X射线的装置, 通常称为X射线机. X射线机由X射线管、高压电源、低压电源等部分组成, 基本结构如图14-1所示. 图14-1中X射线管是实际中较多用到的侧窗X射线管, 它是X射线机的核心部分. 图14-2是侧窗X射线管实物图.

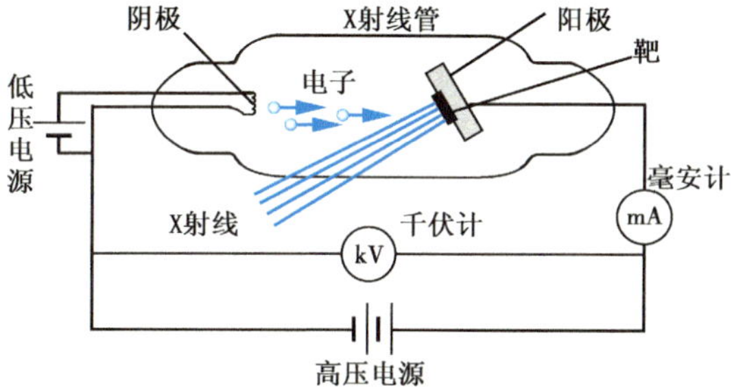

图14-1 X射线机结构示意图

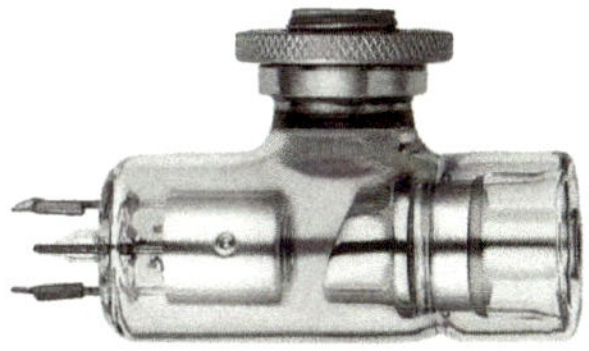

图14-2 侧窗X射线管实物图

1. 低压电源

低压电源由交流电源、灯丝变压器(降压变压器)和滑动变阻器等组成. 交流电源为日常220 V电源, 经灯丝变压器降压至5～10 V后, 接于X射线管阴极的灯丝两端, 使灯丝产生几到几十安培(A)的大电流, 即**灯丝电流**, 以便灯丝发热产生大量热电子. 灯丝电流的大小可由滑动变阻器调节.

2. 高压电源

高压电源包括交流电源、升压变压器和整流电路等. 交流电源也是由日常220 V电源, 经升压变压器升压成几十至几百千伏(kV)的交流电, 再由整流电路整流, 输出高压直流电, 大小从几十到几百千伏(kV). 高压直流电加于X射线管阴极与阳极之间, 形成强电场, 使阴极产生的电子加速撞击阳极靶物质, 从而产生X射线.

3. X射线管

侧窗X射线管包含阴极、阳极和侧窗等部分.

1) 阴极

阴极(cathode)是富含电子的灯丝, 是X射线管的负极, 主要部分是凹槽状的聚焦罩和埋于聚焦罩中心的灯丝，聚焦罩的作用是控制电子流的成束. 灯丝部分一般选择耐高温且容易发射电子的钨灯丝（熔点 3410 ℃）. 钨灯丝中掺杂微量元素钍，可以增加电子发射率和延长灯丝寿命. 但 X 射线管工作一定时间，钨灯丝还是会蒸发并沉积在管壁内，容易导致 X 射线管工作故障. 低压电源接通时，灯丝电流使灯丝温度快速升高，当白炽时发射电子. 然后接通高压电源，迫使阴极热电子形成定向阳极的高速电子流，由此形成的电流称为**管电流（tube current）**，变化范围从几十到几百毫安培（mA），大小由图 14-1 中的毫安计指示. 其中，加在 X 射线管阴极和阳极之间的高压称为**管电压（tube voltage）**. 管电压越高，电子动能 $E = eU$ 越大，辐射出的 X 射线光子的能量 $h\nu$ 越大、频率 ν 越高，从而波长 λ 越短. 管电流越大，可以提供更多电子轰击靶核，产生更多 X 射线光子.

灯丝电流和管电流虽然是不同概念，但有着深刻关联，空间电荷是它们的主要关联因素. 管电压较低时，灯丝逸出的大量热电子中，只有少量电子被加速至阳极，大部分电子仍然聚集在阴极，形成电子云，一般称为空间电荷. 空间电荷会抑制灯丝逸出电子的能力，导致空间电荷有一个饱和值. 所以管电压升高时，单位时间到达阳极的电子数逐步增加达到一个最大值，即管电流会达到一个饱和值. 临床诊断中为了获得能量高的 X 射线，会采用较大的灯丝电流. 同时，选择较高的管电压，以使 X 射线中 X 射线光子的能量较高，贯穿能力较强.

2）阳极

阳极（anode）是受高速电子流轰击的靶物质，是 X 射线管的正极. 部分高速电子行进至靶物质原子核附近，受到原子核库仑电场的强烈作用，速度的方向、大小都发生改变，电子损失的能量中有部分转化为光子辐射出去，这种辐射称为**韧致辐射（bremsstrahlung）**. 韧致辐射产生的 X 射线中，有各种能量差别很大的 X 射线光子. 少部分高速电子将靶物质原子的内层电子打飞，留下空位，同时高能级电子跃迁填充，并将能级之差的能量以 X 射线光子形式辐射出去，形成**标识辐射（characteristic radiation）**.

韧致辐射过程中，只有不到 1%的电子动能转化为 X 射线光子能量，另外 99%以上电子动能转化成了靶物质的内能，使靶物质温度急剧升高到上千摄氏度. 同时，在阴极和管电压等条件不变的情况下，所产生 X 射线光子的数目和能量近似与靶物质原子序数 Z^2 成正比. 因此，综合考虑靶物质的导电性、导热性、耐热性、原子序数等因素，阳极靶一般采用导热性好的铜柱作为基底，将耐热性好、原子序数较高的钨（$Z = 74$）合金片镶嵌在铜柱前端的斜切面上，做成有一定倾斜角的靶面. X 射线管的侧窗部分，须结合靶面倾角进行设计，其主要作用是导引、收集X射线. 要产生波长较长、能量较低的软X射线，如做乳房透视时，靶材料用钼（$Z=42$）、铑（$Z=45$）更合适一些.

14.1.2 X射线的基本性质

X射线是波长较短的电磁波，具有普通电磁波的一切性质，如反射、折射、干涉、衍射等. 但X射线光子的波长在0.001～10 nm之间，频率在10^{16}～10^{20} Hz之间，单个X射线光子频率很高、能量很大，这使X射线具有一些普通光波所没有的重要特性.

1. 贯穿作用

X射线光子能量越高、波长越短，物质对X射线光子的吸收越小，X射线的贯穿本领越大. 各类物质对X射线的吸收程度也与物质的原子序数大小或密度有关. 例如，空气、水、人体软组织和纸张、塑料等由原子序数较低元素组成，对X射线的吸收较弱，穿透过去的X射线就较多. 人体骨骼、铝、铅等金属由原子序数较高的元素组成，对X射线的吸收较强，穿透过去的X射线就较少. 医学上用X射线扫描人体，根据人体组织对X射线可透性的差别，得到灰度不同的影像，或者进行后期图像处理，从而为诊断人体内部器官病变提供依据. 贯穿作用是X射线摄影和CT技术得以实现的物理基础.

2. 荧光作用

X射线照射磷、铂氰化钡、硫化锌等物质，可使其原子或分子跃迁至激发态. 当重新跃迁回基态时，多余能量以低能光子（荧光）的形式释放. 若跃迁回亚稳态，则会在X射线不再照射后一段时间内继续自发的发射荧光. 早期的X射线透视（胸透等），是在X射线穿透人体之后，X射线光子在荧光屏上产生荧光效应，因为透过人体各区域的X射线强度不同，从而在荧光屏上形成人体内部器官（主要是骨骼）的轮廓影像. X射线、透视主要是利用X射线的贯穿作用和荧光作用.

3. 电离作用

物质受X射线照射时，可使核外电子脱离原子轨道产生电离. 可见光照射人体，一般很难产生电离作用. 但X射线光子能量高，用X射线照射空气，可以使空气电离；用X射线照射人体，可以使细胞中的一些分子、原子电离，从而对人体产生损伤.

4. 生物效应

X射线的电离作用是诱发其生物效应的根源. X射线照射有机体时，使生物细胞受到抑制、破坏甚至坏死，致使机体发生不同程度的生理、病理和生化等方面的改变. 不同的生物细胞，对 X 射线有不同的敏感度，所以 X 射线可用于治疗人体的某些疾病，特别是肿瘤的治疗. 在利用 X 射线的同时，人们发现 X 射线可以导致病人脱发、皮肤烧伤、工作人员视力障碍等问题，所以严格的 X 射线防护措施非常重要.

5. 化学效应

X 射线能使多种物质发生化学反应，例如，X 射线能使照相底片感光.

14.1.3 X 射线的强度和硬度

医学上，考虑治疗、成像效果以及对人体的保护，须调节 X 射线的强度和贯穿能力. X 射线的强度是指 X 射线束中 X 射线光子数目的多少和能量的大小.

X 射线的**强度（intensity）**一般用 I 表示，是指单位时间内，在与 X 射线方向垂直的单位面积上通过的 X 射线能量. X 射线的强度通常用管电流大小与 X 射线照射时间的乘积来表示，单位为毫安·秒（mA·s）. 一束 X 射线中，含有各种不同频率的 X 射线光子，因此 X 射线的强度可以表示为

$$I=\sum_{i=1}^{n}N_i h\nu_i=N_1h\nu_1+N_2h\nu_2+\cdots+N_nh\nu_n \tag{14-1}$$

式中，ν_i 表示 X 射线光子的频率，$N_1,N_2,\cdots,N_n$ 分别表示在单位时间内，通过与 X 射线垂直的单位面积上能量分别为 $h\nu_1,h\nu_2,\cdots,h\nu_n$ 的光子数目. 由式(14-1)可以看出，有两种方式可以增加 X 射线的强度，第一是增大灯丝电流以增加灯丝发射热电子的数目，从而增加单位时间内轰击阳极靶的电子数，使管电流增大，实现 N_i 的增加. 第二是增加管电压使电子动能增大，从而提高单个光子的频率 ν_i.

X 射线的**硬度（hardness）**即 X 射线的贯穿能力，它只取决于 X 射线中单个 X 射线光子能量 $h\nu_i$ 的大小，而与 X 射线光子数目多少无关. 增加管电压，可以增加轰击靶核的电子的动能，从而增加 X 射线光子能量，达到提升 X 射线贯穿能力的目的. 由于 X 射线光子的能量难以直接测量，所以通常用管电压 U 表示 X 射线的能量和 X 射线的硬度.

医学上把 X 射线的硬度分为极软、软、硬、极硬四种，详见表 14-1.

表 14-1 X 射线按硬度的分类

名称	管电压/kV	最短波长/nm	用途
极软 X 射线	5～20	0.25～0.062	软组织摄影，表皮治疗
软 X 射线	20～100	0.062～0.012	透视和摄影
硬 X 射线	100～250	0.012～0.005	较深组织治疗
极硬 X 射线	250 以上	0.005 以下	深部组织治疗

在 X 射线检查和诊断中，为增大 X 射线的硬度而增加管电压时，更高的电压会迫使更多的阴极电子轰击阳极，使管电流升高直至饱和，这是临床医疗中不愿看到的情况，可以通过调节与灯丝串联的电阻使增加管电压时，不至于使管电流升高.

14.1.4 X 射线谱

X 射线中包含不同波长的 X 射线光子，不同波长的 X 射线光子其数目差别也很大. 建立直角坐标系，横轴表示波长，纵轴表示相对强度，不同波长区域 X 射线相对强度随波长分布的曲线就是 X 射线谱（**X-ray spectrum**）. 图 14-3 表示钨靶在较低管电压下的 X 射线谱，图 14-4 是钨靶在较高管电压下的 X 射线谱，图 14-5 是钨靶和钼靶的 X 射线谱.

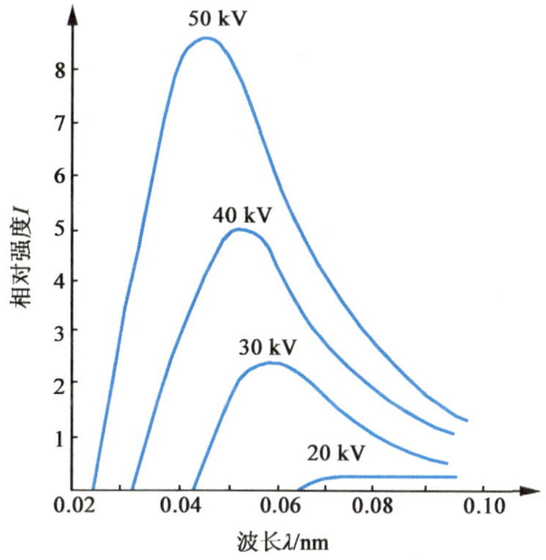

图 14-3 钨靶的连续 X 射线谱

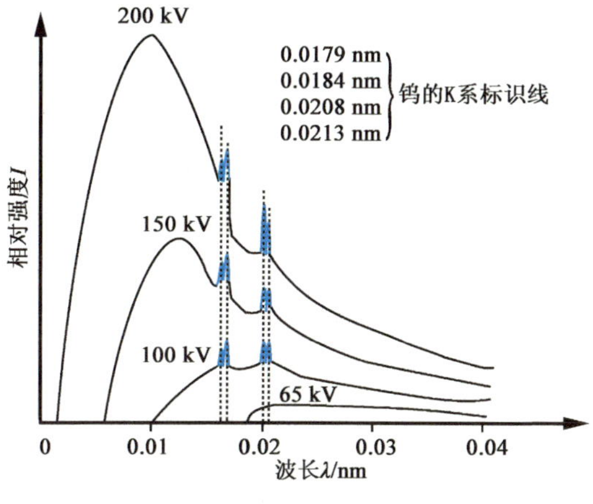

图 14-4 钨靶在较高电压下的 X 射线谱

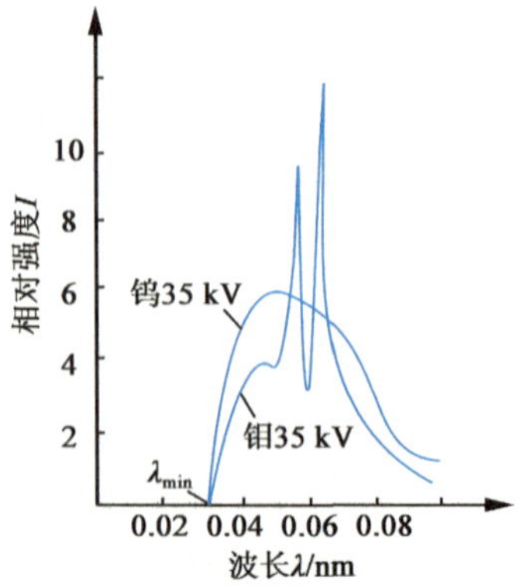

图 14-5 钨靶和钼靶的 X 射线谱

图中光滑曲线区域均表示连续 X 射线谱，有尖峰的区域表示标识 X 射线谱. 实验表明，不同材料有不同的临界管电压，当管电压低于临界值时，电子轰击靶核主要发生韧致辐射，发射的 X 射线中有各种波长的 X 射线光子，形成**连续 X 射线谱（continuous X-ray spectrum）**. 若管电压高于临界值，部分电子容易打飞靶原子内层电子，靶原子跃迁形成标识辐射峰，即**标识 X 射线谱（characteristic X-ray spectrum）**.

1. 连续 X 射线谱

由图 14-3、图 14-4、图 14-5 可见，连续 X 射线谱有几个明显的特点.

（1）连续 X 射线谱中，X 射线的相对强度自零开始，随波长增加而快速增大，至某一波长达到极大值，然后逐渐减小趋近于零.

（2）管电压不变时，原子序数高的靶物质可发射强度更大的 X 射线，其谱线强度在所有波段都升高.

（3）管电压升高时，各波长区域的 X 射线强度均增大，且曲线峰值位置向短波方向移动，表明此时多数 X 射线光子能量变大，波长变短.

（4）一个特定的管电压U，决定了所发射 X 射线中某些 X 射线光子有一个最大能量值，这部分 X 射线光子的波长最短，其波长称为短波极限λ_{min}. 阴极电子被管电压U加速获得动能$E=eU$，若电子能量全部转化为一个 X 射线光子的能量，则有$E=eU=h\nu$，结合$c=\lambda\nu$有

$$E=eU=h\nu_{max}=hc/\lambda_{min}$$

$$\lambda_{min}=\frac{hc}{e}\cdot\frac{1}{U} \tag{14-2}$$

式（14-2）中，h为普朗克常量，c为真空中的光速，e为电子电量，

U 是管电压. 式（14-2）表明，连续 X 射线的最短波长与管电压成反比. 管电压 U 的单位取 kV，波长 λ_{min} 的单位取 nm，把相应数据代入式（14-2）可得

$$\lambda_{min} = \frac{1.242}{U(kV)} \quad (nm) \qquad (14\text{-}3)$$

2. 标识 X 射线谱

如图 14-3，钨靶 X 射线管工作在 50 kV 以下时，电子能量相对较低，轰击靶核时主要发生韧致辐射，产生光滑无峰的连续 X 射线谱. 如图 14-4，当钨靶管电压达到 70 kV 以上时，连续谱上一些特定波长位置形成尖峰形状的标识 X 射线谱.

图 14-6 是产生标识 X 射线的原理示意图. 当钨靶管电压达到 70 kV 以上，阴极电子被加速后的动能较大，有机会克服电子与靶原子核的库仑场作用，接近原子核并击脱原子的内层电子，留下空位，高能级电子立刻跃迁填充，并将多余能量以标识 X 射线的形式辐射出去. 核外壳层电子 K 层（$n=1$）电子被击脱时，L，M，N，… 高能级电子跃迁辐射的标识 X 射线分别记作 K_α，K_β，K_γ，…，统称为 K 线系. 原子核 L 层（$n=2$）电子被击脱时，M，N，O，… 高能级电子跃迁辐射的标识 X 射线分别记作 L_α，L_β，L_γ，…统称为 L 线系. 其余依此类推. 靶物质原子完全决定其标识 X 射线谱的频率、结构等，可以通过标识 X 射线谱精确分析材料的元素组成，这就是“标识 X 射线”名称的由来.

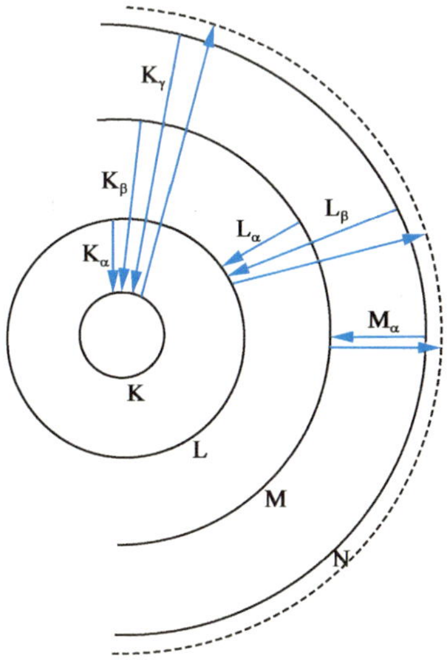

图 14-6 标识 X 射线产生原理示意图

医用 X 射线管发出的 X 射线主要是连续 X 射线，标识 X 射线在全部 X 射线中所占比重很小. 但是，标识 X 射线对物质原子性质的研

究和物质元素的分析非常有用. 如 X 射线光电子能谱分析（**X-ray photoelectron spectroscopy，XPS**），就是利用很细的高能电子束照射样品，再根据样品发射的标识 X 射线，分析样品各个微小区域的元素组成、结构特点及其他性质. XPS 配合各类显微镜，已成为细胞、纳米直至原子层次的强有力分析工具，在物理、化学、生物、医学等领域应用非常广泛.

14.2 X 射线与物质的作用及其应用

X 射线的实质是电磁波，所以当 X 射线通过物质时，具有与普通光波一样的反射、折射、干涉、衍射等现象. 同时，由于 X 射线光子能量很高，能与物质发生复杂的反应，包括康普顿效应、光电效应、俄歇效应、电子对效应等，能量被转化为热能、电子动能及其他形式的能量. 所以随着物质厚度的增加，X 射线被逐渐吸收而衰减，与普通光源透过物质时的衰减规律类似.

14.2.1 X 射线的衍射

对于普通光波，当遇到与其波长数量级相仿的障碍物，如狭缝、圆孔或圆盘等，就会发生衍射现象. X 射线的波长范围约为 0.001～10nm，晶体中的原子、离子或分子之间的间距数量级与此相仿，且在三维空间有规则的排列，类似于三维衍射光栅，所以当 X 射线通过晶体时，容易发生明显的衍射现象. 在伦琴发现 X 射线后，1912 年劳厄用 X 射线照射晶体，得到了著名的 X 射线衍射图样“劳厄斑”，证明了 X 射线的波动性. 1913 年，布拉格父子解释了劳厄的实验，并提出了晶体衍射的布拉格定律.

当 X 射线入射晶体时，晶体中的原子将入射 X 射线散射，每一个原子成为新的散射波源，其中波长相同的散射波会产生叠加、干涉，形成特定空间区域加强的衍射光束. 图 14-7 表示简单立方结构晶体的一个平面，图中每一个黑点代表一个晶体原子，原子之间的间距为 d. 当 X 射线以 θ 角入射时，光路①被一个原子散射，光路②被相邻的另一个原子散射，考察散射角为 θ 的散射波，则光路①和光路②光程差为

$$AM + BM = 2AM = 2d\sin\theta \qquad (14\text{-}4)$$

因为相干加强条件是两束光波光程差为波长整数倍，所以有

$$2d\sin\theta = k\lambda\,, \qquad k = 1,\ 2,\ \cdots \qquad (14\text{-}5)$$

式（14-5）即为布拉格定律（**Bragg law**）.

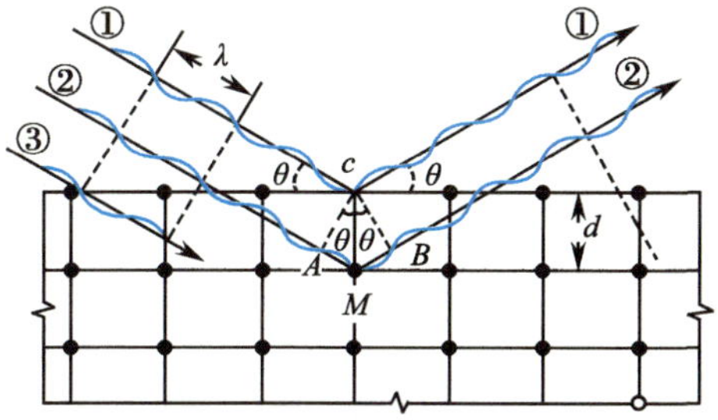

图 14-7　X 射线的衍射原理

由布拉格定律可知，用 X 射线照射结构已知的晶体（即 d 为已知），可以计算 X 射线的波长. 反之，若已知 X 射线波长，可测出晶体点阵上原子的位置和间距，从而得到晶体结构的微观模型. 因此，X 射线衍射技术的不断发展，已成为研究晶体结构或蛋白质等类晶体结构的主要手段和方法. 当代 X 射线衍射技术已发展成为一门独立的学科，称为 X 射线衍射结构分析. DNA 双螺旋结构就是 20 世纪 50 年代富兰克林、沃森、克里克等利用 X 射线衍射发现的.

14.2.2　X 射线的吸收

1. 康普顿效应

康普顿效应又称康普顿散射，体现了 X 射线通过物质时的散射情形，其原理如图 14-8 所示. X 射线的散射是物质中电子作为波源，发射次级 X 射线的过程，一般分为相干散射和非相干散射.

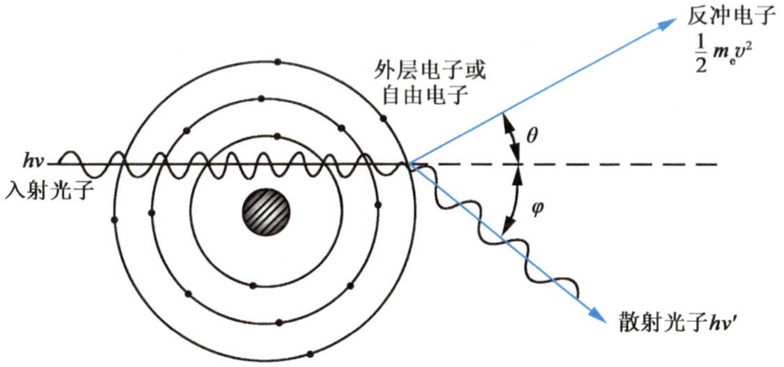

图 14-8　康普顿效应示意图

1）相干散射

X 射线本质上是一种高能量的电磁波，在物质中传播时产生交变电场和交变磁场. 其中，交变电场可显著的影响物质原子，而交变磁场对物质的影响很小，一般可以忽略不计. X 射线通过物质时，其交变电场迫使物质中的电子在其平衡位置振动，振动频率与 X 射线频率相同. 经典电磁辐射理论认为，振动的电子相当于一个振动的偶极子，而偶极子必然向四周发射与其振动频率相同的电磁波. 这样，就相当于电子将入射 X 射线散射到四周. 散射 X 射线的波长、频率都与入射 X 射线相同，散射线之间有固定的相位差，从而在入射 X 射线方向产生干涉，故称为相干散射或经典散射.

2）非相干散射

当 X 射线入射物质时，部分 X 射线光子与电子发生弹性碰撞，能量和动量守恒，X 射线光子传递一部分能量给电子，引起自身能量的降低、波长变长，并偏离入射方向，从而使出射 X 射线中含有一部分波长更长的 X 射线光子，难以产生干涉现象，所以称为非相干散射. 因为在对非相干散射的解释中，康普顿突破经典物理思维的局限，引入爱因斯坦的光量子概念，并推导出散射光子波长变化值 $\Delta\lambda$ 与散射角度 φ 的关系式（14-6），所以康普顿效应是经典物理向量子物理过渡的一个典型事例.

$$\Delta\lambda = \frac{2h}{m_0 c}\sin^2\left(\frac{\varphi}{2}\right) \tag{14-6}$$

2. 光电效应

图 14-9 所示为光电效应的作用过程.

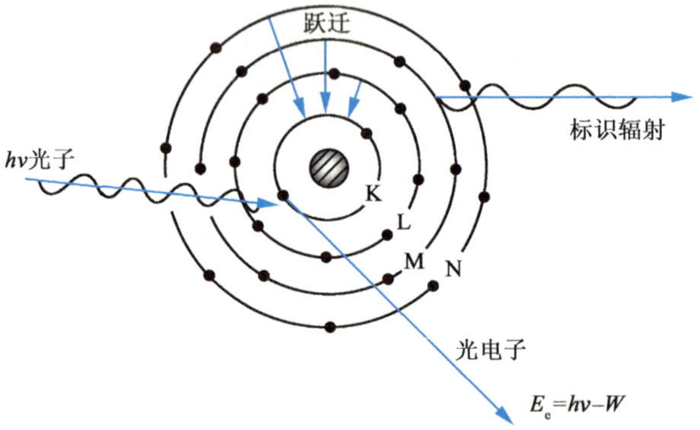

图 14-9 光电效应示意图

X 射线入射物质时，能量为 $h\nu$ 的 X 射线光子把全部能量传递给原子的电子，一部分能量是电子挣脱原子核的束缚能 W，剩余能量转化为电子动能 $\frac{1}{2}mv^2$，使电子逸出成为自由电子. 此过程中，根据能量守恒定律可得

$$h\nu = \frac{1}{2}mv^2 + W \tag{14-7}$$

光电效应产生的同时，逸出电子的空位被高能级电子填充，伴随有次级标识 X 射线的发射，也有 K、L 等线系. 可见光的光子能量较

低，照射金属等电子活性较强的物质，才容易产生光电效应. X射线光子能量很高，照射空气、有机体等电子活性较弱的物质，也能轻易产生光电效应.

3. 俄歇效应

在光电效应中，原子低能级出现电子空位，高能级电子跃迁填充，并同时将多余能量以光子的形式辐射出去，或者直接转移给一个或多个原子壳层电子并使之发射出去，则产生俄歇效应（**Auger effect**），被发射的电子称为俄歇电子. 俄歇效应由法国人 Auger 于 1925 年在 Wilson 云室实验中发现，并以他的名字命名. 俄歇效应属于物质原子的次级电子发射，可以反映物质纳米级的表面形貌、构成成分、结构特点等，并与光子俘获、内转化等核子过程有着密切联系. 利用俄歇效应制作的俄歇电子能谱仪，可进行高灵敏度的检测和快速分析，在表面物理、化学反应动力学等领域有着广泛的应用.

4. 电子对效应

高能 X 射线光子经过原子核附近时，在原子核的库仑电场作用下，可以转化为一个正电子和一个负电子，此过程称为电子对效应（**electric pair effect**）. 从能量守恒角度有

$$h\nu = E_+ + E_- + 2m_e c^2 \tag{14-8}$$

式（14-8）中，$h\nu$ 表示 X 射线光子能量，E_+、E_- 分别表示正电子和负电子的动能，$2m_e c^2$ 表示正电子、负电子静止能量之和. 由式（14-8）可知，只有 X 射线光子能量 $h\nu$ 大于或等于电子静止能量之和 $2m_e c^2 = 1.02$ MeV 时，才可能发生电子对效应.

发生电子对效应之后，正负电子都会通过电离或辐射的形式损失能量. 同时，由于物质世界充满着负电子，正电子在物质中一般只能行进1.5 mm 左右，即与周围负电子结合，形成能量均为0.511 MeV、飞行方向相反的两个光子，此过程称为电子对湮灭.

14.2.3 X射线的衰减

X射线与物质作用时，一部分光子被吸收转化为其他形式的能量，另一部分光子被散射而改变方向，因此在原有方向上的 X 射线强度减弱，这种现象称为 X 射线的衰减. 通过同样的物质，不同能量的 X 射线光子衰减的程度不一样，使研究 X 射线衰减规律变得很复杂. 为简单起见，仅讨论所有光子能量都相同的单能 X 射线束的衰减情形.

1. 单能X射线的衰减

一般而言，X射线在物质中的衰减主要与四个因素相关，一是X射线自身的强度和性质，另外三个是物质的密度、原子序数和每千克物质含有电子数的多少.

1）线性吸收系数

实验发现，单能X射线通过某一均匀物质时，物质厚度越大，X射线的衰减也越多，呈线性关系. 强度为I的X射线通过吸收系数为μ、厚度为Δx的物质时，X射线被吸收的强度ΔI为

$$-\Delta I=\mu I\Delta x \tag{14-9}$$

式（14-9）中ΔI之前的负号表示强度在减弱，μ称为物质的**线性吸收系数（linear absorption coefficient）**. 当$\Delta x\to 0$时，式（14-9）变为

$$\mathrm{d}I=-\mu I\mathrm{d}x \tag{14-10}$$

式（14-10）即为X射线衰减的微分形式，积分并代入初始条件可得

$$I=I_0\mathrm{e}^{-\mu x} \tag{14-11}$$

式（14-11）即为单能X射线通过物质时的衰减规律，其中I_0为X射线的初始强度，I为通过厚度为x的物质后X射线的剩余强度. 习惯上，厚度x的单位取cm，线性吸收系数μ的单位取cm^{-1}. 式(14-11)是积分所得，所以一般称为X射线衰减的积分形式.

2）质量吸收系数

物质密度ρ越大，单位厚度所含质量m越大、原子数越多，X射线光子被吸收或散射的概率就越大. 实验表明，物质的线性吸收系数μ与其密度成正比，比值称为**质量吸收系数（mass absorption coefficient）**，记作μ_m，单位是$\mathrm{cm}^2\cdot\mathrm{g}^{-1}$，即

$$\mu_\mathrm{m}=\frac{\mu}{\rho} \tag{14-12}$$

引入质量吸收系数μ_m后更便于比较物质对X射线的吸收本领. 令$x_\mathrm{m}=x\rho$，则$\mu x=\mu_\mathrm{m}x_\mathrm{m}$，式（14-11）可写为

$$I=I_0\mathrm{e}^{-\mu_\mathrm{m}x_\mathrm{m}} \tag{14-13}$$

式(14-13)中x_m称为**质量厚度（mass thickness）**，单位为$\mathrm{g}\cdot\mathrm{cm}^{-2}$. 质量厚度$x_\mathrm{m}$表示在X射线行进路线上，单位面积、厚度为$x$的吸收层的质量.

与放射性物质的半衰期相似，X射线的衰减也有半价层的概念. 使X射线强度衰减一半的物质厚度（或质量厚度），称为该物质的**半价层（half value layer）**. 记作$x_{1/2}$，按定义，当$x=x_{1/2}$时，$I=\frac{1}{2}I_0$，由式（14-11）可得

$$x_{1/2}=\frac{\ln 2}{\mu}=\frac{0.693}{\mu} \tag{14-14}$$

同理可得

$$x_{m_{1/2}}=\frac{\ln 2}{\mu_m}=\frac{0.693}{\mu_m} \tag{14-15}$$

由式（14-14）、式（14-15）可知，物质的线性吸收系数或质量吸收系数越大，其半价层就越小. 同时，式（14-11）和式（14-13）可分别改写为

$$I=I_0\left(\frac{1}{2}\right)^{\frac{x}{x_{1/2}}}，\quad I=I_0\left(\frac{1}{2}\right)^{\frac{x_m}{x_{m_{1/2}}}}$$

3）质量吸收系数与波长和原子序数的关系

实验证明，物质的质量吸收系数为

$$\mu_m=CZ^{\alpha}\lambda^3 \tag{14-16}$$

式（14-16）中 C 是常数，Z 为物质原子序数，其指数 α 通常在 3 与 4 之间，λ 为 X 射线波长，由此可以得出几个有意义的结论：

（1）物质的质量吸收系数与 X 射线波长的三次方成正比. 能量低、波长长的 X 射线光子容易被物质吸收，贯穿能力弱. 反之，能量高、波长短的 X 射线光子不容易被吸收，贯穿能力强. 通常 X 射线都不是单能 X 射线，而是含有各种波长的 X 射线光子，当 X 射线穿过物质时，随着进入物质深度的增加，波长较长的 X 射线光子大部分被吸收，使 X 射线中短波长的 X 射线光子占的比重越来越大，X 射线的整体能量越来越高，硬度不断增加，这称为 X 射线的硬化. CT 等装置中的 X 射线滤线板，就是利用这一原理，获得波长范围较窄、硬度较高的 X 射线，用于人体深部组织的检查和治疗.

（2）原子序数越高，质量吸收系数越大. 如铅和铝的原子序数分别为 82 和 13，则其质量吸收系数之比高达 $82^3/13^3=251$，所以实验中和医学临床上常用铅作为 X 射线屏蔽的材料，可以有效隔离 X 射线辐射.

（3）对纯化合物分子，质量吸收系数正比于各类原子的质量吸收系数之和. 对于含有多种元素的物质，可以按各类元素所占质量比例来计算质量吸收系数. 人体肌肉组织主要由 H、C、O 等轻元素组成，对 X 射线的吸收和水差不多，即 $\mu_{m水}\propto 2\times1^3+1\times8^3=514$. 人体骨骼主要成分是 $Ca_3(PO_4)_2$，$\mu_{m骨骼}\propto 3\times20^3+2\times15^3+8\times8^3=34846$. 骨骼质量吸收系数是肌肉组织质量吸收系数的 70 倍左右，所以当 X 射线扫描人体时，肌肉轻微吸收 X 射线，骨骼强烈吸收 X 射线，透射 X 射线强度将出现显著的区域差异. 这也是 X 射线影像技术得以实现的基本物理原理. 另外，由于不同软组织的质量吸收系数十分相近，

X 射线成像时难以分辨，常在待观察软组织中引入原子序数与背景组织差异较大的人工造影剂（也称为对比剂），如吞服质量吸收系数很高的钡剂（$BaSO_4$）等，以增强待观察软组织区域的吸收系数，提高该区域软组织的影像对比度.

知识拓展：X 射线的防护

2. X 射线在人体内的衰减

X 射线入射人体后，一部分与人体物质作用，产生光电效应、康普顿效应等而被吸收、衰减，剩余部分透射人体使胶片曝光或被仪器接收进行处理，形成各区域深浅不同的灰阶影像.

对 20 kV 左右的低能 X 射线，人体组织中光电效应占优势，此时骨的线性吸收系数是水的 6 倍，在 X 射线影像中呈现强烈的灰度对比. 当光电效应占优势时，表明人体对 X 射线的吸收较多，会对健康产生一定影响，应注意防护；但同时，因为散射线很少、各组织吸收差别较大，使影像照片的灰雾很小、对比度增加，提升了影像质量. 对 100 kV 左右的中等能量 X 射线，康普顿散射占优势，此时骨和水的线性吸收系数几乎完全由组织密度决定，只差 0.6 倍，使 X 射线影像中的对比度显著下降，同时也减小了受检者的吸收剂量. 表 14-2 给出了人体部分组织的物理性能，包括组织密度和单位体积的电子数等参数.

表 14-2 人体组织的物理性能

物质	有效原子序数	密度/（$kg\cdot m^{-3}$）	电子密度/（$\times10^{26}$ 电子$\cdot kg^{-1}$）	每立方米电子数/（$\times10^{29}$ 电子$\cdot m^{-3}$）
空气	7.6	1.29×10^{-3}	3.01	0.0030
水	7.4	1.00	3.34	3.43
肌肉	7.4	1.00	3.36	3.36
脂肪	5.9～6.3	0.91	3.34～3.48	3.17
骨	11.6～13.8	1.65～1.85	3.00～3.10	5.55

14.2.4 X 射线的医学应用

医学上，X 射线的应用主要在两方面：一是 X 射线治疗，是指利用 X 射线的生物效应，可以对癌症进行放射性治疗，杀灭癌细胞. 二是 X 射线诊断，是指利用 X 射线影像技术获得病变部位的解剖影像，分析和诊断病情.

1. X 射线治疗

X 射线在临床中主要用于治疗癌症，其治疗机制是利用 X 射线诱发人体产生生物效应. X 射线对分裂生长旺盛的细胞破坏力很强，所以X射线可以抑制和破坏癌细胞. 不同癌细胞对X射线的敏感程度不同，例如，恶性淋巴瘤、胚胎性癌等对 X 射线十分敏感，适宜 X 射线放射治疗；但肉瘤、神经胶质瘤等对 X 射线不敏感，甚至有抗拒作用，不宜 X 射线放射治疗. 在治疗过程中，X 射线的照射剂量和照射区域要求比较严格，剂量过低难以杀死癌细胞，剂量过高或照射区域过大，则可能使正常组织细胞产生不可逆损伤，甚至引起并发症.

X 射线治疗设备一般有普通 X 射线机和“X 射线刀”. 普通 X 射线机和摄影 X 射线机结构基本相同，但一般使用大焦点的 X 射线管，主要用来治疗皮肤肿瘤等. “X 射线刀”一般用高能 X 射线，聚焦之后，集中照射肿瘤的某个中心点，使这个中心点获得最大的辐射量，达到保护活细胞并精确定位、杀灭癌细胞的目的.

2. X 射线诊断

X 射线诊断的影像技术分为两大类，一是模拟 X 射线影像，按时间长短分为摄影和透视，摄影类似于照相机拍摄照片，透视类似于照相机拍摄录像. 二是计算机发明之后，利用计算机技术将模拟影像数字化，或者直接数字化重建影像，再结合计算机进行图像的后期处理，形成数字 X 射线影像. 数字 X 射线影像包括数字减影血管造影(DSA)、计算机 X 射线摄影（CR）、直接数字化 X 射线摄影（DDR）和 X 射线计算机断层成像（X-CT）.

X 射线透视与照相

1）模拟 X 射线影像.

当一束强度均匀的 X 射线照射人体时，由于人体各种组织的密度、厚度等方面的差异，对 X 射线的衰减各不相同，使不同组织透射 X 射线的强度不同，从而产生透射 X 射线的强度分布变化. 将透射 X 射线投射到照相胶片上，利用 X 射线的感光作用，可以使胶片显示出明暗不同的影像. 这种方法一般称为 **X 射线摄影（roentgenography）**. X 射线摄影可以获得人体内部器官、组织的解剖图像，如骨折的程度、肺结核病灶及体内异物等.

2）数字 X 射线影像.

数字 X 射线影像是指 X 射线透过被照体后，所形成的信息影像以数字图像的形式呈现，因而具有在图像后处理、存储、传输等方面的优势，方便资源共享、远程会诊等. 这里主要介绍数字减影血管造影（DSA）和 X 射线计算机断层成像（X-CT）.

（1）数字减影血管造影（DSA）. 其基本原理和普通 X 射线透视相似，区别在于输出荧光屏上形成荧光影像后，将图像信息进一步进行模数（analog/digital，A/D）转换，模拟图像转化成了数字图像，存入图像存储器. 在血管成像中，模拟影像往往分为两种，一种是未加入对比剂的“本底影像”，二是加入了对比剂的“造影像”. 将两种影像分别转换为数字图像，通过图像处理器将两幅数字影像相减，即可从“造影像”中去除“本底影像”，则血管周边的骨髓等无关组织的影像被去除，血管的自身造影像得以保留，将此影像再次进行数模转换，输入监视器，就可以得到实时血管的影像. DSA 不仅可以观察血管病变，还可以帮助血管内插管进行导向，如吸液、引流等，是一种理想的非损伤性血管造影技术. 图 14-10、图 14-11 分别表示动脉瘤栓塞的二维 DSA 和三维 DSA 影像，图中箭头指向为动脉瘤位置.

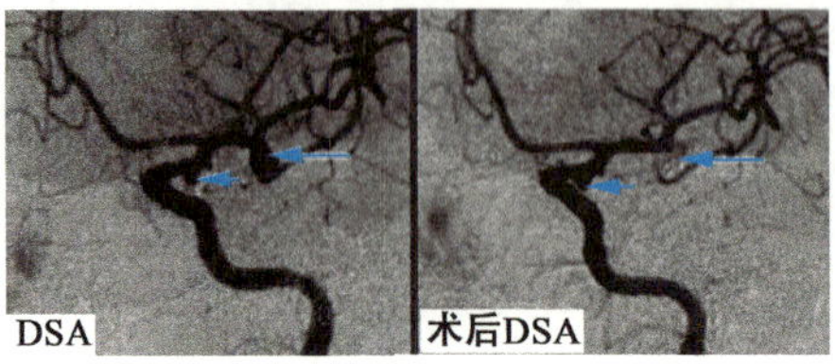

图 14-10　动脉瘤栓塞术前、术后的二维 DSA

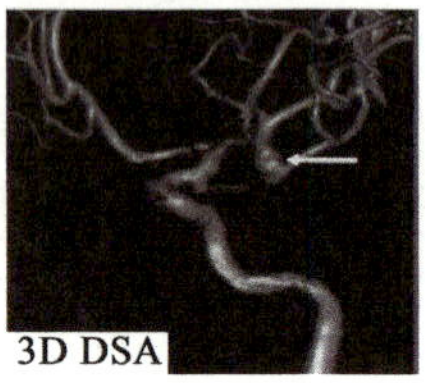

图 14-11　动脉瘤栓塞术三维 DSA

（2）X 射线计算机断层成像（X-CT）. X 射线计算机断层成像（**X-ray computed tomography**），简称 X-CT，也称为 CT. 虽然 CT 技术在不断更新换代，但成像基本原理比较接近，本质上都是体素的吸收系数 μ 值大小的坐标分布所对应而成的灰阶图像. 图 14-12 所示为手臂的骨折 CT，图 14-13 所示为脑瘤 CT，箭头所指区域即为脑瘤.

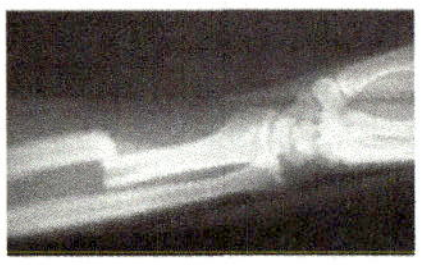

图 14-12　手臂骨折 CT

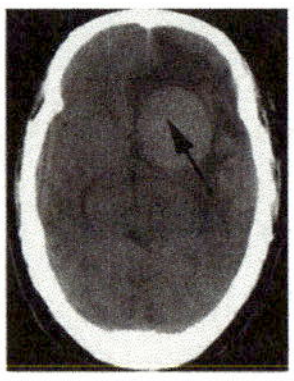

图 14-13　脑瘤 CT

传统 CT 的基本装置如图 14-14 所示，扫描的基本原理如图 14-15 所示.

图 14-15 中，X 射线按一定顺序、沿不同方向对人体某一断层扫描，透射人体的 X 射线强度即为投影 I，其值即为投影值. 人体各区域投影值不同所构成的投影值分布即为投影函数. 根据投影值来求断层中体素的线性吸收系数 μ 值分布，将每个 μ 值转化为一个 CT 值，每一个 CT 值对应图像上一个相应灰阶的像素，这样就重建了一个对应于此断层透射 X 射线强度分布的灰阶图像，即 CT 影像. 下面仅简单介绍 X-CT 相关基本概念、基本原理、图像重建方法和扫描方式等.

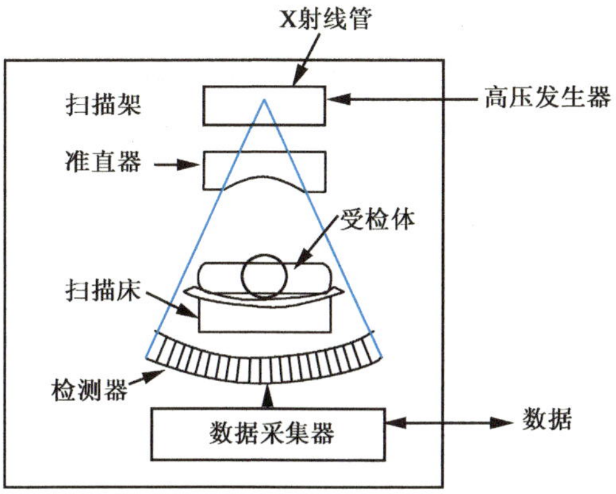

图 14-14　CT 扫描装置示意图

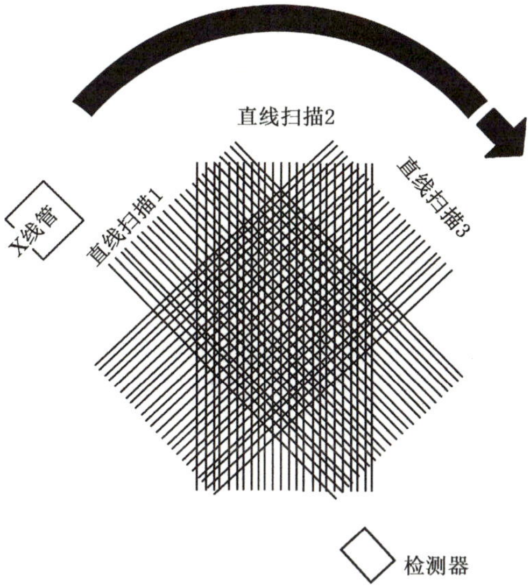

图 14-15　CT 扫描的基本原理

a）断层、体素和 *CT* 值

断层是指待检查区域内，沿某一切面方向所做的欲建立图像的薄层，也称为体层，包含许多体素. 体素（voxel）是体积元素（volumepixel）的简称，是指在体层上，按一定大小和坐标，人为划分的许多体积元. 对划分好的体素进行坐标编码，就形成了空间的体素阵列. 如图 14-16 中，B 所指为腹部检查时的一个断层，V 所指为此断层上的体素.

实际中，均以水的吸收系数 μ_W 作为基准，若某物质的平均吸收系数为 μ，则其对应的 *CT* 值为

$$CT = K\frac{\mu - \mu_W}{\mu_W} \qquad (14\text{-}17)$$

CT 值的单位为 HU，空气和水的 *CT* 值分别标定为−1000 HU 和 0 HU

两个固定值，以此为标尺衡量其他物质的 CT 值. 式（14-17）中一般规定 μ_W 为能量 73 keV 的 X 射线在水中的线性吸收系数，$\mu_W = 0.195\ \text{cm}^{-1}$，其中 K 为分度因子，按 CT 值标尺，取 $K = 1000$，则实用的定义式可表示为

$$CT = \frac{\mu - \mu_W}{\mu_W} \times 1000\ \text{HU} \tag{14-18}$$

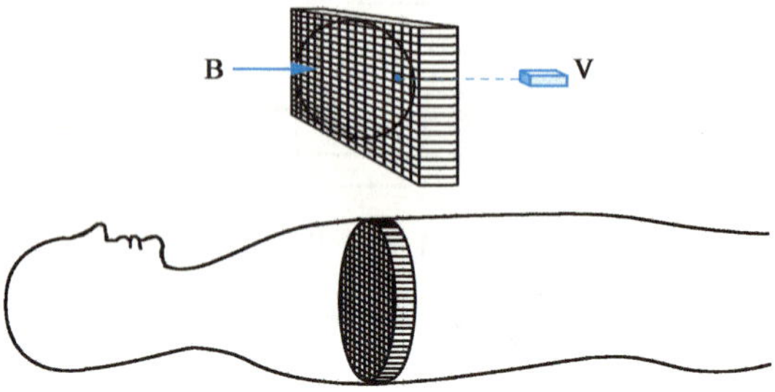

图 14-16　断层和体素

b）投影值 I 与投影函数 p

对式（14-11）两边取对数，得

$$\mu = \frac{1}{x} \ln \frac{I_0}{I} \tag{14-19}$$

由式（14-19）可知，若测得某一断层足够多的投影值 I，就可以通过计算，从而建立该断层内各体素 μ 值的二维分布. 这是 CT 值计算和形成 CT 图像的基本依据.

扫描的 X 射线一般为单能窄束 X 射线，每次扫描时，计算所经路径上厚度为 d 的各体素的投影值，如图 14-17 所示，对第一个体素有

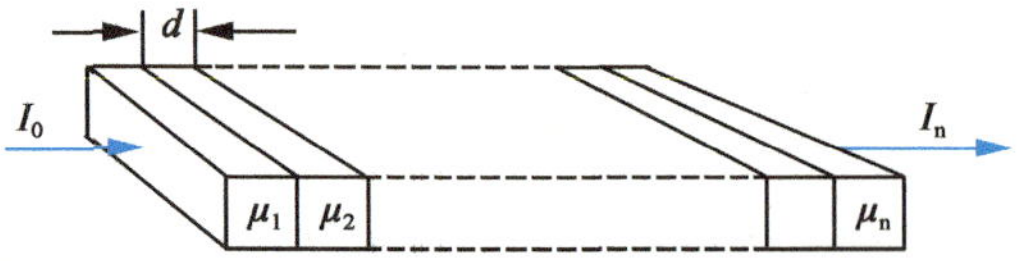

图 14-17　X 射线穿过 n 个厚度为 d 的体素的衰减

$$I_1 = I_0 e^{-\mu_1 d}$$

对第二个体素有

$$\begin{aligned} I_2 &= I_1 e^{-\mu_2 d} \\ &= (I_0 e^{-\mu_1 d}) e^{-\mu_2 d} \\ &= I_0 e^{-(\mu_1 + \mu_2) d} \end{aligned}$$

对第 n 个体素有

$$I_n = I_0 e^{-(\mu_1 + \mu_2 + \mu_3 + \ldots + \mu_n) d} \tag{14-20}$$

对式（14-20）两边取对数，可得

$$(\mu_1+\mu_2+\ldots+\mu_n)d=\ln\frac{I_0}{I_n}=p$$

通过求和形式，可表示为

$$\sum_{i=1}^{n}\mu_i d=\ln\frac{I_0}{I_n}=p \qquad (14\text{-}21)$$

式（14-21）中 X 射线透射后强度 I_n，即为投影值，实际中往往用 p 取代 I_n 进行计算，并将 p 称为投影值.

（c）图像重建的算法.

式（14-21）中 d 为已知，若测得投影值 p，即可得到一个以 μ 为未知数的方程. 早期的 CT 扫描图像一般用 160×160=25600 像素的分辨率，所以需要将断层分为 160×160=25600 个体素，求解 25600 个 μ 值. 如图 14-15 所示，如每次平移扫描，都可以得到 240 个 X 射线强度值的数据，建立 240 个如式（14-21）的方程. 每旋转 1°，就进行一次这样的扫描，旋转 180°，完成一个断层扫描. 这样，探测器共接受到 240×180=43200 个 X 射线强度值的数据，通过计算机联立求解 25600 个独立方程构成的方程组，就可以求得断层上 25600 个 μ 值. 在断层面上建立直角坐标系，从而得到 μ 值在断层面上的二维分布数据 $\mu(x,y)$，再将每个 $\mu(x,y)$ 转化为 CT 值，就可以对应图像上像素的灰阶大小，形成一幅 160×160=25600 像素的影像照片. 此方法一般称为联立方程法.

CT 图像像素越小、数量越多，图像越细腻、分辨率越高. 目前，CT 图像一般是 512×512=262144.

像素若更高，联立方程法的计算量越庞大，导致图像重建速度很慢，实际中一般不采用此类方法. 图像重建的算法还有反投影法、滤波反投影法、二维傅里叶变换法、卷积反投影法和迭代法等，实际中一般采用速度较快的滤波反投影法，在此不作介绍.

（d）CT 机的发展.

CT 机是 CT 成像的核心部分，主要由 X 射线管和探测器组成. 自 1971 年英国工程师 G. N. Hounsfield 设计出第一台 X-CT 机，X-CT 已经发展至第六代螺旋 CT，螺旋 CT 也已进化到第三代的多排螺旋 CT，第一代至第五代 CT 机在临床中已基本被淘汰.

知识拓展：传统 CT 机

螺旋 CT 可以认为是第六代 CT 技术. 如图 14-18 所示，螺旋 CT 扫描时，X 射线管和探测器围绕受检区域做螺旋运动，从而可以对整个被检部分一次性扫描完成，减少了时间，不会漏检病灶. 同时，因为是对被检区域某一区段进行连续采集，所以重建图像的所需数据密度较高，图像质量显著提高.

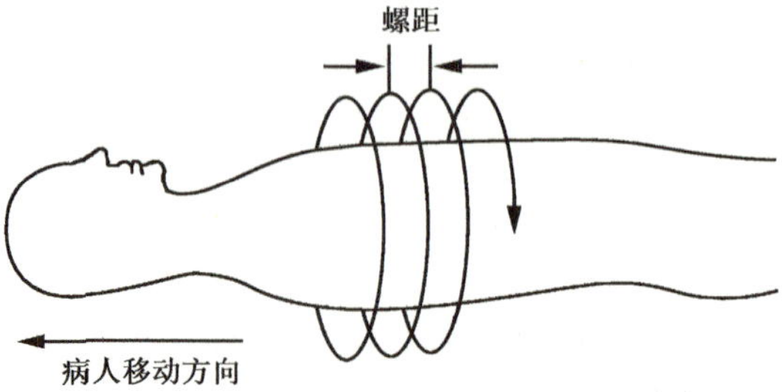

图 14-18 螺旋 CT 扫描示意图

当代 X-CT 技术已成为最常用的检测和诊断技术，但在不断发展过程中，其自身的一些固有缺陷难以克服. 例如，X 射线对人体的辐射损害，使其不适合长时间的动态成像；另外功能化成像也是 CT 难以胜任的. 由于 X-CT、超声成像、MRI、RNI 等各种成像技术各有优势和缺点，所以各类影像技术逐步走向优势互补的图像、技术融合的发展方向. 例如，近些年出现了超声 CT（UCT），正电子发射型计算机断层 CT（PET-CT），核磁共振（MR）与 CT 的融合等.

习　题

14-1 如何产生 X 射线？X 射线管的基本结构包括哪几部分？各有什么作用？

14-2 韧致辐射和标识辐射的基本原理是什么？

14-3 100 kV 管电压所产生的 X 射线束中，能量最大的 X 射线光子的波长是多少？

14-4 设密度为 3 $g \cdot cm^{-3}$ 的物质对某单能 X 射线束的质量吸收系数为 0.03 $cm^2 \cdot g^{-1}$，求该射线束穿过 1 cm 厚的吸收层后，剩余强度的百分数.

14-5 对波长为 0.154 nm 的 X 射线，铅的线性吸收系数为 2610 cm^{-1}，铝的线性吸收系数为 132 cm^{-1}. 要和 1 mm 厚的铅层得到同样的防护效果，铝板的厚度应为多少？

14-6 用 2 mm 厚的铜片能使某单能 X 射线的强度减弱至原来的 1/5，试求铜的线性吸收系数和半价层.

14-7 某波长的 X 射线通过水时的吸收系数为 0.77 cm^{-1}，通过某人体组织时的吸收系数为 1.02 cm^{-1}，k 值为 1000，水的 CT 值为 0 HU. 求此人体组织的 CT 值.

（右江民族医学院　杨文沛）

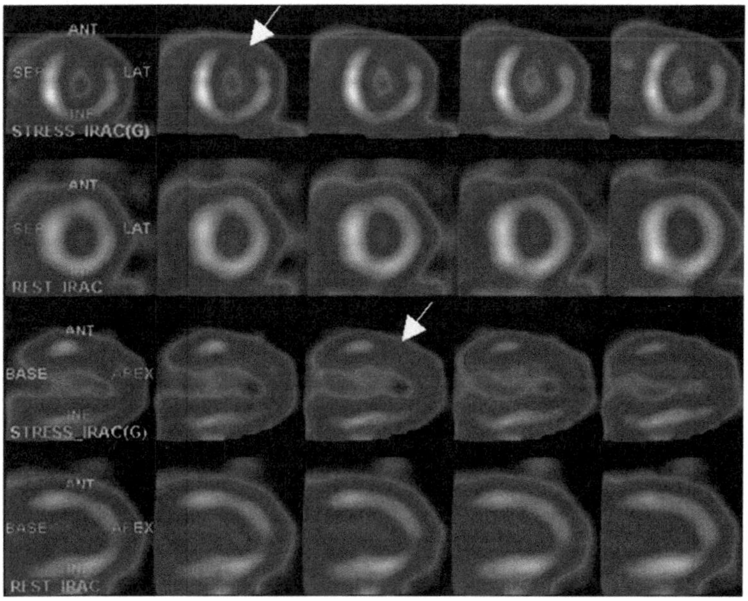

单光子发射型计算机断层成像（SPECT）所产生的图像可描绘出人体内组织和脏器断层中放射性核素的密度分布，反映了组织、脏器与放射性核素相关的生理、生化过程. 上图就是利用该技术进行的心肌灌注显像，进而判断心肌缺血部位.

第15章 核物理

1886年Bequenel发现天然放射性. 进一步研究表明，放射性衰变具有统计性质；放射性元素经过衰变，一种元素会变成另一种元素，从而突破了人们头脑中元素不可改变的观点.

核物理学可以分为理论和应用两个方面. 理论方面是对原子核的结构、核力及核反应等问题的研究. 另一方面是原子能和各种核技术的应用，包括民用与军用. 这两方面的研究相互联系，相互促进，相互推动向前发展.

15.1 原子核的基本性质

原子核的基本性质指原子核作为整体所具有的静态性质，包括核电荷、质量、核半径、自旋、磁矩、宇称和统计性质等. 这些基本性质与核的结构及其变化是有联系的.

15.1.1 原子核的电荷、质量、大小

1. 核的电荷

原子作为整体是电中性的，因而核带的电荷量等于核外电子的电荷量，但两者的符号相反. 通常规定，电子带负电荷，核带正电荷. 单个电子带电荷量为$-e$（e=1.6×10^{-19} C）. 核外电子数是该原子的原子序数 Z. 总核外电子的电荷量为$-Ze$，因此核带的电荷量为$+Ze$. 用 e 作为单位时，核的电荷数为 Z.

由于中子不带电荷，质子带正电荷，原子序数 Z 就表示了核外电子数、原子序数及原子核的电荷数.

2. 原子核的质量

若忽略核外电子的结合能引起的原子质量的变化，原子核的质量是原子质量与核外电子质量之差. 由于原子核的质量不便于直接测量，通常是测量原子质量（实际上是测量离子——部分电离的原子）来推知原子核的质量. 在一般的计算过程中，只需利用原子的质量，因为若核变化过程的前后电子数目不变，电子的质量可以自动相消.

（1）原子质量单位：由于一个原子的质量很小，通常不用宏观的质量单位 kg 或者 g，而采用原子的质量单位 u，规定自然界中碳最丰富的同位素 ${}^{12}_{6}$C 原子质量的 1/12 为原子质量单位.

$$1\ \mathrm{u}=\frac{1}{12}m({}^{12}_{6}\mathrm{C})=1.660540\times10^{-27}\ \mathrm{kg}=931.5\ \mathrm{MeV}\cdot\mathrm{C}^{-2}$$

（2）测量原子质量的方法：用质谱仪测量原子的质量. 其原理是带电粒子（原子的离子）在磁场中的偏转.

（3）原子核的分类：通常用 A 表示核的质量数，Z 表示核的电荷数，N 表示核的中子数. 把具有相同质子数 Z 和中子数 N 的一类原子核称为一种**核素（nuclide）**. 核素用符号表示为 ${}^{A}_{Z}$X，其中 X 是该核素的元素符号.

可以根据核素中的质子数与中子数的异同对核素进行分类：

(1)质子数相同，中子数不同的核素称**同位素(isotope)**，如 ${}^{235}_{92}$U 、${}^{238}_{92}$U 是 U 的两种同位素.

（2）中子数相同，质子数不同的核素称为同中子素，如 ${}_1^2H$ 、${}_2^3He$ 是同中子素.

（3）质量数相同，质子数不同的核素称为**同量异位素**（**isobar**），如 ${}_{19}^{40}K$ 、${}_{20}^{40}Ca$.

（4）质子数和中子数均相同，而能量状态不同的核素，称为**同质异能素**（**isomer**），如 ${}^{60m}Co$ 和 ${}^{60}Co$ ，${}^{60m}Co$ 的能量状态比 ${}^{60}Co$ 的能量状态高.

3. 核的大小（尺度）

许多实验表明，核是接近于球形的，通常用核半径来表示核的大小. 由于核半径很小（10^{-15} m 量级），无法用常规的方法测量，要通过核与其他粒子的相互作用间接测量核的大小，根据粒子与核相互作用力的不同，核半径有两种定义即核力作用半径和核电荷分布半径.

15.1.2 原子核的自旋、磁矩

1. 自旋

原子核具有的总角动量，习惯上也称为原子核的**自旋**（**spin**）. 自旋是原子核的一种内在属性，与核的外部运动状态无关.

原子核自旋角动量 p_I 的大小是

$$p_I = \sqrt{I(I+1)}\hbar \tag{15-1}$$

式中，$\hbar = \dfrac{h}{2\pi}$，I 为整数或半整数，是核的自旋量子数；h 为普朗克常量（6.626176×10^{-34} J·s），在空间给定方向 Z 的投影 p_{IZ} 是量子化的，$p_{IZ} = m_I\hbar$. m_I 叫作**磁量子数**（**magnetic quantum number**），可以取 $2I+1$ 个值，$m_I = I, I-1, I-2, \cdots, -I+1, -I$.

例如，${}^{14}N$ 的自旋量子数为 1 即 $I=1$，${}^{9}Be$ 的 $I=3/2$，其他核素的自旋量子数可参见相应手册.

（1）偶 A 核的自旋量子数为整数，其中偶偶核（质量数、质子数为偶数）的自旋为 0.

（2）奇 A 核（质量数是奇数，质子数是偶数的为奇偶核；质量数是奇数，质子数为奇数的为奇奇核）的自旋量子数为半整数.

2. 核的磁矩

原子核是一个带电系统，而且具有自旋，因此可以推测它具有**磁矩**（**magnetic moment**）.

原子核的磁矩应是各核子磁矩的矢量和. 一个原子核的磁矩可以写为如下形式：

$$\mu_I = g_I \frac{e\hbar}{2m_p}\sqrt{I(I+1)} = g_I \mu_N \sqrt{I(I+1)} \qquad (15\text{-}2)$$

g_I 叫作核的朗德因子，它只能通过实验测定； $\mu_N = \dfrac{e\hbar}{2m_\mathrm{p}}$，称为是核磁子，由于 $\boldsymbol{p}_I$ 是一个矢量，它在给定方向上的投影为 $2I$+1 个值，因此 $\boldsymbol{\mu}_I$ 也是一个矢量，亦有 $2I$+1 个值，

$$m_I = I, I-1, I-2, \cdots, -I+1, -I$$

$$\mu_{IZ} = g_I \mu_N m_I \qquad (15\text{-}3)$$

通常用在给定方向上 $\boldsymbol{\mu}$ 投影的最大值来衡量核磁矩的大小.

15.1.3 原子核质量亏损、结合能

1. 质量亏损

实验表明，原子核的质量总是小于组成它的核子（质子、中子）的质量之和. 说明核子在组成原子核时有能量放出. 例如，$^4_2$He 核，$\Delta m(^4_2\mathrm{He}) = (2m_\mathrm{p} + 2m_\mathrm{n}) - M(^4_2\mathrm{He}) = 0.03037\ \mathrm{u}$.

组成某一原子核的核子质量之和与该原子核的质量之差称为原子核的质量亏损（**mass defect**）.

用大写字母 M（Z，A）或 M（^A_ZX）表示核素的原子质量.

例如，$^9_4$Be 的原子质量是 9.0121858 u，由 4 个质子和 5 个中子组成，这些核子的质量之和为：1.0078252×4+1.0086654×5=9.0746278（u），此处的计算中质子采用氢原子的质量，因此计算中包含了 4 个电子的质量. $^9_4$Be 原子中亦含有 4 个电子的质量. 忽略电子与原子核组成原子时的结合能，计算的差值中就消去了电子的质量

$$\Delta m = 9.07463\ \mathrm{u} - 9.01219\ \mathrm{u} = 0.06214\ \mathrm{u} > 0$$

2. 结合能

所有原子核都有正的质量亏损，说明核子在组成原子核时有能量释放出来. 我们把自由核子组成原子核时所释放的能量，称为原子核的结合能（**binding energy**）.

核素的结合能用 B（Z，A）表示，根据相对论，结合能与质量亏损之间的关系为

$$B(Z, A) = \Delta m(Z, A)\, c^2 \qquad (15\text{-}4)$$

忽略核外电子与核结合时所放出的能量，用原子的质量代替核的质量，用氢原子的质量代替核子的质量，则

$$B(Z, A) = [ZM(^1\mathrm{H}) + (A-Z)M_\mathrm{n} - M(Z, A)]c^2$$

3. 单个核子的平均结合能、比结合能曲线

为了描述原子核单个核子结合时平均放出能量的大小，引入比结合能——平均结合能

$$\varepsilon = \frac{B(Z,A)}{A} \tag{15-5}$$

比结合能表示每个核子结合成核时平均放出的能量；反过来说，比结合能表示若要把原子核拆成单个的自由核子，平均要对每个核子所做的功. ε 的大小表示核结合的松紧程度. ε 大表示核素结合得紧，不容易把核拆成自由核子；ε 小表示核素结合得松，因而易拆开.

不同的核素结合时的比结合能差别是很大的，而且每个核子的平均结合能——比结合能对于不同的核素也不相同. 为直观分析，对于稳定的核素 ${}^{A}_{Z}\mathrm{X}$，以 A 为横坐标，以 ε 为纵坐标作图，把 ε 随 A 的变化曲线称为比结合能曲线，图 15-1 所示.

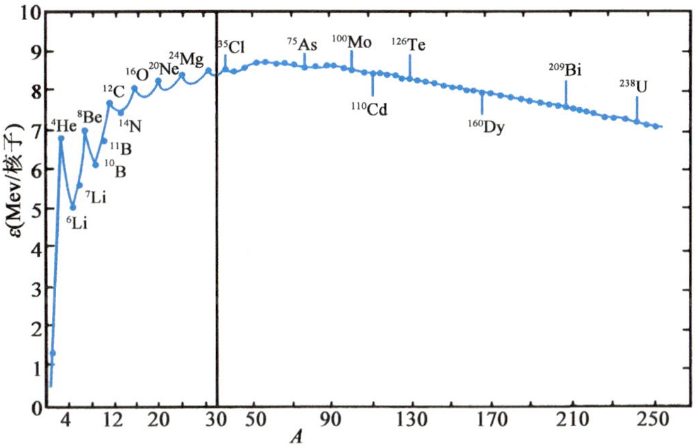

图 15-1 比结合能曲线

（1）当 $A<30$ 时，曲线的趋势是上升的，但有明显的起伏，且起伏的位置都在 A 为 4 的倍数处，即 $A=4n$ 处，如 ${}^{4}\mathrm{He}$, ${}^{12}\mathrm{C}$, ${}^{16}\mathrm{O}$, ${}^{20}\mathrm{Ne}$, ${}^{24}\mathrm{Mg}$ 等. 而在这些核中 $Z=N$（质子数与中子数相等），推断这些核中可能存在α粒子团.

（2）当 $A>30$ 时，与 $A<30$ 情况不同，近似地有 $\varepsilon = \dfrac{B(z,A)}{A} \approx$ 常数，这表明核子间的作用力具有饱和性，与分子力的饱和性类似.

（3）曲线的形状是中间高，两头低，表明 A 为 50→150 时中等质量的核结合较紧，很轻的核和很重的核结合得比较松.

根据比结合能曲线，核能两个方面的应用是：

（1）裂变：一个很重的原子核裂变为两个中等质量的核，ε由小变大，有能量释放出来——原子能. 如 ${}^{235}\mathrm{U}$ 吸收一个中子后，裂变为

两个中等质量的核时放出能量. 原子弹、裂变反应堆是利用核的裂变能.

（2）聚变：两个很轻的核聚合成一个重一些的核，ε 由小变大，也有能量释放出来，如 $^{2}H+{}^{3}H\rightarrow{}^{4}He+n$，每次这样的反应有 20 MeV 的能量放出（热核反应）.

氢弹原理，受控聚变反应是利用核的聚变能. 因海水中存在大量的氘、氚，是取之不尽用之不竭的能源.

15.2 原子核的放射性衰变、辐射剂量与防护

15.2.1 原子核的放射性衰变

1. 核衰变的种类

原子核分为稳定的原子核和不稳定的原子核. 研究表明，原子核的稳定性跟质子数与中子数的比例有关. 在 $Z\leqslant20$ 的轻核中，N 与 Z 之比在 1 左右时是稳定的；在 $Z>20$ 时，随 Z 的增加，N 与 Z 之比逐渐升高；在重核范围内，N 与 Z 之比在 1.5 左右. 在已经发现的 2000 多种核素中，稳定的核素还不到 300 种，绝大多数原子核是不稳定的，即使是处于基态原子核. 不稳定的原子核将会自发释放出粒子（如α、β、γ），而转变成相对稳定的原子核，这一过程称之为放射性核衰变，简称为**核衰变（nuciear decay）**. 具有这种特性的核素称为**放射性核素（radioactive nuclide）**.

核衰变是放射性核素本身具有的特性，与外界环境状态（如温度、压强、电磁场以及化学状态等）无关. 如放射性核素 ^{131}I，其核衰变过程是在原子核内部发生的，不会影响其核外电子的结构，而决定元素化学性质的是核外最外层电子结构状态，所以 ^{131}I 的化学性质与其稳定的同位素 ^{127}I 是一样的. 同样，不管 ^{131}I 以中性原子状态存在还是以离子（$^{131}I^{-}$）状态存在，只是其核外最外层电子的结构不同，而其核衰变的性质不会发生变化. 正是由于放射性核素衰变与其化学性质的独立性，我们可以制作放射性药物，即放射性示踪剂，以观测生物体组织或脏器对药物的吸收、排泄等代谢情况.

将衰变前的核称为母核，衰变后的核称为子核. 放射性核素衰变的方式有：α衰变、β^{-} 衰变、β^{+} 衰变、**电子俘获（electron capture, EC）**、**内转换（internal conversion, IC）**等. 大多数放射性核素衰变都是几种衰变方式的组合，取决于原子核的物理特性.

（1）α衰变. 母核放出一个α粒子（^{4}He 核）失去 2 个质子和 2 个中子，因而子核的 Z 减 2 而 A 减 4，子核在元素周期表中的位置比母

核前移两位，α衰变方程为

$$ {}_{Z}^{A}X \to {}_{Z-2}^{A-4}Y + {}_{2}^{4}He + Q \tag{15-6} $$

式中，X 为母核，Y 为子核，Q 为衰变能，是由母核放出的，其能量值由两侧的原子质量差值计算，不同核素 Q 值不同，单位用 MeV.

一般来说，某种放射性核素放出单一α粒子的同时，也有伴随产生 γ 射线情况，有几种 γ 射线放射出来，则α粒子就有几种相应能量值，在核物理中常采用衰变纲图来表示核衰变过程，如图 15-2 为 ^{226}Ra 的衰变纲图.

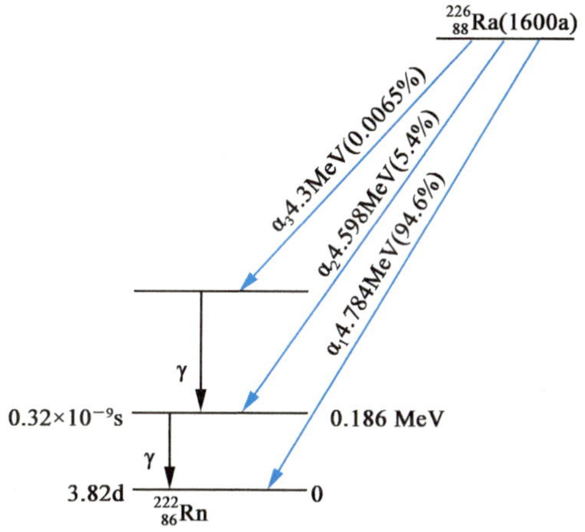

图 15-2　^{226}Ra 的衰变纲图

（2）β^- 衰变. 母核放出一个 β^- 粒子（${}_{-1}^{0}e$，即电子），可看作核内有一个中子转变为质子，因此，子核的 Z 加 1 而 N 减 1，但 A 不变. 图 15-3 显示了 ${}_{27}^{60}$Co 的 β^- 衰变纲图. β^- 衰变方程如下：

$$ {}_{Z}^{A}X \to {}_{Z+1}^{A}Y + {}_{-1}^{0}e + \bar{\nu} + Q \tag{15-7} $$

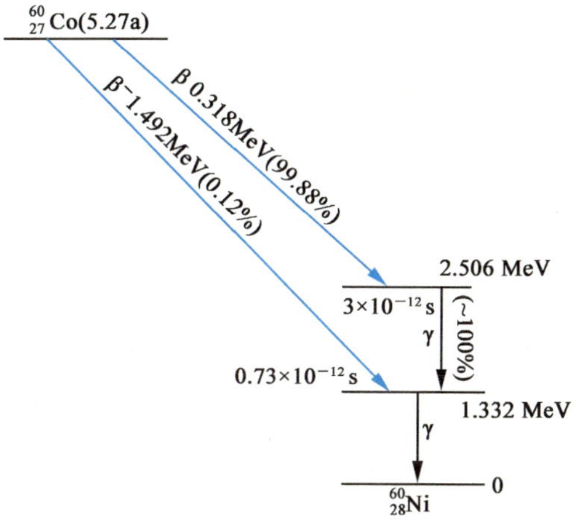

图 15-3　${}_{27}^{60}$Co 的 β^- 衰变纲图

式中，X 和 Y 分别代表母核和子核，Q 表示衰变能，$\bar{\nu}$ 为反中微子是在衰变中与 β^- 粒子同时放射出的一种粒子，它是中微子 ν 的反物质（ν 产生于 β^+ 衰变中），不带电，静止质量近似为零.

β^- 衰变的衰变产物是 Y、e 和 $\bar{\nu}$，衰变时放出的衰变能由这三个粒子带走，它们的发射方向所构成的角度是任意的，这样每个粒子带走的能量是不固定的. 因此 β^- 粒子携带的能量由 0 到 Q 连续分布的，其平均能量约为最大能量的 1/3.

（3）电子俘获衰变. 有些原子核可以俘获一个轨道电子使核内的一个质子转变成中子和中微子，解决质子数过多的矛盾，即

$$ {}_{1}^{1}\mathrm{p} + {}_{-1}^{0}\mathrm{e} \rightarrow {}_{0}^{1}\mathrm{n} + \nu \tag{15-8} $$

相应的衰变方程式为

$$ {}_{Z}^{A}\mathrm{X} + {}_{-1}^{0}\mathrm{e} \rightarrow {}_{Z-1}^{A}\mathrm{Y} + \nu + Q \tag{15-9} $$

原子核的这种衰变方式叫作轨道电子俘获，记作 EC. 由于此过程正好与 β^- 衰变过程相反，所以也可称之为“反 β^- 衰变”. 因为 K 壳层最靠近核，K 电子被俘获的概率最大，故这样的衰变又称 K 电子俘获.

经 EC 后，子核的电荷减小 1 个单位，变成原子序数减 1 的另一个原子核；同时子核常常处于激发态或亚稳态，由此伴随 γ 射线的产生. 如 ${}_{53}^{125}\mathrm{I} + {}_{-1}^{0}\mathrm{e} \rightarrow {}_{52}^{125}\mathrm{Te} + \nu + \gamma + Q_i$.

轨道电子俘获后，使子核原子处于激发态. 例如，在 K 电子俘获中 K 壳层少了一个电子出现空位，当 L 壳层里的电子跃迁至 K 壳层填补这个空位时就会发射标识 X 射线，也称特征 X 射线，它的能量用 E_k 表示为 $E_k = h\nu = \varepsilon_k - \varepsilon_L$.

式中，ε_K 和 ε_L 分别为 K 壳层和 L 壳层能级的能量. 如果能量 E_k 传给另一个电子，使它脱离原子成为自由电子，而不辐射 X 射线，这个电子叫做**俄歇电子（Auger electron）**. X 射线或俄歇电子都是伴随轨道电子俘获衰变过程而发生的次级射线，通过对这些次级射线的探测可以说明轨道电子俘获是否发生及其发生的状况，在核医学中计算人体吸收的剂量应考虑这一因素. 医学上常用的 EC 核素有 ^{57}Co、^{67}Ga、^{111}In、^{123}I、^{125}I 和 ^{201}Tl 等.

（4）β^+ 衰变. 母核放出一个 β^+ 粒子（${}_{1}^{0}\mathrm{e}$，即正电子），可看作核内有一个质子转变为中子，因而子核的质子数 Z 减 1 而 N 加 1，但质量数 A 不变，其衰变方程如下：

$$ {}_{Z}^{A}\mathrm{X} \rightarrow {}_{Z-1}^{A}\mathrm{Y} + {}_{1}^{0}\mathrm{e} + \nu + Q \tag{15-10} $$

式中，X 表示母核，Y 表示子核，ν 为中微子，Q 为衰变能. 核素在衰变后，子核在元素周期表中的位置比母核前移一位.

β^+ 粒子的能量与 β^- 衰变产生的 β^- 粒子能量一样，也是连续的，

但其最大能量为 1.02 MeV. 具有β^+衰变的核素都是人工放射性核素. 正电子的射程仅 1～2 mm，在失去动能的同时与邻近的电子产生湮没辐射反应，湮没反应后，正电子和电子的质量消失，转化为两个能量相同（皆为 0.511 MeV）、方向相反（互为 180°）的 γ 光子.

（5）γ衰变和内转换. α衰变、β^-衰变、EC 衰变以及β^+衰变后，子核大部分处于激发态，并以γ射线的形式释放能量，跃迁到较低的能态或基态，这种跃迁叫γ衰变（γ-decay）. 由于γ射线是光子，是从原子核内发射出来的电磁波，它不带电，无静止质量，它的放出不改变原子核的电荷，对质量的影响亦极微小，所以又称为同质异能跃迁. ${}^{Am}_{z}X$ 的γ衰变方程式可表示为

$$ {}^{Am}_{Z}X \rightarrow {}^{A}_{Z}X + \gamma \qquad (15\text{-}11) $$

γ衰变通常是伴随其他衰变而产生的. 有时一次核衰变要经过多次跃迁才回基态，因此就有多组能量不同的γ射线. 各组γ射线的能量值差不多等于两个能级之差.

在某些情况下，来自同质异能转变的能量可以传递给原子内的电子并提供电子的结合能，使电子脱离原子. 这个过程称为内转换，可记作 IC，也是引起γ辐射的另一条途径. 在许多核素中，同质异能转变产生γ光子和内转换电子. 通过内转换，一个电子从原子内放出时，便产生一个空位. 当较高能级的电子填充这个空位时，来自原子中的能量便以标识 X 射线光子或俄歇电子的形式放射出来.

在核医学中使用的 ${}^{60}Co$、${}^{99m}Tc$ 等放射源均有β和γ射线的发射. 同时，γ放射性核素在生物医学治疗中也是最主要的放射源.

2. 核素的衰变规律

（1）衰变规律. 核素的衰变，就单个核来说，何时衰变是偶然无规律的. 但对含有大量放射性核的群体进行研究发现其衰变遵循一种普遍的衰减规律，即放射性核素单位时间内衰变的原子核数与现有的原子核总数成正比，即在短时间 $\mathrm{d}t$ 内，若有$-\mathrm{d}N$ 个核衰变，则与原子核的总数 N 的关系如下：

$$ -\mathrm{d}N(t) = \lambda N(t)\mathrm{d}t $$

$$ \lambda = \frac{-\mathrm{d}N(t)/\mathrm{d}t}{N(t)} $$

其中，$-\frac{\mathrm{d}N(t)}{\mathrm{d}t}$ 即为单位时间内衰变的原子核数；λ称为衰变时间常数，单位为秒$^{-1}$（s^{-1}）. 对于大量核素，λ 表示在单位时间内发生衰变的原子核占总核数的百分比，对于单个核素，λ表示原子核在单位时间内发生衰变的概率. 对于不同的衰变核素，λ值不同，它反映该种核素衰变的快慢. 式中的负号表示原子核由于衰变而逐渐减少.

对上式进行积分，便可得到 t 时刻原子核数 N 与 t=0 时原子核数 N_0 之间的关系

$$N(t)=N_0\mathrm{e}^{-\lambda t} \tag{15-12}$$

上式说明放射性核素衰变服从指数衰减规律.

（2）**半衰期（Half life）**. 如果经过一段时间 T，放射性核素的数目减少到原有数目的一半，则称 T 为该放射性核素的半衰期，它也是用来表示放射性核素衰变快慢的物理量. 将 t=T，$N=N_0/2$，代入式（15-12）得 T 与λ之间的关系式为

$$T=\frac{\ln 2}{\lambda}\approx\frac{0.693}{\lambda} \tag{15-13}$$

由此式可见，λ大的，T 短. T 的单位用秒（s），对半衰期长的核素可分别用分（min）、小时（h）、天（d）和年（y）.

在核医学中，当放射性核素引入人体内时，其原子核的数量除按前述的规律衰变而减少外，还应考虑通过生物代谢排出体外的部分，使体内的放射性核素数量减少比单纯的衰变要快. 若用上述的λ代表物理衰变常数，λ_{b} 代表单位时间内从体内排出的原子核数与当时存在的原子核数之比，即放射性核素的排出率，称为生物衰变常数，于是 $\lambda+\lambda_{\mathrm{b}}=\lambda_{\mathrm{e}}$，$\lambda_{\mathrm{e}}$ 称为有效衰变常数. 三种衰变常数的半衰期分别为物理半衰期 T、生物半衰期 T_{b} 和有效半衰期 T_{e}，三者的关系为

$$\frac{1}{T_{\mathrm{e}}}=\frac{1}{T}+\frac{1}{T_{\mathrm{b}}}$$

由此可得到

$$T_{\mathrm{e}}=\frac{TT_{\mathrm{b}}}{T+T_{\mathrm{b}}} \tag{15-14}$$

显然，有效半衰期 T_{e} 比物理半衰期 T 和生物半衰期 T_{b} 都短.

（3）放射性活度. 常用单位时间内衰变的原子核的数目来表示**放射性活度（radioactivity）**，用 A 表示，则

$$A=-\frac{\mathrm{d}N(t)}{\mathrm{d}t}=-\frac{\mathrm{d}(N_0\mathrm{e}^{-\lambda t})}{\mathrm{d}t}=\lambda N_0\mathrm{e}^{-\lambda t}=A_0\mathrm{e}^{-\lambda t}=\lambda N(t)$$

其中，$A_0=\lambda N_0$ 是放射性物质在 $t=0$ 时刻的放射性活度. 可见，若某时刻母核数为 N，则该时刻的放射性活度为 $A=\lambda N$.

放射性活度的国际单位是贝克勒尔，简称贝克，符号 Bq. 定义为：1 Bq=1 核衰变/秒，Bq 是一个较小的单位，通常应用千贝克（kBq）、兆贝克（Mbq）等单位，且 1 kBq=10^3 Bq，1 MBq=10^6 Bq. 在此之前，定义的放射性活度单位用居里（Ci）表示，与 Bq 的关系是

$$1\ \mathrm{Ci}=3.7\times10^{10}\ \mathrm{Bq}$$

Ci 是一个较大的单位，通常还用毫居里（mCi）或微居里（μCi）来计算

$$1\ \mathrm{m\,Ci}=10^{-3}\ \mathrm{Ci},\quad 1\ \mu\mathrm{Ci}=10^{-6}\ \mathrm{Ci}$$

在实际的应用中，常用**放射性比活度（specific activity）**这个物理量．所谓比活度是指单位质量放射源的放射性活度，即放射源的活度与其质量之比．放射性比活度的单位采用贝克·克$^{-1}$（$\mathrm{Bq \cdot g^{-1}}$）或居里·克$^{-1}$（$\mathrm{Ci \cdot g^{-1}}$）．比活度的重要性在于它的大小表明了放射性物质的纯度．如果放射性样品是溶液或气体，还常用放射性浓度来表示比活度，即单位体积放射源的活度，其单位有 $\mathrm{Bq \cdot cm^{-3}}$ 或 $\mathrm{Ci \cdot cm^{-3}}$.

（4）放射系列和放射平衡．有些放射性核素并不是发生一次衰变就稳定下来的，由于它们的子体仍然有放射性，于是接二连三地衰变，新生子体一代一代地产生出来，直到稳定下来为止，这种衰变现象叫作级联衰变（或递次衰变）．例如，镭衰变为氡，氡衰变为钋，钋还要衰变下去．由某一个最初的放射性核素级联衰变而产生一系列放射性核素，就构成了一个所谓放射族或放射系列．天然存在的放射系有铀系、钍系和锕系，分别以 $^{238}\mathrm{U}$、$^{232}\mathrm{Th}$、$^{235}\mathrm{U}$ 为母核，其中锕系母核是 $^{235}\mathrm{U}$，俗称锕铀．这三个系列经过若干次衰变，最终变成稳定的铅．

当母核半衰期很长，而子核的衰变远比母核快，经过一定时间衰变后，子体核素与母体核素的原子核数目以一定的比例达到平衡，两者的衰变率基本相等，称为长期平衡．如核医学中常用的锡-铟发生器等就属于这一类平衡．

$$^{113}\mathrm{Sn}\ (T=115\mathrm{d}) \rightarrow {}^{113\mathrm{m}}\mathrm{In}\ (T=1.66\mathrm{h}) \rightarrow {}^{113}\mathrm{In}.$$

当母核的半衰期比子核长但相差不大时，经过一定时间衰变后，母核数逐渐减少，子核数先逐渐增加到最大，以后随母核数的减少而减少，子体原子核数与母体原子核数在比例上保持不变，故称暂时平衡．若时间再长，经过一定的时间后，子体的衰变率将与母体相同，故这种情况下类似于长期平衡，这很利于核医学的应用，如钼-锝发生器．

$$^{99}\mathrm{Mo}\ (T=66.02\mathrm{h}) \rightarrow {}^{99\mathrm{m}}\mathrm{Tc}\ (T=6.02\mathrm{h}) \rightarrow {}^{99}\mathrm{Tc}\ (2.12\times10^{5}\mathrm{y}) \rightarrow {}^{99}\mathrm{Ru}.$$

15.2.2 核辐射剂量与防护

当电离辐射和空气、水、组织等介质发生相互作用时，一定会有能量从辐射场向介质转递．而吸收介质所发生的变化一定和传递的能量的方式和大小有关．因此，无论是从放射病诊断治疗的有计划控制，还是从放射有效预防来说，都需要一个精密的评价体系来规定辐射场、吸收介质的能量辐射本领大小及吸收沉积程度．类似于药品数量及用量，也采用剂量（dose）这个基本名词．下面将概括地介绍核辐射剂量学中的基本剂量单位及测定．

1. 照射量

X（γ）射线的**照射量（exposure）** X 定义为

$$X = \frac{\mathrm{d}Q}{\mathrm{d}m} \tag{15-15}$$

式中，dQ 是射线在质量 dm 的干燥空气中形成的任何一种符号（正或负）离子的总电量. 照射量的单位是库仑 · 千克$^{-1}$（$\mathrm{C \cdot kg^{-1}}$）. 它是用来量度 X（γ）射线导致空气电离程度的一个物理量.

2.吸收剂量

单位质量的物质所吸收到的辐射能称为**吸收剂量（absorbed dose）**，常用 D 表示. 它是电离辐射授予某一体积之中物质的平均能量 dE 与该体积之中物质质量 dm 的比值

$$D = \frac{\mathrm{d}E}{\mathrm{d}m} \tag{15-16}$$

吸收剂量的单位是戈瑞（Gy），$1\ \mathrm{Gy} = 1\ \mathrm{J \cdot kg^{-1}}$.

吸收剂量适用于任何类型和任何能量的电离辐射，并适用于受照射的任何物质.

3.当量剂量

由于不同种类、不同能量的射线释放出来的能量在组织中的分布有明显的差异，因此在吸收剂量相同的情况下，种类、能量不同的射线所产生的生物效应也有明显的差异. **当量剂量（equivalent dose）**表示各种射线或粒子被吸收后引起生物效应的程度，或对生物组织的危害程度. 当量剂量 H_T 等于某一组织或器官 T 所接受的平均吸收剂量 $D_{\mathrm{T \cdot R}}$ 与辐射权重因子 w_R 的乘积

$$H_\mathrm{T} = w_\mathrm{R} \cdot D_{\mathrm{T \cdot R}} \tag{15-17}$$

H_T 的单位为希沃特（Sv），$1\ \mathrm{Sv} = 1\ \mathrm{J \cdot kg^{-1}}$.

表 15-1 给出了不同辐射类型、相应能量范围内的辐射权重因子 w_R .

表 15-1 辐射权重因子 w_R

辐射类型与能量范围	辐射权重因子
光子，所有能量	1
电子和μ子，所有能量	1
中子，能量<10 keV	5
10～100 keV	10
100～2M eV	20
2～20 MeV	10
>20 MeV	5
质子，能量>2 MeV	5
α粒子，裂变碎片，重核	20

当辐射场由具有 w_R 值的不同类型和不同能量的辐射构成时，组织或器官 T 的总的当量剂量为各辐射在该组织或器官上形成的当量剂量的线性叠加，即

$$H_T = \sum_R w_R \cdot D_{T \cdot R} \tag{15-18}$$

例 15-1

某工作人员全身同时均匀受到 X 射线和能量在 10～100 keV 范围的中子照射，其中 X 射线的吸收剂量为 10 mGy，中子的吸收剂量为 3 mGy. 计算该工作人员所吸收的当量剂量.

解

$$H_T = \sum_R w_R \cdot D_{T \cdot R} = w_X \cdot D_X + w_n \cdot D_n = (1 \times 10 + 10 \times 3)\ \text{mSv} = 40\ \text{mSv}.$$

4. 辐射防护原则与措施

有辐射和放射性的行为简称核实践，任何实践都具有一定的利益目标，同时也要有一定的代价，核实践也不例外. ICRP 科学地平衡了核实践的利益目标和可支付代价，提出辐射防护的基本原则，即要做到实践的正当化、防护的最优化和对个人的剂量限值化三者统一.

所谓**正当化（justification）**，即采取某核实践能够带来超过代价的纯利益，则该核实践为正当的，应该采取；否则即为不正当的，也是不可取的. 具体到医学核实践来说，就是采取的放射性诊断和治疗是有利于病人健康恢复或寿命延长的有效手段.

所谓**最优化（optimization）**，就是综合考虑各方面的可能影响，任何必要的照射应当保持在可以合理做到的尽量低水平. 具体到医学核实践来说，要综合考虑病人和医务工作者，以及可能对环境造成的不良影响，在达到了利益目标后尽量减少核实践的次数和时间.

所谓**剂量当量限值化（dose limitation）**，就是指核实践的所有参与者个人所接受的剂量当量不得超过所规定的极限值.

对于辐射防护的措施，还是要从造成内照射和外照射的不同途径来考虑.

放射性核素进入人体的途径主要是从嘴经消化系统摄入，经肺等呼吸系统摄入，或经皮肤和伤口进入血液循环系统. 因此防护内照射的基本措施就是阻断摄入途径和加速排放.

对于外照射防护就是尽量增大人体和放射源之间的距离、尽量缩短在照射下的停留时间及在源和人体之间放置能有效减弱辐射的屏蔽材料. X 射线室医生穿的铅围裙，放射性实验中用的铅玻璃屏等都是使用屏蔽材料进行防护的例子.

在放射性治疗中，合理地使用铅栅板等也是既能有效地对病灶部

位进行照射，又能较好地防护或降低对邻近正常组织伤害的一项有效措施.

作为核医学工作者来说，对自己和病人实施辐射防护有着不可推卸的社会责任. 不仅要负责所实行的核实践过程，还要关注由于自己的核实践所造成的放射性物质的存放和对放射性废物的处置的结果. 这是做好公众卫生中辐射防护的重要内容.

15.3 放射性核素的医学应用

15.3.1 放射诊断

核医学设备

放射诊断主要是指放射性核素成像，简称核素成像，它是一种利用放射性核素示踪方法显示人体内部结构、功能的医学影像技术. 它的基本原理是：用不同的放射性核素制成标记化合物注入人体，在体外对体内核素发射的γ射线进行跟踪探测，可以获得反映放射性核素在脏器或组织中的浓度分布及其随时间变化的图像. 目前在临床上广泛应用的放射性核素成像有三种：γ照相机、单光子发射型断层成像和正电子发射型断层成像. 下面分别介绍这些影像设备的工作原理.

1. γ照相机

可将体内放射性核素分布一次性成像，其特点是成像速度快，可提供静态和动态图像，把形态和功能结合起来进行观察和诊断. 使用时只要将γ照相机的探头放置在待测部位体表上一段时间，采集这段时间内从体内放射出的γ射线，即可得到γ射线在该方向的全部投影，在屏幕上得到放射性核素分布的图像.

一台γ照相机一般由探头、位置通道、能量通道及显示系统组成. 图 15-4 是γ照相机的方框图，其中探头包括准直器、闪烁晶体和光电倍增管等. 由于引入体内的放射性核素放射出来的γ射线向四面八方传播，而且强度在每一个方向上的概率相同，靠他们在闪烁晶体上激发产生的闪烁光点无法确定射线的空间位置. 因此在探头前方有千个以上紧密排列整齐的孔道，每一个孔道就是一个准直器.

2. 单光子发射型计算机断层成像

单光子发射型计算机断层成像（single photon emission computed tomography，SPECT），它的图像重建原理与 X-CT 有某些相似之处，所不同的是：X-CT 的 X 射线源位于体外，X 射线透过组织时，根据不同组织对 X 射线的衰减值的不同，重建某断层的 CT 数矩阵，并用灰度来显示断层图像；而 SPECT 是先将示踪核素（如 ^{99m}Tc，^{131}I，^{201}Tl 等）注入体内，本身成为一个发射体，再由探测器将示踪核素在机体内的吸收代谢、在器官或组织的分布测出经计算机处理并重建图像.

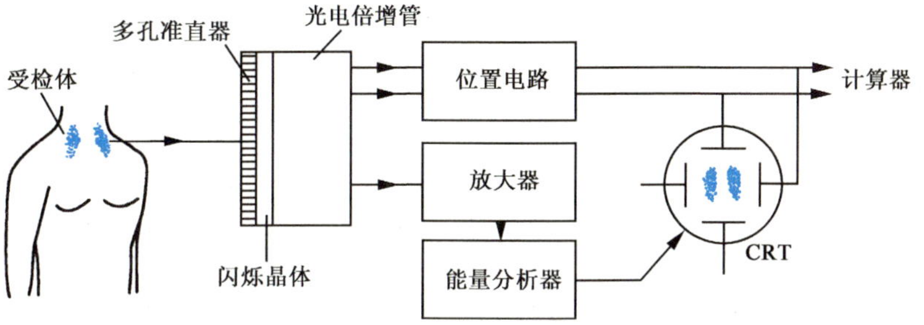

图 15-4 γ照相机框图

SPECT 的基本原理是利用探测器绕着人体某一断层进行旋转，把放射性核素所放出的各个方向射线强度记录下来，然后求解出人体断层平面上各点的放射性强度，根据断层上各点放射性强度我们可以给出一断层图像. 其具体过程是先进行直线扫描，将每一条直线上体内放射性核素发射出来的射线记录下来，得到一组投影数据，见图 15-5 所示. 每做完一次扫描，探测器旋转一定的角度，再进行一次直线扫描，直到绕人体一周.

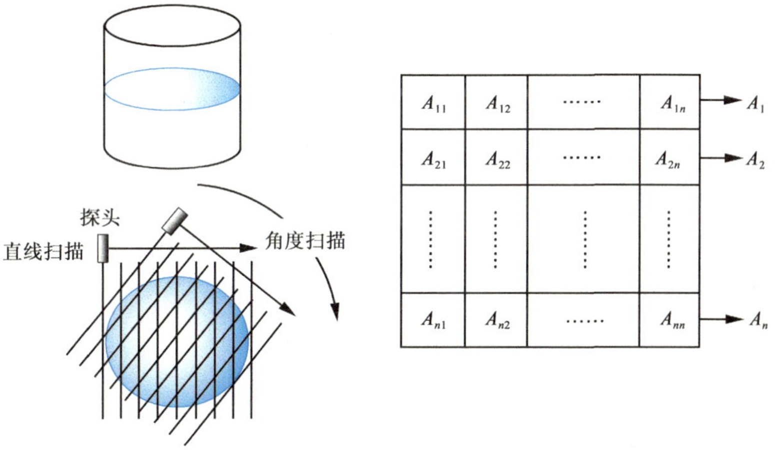

图 15-5 SPECT 扫描示意图

设被扫描的断层面上由 $n \times n$ 个体素（每个体素的放射性核素密度可视为均匀）组成，每个体素的放射性强度为 A_{11}，A_{12}，…，A_{1n}，A_{21}，…. 从探测器得到的每条直线上放射性强度总和为 A_1，A_2，…，A_n. 即 $A_1 = A_{11} + A_{12} + \cdots + A_{1n}$，$A_2 = A_{21} + A_{22} + \cdots + A_{2n}$ 等，一个断面上至少应由 n^2 个 A 方程组成，这样才能求解出每个体素的放射性强度. 将这些大小不同的强度值经 A/D 转换，送进计算机去解，就可以把这一层面的每一个体素的放射性强度计算出来，经图像重建和 D/A 转换，加到图像显示器上，按信号的大小用不同的灰度等级显示出欲观察层面的图像，这样就得到一副按层面放射性核素密度分布的图像.

SPECT 所产生的图像仅是描绘出了人体内组织和脏器断层中放射性核素的密度分布，这种分布无法显示断层的解剖学形态，而是反映了组织、脏器与放射性核素相关的生理、生化过程.

3. 正电子发射型计算机断层成像

正电子发射型计算机断层成像（positron emission tomography，PET），它的基本原理是利用正电子的湮没辐射特性，将能发生β^+衰变的核素或其标记化合物引入体内某些特定的脏器或病变部位，通过探测正电子湮没时向体外辐射的γ光子，获得成像所需的各向投影数据，再由计算机分析处理，实现图像重建. 发射正电子的示踪核素有^{11}C，^{13}N，^{15}O，^{18}F等，这些放射性核素半衰期短（^{11}C为 20 min，^{13}N为 10 min，^{15}O为 2 min，^{18}F为 110 min）、衰变快，对受检者的辐射剂量很小，在短时间内可重复使用，也可大剂量使用以获取清晰影像，其中 C，H，O 是人体组成的基本元素，易于标记各种生命活动所必须的化合物或代谢产物而不改变他们的生物活性.

体内引入的β^+在衰变时放出一个正电子，该正电子在人体组织中与周围的物质发生作用而消耗能量，只穿行几毫米路径便与一个电子结合，发生电子对湮没，同时放射出两个运动方向相反、能量各为 0.511 MeV 的γ光子. 如图 15-6 所示，一对探头置于被扫描断层的两侧，只有当两个探头同时接受到湮没光子（如图中 c 点发射的一对光子）时，符合电路才有信号输出. 实际上符合探测有一定的分辨时间，目前这个时间是 10^{-8} s，也就是说在 10^{-8} s 时间内两探测器分别接收到一个光子，符合电路即给出一个计数.

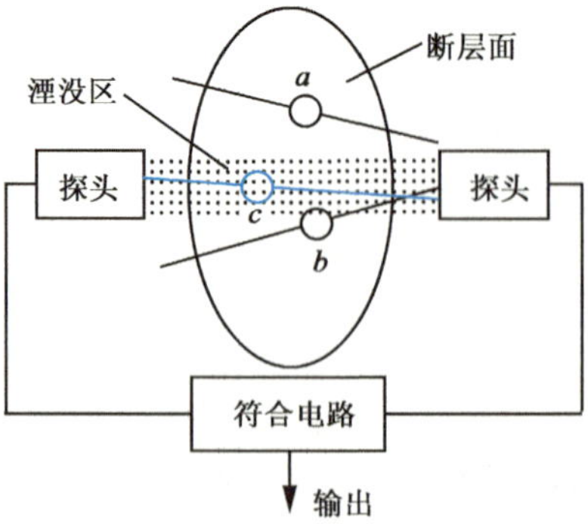

图 15-6 湮没光子的符合探测

PET 的环形探测器阵列如图 15-7 所示，为了获得某一断层面成像的投影数据，需要将许多探头按环状排列成一圈，其中彼此相差 180° 的两个探头结为一对，由此可以测定探测器两探头之间组织中发生电子对湮没的位置，从而确定放射性核素的位置.

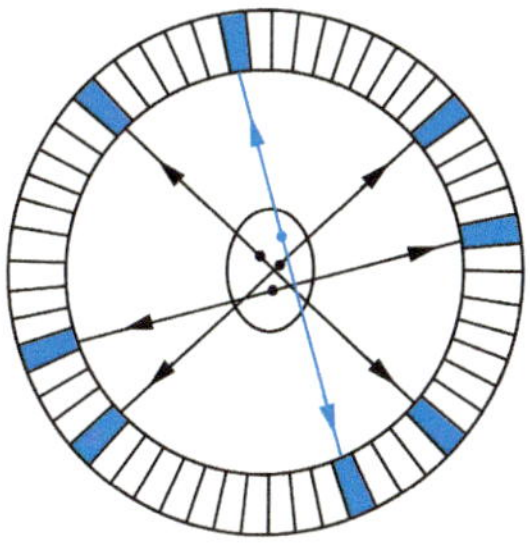

图 15-7 PET 的环形探测器阵列

PET 不需要笨重的铅准直，它利用两个探测器对湮没光子进行符合探测，这种“电子准直”方法视野均匀、探测效率高，不受准直孔深度的影响，图像的对比度和空间分辨率高，因此 PET 图像比 SPECT 的图像更逼真和清晰. 但 PET 设备昂贵，需要配置小型回旋加速器，以便快速制备各种β^+衰变的标记化合物，这就使它的推广受到限制.

目前 PET 的临床医用主要有以下几个方面：①肿瘤检查，包括肝癌、肺癌、乳腺癌和骨骼、淋巴肿瘤都可以用 PET 作早期诊断；②神经系统疾病及脑功能研究，例如，中风、癫痫、神经紊乱和老年性痴呆等，并且包括生理刺激对脑的影响及各种病理状态下脑组织代谢的变化；③心脏功能和心血管疾病研究，例如通过对示踪剂 ^{18}F-DG 的摄取量的检测可以准确鉴定心肌缺损或阻塞程度，判断是否采用搭桥或心脏移植.

15.3.2 放射治疗

1. 碘-131 治疗

将放射源 ^{131}I 引入体内，由于甲状腺有收集碘的功能，通过血液循环，^{131}I 很快地集中在甲状腺中. ^{131}I 能够发射β及γ射线，它发射的β射线将杀伤部分甲状腺组织，而发射的γ射线则基本逸出体外. 因此，通过将放射性核素 ^{131}I 引入体内可以治疗甲状腺功能亢进和部分甲状腺癌.

2. 钴-60 治疗

它是利用 ^{60}Co 所放出的γ射线，从人体外照射患病部位. ^{60}Co 发出能量分别为 1.17 MeV 和 1.33 MeV 的两种γ射线，主要用于治疗深部肿瘤，如颅脑内的肿瘤. 癌细胞较正常细胞生长迅速，对射线的敏感性高，因此经射线照射，癌细胞受到的损害比正常细胞大，利用这种敏感性的差别，可以杀死癌细胞或抑制其发展.

3. γ刀

它根据半圆弧等中心聚焦技术原理，借助高精度的立体定向仪，在 CT、MRI 等影像技术参与下对颅内病灶施行准确定位，确定靶点的三维坐标参数，并将其转换到照射装置的坐标系统中，使用大剂量γ射线一次多方向限制性地聚焦在颅内靶点上，使病灶受到不可逆性摧毁，发生放射性坏死. 同时又能保证靶区边缘及其周围正常组织所接受的放射性剂量呈锐减分布，控制在安全剂量以内，使靶点以外脑组织无任何不可逆损伤. 由于γ刀技术使靶区边缘形成一如刀割的损伤边界，达到类似于外科手术刀的治疗效果，故称为γ刀.

习　题

课堂互动讲练

15-1　实验上发现，如果把原子核看作 A 个小硬球挤在一起形成的球形，则球的半径与核的质量数 A 的关系是 $R=r_0A^{1/3}$ 其中 $r_0=1.2\times10^{-15}$ m .

（1）证明：各种原子核的密度都大致相等；

（2）计算原子核的密度.

15-2　计算 $^{232}_{90}$Th 原子核的核子平均结合能.已知 $^{232}_{90}$Th 的原子质量为 232.03821 u，氢原子 H 和中子 n 的质量分别为 1.007830 u 和 1.008665 u.

15-3　^{32}P 的半衰期为 14.3 d，求它的衰变常数？

15-4　$^{226}_{86}$Ra 的半衰期为 1.6×10^3 a，如果一样品在某时刻含有 3.0×10^{16} 个 $^{226}_{86}$Ra 核，计算这一时刻其放射性活度.

15-5　某放射性样品包含 3.50 μg 纯 $^{11}_{6}$C，其半衰期为 20.4 min. 求：

（1）计算最初的原子核数；

（2）计算最初的放射性活度及 8 小时后的活度.

15-6　分别计算要经过多少个半衰期某种放射性核素可以减少到原来的 1%，0.1%？

15-7　考古发现了古生物遗骸，测量其 ^{14}C 的 β^- 放射性，得到每公斤遗骸样品的放射性活度为 133.3 Bq. 为断定该遗骸生活的年代，测量了现今仍然存活的同类生物体的 ^{14}C 的 β^- 放射性活度，得到每公斤样品为 208.3 Bq. 试求该古生物遗骸生活的年代距今多少年.

（包头医学院　石继飞）

现代医药科学与技术的物理基础

专题篇

（自选内容）

（下面仅是一个范例）

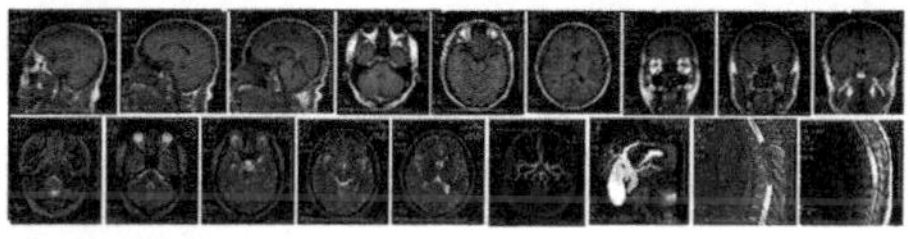

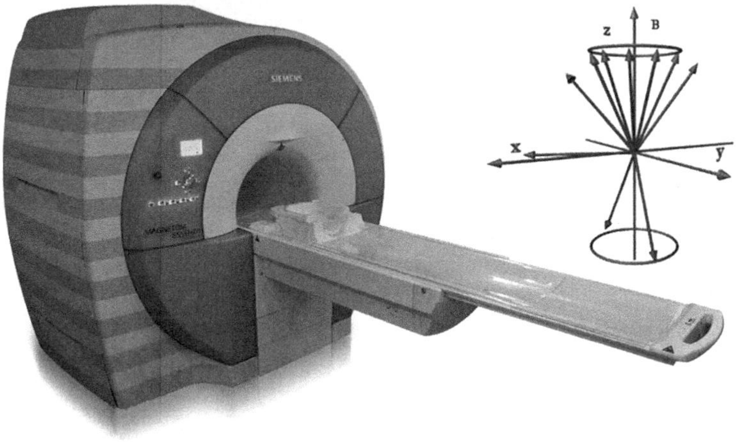

图片显示人体用超导 MRI 仪及所成图像. MRI 技术无放射性损伤，组织分辨率特别是对软组织的分辨率比 X-CT 高，不用造影剂可较好的显示血管，多参数成像为病变的鉴别和诊断提供更多的信息. X-CT 仅能横断面扫描，MRI 不仅可任意断面成像，而且对功能成像有独到的优越性. 从 20 世纪 70 年代诞生以来应用范围越来越广，特别是介入治疗兴起之后，由于无辐射不伤害患者和医生成为监测和导向治疗的首选.

第 16 章 核磁共振成像

核磁共振（nuclear magnetic resonance, NMR）现象的发现源于 1924 年泡利解释光谱线的超精细结构，提出某些原子核具有自旋角动量和自旋磁矩的假设. 1946 年美国斯坦福大学教授 Bloch.F 小组和哈佛大学的教授 Purcell. E.M 小组分别以不同的方法，不同的样品各自独立地完成了核磁共振试验. Bloch 用经典的电动力学理论，Purcell 用量子理论分别成功地解释了核磁共振现象，他们分享 1952 年的诺贝尔物理学奖. 磁共振成像（magnetic resonance imaging，MRI） 的设想来自于美国医生 R. Damadian，他于 1972 年提出了利用核磁共振原理测定活体组织的纵向弛豫时间 T_1 和横向弛豫时间 T_2 的方法，发现肿瘤组织的 T_1 值远大于相应正常组织的 T_1 值. 1973 年纽约州立大学石溪分校教授 Lanterbur P.C 受到 X-CT （X-Ray computed tomography）启发，利用核磁共振信号得到了人体组织图像，为与核衰变辐射区别，去掉核字称作磁共振成像（MRI）. 由于社会需求的巨大推动，1983 年实现了商品化生产. 随着科学的进步、软硬件的不断发展，目前已是医学诊断治疗和科学研究的常规手段，也是医学生应该掌握的基础知识之一. MRI 是多学科交叉的综合高科技技术，成像原理异常复杂，本章力图通过建立经典图像，用电磁学和一点点量子理论基础完成磁共振成像原理的描述.

核磁共振

16.1 核磁共振信号的产生

医学影像的最基本原理是把采集到的不同组织或同一组织病变和正常部分的信号、生物体功能代谢的信号，用灰度或色彩表示出来，用于疾病的诊断治疗和研究. 磁共振成像与其他医学成像的最大不同是生物体内外没有外在的信号源，成像信号是仪器本身的磁场激发出来的，这成就了它的优势（无创性，多样性），也造就了它的劣势（原理复杂难懂，仪器异常昂贵）. 磁共振成像的基本思想是，人体内核磁矩不为零的原子核 （目前是氢核） 能级在磁场中发生分裂，当入射的射频（radio frequency，RF）脉冲能量等于能级分裂裂距时，引起共振吸收. 当原子核从高能级返回到低能级辐射能量时，与周围环境的状态密切相关，致使信号载有生物体信息. 而且通过弛豫、弥散、灌注等不同过程获得人们所需要的各种影像.

16.1.1 核磁共振的微观描述

原子构成了世间万物，生物体也不例外. 原子由核及核外电子构成，原子核带正电，绕着自己的自转轴高速旋转. 最简单的原子是氢原子，它的核是一个带正电的质子，磁化率高于生物体中其他的核，在人体中所占比重最高，所以目前研究磁共振成像就是研究氢质子在磁场中产生信号的图像. 我们首先忽略氢原子核与周围环境的作用，从微观层面描述单个氢核的核磁共振.

1．氢原子核的磁矩

设氢原子核质量为m_p，近似看作绕自转轴高速旋转，带正荷 e 的球体，简化为产生环形电流的细小自旋电荷，有质量又旋转的核类似于旋转陀螺，具有自旋角动量（习惯上称为核自旋）$\boldsymbol{L}_I$；带电又高速旋转类似于通电线圈具有核自旋磁矩$\boldsymbol{\mu}_I$，它们之间的关系是

$$\boldsymbol{\mu}_I = \gamma_I \boldsymbol{L}_I \tag{16-1}$$

γ_I称为核旋磁比，由于原子核的复杂性，不同的核有不同的核旋磁比. 氢核磁矩是氢原子磁矩的1/1840，是一个很微小的量. 原子核带正电，磁矩的方向与核自旋的方向一致，大小只差一个常数——核旋磁比，所以角动量与磁矩的行为是一致的. 在以后研究它们的运动状态时，有时只具体研究一个，另一个不再重复指出. 原子核是微观量，应遵守量子规律，角动量在空间的取向即在空间某方向（一般指外磁场方向，设为 z 方向）投影值是量子化的，氢核角动量在空间有两个取向，见图 16-1 左图 ，投影值为正的叫正平行，反之为反平行，投影值为

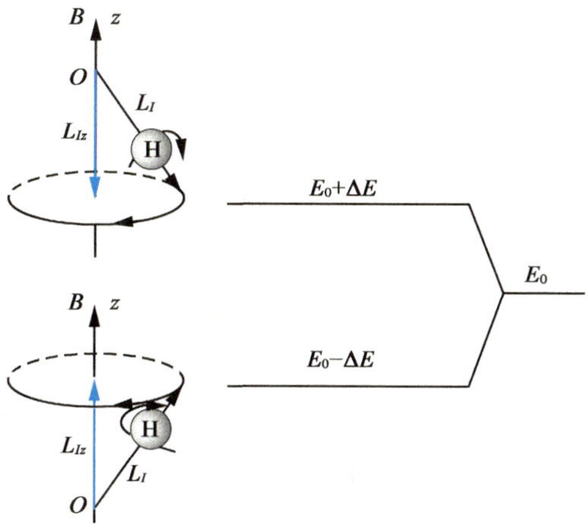

图 16-1 氢核角动量在空间的取向（左图）和对应的能量状态（右图）

$$L_{IZ} = \pm\frac{1}{2}\hbar \qquad (16\text{-}2)$$

$\hbar = \dfrac{h}{2\pi}$，h 为普朗克常量，氢核磁矩在 z 方向的投影由式（16-1）给出 $\mu_{Iz} = \pm\dfrac{1}{2}\gamma_I\hbar$.

2. 核磁共振微观描述

重力场中高速旋转的陀螺当其转轴或角动量偏离了重力方向时，会绕着重力方向旋进，此时外力矩（重力矩）与陀螺旋转轴垂直，也就是与高速旋转的陀螺角动量垂直. 这是一个普遍规律，用这个规律可以研究氢核在磁场中的运动.

磁场中的氢核无论正平行或反平行，受到的磁力矩与其角动量方向是垂直的，核自旋将绕外磁场方向旋进. 原子核的这种旋进叫作拉莫尔旋进. 经简单的推导可得到旋进角频率 ω_N，旋进频率 ν_N 分别为

$$\omega_N = \frac{\mu_I}{L_I}B = \gamma_I B, \qquad \nu_N = \frac{1}{2\pi}\gamma_I B \qquad (16\text{-}3)$$

产生运动意味着有额外能量，正平行的核附加能量使能级降低 ΔE，反平行的核附加能量使能级提高 ΔE，能级差又叫裂距 $A = 2\Delta E$，能级情况见图 16-1 右图. 裂距是一个很小的量，用 $E = h\nu$ 来衡量，式中 ν 为频率，数量级在 MHz，在无线电波频率的范围内，称为射频（RF）. 如果有 RF 电磁波能量 $h\nu$ 刚好等于氢核能级分裂的裂距，处于低能态正平行的核就会吸收该能量跃迁到反平行的高能态，这就是核磁共振中的共振吸收又叫作激发，经计算此时射频脉冲的角频率、频率分别为

$$\omega_{RF} = \gamma_I B = \omega_N, \qquad \nu_{RF} = \nu_N \qquad (16\text{-}4)$$

发生核磁共振吸收时射频电磁波的频率正好等于核磁矩在磁场中旋进的频率. 高能级不稳定，吸收射频能量的原子核要回到低能态，同时辐射出能量，即重新回到平衡态，至此完成了微观上的核磁共振过程，见图16-2. 回到低能态，辐射能量过程叫做弛豫（**relaxation**）.

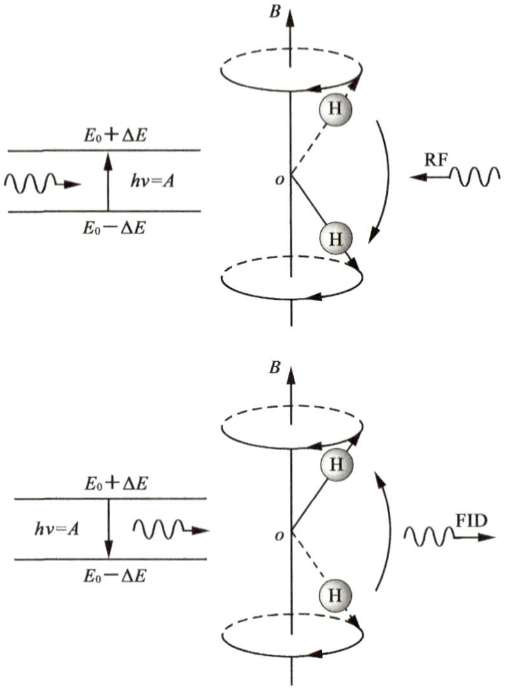

图16-2 氢核核磁共振过程

16.1.2 核磁共振的宏观描述

微观上的核磁共振过程观测不到，我们能观测到的是大量微观核的宏观表现.

1. 宏观净磁矩 $\boldsymbol{M}_0$ 的产生

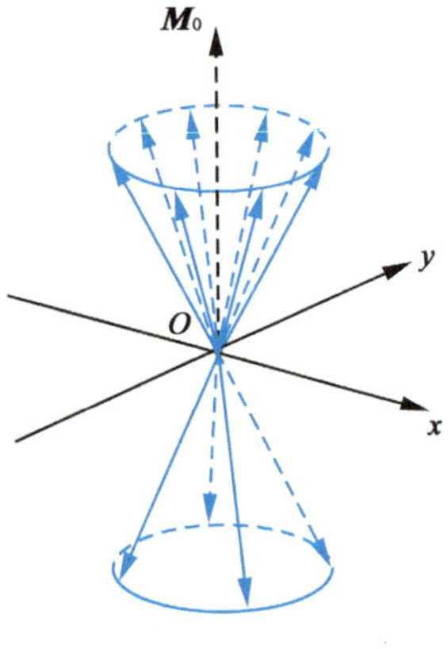

图16-3 宏观净磁矩的产生

在没有外加磁场 $\boldsymbol{B}_0$ 时，原子核磁矩的方向是随机杂乱无章的，对外不显磁性；施加 $\boldsymbol{B}_0$ 后核磁矩以 $\omega_N=\gamma_I\boldsymbol{B}_0$ 旋进. 把各原子核磁矩矢量初始点平移到一起，将形成以 z 轴（磁场方向）为对称轴的上下两个喇叭口（见图16-3）. 根据玻尔兹曼能量分布律可知，在常温下，处于低能级（正平行）的原子核数略高于处于高能级（反平行）的原子核数. 在 B_0=1 T时，两者比值为1.000007:1，即向上的核数略多于向下的，于是产生了与原磁场 $\boldsymbol{B}_0$ 同向的宏观净磁矩 $\boldsymbol{M}_0$，这是一个很小的量，它的大小与自旋核密度 ρ、外磁场 $\boldsymbol{B}_0$ 的强度及温度有关. 密度 ρ 增大，外磁场 $\boldsymbol{B}_0$ 增加都会使 $\boldsymbol{M}_0$ 增大，而温度增高热运动剧烈 M_0 减少.

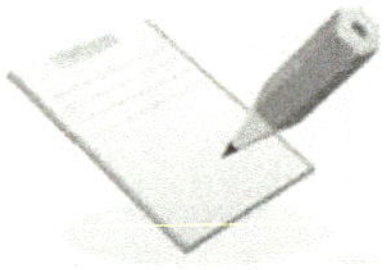

2. 宏观净磁矩 $\boldsymbol{M}_0$ 共振吸收的微观分析

设 RF 电磁场为 $\boldsymbol{B}_r$，与主磁场 $\boldsymbol{B}_0$ 垂直，沿 x 方向，对于受激发的大量原子核，由于在跃迁时各原子核的相位有趋向于某一确定位置的倾向，核磁矩分布不再对称而是形成两个窄扇面，随着 RF 脉冲辐射时间的增加，总磁矩 $\boldsymbol{M}_0$ 逐渐离开 $\boldsymbol{B}_0$，改用 $\boldsymbol{M}$ 表示，在绕 $\boldsymbol{B}_0$ 旋进的同时还要绕 RF 磁场 $\boldsymbol{B}_r$ 旋进，$\boldsymbol{M}$ 逐渐旋转着偏离磁场 $\boldsymbol{B}_0$ 的方向而倒向 xy 平面. 当正平行的磁矩数量与反平行的磁矩数量相等时 $\boldsymbol{M}_0$ 在 xy 平面内，且 $M_{xy}=M_0$. 随着反平行核的继续增加，$\boldsymbol{M}$ 与 z 轴的夹角越来越大，以至 $\boldsymbol{M}$ 与 z 轴反向，此时，$M=-M_0$. $\boldsymbol{M}$ 偏离主磁场角度越大吸收射频电磁波的能量越多.

主磁场强度的数量级是特斯拉（T），射频场 $\boldsymbol{B}_r$ 强度的数量级是 mT，$B_0 \gg B_r$，由式（16-3）$\omega_0 \gg \omega_r$，$\boldsymbol{M}$ 绕 $\boldsymbol{B}_0$ 转得快，绕 $\boldsymbol{B}_r$ 转得慢. 偏离主场后的图像是 $\boldsymbol{M}$ 以高角速度 ω_0 绕主磁场方向旋进的同时又以慢角速度 ω_r 绕水平方向旋进，旋转着离开 z 方向，见图 16-4，这就是核磁共振的共振吸收. RF 脉冲的宽度（持续时间）使宏观磁矩 $\boldsymbol{M}$ 与主磁场方向（z）成 90° 角，该脉冲称作 90° 脉冲，成 180° 角

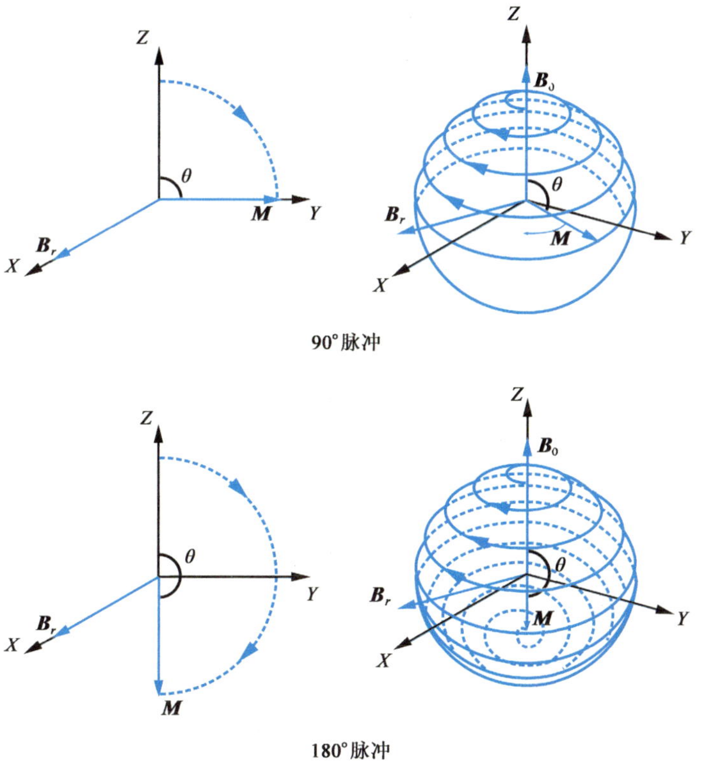

图 16-4　90° 脉冲、180° 脉冲的形成过程

称作 180° 脉冲，以此类推，这是磁共振吸收能量的过程，是由平衡态过渡到非平衡态的过程. 倾倒的核磁矩 $\boldsymbol{M}$ 恢复到 $\boldsymbol{M}_0$，把吸收的能量释放出来产生有用的核磁共振信号，完成核磁共振的一个周期过程，系统从非平衡态过渡到平衡态. 放能过程比较复杂，是研究的重点. 为了保证旋进的稳定性，$\boldsymbol{B}_r$ 应始终垂直于 z 轴，且与 $\boldsymbol{M}$ 旋进的角速度一致，即 $\boldsymbol{B}_r$ 是以角速度 ω_0 旋转的磁场，从旋转磁场观察，$\boldsymbol{M}_0$ 直接倒向 xy 平面.

16.1.3 弛豫过程及其特征量

弛豫过程与自由感应衰减信号

弛豫过程是磁共振系统放出吸收的能量由非平衡态回到平衡态的过程. 氢核处于生物体中，不同的组织有不同的周围环境，宏观磁矩 $\boldsymbol{M}$ 交出吸收的能量可以有各种不同的方式，不可能是共振吸收的逆行为，正是这一点使磁共振释放的信号（能量）带有生物体的组织信息. 图 16-5 显示了 $\boldsymbol{M}$ 在水平方向和 z 方向的恢复过程，总体上不再是逐渐展开的球面螺旋线. xy 方向恢复的快，z 方向恢复的慢，相差 10 倍. 由电磁感应定律弛豫过程中放出辐射能量，叫作**自由感应衰减（free induction decay, FID）信号**. 弛豫过程是一个整体过程，但在研究时为适应生物体弛豫过程的特点，一般从两个侧面进行研究. 一个是净磁矩纵向分量 M_z 由最小恢复到 $\boldsymbol{M}_0$ 的过程，称为纵向弛豫用 T_1 表示；另一个是净磁矩横向分量 M_{xy} 由最大恢复到零的过程，称为横向弛豫用 T_2 表示.

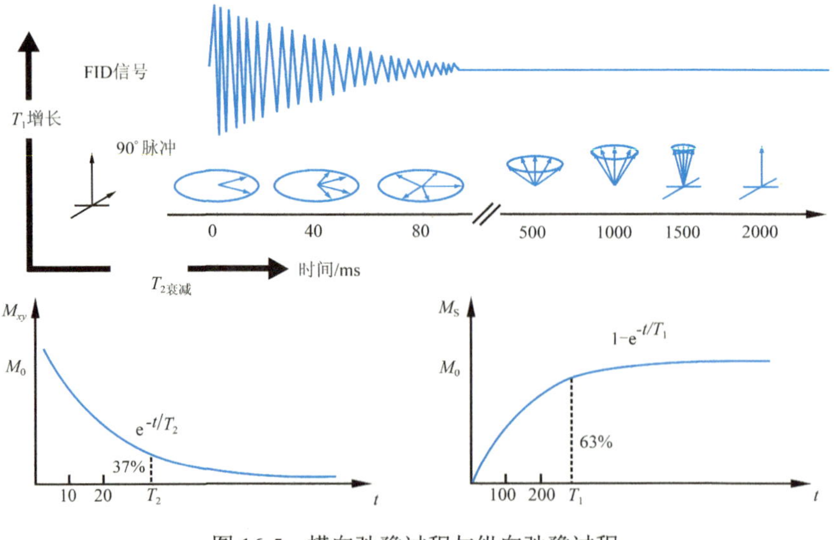

图 16-5 横向弛豫过程与纵向弛豫过程

（1）纵向弛豫又称为自旋-晶格弛豫：人们习惯上把周围环境叫作“晶格”. 在这个过程中，吸收射频脉冲而处于高能态的（在下旋进圆锥）核，不断的迁跃到上旋进的圆锥上，同时把放出的能量（以热交换为主）传给周围介质（晶格）. 表现在宏观净磁矩上，就是纵向分量 M_z 不断增加，最终恢复到 $\boldsymbol{M}_0$. 纵向弛豫物理实质是自旋核由高能态回到低能态把放出的能量传递给周围介质时与周围环境能量交换的过程.

（2）横向弛豫，又叫自旋-自旋弛豫. 射频结束后，微观上各核磁矩在 xy 平面上的投影方向（相位）基本相同，使得 M_{xy} 取最大值 $M_{xy}=M_0$. 由于结束了射频脉冲的磁场束缚使自旋核之间的相互作用显露出来. 绕主磁场 $\boldsymbol{B}_0$ 旋进的各原子核，所处的微观环境不同，相当于存在一个附加磁场 $\Delta\boldsymbol{B}$. 样品中的氢核磁矩以 $\boldsymbol{\omega}=\gamma(\boldsymbol{B}_0+\Delta\boldsymbol{B})$ 旋进，由于样品中各处 $\Delta\boldsymbol{B}$ 不同，虽然 $\Delta\boldsymbol{B}$ 很小但足以使氢核磁矩旋进频率不同，使原来在旋进圆锥体处于相同位置的磁矩逐渐分开，M_{xy} 分量逐渐减小，最终 $M_{xy}=0$，即磁矩横向分量在空间自由分布（空间对称）达到平衡态（稳定状态），这个过程又叫作散相或失相. 横向弛豫过程中一个核从激发态回到低能态的同时，可能另一个核从低能态跃迁到激发态，并未使任何一种自旋态的核数发生变化，整个系统的总能量也未发生变化，所以又叫作自旋-自旋弛豫，是一个不可逆过程. 另外主磁场的不均匀性会大大加速散相，缩短 T_2，此时用 T_2^* 表示. 实际弛豫过程中，横向、纵向弛豫是同时进行的，横向弛豫时间比纵向弛豫小一个数量级. 生物组织、器官的弛豫时间不同，所以可以作为成像参数.

核磁共振的发现者 Bloch 从经典的电动力学出发，提出了以他的名字命名的著名方程，该方程在旋转坐标中有比较简单的形式. 为简单，只考虑主磁场中的样品在 90° 射频脉冲的激励下恢复平衡态的过程，且仅限于纯弛豫，得到横向磁矩与纵向磁矩的恢复规律

$$M_{xy}(t)=M_0\mathrm{e}^{-t/T_2} \tag{16-5}$$

$$M_z(t)=M_0\left(1-\mathrm{e}^{-t/T_1}\right) \tag{16-6}$$

T_1、T_2 有时间的量纲分别表示纵向弛豫时间和横向弛豫时间. 整个弛豫过程见图 16-5. 由式（16-5）和式（16-6）可知，当 $t=T_1$ 时 $M_Z(T_1)=63\%M_0$，即 T_1 是从弛豫开始 $M_z=0$ 恢复至 63% M_0 时所需时间；当 $t=T_2$ 时 $M_{xy}=37\%M_0$，即 T_2 是由 M_{xy} 最大值衰减到 $37\%M_0$ 时所需时间.

16.1.4 弛豫时间作为成像参数的生理基础和物理依据

在磁共振成像中，含水多的组织氢核的密度就会大，产生的信号强度也就大，所以密度是当然的成像参数. 除了密度，在 MRI 中使用

更多的是纵向弛豫时间 T_1 和横向弛豫时间 T_2. 它们是否能反映出不同组织区域的差别呢？当原子核弛豫时，每个核相当于一个小射频发射器，在不同的分子结构中，氢核所处的环境不同；在相同的分子结构比如水中，氢核可以处于细胞内也可以处于细胞外，可以在脂肪内、血液内、体液内. 即使都在脂肪内还可以因水-脂肪比例不同而改变微环境. 所以在不同组织器官中或同一组织器官的不同病理过程中氢核密度及周围的环境都会不同. T_1、T_2 的长短取决于周围环境. 比如弛豫时间 T_2，是射频脉冲结束后，自由旋进的磁矩由于各处 $\Delta \boldsymbol{B}$ 不同 $M_{xy} \to 0$ 所需时间不同，很快失相的对应短 T_2 弱信号，失相慢的对应长 T_2 强信号. 又如纵向弛豫时间 T_1，其物理实质是氢核由高能级回到低能级向周围环境放出能量的过程，与周围环境的状况密切相关. 例如，水中的氢核 T_1 值最长，同一组织器官中水肿使 T_1 增加，肿瘤使 T_1 增加就是如此. 而同一组织器官中粘度增大会使 T_1 减少. 短 T_1 得到较强的组织信号，长 T_1 得到较弱的组织信号等等.

表 16-1 中给出不同组织的 T_1，T_2 值. 从物理上看，已知任何一个截面的信号强度分布，原则上都可以转化成用灰度表示的图像分布. T_1 和 T_2 带有人体组织状况的信息，如果我们得到组织或器官某一个层面上的 T_1 和 T_2 分布信息，就可以转化成对应的灰度分布的层面图像，所以 T_1 和 T_2 可以作为重要的成像参数. 生物组织中 T_1 约为 300～2000 ms，T_2 约为 20～150 ms.

表 16-1 人体组织的弛豫时间 B_0=1.5 T

组织	脑灰度	脑白质	脑脊液	椎间盘	脂肪	肌肉	肿瘤
T_1/ms	955	585	2650	934	284	758	1300
T_2/ms	95	85	220	90	50	45	150
N（H）（相对）	0.95	0.75	1.00	0.80	0.90	0.75	1.00

伴随弛豫产生与生物体有关的信号. 以施加 90° 脉冲为例，将 $\boldsymbol{M}_0$ 翻转到 xy 平面后，$M_{xy} \to 0$ 很快散相. 如果此时在 xy 平面安装接收线圈（RF 线圈，既发射又接收），通过此线圈的磁通量的变化会产生感生电动势，称为自由感应衰减信号，与横向弛豫有关见图 16-5.

16.2 磁共振成像参数与基础脉冲序列

16.2.1 成像参数与加权

用核磁共振产生的图像灰度对比度不仅与质子密度 ρ 有关，还与弛豫时间大小，血液流动，不同组织成分如脂肪和水有关. 原则上只要能产生信号差别的因素都可以作为成像参数．但是弛豫时间的差别是产生图像对比度的主要因素，这也是 MRI 对软组织的分辨率远高于 X-CT 成像的主要原因．成像参数主要有三个，ρ 、T_1 、T_2 ，直接采集到的 MR 信号主要由T_1、T_2、ρ 等成像参数的对应信号组合而成，通过改变射频脉冲的发射幅度、宽度或脉冲间隔时间来突出成像参数中的一个或两个，使其他参数被抑制，得到被突出参数的对比度图像，这个过程叫加权，对应的图像叫**加权图像（weighted imaging, WI）**．用以产生磁共振图像数据的各种脉冲组合叫做脉冲序列．临床常用的脉冲序列有四种：自由感应衰减序列（FID）、**自旋回波序列（spin echo, SE）**、**反转恢复序列（inversion recovery, IR）**和**梯度回波序列（gradient echo, GE）**，每一类又包括若干改进的变种．为了更好地描述脉冲序列，设定脉冲序列参数．脉冲序列的重复时间等于相邻两次 RF 脉冲间隔的时间，用 *TR* 表示，从 RF 发出到信号采集之间的时间叫信号采集时间用 *TE* 表示．

16.2.2 自由感应衰减信号与成像参数加权

90° RF 脉冲结束后 $\boldsymbol{M}_0$ 倒向 xy 平面，以角速度 $\boldsymbol{\omega}=\gamma(\boldsymbol{B}_0+\Delta\boldsymbol{B})$ 旋进．前面已介绍 $\Delta\boldsymbol{B}$ 包括两部分：一是生物体内环境不同产生的磁场不均匀，这是我们需要的，二是主磁场本身的不均匀，这是我们应该避免的．因为主磁场的不均匀性引起的散相远远超过生物体内环境造成的散相，大大缩短 T_2 ，此时用 T_2^* 表示．$M_{xy}=M_0\mathrm{e}^{-t/T_2^*}$ ，这阶段横向磁矢量的变化产生的感应电动势信号叫作自由感应衰减信号．90° RF 脉冲刚刚结束时 $M_{xy}\approx M_0$ 横向弛豫的差别还没显露出来，此时信号强弱只与自旋核密度有关，氢核密度高，$\boldsymbol{M}_0$ 大，用短 TE 采集到的信号所得图像就是氢核密度加权像．90° RF 脉冲后经过一段时间，M_{xy} 按 T_2^* 衰减，信号幅度主要受 T_2^* 影响，得到 T_2^* 加权图像．

16.2.3 自旋回波序列（SE）与成像参数加权

1．自旋回波序列组成及 180° 脉冲作用

脉冲时序是 90°-*TI*-180°，90° 脉冲使磁矩 $\boldsymbol{M}_0$ 倒向 xy 平面，散相开始 *TI* 时间后发射 180° 脉冲叫作回波或重聚脉冲，在 $TE=2TI$ 时信号重聚，此时采集信号．与自由感应衰减的最大区别是多加了一个 180° 重聚脉冲，为什么呢？直接采集 FID 信号，由于磁场不均匀性的影响 M_{xy} 很快衰减，得不到 **T_1 加权图像（T_1 weighted imaging, T_1WI）**或 **T_2 加权图像（T_2 weighted imaging, T_2WI）**．具体做法是，在旋转坐标系中观察，90° 脉冲后设 $\boldsymbol{M}_0$ 倒向 y' 轴 $M_{y'}=M_0$．净磁矩 $M_{y'}$ 很

自旋回波 90° 和 180° 脉冲的作用

快散相（横向弛豫），因 $T_2^* \ll T_2$，周围生物磁场差异引起的散相被淹没在主磁场不均匀散相之中. 而在 SE 中经 TI 时间后加 180° 脉冲，使正在往外散开的核磁矩翻转 180°，变成往回聚的磁矩，抵消掉由于主磁场不均匀造成的散相，处于散相状态的核重新回到相位相同的状态，这个过程叫相位重聚，重聚的总磁矩减少量由生物体环境不同引起，这就保留人体内部环境不同造成的散相，满足 T_2 衰减规律. 相位重聚过程产生的信号由零至最大，180° 脉冲过后重聚在一起的磁矩失去了约束，重新散相，产生的回波信号由最大至零见图 16-6，整个回波信号相当于两个背靠背的 FID 信号. 信号的包络线见图 16-6. $t=TE$ 时完成重聚，信号达峰值. 由式（16-5），$M_{xy} = M_0 e^{-TE/T_2}$，此时采集信号. 注意 180° 重聚脉冲能消除由于主磁场不均匀引起的自旋核散相，不能消除生物体周围环境不同造成的散相.

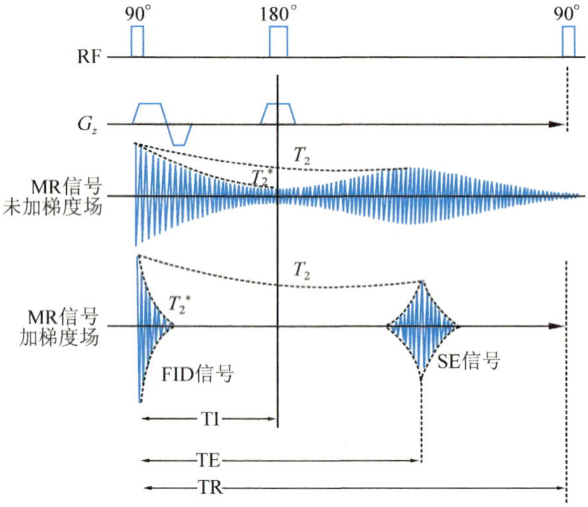

图 16-6 自旋回波序列时序图

由于 MR 信号的幅值与 $M_{x'y'}$ 成正比，与恢复的纵向磁矩 M_z 幅值成正比，由旋转坐标系 Bloch 方程的解，再考虑到宏观净磁矩 $\boldsymbol{M}_0$ 正比于主磁场强度 $\boldsymbol{B}_0$ 和自旋核密度 ρ，回波信号强弱还与自旋核运动状态 $f(v)$ 有关等因素可得到信号强度的表达式，式中 K 为系数，v 为核运动速度

$$I = KB_0 \cdot \rho \cdot f(v) \cdot (1 - e^{-TR/T_1}) \cdot e^{-TE/T_2} \tag{16-7}$$

2. 自旋回波序列加权和图像对比度的获得

大多数组织，特别是软组织，密度相差不多，在不考虑自旋核运动 $f(v)$ 的前提下，

（1）获得 T_1 加权与图像对比度条件：采取短 TE，约 10～20 ms；

短 TR 约几百个 ms. T_1 加权图像就是通过提升生物组织各部分纵向弛豫时间 T_1 的差异，压制其他参数差异成像. 由式(16-7)，采取短 TE，$TE \ll T_2$，此时 $TE/T_2 \to 0$，$e^{-TE/T_2} \to 1$，T_2 的作用可以忽略，突出了 T_1 的作用，实现了 T_1 加权. 从公式看只要 TE 足够短就实现了 T_1 加权，但 T_1 加权的目的是各组织间不同的 T_1 值产生对比度，这个对比度依赖于 M_Z 的恢复程度. 所以 T_1 加权与 TR 的选择密切相关，T_1 值小于、等于 TR 值的生物组织纵向磁矩得到充分恢复得强信号，T_1 值比 TR 长的组织纵向磁矩得不到充分的弛豫而产生弱信号. 若 TR 太长，每个组织都充分弛豫了就没有很好的对比度了；同理 TR 太短每个组织都未充分弛豫也得不到好的对比度，一般取相当于中等 T_1 值的短 TR 值. T_1 描述的是纵向磁矩的恢复，而 MR 信号只能采集横向磁矢量变化，为何能得到 T_1 WI 像呢？虽然不能直接测量纵向磁矢量，但在 TR 时间内使哪个组织的 T_1 恢复的充分，90° 脉冲后它的横向矢量就大，信号就强，采集的信号由前次纵向恢复所决定，这就间接突出了 T_1. 图 16-7 左图为 1.5 T 超导人体机所成人头部冠状面图像，TE=8 ms，TR=450 ms；右图为 1.2 T 永磁小动物 MRI 机小鼠冠状面全身图像 TE=15 ms，TR=100 ms. 图 16-10 右图 TE=13 ms，TR=487 ms 展示病毒脑儿童头部横断面图像. 由图看出人的脑脊液 T_1 =2650 ms 而 TR=487 ms 显然脑脊液的 M_Z 没有充分的恢复是弱的信号呈黑色，病毒侵犯脑部水含量增加呈弱信号. 脑白质 $T_1 \approx TR$ 和脑皮下脂肪 T_1 =284 ms 都得到了充分的弛豫得强信号. SE 序列的缺点是难以得到重 T_1 加权，所以 T_1 加权像用来确定解剖结构.

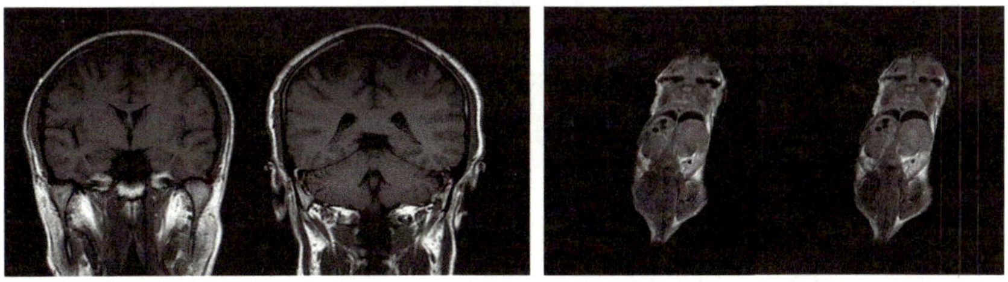

图 16-7 SE- T_1WI 图像：左图为人头部冠状面图像，
右图为小鼠冠状面全身图像

(2)获得 T_2 加权与图像对比度条件：长 TR 和长 TE，选 $TE \geq T_2$，约 75 ms 以上，$TR \gg T_1$ 约 2000 ms 以上. 由式(16-7)，此时 $e^{-TR/T_1} \to 0$，$1-e^{-TR/T_1} \to 1$，T_1 的作用可以忽略突出了 T_2 的作用，实现了 T_2 加权. 物理意义是各组织的纵向弛豫都很充分，都恢复到初始状态没有差别，不同组织信号差别由 T_2 的不同产生. 当信号采集时，T_2 长的组织得到充分的弛豫产生强信号，而 T_2 短的组织已弛豫完毕产生弱信号. 所以

T_2 WI 图像中是 T_2 较大的得强信号（亮），脑脊液 T_2 比较长，在 T_2 加权像上呈强信号（亮）. *TE* 不能太长，*TE* 太长了各组织横向弛豫都很充分使对比度减小. 由此也可以看 T_2 加权像与 *TE* 的选择密切相关，对人体不同器官成像应选择不同的 *TE*. 图 16-8 给出同一层面 *TR*=6000 ms，*TE*=17 ms（左）、*TE*=116 ms（中）、*TE*=282 ms（右）三幅加权图像. 中图 *TE*=116 ms 对于头部成像比较适合，左图和右图对比度较差，显示了 *TE* 长短对 T_2 加权的影响. T_2 WI 的另一个优势是通过合理选择 *TR* 与 *TE* 能使组织对比度达到最佳，例如，脑灰质和白质 T_2 差别并不大，但可以有很好的显示，所以临床上用 SE-T_2 WI 序列对病变组织进行定性分析.

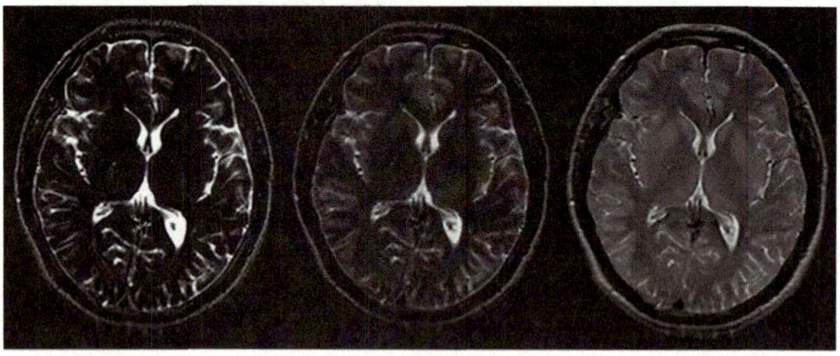

长*TE*　　合适*TE*　　短*TE*

图 16-8　SE 序列 *TE* 长短对 T_2WI 的影响：右 *TE* 短，中合适，左 *TE* 长

16.2.4　反转恢复自旋回波序列的转折点和基本应用

1. IRSE 序列的时序及物理机制

脉冲时序为 180°-*TI*-90°-180°，见图 16-9（左）. 加 180° 脉冲使净磁矩 $\boldsymbol{M}_0$ 倒向 $-z$ 轴而后开始弛豫，该序列关心的是纵向恢复，序列的特点是存在着 $M_z=0$ 的点，称为转折点见图 16-9（右）. M_z 由 $-M_0$ 经过 $M_z=0$（转折点）恢复到 $M_z=M_0$. 利用这个特点可以抑制某个组织的信号. 具体做法是选择 *TI* 等于该组织 M_z 恢复到 0 的时间，使这个组织的信号为零. 由于检测线圈位于 *xy* 平面，*z* 方向磁通量变化不能引起 *xy* 方向产生感应电动势（信号），所以在 t=*TI* 时加 90° 脉冲使其他非抑制组织恢复的 M_z 倒向 *xy* 平面后散相，再经 *TE* 时间后采集信号，此信号叫反转恢复信号. 在实际应用中，由于与自旋回波同样的原因，为了得到比较稳定的信号一般不直接采集 90° 脉冲后的 FID 信号，而是 90° 脉冲后加 180° 脉冲进行重聚再采集高质量的回波信号，这种序列叫作反转恢复自旋回波序列（inversion recovery spin echo, IRSE）. 图 16-9 中 *TI* 时间决定选取的 M_z 大小、正负. 若

$TI < T_1$，短 $TI(<350\text{ ms})$ $M_Z<0$ 得负信号，$TI>T_1$，长 $TI(>550\text{ ms})$ 恢复的 M_z 已过转折点 $M_Z>0$ 得正信号，但都不是零，且不同组织间存在着差异，所以未抑制的组织产生正常信号.

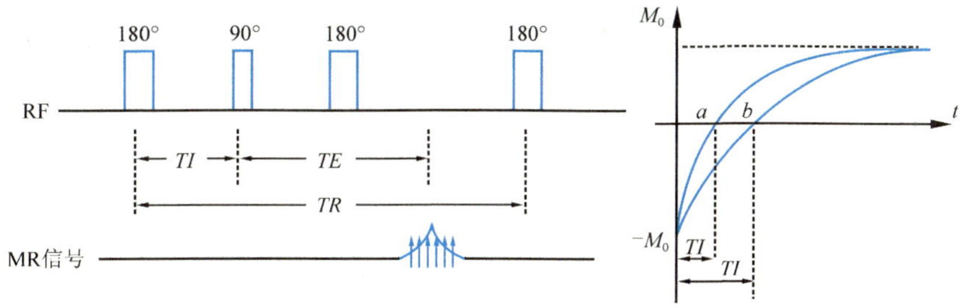

图 16-9 IRSE 序列时序（左图）和 M_z 恢复时转折点的存在（右图）

2. IRSE 序列的应用举例

由于 $TI \ll TR$，$t=TR$ 时 M_z 恢复到 $\boldsymbol{M}_0$ 强度公式有比较简单的形式，当

$$TI = T_1 \cdot \ln 2 = 0.693T_1 \tag{16-8}$$

对应组织信号的强度等于零，为抑制某组织的信号提供了理论依据. 在 SE 序列由强度公式（16-7）知，改变的参数有两个：*TE*、*TR*；而在 IRSE 序列中可以改变的参数是三个：*TI*、*TE*、*TR*，通过选择三个参数的值也可实现 T_1 加权，T_2 加权，密度加权. 在此序列中用的最多的是通过选择 *TI* 抑制掉某类信号.

（1）流动衰减反转恢复序列（**fluid attenuated inversion recovery, FLAIR**）成像（俗称压水），见图 16-10. 压水通常用于抑制脑脊液信号，脑脊液信号很强，又有脉动易产生伪影. 为清楚地观察脑脊液附近的解剖和病理信息，有时需抑制掉脑脊液信号. 通过选择反向时间 *TI* 可使来自脑脊液的信号为零. 例如水在 1.5 T 系统中 T_1=2650 ms，*TI* 取 2500 ms 符合 $TI = 0.7T_1$ 几乎所有组织的纵向磁化都已恢复，只有脑脊液的纵向磁化处于转折点，抑制了脑脊液的信号. 若再选择较长的 *TE*（126 ms）可得到极好的 T_2 加权对比度成像,见图 16-10，给出儿童病毒脑横断面图像，左图为压水后 T_2 加权图像，中图为 SE 序列的 T_2 加权图像，清楚的显示压水后图像的优势，右图显示出病灶水肿部位使 T_1 加权信号强度降低图像变暗.

（2）抑制脂肪的短时反转恢复序列（**short TI inversion recovery, STIR**）：通常情况下脂肪中氢核密度大，信号很亮，为了更好地观察水信号（如脑脊液）、被脂肪遮挡的软组织信号、避免脂肪运动感应伪影、占位性病变性质鉴别等需要抑制脂肪信号. 脂肪的 T_1（284 ms）和脑脊液（2650 ms）相比很短，若采取短 *TI* 时大多数组织的纵向磁化矢量都是负值，而脂肪的 $M_z=0$ 可以抑制掉脂肪的信号.

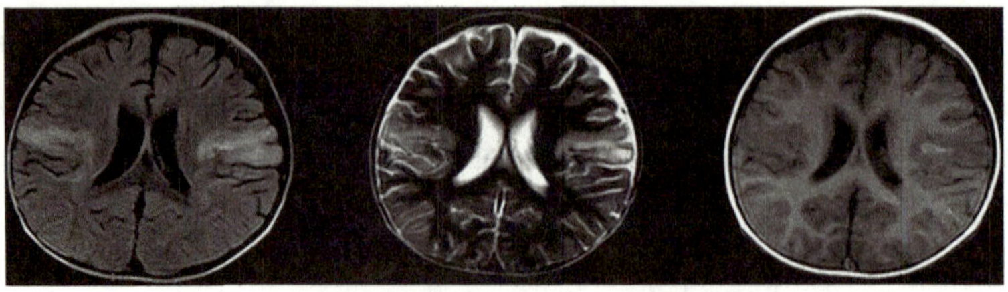

图 16-10 压水 T_2 加权图像（左图），SE-T_2 加权图像（中图），SE-T_1 加权图像（右图）

16.3 磁共振成像的图像重建

核磁共振图像重建就是把采集到的某一个断面或某一体积的信号分解为与坐标相联系的强度分布，再把强度分布转化为可观察的灰度分布. 磁共振成像与其他医学成像的最大不同是没有外在的信号源，直接采集到的信号中没有坐标信息. 美国州立大学石溪分校的Lauterbur，受到 X-CT 启发，于 1973 年发明用线性梯度场进行空间编码建立坐标.

16.3.1 体素空间坐标的确立

1. 梯度和梯度场

在磁场 $\boldsymbol{B}$ 中设 $G_x=\dfrac{\partial B}{\partial x}$、$G_y=\dfrac{\partial B}{\partial y}$、$G_z=\dfrac{\partial B}{\partial z}$，则 G_x,G_y,G_z 分别表示沿 x、y、z 方向磁场强度的增加率，称为磁场沿该三个方向的梯度，若 G_x,G_y,G_z 为常数，称为线性梯度，对应的磁场叫作线性梯度场. MRI 中施加的梯度磁场为线性梯度场，用下式表示：

$$\boldsymbol{B}_G=xG_x\boldsymbol{i}+yG_y\boldsymbol{j}+zG_Z\boldsymbol{k}$$

梯度大小用单位长度磁场强度的增加量来量度. 在 MRI 中梯度磁场的强度数量级为$10^{-4}\ \mathrm{T\cdot cm^{-1}}$，远低于主磁场 $\boldsymbol{B}_0$ 值（T 数量级），其叠加于主磁场之上，不足以改变主磁场方向，只是使各处磁场强度略有不同，所以仍认为主磁场的方向就是 $\boldsymbol{B}_0$ 的方向沿着 z 轴，但体素感受到的总磁场强度是主磁场加梯度场. 由 $\omega=\gamma B$ 可知，不同位置上的体素就会有不同的频率和相位，采集到的信号就附带了位置信息，这个过程叫空间编码. 下面进行具体研究.

2. 选层原理-体系 z 坐标的确定

设选层在 z 方向，一般为主磁场 $\boldsymbol{B}_0$ 方向. 自旋核感受到的磁场大小 $B=B_0+B_z=B_0+z\cdot G_z$ 旋进频率由 $\omega=\gamma_I B$ 得

$$\omega=\gamma_I(B_0+z\cdot G_z) \tag{16-9}$$

显然旋进频率将随 z 坐标不同而不同，若此时正好有角频率为 $\omega=\gamma(B_0+z_1\cdot G_z)$ 的射频脉冲射入，则只有 $z=z_1$ 这层的自旋核能吸收该能量而辐射 FID 信号，这样接收到的信号就是 $z=z_1$ 这一层面的，也就是选出了一个层面，z_1 确定了这个层面的 z 坐标. 射频脉冲 RF 有一定的频宽，使选中的一层有一定的厚度 Δz，层厚还与梯度场的梯度有关，见图 16-11. 改变梯度场的方向，可获得任意断层的信号，常用的有横断面、冠状面、矢状面.

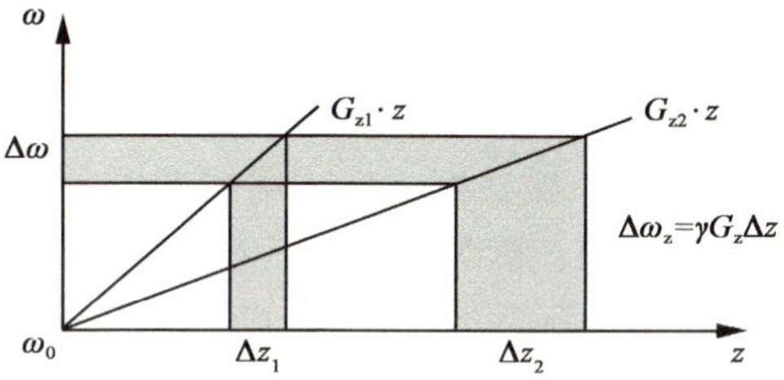

图 16-11 层面厚度与选层梯度及 RF 脉冲宽度的关系

3. 体素 y 坐标的确定——相位编码

选出了一个断层后，该断层上有 $n\times n$ 个体素，各体素以同样的频率旋进着，不能区分同一层上各体素的位置. 如果沿 y 轴方向也加上线性梯度磁场，设梯度为 G_y，由 $\omega_y=\gamma(B_0+yG_y)=\omega_0+\Delta\omega_y$，$y$ 坐标不同的各体素有不同的旋进角速度. ω_y 是 y 的函数，经时间 t_y 后各体素的磁化矢量在各旋进圆锥上将处于不同的相位，$\phi=\omega_y t_y$ 与 y 成正比，编码梯度停止后，所有质子又以相同的频率旋进，但施加于 y 轴的编码脉冲使 y 坐标不同的核磁矩具有了不同的相位而且作为频率编码开始的初始相位，成为各像素的位置信息.

空间编码中磁化矢量旋进过程

4. 体素 x 坐标的确定——频率编码

通过选层和相位编码，确定了体素的 z 坐标和 y 坐标，此时 y 相同的体素还不能区分. z 方向和 y 方向梯度关闭后在 x 方向施加梯度为 G_x 的第三个梯度场，$B_x=xG_x$，一般磁共振在施加该梯度时采集信号，所以又叫“读出梯度”场. 这个梯度使 x 坐标不同的核以不同的角频率旋进，$\omega_x=\gamma(B_0+xG_x)$ 是 x 的函数，是 y 相同而 x 不同各体素的进一步区分，x 大的核以更快的角速度旋进，这个过程叫频率编码. 在施加 x 梯度场时采集信号，显然各体素带有 x 坐标位置的信息. 实际上频率编码与相位编码的原理没有本质的不同，但各体素的 y 坐标通过相位的差别确定，x 坐标通过频率的差别确定.

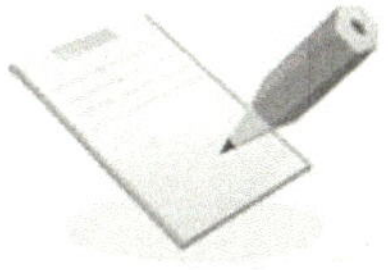

16.3.2 成像所需时间

从数学原理知，使线性方程组有唯一确定解的条件是独立方程的个数等于未知数的个数. 若层面像素数为 $n \times n$，则需有 $n \times n$ 次信号采集，得到 $n \times n$ 个独立方程，才能得到各体素信号的强度值. 一次相位编码后进行 n 次频率编码采集 n 次数据，用一个周期时间 TR 以不同梯度相位编码 $n = N_y$ 次，为了图像质量总体重复 $N_{ex} \geqslant 2$ 次，则成像时间

$$t = TR \cdot N_y \cdot N_{ex} \tag{16-10}$$

对于由 256×256 个像素组成的图像，若 TR=1000 ms，完成一幅图像需 8'54". 完成 512×512 个像素的层面扫描需时将近 18 min，这仅仅是得到一个层面的信号，磁共振成像应用初期慢是其主要缺点之一，造成脉搏跳动、血液流动、肠胃蠕动等不能人为控制的运动器官不能实时成像，制约临床的实际需要. 另外，随着 MRI 的发展，功能成像越来越受到人们的重视，它要求更高的成像速度，经几十年的努力成像时间大大缩短，相关内容将在以后的学习中进一步介绍.

思 考 题

16-1 何谓核磁共振？产生核磁共振的条件是什么？

16-2 何谓 90° 和 180° RF 脉冲？试解释横向弛豫和纵向弛豫.

16-3 在磁共振成像中生物组织信息通过哪几个参量携带（至少写出 3 个），各参量的物理意义是什么？

16-4 试写出几种常用的脉冲序列时序，简述 SE 序列时序和 180° 脉冲的作用.

16-5 采用 SE 序列实现 T_1 加权或 T_2 加权成像 TE 和 TR 应满足什么条件？

16-6 试简单分析 SE 序列 T_1 加权图像与 T_2 加权图像的区别.

16-7 为了获得脑脊液被抑制的图像（压水）在液体衰减反转恢复序列中应选用什么样的 TI 值？

（华北理工大学 侯淑莲）
（广西中医药大学 韦相忠）

参考文献

[1] 马文蔚. 物理学（上册）. 5 版. 北京：高等教育出版社，2006

[2] 刘克哲. 物理学. 上卷. 2 版. 北京：高等教育出版社，2000

[3] 武宏. 物理学. 6 版. 北京：人民卫生出版社，2011

[4] 洪洋. 医用物理学. 3 版. 北京：高等教育出版社，2014

[5] 梁路光，赵大源. 医用物理学. 北京：高等教育出版社，2004

[6] 倪忠强，刘海兰，武荷岚. 医用物理学. 北京：清华大学出版社，2014

[7] 张汉壮，王文全. 力学. 3 版. 北京：高等教育出版社，2015

[8] 漆安慎，杜婵英. 力学. 北京：高等教育出版社，2000

[9] 习岗. 大学基础物理学. 北京：高等教育出版社，2008

[10] 张延芳. 医用物理学. 北京：科学出版社，2010

[11] 陈仲本，况明星. 医用物理学. 北京：高等教育出版社，2010

[12] 渊小春，王喆. 大学物理. 上海：同济大学出版社，2014

[13] 赵近芳，王登龙. 大学物理简明教程. 北京：北京邮电大学出版社，2014

[14] John W Jewett，Raymond A Serway. University Physics for Scientists and Engineers（影印版）. China Machine Press, 2010

[15] 尤荣. 大学物理学（College Physics）（影印版）. 北京：机械工业出版社，2003

[16] 萧治平. 钟表技术原理·装配·维修. 北京：中国轻工业出版社，2008

[17] 江键，屈学民，邓玲. 医用物理学. 北京：高等教育出版社，2013

[18] 张俊哲. 无损检测技术及其应用. 2 版. 北京：科学出版社，2010

[19] 赵凯华，钟锡华. 光学（上、下册）. 北京：北京大学出版社，2008

[20] 姚启钧，等. 光学教程. 2 版. 北京：高等教育出版社，1989

[21] 吴百诗. 大学物理. 西安：西安交通大学出版社，2009

[22] 王磊. 医学物理学. 8 版. 北京：人民卫生出版社，2013

[23] 马文蔚. 物理学. 5 版. 北京：高等教育出版社，2012

[24] 哈里德，等. 物理学基础（原书第 6 版）. 张三慧，等译. 北京：机械工业出版社，2004

[25] 程守洙，江之永. 普通物理学. 6 版. 北京：高等教育出版社，2009

[26] 王芝云. 医用物理学. 2 版. 北京：科学出版社，2010

[27] 赵凯华. 电磁学. 3 版. 北京：高等教育出版社，2012

[28] 张三慧. 大学物理学. 3 版. 北京：清华大学出版社，2009

[29] 贾起民，郑永令，陈暨耀. 3 版. 北京：高等教育出版社，2010

[30] 仇惠，余大昆. 医学物理学（案例版）. 北京：科学出版社，2008

[31] 喀蔚波. 医用物理学. 3 版. 北京：高等教育出版社，2012

[32] 童家明. 医用物理学. 北京：人民卫生出版社，2007

[33] 陈秉乾，王稼军. 大学物理通用教程：电磁学. 北京：高等教育出版社，2003

[34] 毛骏健，顾牡．大学物理学（上册）．北京：高等教育出版社，2006
[35] 郝明．心脏除颤设备的原理及应用．中国医学装备，2009，6（11）：43-45
[36] 顾柏平．物理学．南京：南京大学出版社，2002
[37] 胡新珉．医学物理学．6 版．北京：人民卫生出版社，2005
[38] 盂燕军，易小林．医学物理学．2 版．北京：科学出版社，2012
[39] 胡新珉．医学物理学．7 版．北京：人民卫生出版社，2008
[40] 翟建才，简明医用核物理学．北京：原子能出版社，2004
[41] 卢希庭，原子核物理学．北京：原子能出版社，2001
[42] E. M. Haacke, R. W. Brown, M. R. Thompson, et al. Magnetic resonance imaging: physical principlesand sequence design. NewYork: Wiley-Liss Publisher, 1999
[43] 俎栋林．核磁共振成像学．北京：高等教育出版社，2004
[44] 包尚联．现代医学影像物理学．北京：北京大学医学出版社，2004
[45] 田捷．医学影像处理与分析．北京：电子工业出版社，2003
[46] Donald G. Mitchell．MRI 原理．张小明，翟绍华译．成都：四川出版集团 • 四川科学技术出版社，2004
[47] Samuel Wharton , Richard B. Fiber orientation-dependent white matter contrast in gradient echo MRI. Physics Neuroscience, PNAS, 2012, 109 (45): 18559–18564
[48] 吉强．医学影像物理学．3 版．北京：人民卫生出版社，2010

索　　引